国家卫健委保健重点科研项目（W2016ZD02）

老年人药源性疾病及风险防范

主　编　万　军　刘丽萍

编　委（以姓氏笔画为序）

万　军　王　煊　于珊珊　卢学春　朱平均　刘丽萍

李　毅　李美花　李婷婷　杨　波　张　帷　张智健

张婷婷　陈　倩　陈思文　尚延昌　曹明雪　解恒革

科学出版社

北　京

内容简介

本书从老年人患病特点及常用药物入手，重点阐述老年人在老年共病及多重用药状态下与药物相关的药源性疾病，内容涉及发生在消化系统、肝脏和肾脏、血液系统、神经和精神系统、呼吸系统、循环系统、内分泌及骨和软组织系统的药源性疾病，对常见药源性疾病的类型和特点、危险因素、致病药物、用药警示、多重用药的潜在风险及风险防范、诊断与治疗等进行深入探讨，有助于读者了解老年人常见药源性疾病的特点、药物治疗和安全用药策略，唤起全社会共同关注老年人合理用药和潜在的用药风险问题。

本书可供老年专科医务工作者、全科医生及其他医务工作者阅读使用，是一本科学、实用、简明、新颖的参考书。

图书在版编目（CIP）数据

老年人药源性疾病及风险防范 / 万军，刘丽萍主编 .—北京：科学出版社，2020.6

ISBN 978-7-03-064991-1

Ⅰ.①老… Ⅱ.①万… ②刘… Ⅲ.①老年人－药源性疾病－防治 Ⅳ.① R595.3

中国版本图书馆 CIP 数据核字 (2020) 第 072255 号

责任编辑：高玉婷 / 责任校对：郭瑞芝
责任印制：徐晓晨 / 封面设计：龙 岩

科学出版社出版
北京东黄城根北街 16 号
邮政编码：100717
http://www.sciencep.com

北京虎彩文化传播有限公司 印刷

科学出版社发行 各地新华书店经销

*

2020 年 6 月第 一 版 开本：720 × 1000 1/16
2021 年 6 月第三次印刷 印张：24
字数：471 000

定价：99.00 元

（如有印装质量问题，我社负责调换）

序

我国已经进入老龄化社会，对老年医疗保健的需求日益增长。老年人多病共患，用药品种多，疗程长，依从性差，耐受性低，同时机体脏器老化，组织的结构与功能退化，对药物反应的敏感性变异较大，容易发生药物不良反应甚至药源性疾病，而且高龄本身就是药源性疾病高发的危险因素。老年人可能从多重用药中获益，但多重用药也增加了老年人药物不良反应和药源性疾病的发生风险。老年人共病的特点导致其临床表现很难归结为某种疾病所致，而药源性疾病的诊断又是排他性诊断，造成临床上老年人药源性疾病的诊断更加困难。加之临床医生对药物不良反应缺乏认识和警觉性，老年人的药物不良反应常被误认为是治疗过程中的新发状况，不但没有及时停用可疑药物，而且开具新处方对抗药物不良反应，导致“处方瀑布”的产生，形成恶性循环，对老年人的身心健康损害极大。近年来，我国加强对药物不良反应的监测，并制定适合我国国情的老年人潜在不适当用药（PIM）目录，对于防范老年人用药相关不良事件和药源性疾病具有重要意义。作为直接面对病患的临床医生和药师，更应该了解老年人病理生理特点和相关药源性疾病的处置与防范。

目前国内尚无系统阐述老年人药物不良反应和药源性疾病的著作。中国人民解放军总医院国家老年疾病临床医学研究中心万军教授紧密结合老年临床诊疗实践，组织了一批国内从事老年医学研究的专家和学者，编写了《老年人药源性疾病及风险防范》一书，对老年人的病理生理特点、药物间相互作用，以及不同器官和系统药源性疾病进行了系统阐述，书中参考了最新的临床实践指南和研究进展，对规范老年人合理用药，以及老年人药源性疾病的风险评估、早期发现并及时干预有很强的指导价值和实用性，是老年药源性疾病临床诊治实践中的良师益友，是一部值得推荐的好书。相信该书的出版将为促进老年专科的医务工作者及相关从业人员更加关注老年共病患者的安全用药和合理用药，更好地认识和防治老年人的药源性疾病发挥积极的作用。

范利

中国人民解放军总医院 国家老年疾病临床医学研究中心主任

中国老年医学学会 会长

2020年4月10日

前　言

随着我国社会的快速发展和人民群众保健意识的提高，我国的人均寿命逐渐延长，2018年中国居民人均预期寿命达到77岁。老龄化社会对我国的医疗保健事业提出了严峻的挑战。老年人具有罹患多种疾病及多重用药的特点，使得老年人成为药物不良反应和药源性疾病的高危人群；老年人衰老的生理过程使其药动学和药效学的特点不同于普通人群；老年人罹患的药源性疾病，无论是从发病机制、临床特点，还是防治方法等方面，都有其特殊性。规范老年人的用药策略，评估老年人药物不良反应和药源性疾病的风险，对早期发现和及时治疗有重大意义。确保老年患者用药的安全性和有效性已成为老年医学至关重要的临床问题。基于此，我们组织了国内从事老年医学研究的专家编写了《老年人药源性疾病及风险防范》一书，希望引起广大从事老年医学的医务工作者对老年患者的安全用药和合理用药的重视，提高老年人药源性疾病的诊治水平。

本书从老年人患病特点及常用药物入手，重点阐述老年人在老年共病及多重用药状态下与药物相关的药源性疾病，内容涉及发生在消化系统、肝脏和肾脏、血液系统、神经和精神系统、呼吸系统、循环系统，以及内分泌及骨和软组织系统等的药源性疾病，对常见药源性疾病的类型和特点、发病机制、危险因素、高风险致病药物、诊断与治疗、用药警示、多重用药的潜在风险及风险防范等内容进行深入探讨，有助于读者了解老年人常见药源性疾病的特点、药物治疗和安全用药策略，唤起全社会共同关注老年人合理用药和潜在用药风险问题。

由于老年共病用药的复杂性，相关参考资料和临床研究的局限性，加之编者的临床经验和水平限制，书中不足或不当之处，祈望广大读者批评指正。

万　军
中国人民解放军总医院第二医学中心消化科主任
刘丽萍
中国人民解放军总医院第五医学中心药学部副主任
2019年11月

目　录

第1章
概　论

第一节　老年和老年学

一、老年人评估

衰老是整个生命周期中的一个随时间进展而表现出的形态和功能不断衰退、恶化直至死亡的过程，具有累积性、普遍性、渐进性、内生性和危害性特征。衰老的过程是轻度或微量变化长期逐步累积、多细胞生物普遍存在的持续渐进的演变过程，是生物的固有特征，是不可逆转的机体功能下降乃至丧失。衰老通常以年龄衡量，称为时序年龄，即实际年龄。但这种年龄计算方法不能完全反映生理功能状态，因而提出生物年龄的概念，即生物年龄取决于组织器官的结构与功能老化的程度。但以生物年龄衡量衰老很难量化，一般仍以时序年龄来区分。

世界卫生组织（WHO）的老年标准：欧美，≥65岁；亚太地区，≥60岁。老年期阶段划分的标准：①初老期（老年前期），45～59岁；②老年期，≥60岁，其中70～79岁为中龄老人，80～89岁为高龄老人；③长寿期，≥90岁。人口老龄化是指60岁以上老年人达到人口总数的10%或65岁以上老年人达到人口总数的7%。法国是世界上第一个进入老龄化社会的国家，1985年65岁以上人口的比例超过7%。21世纪人类全面进入高速老龄化，全世界老年人口以每年2.4%～3%速度上升，我国也进入快速老龄化阶段。据统计，2010年我国总人口达13.7亿，60岁以上人口达1.77亿；预计到2050年，总人口达15.2亿，60岁以上人口达4.5亿，80岁以上人口达1.2亿。随着全球老龄化进程的加快，人口老龄化已经成为影响社会、经济长远发展的战略性问题。

老年人评估不仅仅是以疾病为导向的传统的医疗评估，也包括认知、情感、功能、社交、环境和精神状态等方面的综合评估。健康老年人是在躯体、心理和社会方面都保持完好状态，即形体健康，功能正常，没有疾病，心理健康，能适应社会。

1.综合评估　老年人综合评估的主要内容包括以下几方面。①躯体功能评估：日常生活活动能力，平衡和步态，吞咽功能、视力和听力等；②精神心理评估：认知功能、情感状况（如抑郁和焦虑等）和精神状态等；③社会经济状况评估：

社会参与、社会支持和经济状态等；④环境评估：居家安全方面；⑤老年综合征或老年照护的评估：跌倒、痴呆、尿失禁、晕厥、谵妄、睡眠障碍、疼痛、多重用药、营养不良、吸入性肺炎、肺栓塞和深静脉血栓等患病风险；⑥生活质量评估：常用生活质量评定量表和健康调查表等；⑦预先医疗计划：医疗代理人生命支持的选择倾向。

2. 医疗评估　老年人的医疗评估更具难度。老年人的疾病谱异于年轻人，特别是老年综合征，常是多种诱因累积的结果，又容易被急性疾病诱发。老年人的临床表现常不典型，包括症状漏报、单一疾病表现形式变化和疾病谱改变等。漏报的重要原因是老年人和医生通常忽视了一些症状，并将其视为年龄相关的改变，同时患者对于经济、社会或自身功能的担心而采取否认的态度，而认知功能的损害和抑郁状态进一步限制了老年人报告症状的能力和愿望。老年人的随年龄变化和共病情况，容易掩盖疾病的典型表现，特别是一种疾病的症状或体征可能加剧或掩盖另一种疾病，使得临床评估更加复杂。在老年患者中，一个器官系统的症状可能反映另一个系统的疾病，如肺炎可能表现为精神错乱或者厌食，尿路感染可能出现行为或功能的改变。

二、老年学和老年医学

老年学是研究人类衰老的一门科学，涉及社会、经济、环境、卫生保健和其他诸多领域，具有综合性和多学科的特征。而老年医学是研究人体衰老特征、过程、原因、机制及老年病、延缓衰老措施等问题，是由老年生物学、老年心理学、老年社会学和老年临床医学构成。

1. 衰老的生物学基础　任何机体都要经过进化发展和退化衰老，衰老的生物学基础就是研究衰老在解剖、组织、生理功能、生物化学及内在环境稳定方面的改变，以及解释引起机体退化衰老的原因。

引起衰老的因素有遗传因素和非遗传因素，而社会发展程度对寿命和衰老进程有着重要影响。衰老（老化）过程包括：①机体内环境稳定机制减退，如葡萄糖耐量降低、自主神经系统功能紊乱、血浆pH变化等；②机体储备功能减退；③机体抵抗力减弱；④机体活动及适应能力下降。

衰老由遗传程序决定，DNA使生物体按时表达出生长、发育、成熟、衰老的生命现象，这是遗传程序衰老学说。而自由基具有高度氧化活性，损伤大分子、细胞成分，导致细胞凋亡，造成组织器官出现衰老的病理改变，这是衰老的自由基学说。下丘脑是自主神经功能中枢，其功能减退导致促激素释放激素分泌减少或功能减退，垂体及其下属靶腺功能减退，引起衰老，这是衰老的神经内分泌学说。而机体免疫功能减退、自身免疫增强，是免疫衰老学说。

2. 老年医学的核心　现代老年医学始于美国，1914年Ignatz Leo Nascher提出老年医学的概念，1942年成立美国老年医学会（AGS），1945年成立美国老年学学会（GSA），1974年成立美国国立衰老研究院（NIA），在退伍军人医疗系统成立老年医学科研、教学和临床中心（GRECC），1976年开展全面的老年人服务项目（PACE），在一个社区为老年人提供包括急性和慢性长期医疗及社会支持服务，成为独立的医学专科。老年医学的主要服务对象是各年龄段的健康、亚健康和患有一种或多种疾病、衰弱、部分功能残缺和生活不能自理的老年患者。在门诊开展老年医学综合门诊、专病门诊（骨质疏松等）、老年综合征（痴呆、尿失禁等）门诊、老年综合评估，同时为住院患者开展亚急性诊疗、老年康复中心、住院会诊、老年髋部骨折专诊、压疮诊疗、老年精神和心理病症诊治、长期住院诊疗保健，并开展其他服务项目如上门诊疗、家庭老年医疗保健服务。

我国老年医学源于保健医学，整体起步晚，水平参差不齐，很多医院未设立老年病科，患者分散到各个专科，重急性期治疗、忽视长期照护、忽略亚急性治疗。由于老年人群具有高度异质性，慢性病程、多种疾病共存、多重用药、症状不典型及易变化、精神和心理的影响，加之社会保障制度不健全、老年人群的医疗负担等因素，发展老年医学迫在眉睫。

老年疾病具有临床表现不典型、多种疾病同时并存、容易发生并发症、病程进展快、药物不良反应及不良生活习惯影响病情、病史采集困难且参考价值较小等特点。老年疾病的治疗是提供适当的姑息治疗，权衡治疗的利弊、治疗慢性疾病、处理并发症；治疗的目的是减轻患者痛苦，尽可能恢复正常功能。预后特点是预后不良，主要表现为治愈率低和死亡率高。

老年医学的目的不是治愈疾病，而是为老年患者提供全面合理的治疗与预防保健服务，最大限度地维持和恢复患者功能状态和生活质量。老年医学的基本原则是老年医学的整体性，不是针对某个器官的疾病，而是以患者为中心，注重患者的整体功能和生活质量，提供从低龄（60～69岁）、中龄（70～79岁）到高龄（≥80岁）各年龄段的医疗保健服务与管理的连续性。

老年医学的核心是老年综合征、老年综合评估、老年医学多学科团队。

老年综合征指老年人由多种病因共同作用而引起同一种临床表现或问题的综合征，常见痴呆、跌倒、（大小便）失禁、抑郁、谵妄、多重用药、睡眠紊乱（失眠等）、压疮等。传统的综合征是一种病因导致一种综合征，老年综合征是多种病因导致一种综合征。多种病因引起的老年综合征导致老年人衰弱，衰弱反过来又加重病因和老年综合征，导致运动能力下降、依赖性增强、医疗需求增加和死亡。

老年综合评估是Epstein于1987年提出的老年医学策略，是一个多层面、多学科的诊断程序，用来制订需要照顾、护理计划，以提高衰弱老年人的预后。老年综合评估有不同的定义，也存在不同的评估方法，对老年人进行多方面评估，包括医疗、认知、心理、社会、物理等方面，也包括对照顾者和居住环境的评估，强调功能的最优化和健康寿命的增加。

老年综合评估有助于提高诊断的准确性，优化治疗，改善预后、功能和生活质量，优化居住环境，减少不必要的医疗相关服务。老年综合评估方法包括以下几种。①身体健康状态评估：疾病史、体格检查、实验室检查等，以及特异性疾病严重程度指标，更强调用药史；②功能状态评估：生活质量、心理健康（认知和情感功能量表）等；③社会-环境评估：如社会网络与支持、经济保障、环境安全与需求等。

老年疾病的治疗流程如下。①评估：健康（诊断、预后）、功能（生理、心理）和资源（文化、教育、社会、经济）；②制订治疗计划：临床治疗、康复治疗；③定期审核：是否达到预定目标，是否需要改变计划，确保老年人得到高质量的医疗服务。

同时，应注重建立老年医学多学科团队，建立医院与社区卫生中心的双向转诊和全科转专科、住院、急诊的运行机制，对老年人进行健康宣教，拓展老年医学知识，增加老年医疗服务专业人员，加强老年医学专业医生、社区医生的培养；进行老年医学专业知识培训，发展老年医学教育及研究。老年医学的研究目标是致力于研究健康老化和健康服务，提高老年人的生活质量。

第二节　药物不良反应与药源性疾病

一、基本概念

1.药物不良反应　药物具有双重性，既有防病治病的药理作用，也有与治疗目的无关的不良反应。按照WHO的定义，药物不良反应（adverse drug reactions，ADR）是指正常剂量的药物用于预防、诊断、治疗疾病或调节生理功能时出现的有害的和与用药目的无关的反应。卫生部2011年颁布的《药品不良反应报告和监测管理办法》规定，药品不良反应是指合格药品在正常用法用量下出现的与用药目的无关的有害反应。

几乎所有药物都可能引起不良反应，只是反应程度和频度不同而已。随着医药工业的发展，大量新药不断问世，药物不良反应的发生率也呈上升趋势。我国是WHO国际药物监测合作计划的成员国，在药物不良反应监测工作中应严格遵守WHO所规定的定义进行报告，并严格按照药品管理法的规定，开展药物不良反应监测工作，使药品监督管理部门、医疗机构及时了解药物不良反应的发生，并采取必要的预防措施，保证患者用药的安全有效。

药物不良反应包括副作用、过度作用、首剂效应、毒性反应、撤药反应、继发反应、后遗效应、耐药性、药物依赖性、变态反应、特异质反应、致癌致畸致突变反应等。

我国《药品不良反应报告和监测管理办法》规定，严重药品不良反应判定标准为有下列情形之一者：①引起死亡；②致畸、致癌或出生缺陷；③对生命有危险，并能够导致永久的或显著的伤残；④对身体功能产生永久损伤；⑤需要住院或住院时间延长；⑥导致其他重要医学事件，如不进行治疗可能出现上述情况。

新的药品不良反应指药品说明书中未载明的不良反应。但在药品不良反应/药品不良事件报告表中没有“是否为药品说明书载明的不良反应”选项，而有关于“国内外有无类似不良反应（包括文献报道）”的选项。

2. *药物不良事件*　美国FDA定义：药物不良事件（adverse drug event，ADE）是指患者在应用任何剂量的药物、医疗器械、特殊营养品时出现的可疑不良后果。WHO国际药物监测合作中心的定义：药物不良事件是指在用药时所出现的不利临床事件。国际协调会议的定义：药物不良事件是指患者在用药时出现的不利临床事件，不一定与该药有因果关系。药物不良事件发生与药品质量标准缺陷、药品使用标准缺陷、药品质量问题、用药错误和差错（包括超适应证、超剂量疗程、禁忌证用药和人为差错等）、不合理用药等因素相关。

药物不良反应和不良事件的主要区别：两者的发生与药物因果关系、发生原因、样本量及性质均不同。药物不良反应的发生一定与用药的因果关系有关，发生原因仅限于使用药物，常为迁延、散发的个体事件，是潜在的也是患者接受药物治疗时的正常反应，总体影响较小，不承担法律责任。而药物不良事件的发生与用药的因果关系不确定，可能与药物相关，也可能与人为过错相关，可表现为近期突发的群体事件，如假药劣药、药品标准缺陷、不合理用药、超常用药或滥用药物等，影响面大，应承担相应的法律责任。

不良事件特指治疗期间所发生的任何不利的医疗事件，这种不良事件若发生于药物治疗期间，但该事件与用药的因果关系不能确定，即为药物不良事件；如果与用药的因果关系肯定，即为药物不良反应。

3. *药源性疾病*　药源性疾病（drug induced diseases，DID）是由药物诱发的医源性疾病，是人们在应用药物预防、治疗和诊断疾病或调节生理功能过程时，因药物原因而导致机体组织器官功能性或器质性损害，引起生理功能、生化代谢紊乱和组织结构变化等不良反应，由此发生各种体征和临床症状的疾病。药源性疾病是由药物引起的人体功能或组织结构损害，并有相应的临床过程。事实上，药源性疾病是药物不良反应在一定条件下产生的较为严重的后果。药物不良反应一般持续时间较短，多为一过性，反应程度轻重不一，是药物正常剂量和正常用法条件下所发生的反应。而药源性疾病持续时间较长，程度较重，既包括发生不良反应的条件，还包括由于超量、误服、不合理用药、用药错误和药物本身质量问题等导致的疾病。

随着医药科技发展，临床用药种类不断增多，药源性疾病发生率呈上升趋势。目前，药源性疾病的发生率已高于其他医源性因素导致的疾病。有报道称，1995～2005年，美国每年因药源性疾病前往急诊就诊的患者人数平均为79万人，前往门诊就诊的患者人数为350万人。2008～2011年美国住院患者发生药物不良事件共9.44×10^6例，约占总住院人数的6.28%。虽然目前我国尚无相关统计数据，鉴于我国庞大的基础人群和用药现状，药源性疾病的现状更是不容乐观。仅2016年全国药物不良反应监测网络累计收到的“药品不良反应/事件报告表”近143万份。

药源性疾病在造成医疗风险和损害患者健康的同时，也造成了巨大的经济负担。20世纪90年代（1997年）美国一项研究表明，每例药源性疾病患者平均支付的医疗费用为2595美元，700床规模的教学医院平均每年在药源性疾病的医疗费用约为560万美元。2011年全美因与药物不良事件相关的住院花费达389亿美元。而老年人群由于增龄而引起的用药风险更是明显高于普通人群，对于发生在老年人的药源性疾病的防控已成为目前药物使用和（或）潜在用药风险评估的重点和难点。

二、药源性疾病分类

1.按照药源性疾病程度分类　多数文献采用轻、中、重三级分级标准。美国卫生与公众服务部根据《常见不良反应事件评价标准（CTCAE）4.0版》将不良事件的严重程度分为5级（1～5级），并做了特定的临床描述。

1级：轻度；无症状或症状轻微；仅为临床或诊断所见；无须治疗。

2级：中度；需要较小、局部或非侵入性治疗；与年龄相当的做饭、购买衣物、使用电话、理财等工具性日常生活活动受限。

3级：严重或者医学上有重要意义但不会立即危及生命；导致住院或延长住院时间；致残；洗澡、穿脱衣、吃饭、盥洗、服药等个人日常生活活动受限，并未卧床不起。

4级：危及生命；需要紧急治疗。

5级：与药物不良事件相关的死亡。

2.按照药源性疾病发生率分类　国际医学科学组织委员会（CIOMS）推荐，可将药物不良反应按照发生率不同分为6级，即十分常见（发生率＞10%）、常见（发生率为2%～10%）、少见（发生率为1%～2%）、偶见（发生率为0.1%～1%）、罕见（发生率为0.01%～0.1%）、十分罕见（发生率＜0.01%）。药源性疾病的发生率也可参照此类分级标准分类。

3.按照药理作用关系分类

（1）与剂量相关的药源性疾病：此类疾病随着药物的药理作用增强，出现一系列不良反应。特点：与剂量有关，一般容易预测，发生率高，死亡率低，与用药时间关系明确，具有可重复性，如抗凝血药溶栓引起的出血。

（2）与剂量不相关的药源性疾病：此类疾病与药物剂量、药理作用不相关，难以预测，较为严重，发生率低，死亡率高，与用药时间关系明确，如青霉素类引起的过敏性休克。

（3）其他类型的药源性疾病：此类药源性疾病与用药没有明确的时间关系，潜伏期较长，难以预测，其发病机制明确（如致癌、致畸或长期用药后出现的器官或功能变化）或不明确，具有非特异性（指药物）、发生率较高、重现性较低的特点，如已烯雌酚引起妊娠妇女的子代女婴的阴道腺癌。

4.按照疾病种类分类　药源性疾病种类广泛，一种或一类药物可引起多种类型药源性疾病，不同种类的药物也可引起同一类型的药源性疾病，其临床表现复杂，几乎涉及机体各器官。临床可分为药源性肝损害，药源性肾损害，药源性神经和精神系统疾病，药源性循环系统疾病，药源性血液系统疾病，药源性呼吸系统疾病，药源性消化系统疾病，药源性骨和软组织疾病，药源性眼、耳、口腔疾病，药源性皮肤、黏膜疾病，药源性变态反应和代谢紊乱，药源性急症和猝死，药源性感染，药源性“三致”（致癌、致畸、致突变）作用等。

三、药源性疾病的危险因素

药源性疾病的诱因和发病机制复杂，归因困难。单一药物可累及多种组织器官，形成多器官损害；不同药物也可表现为同一类型的组织器官损害。患者用药后，疗效和不良反应等方面存在个体化差异，其原因包括所患疾病和严重程度、药物相互作用、年龄、肝和肾功能、营养状况、伴发疾病及遗传因素等。药源性疾病的诱因主要分为机体因素和药物因素。

（一）机体因素

机体差异导致药物在体内的药动学和药效学发生改变，药物不良反应和药源性疾病风险增加。患者性别、年龄、遗传、免疫、代谢等因素是诱发药源性疾病的风险因素。虽然在新药研发阶段，已经对可能的预知因素如性别、年龄等进行了相应的风险评估，但由于真实世界的临床用药尚有许多不可预知的因素，如患者的特异质、遗传、免疫、代谢等因素影响，药源性疾病的发生具有不可预知性和隐匿性，归因和风险评估困难。

1.年龄因素　不同年龄阶段，药物的药动学和药效学特点不同，尤其是小儿和老年人。婴幼儿肝、肾功能发育不全，药物代谢酶活性不足，肾的滤过和分泌功能较低，影响药物在体内的消除。加之小儿血浆蛋白结合药物的能力较差，游离药物浓度较高。老年人的肝、肾功能随年龄增长呈下降趋势，对药物的清除能力降低，导致药物半衰期延长；老年人的血浆蛋白降低约25%，可影响药物与血浆蛋白结合，游离型药物浓度增加，药物作用和毒性可能增大。另外，由于生理性衰老是疾病的基础，老年人多种疾病共存，用药品种多，疗程长，对药物反应的敏感性也有较大改变。老年人群的病理生理特点是药物不良反应/不良事件和药源性疾病高发的危险因素。

2.性别因素　女性的生理特点与男性有差异，月经期、妊娠期对某些药物的敏感性增强，泻药和刺激性强的药物可能导致月经过多，增加流产或早产的潜在风险。女性药源性疾病的发生率常高于男性，如保泰松和氯霉素引起的粒细胞缺乏为男性的3倍。更年期女性激素水平的变化也是影响药物作用应考虑的因素之一，如激素水平变化及骨质变化。

3.疾病因素　疾病状态可改变药物的药动学和药效学性质。慢性肝、肾功能不全患者对药物的代谢和排泄降低，容易引起血药浓度增高，药源性疾病风险增大。例如，肝硬化患者使用利尿剂易致肝性脑病，肾衰竭患者使用氨基糖苷类抗生素会致肾功能进一步受损。多病共存与多重用药也是导致老年人潜在不适当用药和药源性疾病发生的重要因素。多重用药增加了“处方瀑布”发生的可能性，增加药物不良反应和药源性疾病的发生风险。多重用药导致的不良反应与住院治疗互为因果，同时也影响患者治疗的依从性。随着用药依从性差的老年患者比例增加，不良预后概率也增加。

4.饮食与生活方式　吸烟、饮酒、过度肥胖等因素也可影响药物在体内的处置过程，出现毒性或不良反应，增加潜在的用药风险。进食与用药也可发生不良相互作用。

（1）肥胖：轻度肥胖患者不影响药物的药动学性质，但中度和重度肥胖则对药动学产生较大影响。肥胖不影响药物吸收和生物利用度，主要影响脂溶性药物的分布。脂肪起到药物储库作用，脂溶性药物易溶解在其中，多数药物表观分布容积（Vd）较大，半衰期较长。表观分布容积升高也影响某些药物的负荷剂量，主要由肾小球滤过途径排泄的药物在肥胖人群中清除率较高；重度肥胖者使用治疗窗较窄的药物（如庆大霉素、茶碱等）应注意监测治疗反应，必要时进行血药浓度监测。

（2）吸烟：对药动学和药效学也有影响。①吸收：吸烟使食欲缺乏，明显延长胃排空时间；大量吸烟影响胃肠溃疡愈合，甚至加重消化道出血，间接影响药物吸收，口服药物吸收减慢。糖尿病患者吸烟可减少胰岛素皮下吸收，应注意调整给药剂量（增加15%～30%）；布地奈德吸入剂治疗哮喘时，只有不吸烟者才有显著疗效；吸烟使皮质醇吸收减少。②代谢：吸烟对药物代谢可产生影响。烟油（多环芳香烃类）是肝脏细胞色素氧化酶（如CYP酶）1A1、1A2和2E1的强诱导剂，使CYP酶的活性增强。CYP1A2的底物药物代谢加快，血药浓度降低，清除率升高，半衰期缩短，临床效应减弱，需提高用药剂量。吸烟可致某些药物消除加快，维生素C、肝素、地西泮等消除较不吸烟者快20%以上。

（3）饮酒：长期过量饮酒，可影响肝功能，造成肝损害，影响肝脏的解毒功能。乙醇可影响药物在体内的处置过程，影响药物的药动学，增加不良反应和药源性疾病的风险。高浓度乙醇延迟胃排空、胃肠道转运变化，影响药物吸收（如普萘洛尔）。乙醇对CYP酶影响呈双相性，与时间、饮酒量、个体差异有关。长期大量饮酒可诱导肝药酶（如CYP2E1）活性，使药物代谢加快，半衰期缩短，药效下降；短时间大量饮酒具有抑制肝药酶作用，直接与CYP2E1竞争性结合而抑制肝药酶，致酶活性迅速下降，代谢减慢，血药浓度升高，半衰期延长；乙醇对非微粒体酶系也有抑制作用，可抑制维生素A转化为维生素A醛，影响其作用；乙醇使甲硝唑、四环素等药物消除减慢，体内作用时间延长。

双硫仑（戒酒硫样）反应是一种药源性急症，是体内乙醛蓄积中毒而引起的严重不良反应。当服用戒酒硫后，即使少量饮酒，身体也会产生严重不良反应，如颜面潮红、头痛、恶心、呕吐等反应，甚至休克，严重者可致呼吸抑制、心力衰竭、惊厥甚至死亡。而某些药物结构和双硫仑（戒酒硫样）结构类似，用药时表现出戒酒硫类似的反应，是体内乙醛蓄积中毒而引起。常见药物有头孢菌素类、甲硝唑、替硝唑、呋喃唑酮、红霉素、磺脲类降糖药（格列本脲、甲苯磺丁脲）等。服药期间及停药5～7天避免饮酒、进食含酒精食物和饮品等。

（4）其他：葡萄柚汁（西柚汁）含有能干扰药酶CYP3A4活性的成分，使一些主要经过此酶代谢的药物的代谢速度减慢，血药浓度升高，引起毒性反应。有证据表明，服用洛伐他汀的患者同时饮用250ml葡萄柚汁，可出现心悸、疲倦、肌酸激酶升高，甚至横纹肌溶解等严重毒性反应，与葡萄柚汁引起洛伐他汀血浆浓度急剧升高有关。

5.特异质反应　药物引起的特异质反应也称过敏反应，发生率极低，与药物本身的药理作用不相关，与用药剂量、疗程缺乏明确的量效对应关系，具有较强的隐匿性和不可预知性，与患者体质有关。药物的特异质反应是一种抗原抗体免疫反应，可以是单一系统的反应，也可以是多系统损害，表现为过敏反应综合征，严重程度不同，严重的过敏反应如过敏性休克可致死。常见的易导致过敏反应的药物如青霉素类抗生素、抗癫痫药物、抗肿瘤药物、中药注射剂等。过敏体质患者使用常规剂量的药物或极小量药物，就能出现强烈的免疫反应，使细胞释放组胺、5-羟色胺、缓激肽、慢反应物等介质，导致一系列组织器官的过敏反应。特异质反应具有隐匿性，在药物研发阶段和小样本人群中较难发现。这类药物引发的不良反应或药源性疾病一般定义为特异质型毒性，已经成为药物撤市或给出用药警示的重要原因，也是药源性疾病的主要类型之一。

6.遗传因素　药源性疾病的发生在不同个体间差异明显，如长期服用异烟肼，快乙酰化型易使异烟肼转化为酰肼，后者可产生肝损害；慢乙酰化型个体则易发生周围神经炎。也有研究表明，地域及人种不同对同类药物的敏感性也不同。随着药物基因组学的研究进展，药源性疾病的个体差异可以从遗传因素方面得以解释。

药物进入人体需要经过吸收、分布、代谢、排泄即药动学过程，还需与靶点结合，并进行激动或抑制效应才能发挥作用。参与这些过程的关键生物大分子，绝大部分是人体内合成的具有生物学功能的蛋白质分子，而这些分子的编码基因存在各种形式的基因多态性，也就是我们常说的基因型或等位基因。基因多态性直接导致生物繁殖过程中转录和翻译的选择多样性，使得遗传密码传递既保持一定的准确性，又有一定的宽容度，这种适度柔性对生物界的稳定和多样化非常重要。对于生物个体，基因多态性中碱基的取代、缺失、插入引起编码序列的核苷酸顺序改变，在转录和翻译过程中，可能导致mRNA剪接异常、蛋白质肽链的氨基酸改变或修饰改变，也可能直接导致基因启动子的改变及非转录区的改变，使基因的转录和翻译水平发生变化，最终使体内蛋白质分子水平异常。这些关键分子的变化，使不同个体对于同一种药物的体内药动学和药效学过程出现差异，药物疗效和不良反应也表现出差异性，这就是个体化药物治疗的遗传基础。理想的个体化用药应综合考虑基因组学、表观遗传学、环境、药物相互作用和病理生理等多个方面因素，但随着人类基因组计划、精准医学计划的执行，基因组学成了焦点。人类有3万多个基因，每个都存在一系列的变异，由单个基因变异引起疾病的情况非常少见，因此任何单一基因变异对疾病预测的价值较为有限。相反，某些关键基因的变异对药物反应的影响却十分明显。利用药物基因组学技术，通过研究患者关键基因多态性与具体药物的吸收、分布、代谢、排泄特点，以及药物靶向效应之间的相关性，可预知某些药物在不同患者体内的反应，进而选择最优的治疗方案和使用剂量，增加疗效，减少不良反应和药源性疾病风险。

（二）药物因素

1.与药理作用相关　很多临床常用药物都能引发药源性疾病，这与药物本身成分及其药理效应有关。大部分药物的治疗作用与不良反应都是相伴发生的，药物的毒性作用通常是药理作用的延伸，能影响多个组织器官。很多从肝、肾代谢排泄的药物都能导致肝、肾功能损害。某些药物本身有毒性作用，如氨基糖苷类引起的药源性耳聋，常是患者个体的遗传因素、病理状态及药物治疗的综合不良结果。细胞毒性抗肿瘤药物，能干扰肿瘤细胞和正常组织细胞，可引起严重的胃肠道反应、皮肤黏膜反应和肝肾功能损害等严重并发症。非甾体抗炎药及糖皮质激素可诱发消化道出血。长期服用糖皮质激素突然停药，肾上腺功能需经一段时间才能恢复，即药物的后遗作用。

2.联合用药与药物相互作用 药物联合治疗的目的在于增强疗效和（或）减少不良反应。而联合用药的品种与用药风险呈正相关，是药源性疾病的风险因素之一。广义的药物相互作用指合并用药发生药效学与药动学改变的所有因素，包括疾病、药物、食物、饮料等与药物间的交互作用，也包括药物导致的其他因素如检验、化验结果发生变化的交互作用，即药物与药物、药物与食物、药物与疾病、药物与遗传因素、药物与检验等相互作用。

药物相互作用一般是指狭义的药物相互作用，即两种或两种以上的药物同时或者一定时间内先后使用时所发生的药物作用和效应的改变。两种或以上药物可以是相同或不同给药途径，其结果是治疗作用与不良反应增强或减弱。药物相互作用是药物在体内的相互作用，有机体因素参与，与药理特性、药物代谢酶、药物结合蛋白、基因多态性等因素相关。药物相互作用可分为有益的相互作用和不良的相互作用。通常药物相互作用是指不良的相互作用，即导致疗效降低或毒性增加，还可能发生一些异常反应，干扰治疗甚至加重病情，造成潜在的治疗风险。

发生相互作用的药物可以同时或不同时共存于机体内。如果一种药物对代谢酶或转运蛋白的抑制不可逆，即使停用此种药物，也需经过一定的时间机体才能恢复酶的活性。例如，红霉素是不可逆的CYP3A4酶抑制剂，停用该药后CYP3A4酶的恢复尚需一定时间，如果在恢复期给予此种酶的底物如咪达唑仑（经CYP3A4代谢），尽管红霉素和咪达唑仑未同时存在于体内，也可以产生药物相互作用。

药物相互作用的严重程度具有差异性，但目前尚无公认的分级标准和证据标准，对相互作用的临床意义尚缺乏一致的判定标准。不同信息系统（欧美等国家）对相互作用的识别也不同。可以按APC分级将药物相互作用的程度分为避免合用（avoid）、谨慎合用（precaution）、可以合用（coadministration）。

药物相互作用不同于药物配伍，前者是指药物作用和效应发生改变，后者则是指药物配伍的相容性。药物配伍是指两种或两种以上药物在体外混合（同一容器或同管路）而出现的物理相容性（如颜色、沉淀、相分离、pH、渗透压等变化）和（或）化学稳定性（药物浓度变化、产生新化合物等不可见变化）变化。配伍禁忌是两种或两种以上药物体外混合不期望发生的物理、化学反应，或可导致药物疗效降低或出现新的毒性化合物，从而影响治疗的安全性和有效性。从理论上讲，配伍禁忌是可以避免的。

药物相互作用的发生与多种因素相关，如年龄、种族、遗传背景、联合用药品种等。服用药物越多，不良的药物相互作用和不良反应发生率越高。老年人群的药物相互作用发生率明显高于正常人群。多数药物相互作用在临床上仅有轻微表现，有些仅限于理论推测。所以，尽管理论上药物相互作用的发生率较高，但真正有临床意义的相互作用发生率相对较低。尚无研究给出药物相互作用的准确发生率。但通过对有临床意义的不良相互作用的评估和预警，能够有效减少和避免药物相互作用带来的用药风险。

对药物相互作用导致药源性疾病的关注始于20世纪90年代。第二代非镇静抗组胺类药物特非那定、阿司咪唑合用CYP3A4抑制剂（大环内酯类和唑类抗真菌药），可发生尖端扭转型室性心律失常，造成致死性室性心律失常事件。这类药物先后撤市或停产。

“拜斯亭”事件也是因药物相互作用而致严重药源性疾病而撤市的药物。拜斯亭（Baycol）是西立伐他汀的商品名，由德国拜耳公司开发，1997年在美国上市。2001年，美国FDA药物不良反应监测中心发现多起不良事件报告，发现400多例横纹肌溶解症，其中31人不治身亡，之后拜斯亭撤市。横纹肌溶解并非单纯使用拜斯亭所引发的，而是处方医生为达到快速降脂效果，将另一种降脂药物吉非贝齐与拜斯亭合用，从而加剧了后者的横纹肌溶解作用。此后发现，CYP3A4抑制剂能显著升高西立伐他汀（CYP3A4底物）的血药浓度，加剧其肌肉毒性。

由于联合用药所致药物不良相互作用引起的安全性问题、风险判断和归因困难，医生开处方时必须评估治疗的获益性、可行性、依从性等因素，从而降低用药风险。

3.制剂因素　药物成分必须经过制剂才能用于临床，生产过程中需添加赋形剂、溶剂、稳定剂、染色剂等辅料，药物所含杂质或在生产和贮存中可分解产生毒性成分、异物污染或微生物污染，也是药源性疾病的潜在诱因。例如，胶囊中的色素常可引起固定性药疹；血液制品的病毒污染所致的病毒性肝炎、艾滋病等。

4.药物使用因素　由于不合理用药、滥用药物、错用药物、不按医嘱用药等因素引起的药源性疾病在临床中也常见，如给药剂量不当、静脉用药速度过快、配伍不当、重复用药、未考虑特殊人群用药或忽视禁忌证等，是药源性疾病的重要诱因。例如，庆大霉素引起的神经肌肉阻滞作用与血药浓度相关，直接静脉注射给药可引起呼吸抑制，因此不能静脉注射给药，可肌内注射或静脉滴注给药；老年人服用地高辛过量易致洋地黄中毒反应；服用降糖药或注射胰岛素后未进食可导致低血糖反应，严重者可致残、致死；对乙酰氨基酚过量使用或重复用药可致急性肝坏死。

中医药在我国医疗体系中占据重要位置，但由于中药品种繁多，成分复杂，基础研究薄弱，药材质量缺乏科学有效的监管，不合理用药现象较为突出，其潜在的用药风险形势严峻。加之中西药合用现象十分普遍，既有中西药合并用药，也有中药与中药合并用药（如传统汤剂与中成药、中成药与中成药），增加了药源性疾病的潜在风险。

由于药物风险因素的多源性，对任何药品而言，其安全性总是相对的。药品从研发、生产到上市流通、临床使用，面临多种复杂因素的影响，从而构成引发药物风险的诸多因素，包括：①药物不良反应（已知的或非预期）；②假劣药品所致伤害；③临床治疗用药错误所致伤害；④药物的急性、慢性中毒；⑤药物滥用和误用；⑥药物与化学物质、其他药物及食物的不良相互作用；⑦扩大临床用药适应证所导致的非预期不良反应等。

四、药源性疾病的诊断与治疗

药源性疾病诊断比较困难，临床易误诊。首先在排除其他疾病的前提下，如怀疑患者所患疾病为药源性疾病，需明确近期服用药物种类、剂量、疗程等。药源性疾病的临床表现各异，可表现为不同组织器官的损伤，如肝损害、肾损害等。药源性疾病一般都有一定的潜伏期，潜伏期长短不一，潜伏期短的数秒可以发病，潜伏期长的可数月后发病。根据所用药物的种类和临床发病的时间之间的关系，可为诊断药源性疾病提供依据。

1.药物不良反应与药源性疾病因果判断　药物不良反应与药源性疾病的因果关系评定较为复杂，国际上有不同的药物不良反应关联性评价分析方法，但目前尚无统一标准。一些国家的判断标准主要来自Karch Lasagna在1975年提出的判断标准，即“肯定”“很可能”“可能”“条件”“可疑”5级标准。5级标准内容如下。

（1）肯定（definite）：①用药时间顺序合理；②该反应与已知药物不良反应类型相符合；③停药后反应停止；④重新用药反应再现。

（2）很可能（probable）：①用药时间顺序合理；②该反应与已知药物不良反应类型相符合；③停药后反应停止；④无法用患者的疾病来合理解释。

（3）可能（possible）：①时间顺序合理；②该反应与已知药物不良反应类型相符合；③患者疾病或其他治疗也可造成这样的结果。

（4）条件（conditional）：①时间顺序合理；②该反应与已知药物不良反应类型不符合；③不能合理地以患者的疾病来解释。

（5）可疑（doubtful）：不符合上述各项标准。

也有国家采用药物不良反应判断表，即计分推算分析因果关系，针对时间顺序、是否有类似反应资料等基本问题打分，按照总分评定因果关系等级，运用较方便。

不同的评价方法可结合应用，有助于更为准确地分析判断。评价个例药物不良反应/不良事件因果关系是药物不良反应监测中较为关键和困难的问题，对个体损害的因果关系评价主要进行总体判断与标准化判断。

世界卫生组织乌普萨拉监测中心（WHO-UMC）、人用药品注册技术要求国际协调会（ICH）、国际医学科学组织委员会（CIOMS）等机构对药物不良反应报告质量、性质（属性）、信号的可靠程度及因果关系评价等方面均有较明确要求，目的是保证报告信息的准确性和一致性，提高报告的可利用性。我国药物不良反应监测中心主要采用WHO-UMC的方法，报告评价信息包括报告属性和关联性评价，以保证信息的标准化，提高因果关系评价的一致性。该方法主要根据对不良事件出现时间、既往报道、联合用药、再激发试验、剂量影响5个问题进行评价，是一种定性化的判断方法。

药物不良反应/不良事件和药源性疾病的判断应遵循以下基本原则。

（1）时间性：是指用药与不良反应/不良事件或药源性疾病的出现有无合理的时间关系，尤其是符合药物作用的潜伏期。先因后果，原因与结果的间隔时间符合已知的规律。另外，可观察用药与首次出现不良事件的时间间隔是否符合该药的药动学特点。在因果关系评价中，法国、瑞典、中国等国家的药品管理机构均将可疑药物与临床事件之间的时间序列关系作为首要的判断条件。

（2）一致性：因果判断的一致性是指发生的反应是否与药物已有的信息一致，如已知的不良反应类型、厂家、批号、剂型、用法与用量、用药原因，能够用来解释特异性临床表现的药理学理论，以及相关文献的观点等。也有学者认为因果判断的一致性是指不应有时间、地点、人群的特异性，而且对于不同的观察方法得出的结论也是一致的。

（3）特异性：不良反应/不良事件或药源性疾病因果关系的特异性，直接决定评价的可靠程度。应明确是否有合并用药、原患疾病（如肝、肾功能异常等）及其他治疗影响，这些混杂因素的存在无法判断该治疗药物与发生的不良事件是否有明确的因果关系。混杂因素是对结果产生影响的混淆，若将对结果有影响的混杂因素引入评价，可能错误地判定最终结果。

（4）发生强度：不良反应因果关系的发生强度是指发生不良事件后，通过去激发试验与再激发试验来表达，观察停药与减量后临床事件是否继续存在、减轻或消失，再次用药后临床事件是否复现，剂量-反应曲线是关系强度的最好例证。再激发试验常由于已经发生的严重不良反应，甚至是不可逆的器官损害而不能进行，影响因果关系评估的准确性。当有可能进行且为伦理道德所接受时，应尽可能接受激发试验，尤其在认为药物为患者所必需时。再激发必须给予同样的剂量，并有足够的疗程。国内学者提出因果联系强度还可表现在未撤药、未减量的情况下，应用特定的拮抗剂后观察反应是否有所好转；停药并进行相应的治疗后反应是否有所好转。

2. 药物不良反应评价方法

（1）标准化算法：是结构化与标准化的评价方法，以问卷形式提出一系列特定问题，将因果关系的可能性进行分级评定，是不良反应因果判断最常用的方法。国际上较常用的2种方法是Karch-Lasagna评定法（1977年提出）和Naranjo评定法（1981年提出）。Karch-Lasagna评定法主要考虑5个方面内容：反应的发生是否与可疑药物有时间先后关系，是否为已知的不良反应类型，去激发试验，再激发试验，是否为其他原因所解释。C.A.Naranjo等学者根据所罗列的10条细目的评分总和，根据总评分的结果将药物不良反应分为"肯定""很可能""可能""可疑"4个等级，用来描述不良反应因果关系的程度（简称为Naranjo评定法，表1-1）。"肯定"为≥9分，"很可能"为5～8分，"可能"为1～4分，"可疑"为≤0分。上述2种方法对于"肯定相关"的不良反应因果关系的评价是一致的，包括与药物有合理的时间序列关系，并且药物浓度在体液或组织内已被证实；反应是可疑药物已知的不良反应类型；撤药时不良反应改善或消失，再次用药不良反应复现。

表1-1　Naranjo评定法

评价标准	是	否
该不良反应之前是否有结论性报告	+1	0
该不良事件是否在使用可疑药物后出现	+2	−1
停药或使用拮抗剂，不良反应是否改善	+1	0
再次用药，不良反应是否复现	+2	−1
其他原因是否也可引起该不良反应	−1	+2
给予安慰剂，不良反应是否复现	−1	+1
血药浓度是否为中毒浓度	+1	0
不良反应轻重程度是否与剂量增减有关	+1	0
患者之前使用该药或相似药物是否发生类似的不良反应	+1	0
该不良事件是否经过客观检查证实	+1	0

除普适性的标准化算法外，国外学者提出了针对药源性急性肝损害的不良反应因果关系评价方法（Roussel-Uclaf causality assessment method，RUCAM）。该方法考虑到肝细胞型、胆汁淤积型或混合型不同的肝损害特点，从反应发生时间一致程度、演变过程的一般程度、危险因素、合并用药、非药物原因引起的可能性、该药已知信息、再激发的反应7个方面来进行判断，总分范围为9～15分，分为"极可能""很可能""可能""可疑""不可能"5个等级。

（2）专家判断法：是临床医生或临床药理学家根据可疑不良反应的所有数据，估计其相对重要性和权重，推断药物与发生不良事件之间因果关系的方法。最具代表性的是WHO-UMC提出的因果关系判断方法，简称为UMC评定法（表1-2）。UMC评定法将可疑不良反应的因果关系分成6级，包括“肯定”（certain）、“很可能”（probable/likely）、“可能”（possible）、“不可能”（unlikely）、“待评价”（conditional/unclassified）、“无法评价”（unassessible/unclassifiable）。UMC评定法重视临床事件与可疑药物使用的时间序列关系，并且考虑临床与药理学信息，对“不可能相关”的病例进行了定义。该方法为了观察未知的或者非期望的不良反应，在因果评价内容中并未考虑之前药物所发生的不良反应信息。中国国家药品不良反应监测中心参照UMC评定法制定了相应的因果判断准则，简称为卫生部评定法。卫生部评定法遵循不良反应因果关系判断的基本原则，考虑不良反应的时间性、一致性、发生强度、特异性因素，类似于Karch-Lasagna评定法。

表1-2　UMC评定法

评价标准	因果关系等级
临床事件发生在与药物使用相对合理的时间内，并且不能用合并病或其他药物的作用来解释；对于去激发试验的反应是合理的；事件有明确的药理学或生物学性质（客观的特异疾病或可识别的药理学现象）；必要时给予再激发试验	肯定有关
临床事件发生在与药物使用相对合理的时间内，并且不能归因于合并病或者其他药物的作用；对于去激发试验的反应是合理的；尚不需要再激发试验的信息	很可能有关
临床事件发生在与药物使用相对合理的时间内，但可以用合并病或其他药物的作用来解释；可以缺少去激发试验的信息	可能有关
临床事件发生在与药物使用无因果联系的时间内，其他药物或合并病的作用能够进行解释	不可能有关
实验室检查异常等临床事件，安全性数据需要进一步的补充和评价	待评价
安全性信息不足或存在矛盾，尚无法评价	无法评价

（3）贝叶斯法：是运用概率论语言进行可疑不良反应因果关系评价，考虑到所有可利用的流行病学背景及病例信息，目标是计算药物引起特定不良事件的后验比，即支持药物是不良事件原因的后验比。澳大利亚首次将概率论的方法运用于因果评价中。该方法评价可能影响药物引发特定不良反应可能性的5个要素，包括用药史、发作时间、症状特征、去激发试验结果、再激发试验结果。通过后验概率说明在几种可能的原因中，某种原因导致该事件的大小。其中贝叶斯法的实施步骤主要分为确定病例的参数、收集病例有关资料、估算先验比、估算似然

率、计算后验比。

由于不良反应因果关系评价方法众多，标准化算法、专家判断法、贝叶斯法各有优劣，不同评价方法分类标准之间定义模糊不清、病例资料不完整、评价者理解差异是造成评价结果不一致的重要原因。几乎每一种方法对不良反应因果关系进行分级主要为5级分类，但评级方法间的基本原理、评价标准、特异度与敏感度有所差异。尚无一项标准化的方法适用于所有的不良反应评价。

所有标准化的药物不良反应/不良事件因果关系评价方法均存在一定局限性：①对于用药与药物不良反应的出现有无合理的时间关系，并不是所有药物不良反应发生时间都可以以药动学参数为指标来判断；②对于反应是否符合该药已知的药物不良反应类型，不利于新的药物不良反应发现；③对于停药或减量后，反应是否消失或减轻，有失偏颇；④对于停药或减量后反应是否消失或减轻及再激发反应是否阳性，对归因判断有利，但对器官功能产生永久性损伤或死亡等严重药物不良反应，却并不能作为与药物无关的判定依据。

总体判断是一种用于评价可疑药物不良反应中药物因素可能性大小的方法，是一种凭经验作出判断的方法。总体判断的优点是判断过程简单，缺点是重现性差，一致性也低于50%。

就具体方法来看，有专家认为Kramer的Yale评分法、Naranjo法不适用药源性肝损害的因果评价。对于同一病例，运用不同表格却可以得出不同的因果关系结论。

3.*药物不良反应/不良事件/药源性疾病报告评价*　药物不良反应/不良事件病例报告是药源性疾病的主要信息来源。单个病例报告质量、分析评价的可靠性是药源性疾病及药物警戒和风险评估的基础。对药物不良反应/不良事件/药源性疾病的评价主要包括报告性质（属性）及因果关系评价两部分。

（1）报告性质（属性）评价：主要指新的、一般的及严重药物不良反应分级。WHO-UMC的报告表是ICHE2B格式。严重不良反应/不良事件包括下列情形之一：导致死亡；危及生命（指严重患者存在死亡的风险，而不是指假设发展严重时可能出现死亡）；导致住院或住院时间延长；导致永久或显著伤残；先天性畸形或出生缺陷；其他严重医疗事件情况。“危重”（severe）是指用于描述某一特定事件的程度（如轻度、中度或重度心肌梗死）；“严重”（serious）是指造成危及生命及功能的结果。严重医疗事件定义为“用药导致的药物不良反应/不良事件，虽不能立刻导致患者死亡、危及生命或住院，但可使患者受到伤害，或者需要医疗干预防止上述严重后果发生的反应或事件”。非预期的不良反应是指不良反应的性质和严重程度同已有的药物资料不符，包括不良反应本身、严重性、特性或结果与说明书处方资料中所用的术语或描述不一致的，应当被认为是非预期的。上市许可持有者（MAH）不能确定是预期或非预期的，则该不良反应应按非预期处理。

CIOMS工作组引入的标准化不良反应报告表被某些国家列为强制报告采用，报告范围为新的、严重的不良反应。“严重的”定义包括下列情形之一：死亡；导致死亡或住院时间延长；导致永久的或显著的伤残；威胁生命。预期不良反应的定义是指已列于参考安全信息中的不良反应。

（2）因果关系评价：是不良反应报告可靠程度评价的重要内容。为获得标准化评价结果，WHO-UMC、ICH均建立了因果关系评价标准和方法，被多国借鉴和采用。

WHO-UMC建议使用药品-事件关联性评价方法，Karch-Lasagna评定法被视为基本准则。此类因果关系评价准则分解为5个问题：①用药与不良反应出现的时间顺序是否合理；②以往是否有该药不良反应的报道；③发生不良反应后撤药的结果；④不良反应症状消除后再次用药出现的情况；⑤有无其他原因或混杂因素。

ICH药品与事件相关性评价方法，通过对各种来源及不同地区的各类个例安全性报告数据要素进行鉴定，并在必要及合理的情况下进行定义，使安全性报告的数据要素标准化。被评价的不良反应/不良事件按照重要程度或严重程度从高至低，并对不同的报告来源采用不同评价方法评价其相关性。

报告来源包括报告者和发送者。报告者是指信息的最初来源，也就是最初报告事件的人，与信息的发送者有所不同。发送者是指制作传递信息的人或实体，可能与报告者为同一个人，但不应把发送者的作用和报告者相混淆。报告者的因果关系评述是根据整体印象，利用报告中提供的具体信息，主要凭经验做出分析和判断。发送者采用2种方法进行因果关系评价。计分法（编码为计分）在病例分析时，对时间顺序、是否已有类似反应的资料等基本问题都予以打分，最后按所记总分评定因果关系等级；十进制概率的贝叶斯分析法（编码为BARDI）基于贝叶斯理论的不良反应计算机判断，以概率定量的形式判断多种可能原因，能更全面准确地评价影响不良反应的所有因素。发送者仅需对本公司生产的药物进行评价。

ICH评价是分别对药品-事件评价，报告者分别采用计分法独立进行评价，得到肯定有关、很可能有关、可能有关、可疑4个等级的因果关系评价结论。计算机辅助的贝叶斯不良反应诊断系统（Bayesian adverse drug reaction diagnostic instrument，BARDI）通过向操作者提出一系列问题，根据问题回答输入相关信息，计算机按预先设计程序计算，对每一个假设给出明确结论及相关系数。这种药物不良反应因果关系评价方法从定性阶段进入定量阶段，结果较为准确可靠，被称为“黄金标准”。但这种方法人工计算复杂且难以掌握，需要流行病学背景资料支持，并不适用在报告单位或数据稀疏的部门使用，而更适合国家级或部分基础数据完善的省级药物不良反应监测中心使用，或者在制药公司评价中有一定优势。

我国采用药物-事件关联性评价方法。根据“药物”和“不良事件”关系度，运用综合分析方法，将药物不良反应分为“肯定”“很可能”“可能”“可能无关”“待评价”“无法评价”6个等级。①肯定：用药及反应发生时间顺序合理；停药以后反应停止，或迅速减轻或好转（根据机体免疫状态，某些不良反应可出现在停药数天以后）；再次使用，反应再现，并可能明显加重（即激发试验阳性）；同时有文献资料佐证；并已排除原患疾病等其他混杂因素影响。②很可能：无重复用药史，余同“肯定”，或虽然有合并用药，但基本可排除合并用药导致反应发生的可能性。③可能：用药与反应发生时间关系密切，同时有文献资料佐证；但引发不良反应的药物不止一种，或原患疾病病情进展因素不能除外。④可能无关：不良反应与用药时间相关性不密切，反应表现与已知该药不良反应不相吻合，原患疾病发展同样可能有类似的临床表现。⑤待评价：报表内容填写不齐全，等待补充后再评价，或因果关系难以定论，缺乏文献资料佐证。⑥无法评价：报表缺项太多，因果关系难以定论，资料又无法补充。

4.药源性疾病诊断　药源性疾病通常为排除性诊断，首先排除其他疾病因素，综合分析判定最可能的药物损害因素。

（1）追溯用药史：医生应认真询问病情，了解患者用药史，这是诊断药源性疾病决不可缺少的数据。

（2）确定用药时间、用药剂量和临床症状发生的关系：药源性疾病发病与用药在时间上通常有相关性，用药时发病或病情加重，停药病情好转或正常。但药源性疾病出现的时间差异较大。青霉素致过敏性休克在用药后数秒内即可发生，药源性肝损害在用药后出现的时间较长，数日或数月不等。一般根据发病时间推断诱发药源性疾病的药物。某些药源性疾病的轻重程度随药物剂量变化而不同，剂量加大时症状加重，剂量减少时症状减轻，也可根据症状随用药剂量增减而程度不同来判断致病药物。

在判定药源性损害病因时，首先考虑其不良反应是否是已经确定的药物和（或）新近使用药物，如服用对乙酰氨基酚后出现肝损害应首先考虑药物诱因，同时考虑以下因素：如患者有无慢性肝病史，用药后肝损伤表现，发病初期可有发热、皮疹、瘙痒等过敏征象，有无肝细胞损伤或肝内胆汁淤积的病理、生化改变和临床征象，各种肝炎病毒血清标志物，是否有药物性肝损伤史，有无以前使用相似药物及再次用药诱发等。

（3）询问用药过敏史和家族史特异体质：特异质患者可能对多种药物发生不良反应，甚至家族成员也曾发生过类似反应。了解患者用药过敏史和家族史有助于药源性疾病的诊断。有些患者存在隐性代谢缺陷，如接触某种药物后诱发，因此须仔细询问患者既往使用同类药物是否出现相同临床症状，以及应用该类药物的相关情况，以进一步明确诊断。

（4）排除药物之外因素：应注意排除原发病、并发症、继发症、患者营养状况及环境因素等，有助于明确诊断。

（5）致病药物的确定：应根据用药顺序确定最可疑的致病药物，然后有意识地停用最可疑药物或引起相互作用的药物。根据停药后症状的变化来判定可能的致病药物。

（6）必要的实验室检查：实验室检查包括受损伤器官的功能检查如体格检查、血液学和生化学检查、器官系统的功能检查、心电图、超声、X线检查等。依据药源性疾病的临床特征检查患者的嗜酸性粒细胞计数、皮试、免疫学检查、血药浓度监测或不良反应的激发试验等。上述检查既有助于明确药源性疾病的诊断，又有助于进一步治疗。

（7）其他方法：流行病学方法通过大宗病例的研究调查也能帮助诊断药源性疾病。有些药源性疾病只能通过流行病学的调查方能确诊，如霍乱患者使用庆大霉素后出现急性肾衰竭，因为霍乱本身容易导致肾衰竭，所以难以确定肾衰竭是否和庆大霉素有关。流行病学的调查显示，使用过庆大霉素的患者肾衰竭的发病率是未用患者的5倍，从而确定霍乱患者使用庆大霉素可导致急性肾衰竭。也可采用再激发试验来辅助诊断，即停药可使病情得到控制，再次用药可使疾病发作。

5.药源性疾病治疗　药物进入体内，对机体造成严重损伤，引起器官功能障碍甚至死亡，及时采取救治措施对挽救生命、减轻损伤至关重要。药源性疾病治疗的基本原则：①终止接触药物或清除药物；②促进已吸收药物排泄；③使用特效解毒药；④对症治疗。

（1）停用致病药物：致病药物是药源性疾病的起因，因此治疗首先要考虑停用致病药物。及时停药不仅能终止药物对机体继续损害，而且有助于临床判断致病药物。当发生可疑药源性疾病时，如果不能确定哪一种药物是致病因子，可按照其药物反应规律，结合具体情况，采用逐个停药、停用所有药物或改用其他治疗方案的方法。在某些特殊情况下，尽管致病药物已经确定，但由于治疗需要而不能停用时，应权衡利弊，根据患者病情做出权衡。

（2）消除致病药物：停药终止了可疑致病药物继续进入体内，但体内残留药物仍在起作用，为尽快消除这部分药物，可采用输液、利尿、导泻、洗胃、催吐、吸附、透析等方法，加速残留药物清除。清除药物时应在有效时间内进行催吐、洗胃和导泻。催吐只有在气道通畅的情况下才能进行，简单易行的方法是刺激咽后壁或舌根部诱发呕吐，也可用催吐药物，如口服硫酸锌或硫酸铜溶液，必要时皮下注射阿扑吗啡。为加速药物排泄，必要时进行血液透析。

（3）拮抗致病药物：某些药物能排除或中和药物，拮抗药物的毒性作用，减弱毒性反应，解除或减轻中毒症状，降低因药物中毒引起的机体损害或死亡。对于多次服用或长期服用某种药物而引起的药源性疾病，利用药物的相互拮抗作用来降低药理活性，及时行拮抗治疗，可避免致病药物对机体的进一步损害。

根据作用机制不同，解毒药可分为非特异性解毒药和特异性解毒药。非特异性解毒药通过阻止药物吸收、促进排泄发挥解毒作用，可用于各种毒物的中毒，但无针对性解毒作用，一般作辅助治疗，如吸附剂活性炭、沉淀剂鞣酸、中和剂醋酸和氧化剂高锰酸钾等。

特异性解毒药具有高度专属性，对药物或毒物有特定解毒作用，如金属络合剂、胆碱酯酶复活剂、高铁血红蛋白形成剂等，其他还有亚硝酸盐中毒解毒药亚甲蓝、阿片类中毒解毒药纳洛酮与烯丙吗啡、肼类化合物中毒解毒药维生素B_6、抗凝血类灭鼠剂解毒药维生素K_1、苯二氮䓬类药物中毒解毒药氟马西尼、对乙酰氨基酚中毒解毒药乙酰半胱氨酸、有机氟农药中毒解毒药乙酰胺、抗叶酸代谢药过量中毒解毒药亚叶酸钙等。鱼精蛋白可使肝素失去抗凝活性，可用于肝素过量。抗凝血药华法林过量易致大出血，可使用维生素K_1缓慢静脉注射，以及新鲜血浆和凝血酶原复合物。抗肿瘤药环磷酰胺和异环磷酰胺可引起泌尿系统的毒性反应，表现为出血性膀胱炎，可常规使用美司钠以预防泌尿系统毒性。亚叶酸钙作为叶酸拮抗剂的解毒剂，可预防大剂量甲氨蝶呤引起的严重的可致命毒性反应。蒽环类抗肿瘤药（如柔红霉素、多柔比星、表柔比星、吡柔比星、米托蒽醌等）有心脏毒性，表现为剂量累积性的心肌炎及迟发性心脏毒性，需使用专属性极强的解毒剂右雷佐生，以保护心肌及减轻蒽醌类抗肿瘤药的心脏毒性。

（4）调整治疗方案：根据患者具体情况，如必须继续用药时，宜权衡利弊，调整治疗方案，如延长给药间隔时间、减少给药剂量等。对于治疗指数低、安全范围小、毒副作用强的药物，如苯妥英钠、地高辛、茶碱、氨基糖苷类和多肽类抗菌药物、免疫抑制剂等，必要时进行血药浓度监测。

（5）对症治疗：一些药源性疾病具有自限性，通常停药后无须特殊处理，但症状严重时，应及时对症治疗，并监测生命体征和保护重要脏器功能。一般应根据临床症状对症用药。对于剂量相关性药源性疾病，可采取静脉输液、催吐、洗胃、导泻、灌肠、利尿、碱化或酸化尿液、人工透析等手段加快药物排泄，延缓和减少药物吸收。如患者出现变态反应，应立即给予抗过敏治疗，特别是过敏性休克应及时采取相应抢救措施。治疗结束后，应将过敏药物告知患者，防止再次发生变态反应。对已造成机体器质性损伤的，应结合相应专科疾病的治疗原则进行治疗，且在后期治疗和选择药物时，应避免因同类药物重复使用而加重已发生的药源性疾病。

第三节　老年人药源性疾病

一、老年人药动学和药效学特点

1.老年人药动学特点

（1）吸收：老年人胃肠道肌肉纤维萎缩，张力降低，胃排空延缓，胃酸分泌减少，一些酸性药物解离部分增多，吸收减少，胃排空时间延迟，小肠黏膜表面积减少，胃肠道血流量减少，有效吸收面积减少。胃肠功能的变化，对于被动扩散方式吸收的药物几乎没有影响，如对乙酰氨基酚、阿司匹林等；但对于依靠被动转运方式吸收的药物，如维生素B_1、维生素B_6、维生素C、铁剂、钙剂等需要载体参与吸收的药物，则吸收减少，营养物质的吸收也减少。

（2）分布：老年人机体的组成成分、血浆蛋白结合率、组织器官的血液循环等都有不同程度变化，从而影响体内药物分布。①老年人体内水分和体重的比例随年龄增长而下降，体内脂肪随年龄增长而增加，非脂肪组织则逐渐减少。水溶性强的药物，如对乙酰氨基酚等分布容积随年龄增长而降低，即相对在血浆中有较高的浓度，因此效应相对增强；脂溶性强的药物，如普萘洛尔、胺碘酮等分布容积随年龄增长而增大，半衰期相应延长，峰值反而降低。②老年人血浆蛋白含量降低，直接影响药物与血浆蛋白结合，游离药物浓度增加，作用增强。例如，华法林的血浆蛋白结合率高，由于老年人血浆蛋白降低，血中具有活性的游离型药物比结合型药物多，常规用量可致出血风险增大。

（3）代谢：肝脏是药物代谢的主要场所。老年人由于肝重量减轻，肝细胞和肝血流量下降，肝药酶合成减少，活性降低，药物代谢减慢，半衰期延长，药物在体内易蓄积，产生不良反应，可适当减量，如利多卡因、普萘洛尔、阿司匹林等。反之，一些需经肝脏代谢活化的前体药物，用于老年人其作用或毒性可能降低。另外，由于老年人的肝血流量比年轻人减少40%～45%，对肝脏代谢率高，首关效应显著的药物生物利用度增加，70岁老年人的稳态血药浓度为40岁的4倍。老年人肝脏药物代谢酶活性的个体差异大于年龄差异，目前尚无临床检验指标可直接或间接反映肝脏的药物代谢能力，因而需对老年人用药剂量进行个体化调整。

（4）排泄：肾脏是药物排泄的主要器官。由于老年人肾脏萎缩，血管硬化，血流量减少，肾功能仅为年轻人的1/2，而且部分老年人因某些慢性疾病影响肾脏的血流灌注，肾脏血流量减少。这些因素均可影响药物排泄，使药物易在体内蓄积，易产生不良反应和中毒。老年人的肾小球随年龄增长而逐渐纤维化，当使用经肾脏排泄的药物时，容易出现蓄积中毒，如使用四环素类、氨基糖苷类、地高辛、苯巴比妥、普萘洛尔、磺胺类等药物时，应根据患者病理生理状态调整用药剂量，必要时监测血液浓度。

2.老年人药效学特点 老年人机体各器官结构功能退化，适应能力减退，体内调节功能下降，药动学性质改变，可使药物达到作用部位或受体的血药浓度改变，引起细胞与受体数量和反应性改变，可能是药效学改变的因素。

（1）神经系统变化对药效学的影响：老年人脑萎缩，脑细胞数量减少，脑血流量减少，酶活性减弱或靶组织中受体数目和结合力改变，神经递质代谢和功能变化，均可影响药效。苯丙胺等中枢兴奋剂作用减弱；巴比妥类和地西泮等中枢抑制剂，易引起老年人精神异常和共济失调；中枢性降压药利血平或氯丙嗪、抗组胺药、糖皮质激素类，可引起明显的精神抑制和自杀倾向；氨基糖苷类、依他尼酸等利尿剂可致听力损害；老年人由于心脏的神经和胆碱能受体减少，而使阿托品心率加快的作用仅为年轻人的1/5。

（2）内分泌系统变化对药效学的影响：随着年龄增长，内分泌功能发生变化，各种激素的分泌产生变化，与此相适应的激素受体数量随之改变，从而导致对药物反应性的差别。老年人中许多甾体激素的受体，如糖皮质激素受体数量约减少16%，这与营养物质的转运和代谢的调控能力降低相一致，但老年人的同化代谢/异化代谢呈负平衡，对皮质激素促进蛋白异化作用敏感性增高，易导致骨质疏松，甚至自然病理性骨折。老年人对胰岛素和葡萄糖的耐受性下降，大脑对低血糖的耐受性也差，在使用胰岛素时，容易发生低血糖反应甚至昏迷。吗啡对老年人的镇痛作用在夜间明显降低，这可能与松果体激素分泌减少有关，因为它们不仅提高吗啡白昼的镇痛水平，也能反转夜间降低镇痛的作用。

（3）心血管系统变化对药效学的影响：老年人心血管系统功能减退，每搏输出量、动脉顺应性下降，而总外周阻力上升，动脉压增高，循环时间延长，压力感受器的反射调节功能降低，心脏和自主神经系统障碍，因此心脏对缺氧、儿茶酚胺、高碳酸等刺激的反应明显下降，对异丙肾上腺素反应性降低，且对β_1受体和β_2受体反应性也减弱。β受体阻滞剂普萘洛尔减慢心率的作用减弱，但同时也应考虑老年人的首关效应减弱而使其血药浓度增高。老年人对利尿剂、降血压药物敏感性增高，药理作用增强，在正常血药浓度即可引起直立性低血压。老年人肝脏合成凝血因子的能力减退，并且血管发生退行性病变，故对肝素和口服抗凝血药非常敏感，一般治疗剂量可引起持久凝血障碍，并有自发性内出血风险；对洋地黄类强心苷也十分敏感，应用时应注意调整剂量，密切观察不良反应。

（4）对某些药物的耐受性降低：老年人中枢神经系统一些受体处于高敏状态，某些药物小剂量即可引起治疗作用，常规治疗剂量则引起较强的药理作用，出现耐受性降低现象，如苯二氮䓬类、抗惊厥药、三环类抗抑郁药等。这类药物可能严重干扰老年人中枢神经系统功能，从而引起神经错乱、抑郁、烦躁、幻觉、激动、失眠等临床症状。

二、老龄化对药物不良反应和药源性疾病的影响

老年人储备功能减退，机体形态结构退行性变化，器官功能逐渐减退，机体耐受性降低，对药物的敏感性发生变化，发病率也随之上升。这种生理功能的退行性变化，导致其对药物的处置及反应发生变化，药动学与药效学改变，药物不良反应和药源性疾病发生率增高。

据国家药品不良反应监测中心推算，我国每年至少有250万人因药物不良反应而入院，其中约19.2万人死亡。老年患者的不良反应发生率明显高于其他年龄组。据统计，50～60岁患者药物不良反应发生率为14.4%，61～70岁为15.7%，71～81岁为18.3%，80岁以上为24.0%。由于老年人常同时患有多种疾病，需要用多种药物合并治疗，由药物相互作用导致的不良反应和药源性疾病概率也增加。据统计，合用5种药物的不良反应发生率为4.2%，合用6～10种者为7.4%，合用11～15种者为24.2%，合用16～20种者为40.0%，合用20种以上者为45.0%。

研究表明，增龄是引起用药风险增加的重要因素：①老年人基础疾病较多，用药品种多，用药时间较长，容易出现药物蓄积及药物相互作用。②老年人药动学特性发生改变，生物转化减慢，血药浓度保持在较高水平，药物不良反应和药源性疾病发生概率增加。③老年人体内稳态机制变差，对内环境调节功能也发生变化，对血压和心率的调节降低，对水、电解质及酸碱平衡调节下降。④老年人对药物敏感性发生变化，各系统尤其是中枢神经系统对多种药物敏感性增加，对抗凝血药敏感性增加，对β受体激动药与阻滞药敏感性下降。对药物耐受性发生变化，对胰岛素和葡萄糖耐受性降低，对有肝肾损伤药物耐受性差，对排泄慢易引起电解质失调药物的耐受性下降。⑤人体免疫功能随年龄增长而发生改变，药物变态反应发生率增加。⑥老年人的不良反应和药源性疾病临床表现复杂或更为严重，发生不良反应经常是不明确的，存在非特异性，不良反应和药源性疾病的判断、归因及治疗较难。

三、老年人多重用药与药源性疾病风险

1.老年共病与多重用药 共病（multimorbidity）是指同时存在两种或两种以上慢性病，同时还包含了躯体疾病和老年综合征，也包括精神方面的问题，彼此之间可互不关联，也可相互影响。1970年美国Feinstein教授提出“共病”（comorbidity）的概念，定义为患者在患有所研究的某种目标疾病的同时还伴发其他的疾病，即共病主要的关注点是该目标疾病和其他疾病对该疾病所产生的影响。1976年，德国Brandlmeier教授提出“multimorbidity”一词。直到1990年，有学者指出，“comorbidity”是一个不够具体的概念，容易造成混淆，直接造成研

究结果之间没有同质性和可比性，并将“multimorbidity”定义为共存于同一个体的急性病或慢性病。2008年，WHO正式将“multimorbidity”定义为共存于同一患者体内的两种或两种以上的慢性病，明确地将研究关注点从所给定的指征疾病转为同时患有多种疾病的患者本身。2012年美国老年医学会发布了《共病老年患者的诊疗指导原则》，指出应该以患者为中心，采用针对有多种慢性病的共病患者的诊治策略，同时提出了老年共病的处理建议。老年人是共病和多重用药的特殊群体，由于生理功能衰退与药动学、药效学的变化，导致出现药物不良反应、药物不良事件、药源性疾病等不良后果或药源性疾病的风险增加。

我国已经步入老龄化社会，增龄引起的器官老化与功能衰退决定了老年多重疾病的高患病率，因此共病已成为老年人罹患疾病的重要特征。据估计，老年共病的比例为55%～98%，相比于单一慢性病患者，老年共病患者死亡风险更大、住院时间更长、生活质量及身体功能更差。同时，在现有专科诊治模式及依照单病种制定指南的医疗模式下，共病有效的临床实践资料不足，干预的有效证据不多，使得医疗评估及决策变得更为复杂及困难。由于共病的存在，患者治疗用药种类相应增加，有研究显示，≥65岁老年患者中服用处方药种类≥5种的有23%，其中12%的患者≥10种。增加药物对于单一疾病而言可能是较好的方案，但是对于老年人整体而言，却未必是最优的选择。由于老年人的药效学、药动学及药物基因多态性的差异，药物不良反应/不良事件和药源性疾病的风险增大。

2.共病的用药风险

（1）共病与多重用药：多重用药是指患者同时使用5种及以上的药物治疗，多是共病所致。也有学者将多重用药定义为患者使用了比临床需要更多的药物，强调不需要和（或）不必要的用药，如用药无明确指征、有指征但剂量使用不恰当、目前尚无证据证明为有效的药物，同时也包括药物使用不足或重复用药。

依照单病种指南处理老年共病，常会出现过度诊断、过度医疗等问题，增加了药物治疗风险。由于对共病人群缺乏良好设计的临床随机试验研究，对其临床相关预后如功能和认知衰退、生活质量、不良事件、死亡率等影响程度还知之甚少，从而使得相关的证据资料受限。大多数临床研究项目的重点仍然是以疾病为导向，并不考虑老年患者健康与社会关系的复杂性和重叠性。共病不仅使医疗决策变得复杂和困难，而且共病老年人通常需要辗转多个专科就诊，在现有专科甚至亚专科的诊治模式下，常会造成多重用药、治疗不连续、过度医疗等医源性问题，增加了药源性疾病发生风险。

临床上对共病的干预必须考虑：①治疗方案本身的复杂性和可行性；②多药联用的药物相互作用；③药物不良反应风险信号、风险预测和预警，从而选择那些获益最大、损害最小且能改善生活质量的治疗方案。

（2）联合用药与药物相互作用：药物联合治疗的目的在于增强疗效和（或）

减少不良反应。而联合用药的品种也与用药风险呈正相关。因此联合用药必须考虑如何有效地规避用药风险。药物相互作用的发生与多种因素相关，如年龄、种族、遗传背景、联合用药品种等。服用药物越多，不良的药物相互作用和不良反应发生率越高。老年人群的药物相互作用发生率明显高于正常人群。

多数药物相互作用在临床上仅有轻微表现，有的仅限于理论推测。所以，尽管理论上药物相互作用的发生率较高，但真正有临床意义的相互作用发生率相对较低。尚无研究给出药物相互作用的准确发生率。但通过对有临床意义的不良相互作用的评估和预警，能够有效减少和避免药物相互作用带来的用药风险。

在20世纪70年代以前，由于药物数量相对较少，对药物代谢酶的了解有限，有临床意义的相互作用案例较少。发生在20世纪90年代的非镇静抗组胺类药物与某些药物合用造成的致死性室性心律失常事件，使人们开始关注药物相互作用的潜在危害。特非那定、阿司咪唑因合用CYP3A4抑制剂（大环内酯类和唑类抗真菌药）而导致尖端扭转型室性心律失常使人致死，先后分别撤市或停产。米贝地尔也因上市后出现严重的不良药物相互作用而撤市。米贝地尔是T通道阻滞剂，是强效CYP3A4抑制剂，主要抑制CYP3A4和CYP2D6，导致许多心血管药物经此酶代谢受阻而产生毒性作用，如与β受体阻滞剂普萘洛尔、美托洛尔合用导致心源性休克，还可抑制他汀类药物代谢，显著增加合用的他汀类药物的肌肉毒性。

（3）多重用药与“处方瀑布”：“处方瀑布”是指药物不良反应/不良事件被医生误认为是一个新的医学症状而开出另外一种新的药物进行治疗，导致患者由于这一潜在的不必要治疗而置于额外的不良反应/不良事件风险中。不良反应/不良事件被误认为是治疗过程中的新发状况，不仅没有及时停用肇事药物，还开具新处方对抗药物不良反应和不良事件，导致药物种类越来越多，造成恶性循环，如同瀑布一样。在用药过程中，要警惕“处方瀑布”的发生。多重用药增加了“处方瀑布”的可能性，增加了药物不良反应和药源性疾病发生风险。

（4）用药依从性：药物不良反应的发生与用药种类和剂量密切相关，多重用药导致的不良反应/不良事件与住院治疗情况互为因果，与住院治疗互为负面影响，影响治疗的依从性。老年患者用药依从性差的比例随用药种类和剂量的增加而上升，增加不良预后概率。

第四节　老年人药源性疾病的风险防范

一、老年人用药基本原则

由于老年人群疾病特点和医学干预的特殊性，临床用药过程中应对老年人及药物治疗进行合理评估，并遵循基本用药原则，提高临床治疗效果，减少药源性疾病的发生风险。

（1）受益原则：应权衡利弊，充分考虑和评估用药风险与受益，保证用药的受益/风险＞1。

（2）选药原则：正确诊断是治疗的基础，充分明确患者用药指征，尽量减少用药种类，简化治疗方案，避免使用老年人禁忌或慎用药物，减少或避免药物滥用。

（3）简化原则：应选择老年人使用方便的剂型和给药方法及途径，用药种类不宜过多，给药方案简单，疗程适当，停药适时。药名、剂量、用法等要醒目，包装开启方便。

（4）个体化原则：应根据患者年龄、病理状态及肝肾功能等调整给药剂量，制定个体化给药方案。对某些毒性大、治疗窗窄的药物进行血药浓度监测。例如，心血管药地高辛、胺碘酮，抗菌药物庆大霉素、阿米卡星、妥布霉素、万古霉素等，抗癫痫药卡马西平、苯妥英钠，抗哮喘药茶碱，抗狂躁病碳酸锂等及某些抗肿瘤药，以便及时调整剂量，防止和减少不良反应或药源性疾病的发生。对于降血糖药和调血脂药，应嘱患者注意饮食均衡，适当运动，按规定服药并定期进行血糖和血脂测定。对于对心、肝、肾等重要脏器有损害的药物，应定期监测心、肝、肾等器官功能。长期应用抗菌药物应注意耐药性和二重感染的产生。

（5）考虑既往医学干预：注意记录患者用药史，避免重复用药。老年患者每次开具药物或调整剂量时，医生应常规回顾患者既往服用药物信息，综合考虑药物治疗获益和风险及药物间相互作用。暂停用药是老年医学中最简单、最有效的干预措施，当没有继续用药指征或出现可能的不良反应/不良事件时，应暂停用药。

二、老年人药源性疾病预警

（一）药物不良反应监测报告

国际上药物不良反应监测制度起源于20世纪60年代初的“反应停”事件，发生在欧洲的震撼全球的沙利度胺（thalidomide，反应停）药害事件为全球的药物治疗风险敲响警钟。最早开展监察制度的国家是美国（1954年），20世纪60年代后欧洲一些国家和日本也相继建立监察制度。1968年WHO制订了由十国参与的国际药物监测合作试验计划，负责药物不良反应报告收集交流、制订不良反应报表、规范相关术语、发展计算机报告系统等工作。1970年WHO在瑞士日内瓦设立WHO药物监测中心，1978年该中心迁至瑞典乌普萨拉，并改为WHO国际药物监测合作中心，1997年更名为世界卫生组织乌普萨拉监测中心（WHO-UMC）。我国于1998年加入，成为第68个成员国。迄今为止，WHO-UMC已有140多个成员国，WHO国际药物监测合作中心数据库已成为国际上药物安全信息的主要来源。

我国药物不良反应监测工作1985年列入《药品管理法》，1995年开始正式实行。1998年我国加入WHO国际药品监测合作计划组织。2004年卫生部药监局联合发布《药品不良反应报告与监测管理办法》，2011年重新修订，进一步规范了药物不良反应报告和监测制度。

我国实行不良反应监测报告制度。药品生产企业包括进口药品的境外制药厂商、药品经营企业、医疗机构应当按照规定报告所发现的药物不良反应/不良事件和药源性疾病。国家卫生行政和药品监督管理部门主管全国不良反应报告和监测工作，地方各级卫生和药品监督管理部门主管本行政区域内的不良反应报告和监测工作。各级卫生行政部门负责本行政区域内医疗机构与实施药品不良反应报告制度有关的管理工作。地方各级药品监督管理部门应当建立健全不良反应监测机构，负责本行政区域内药源性疾病报告和监测的技术工作。

药品生产、经营企业和医疗机构获知或发现可能与用药有关的药源性疾病，应当通过国家药品不良反应监测信息网络报告，不具备在线报告条件的，应当通过纸质报表报所在地药品不良反应监测机构，由所在地药品不良反应监测机构代为在线报告。报告内容应当真实、完整、准确。各级药品不良反应监测机构应当对本行政区域内的不良反应/不良事件和药源性疾病报告及监测资料进行评价和管理。药品生产、经营企业和医疗机构应当配合药品监督管理部门、卫生行政部门和药品不良反应监测机构对药源性疾病或群体不良事件的调查，并提供调查所需的资料。药品生产、经营企业和医疗机构应当建立并保存药物不良反应/不良事件和药源性疾病报告和监测档案。

（二）上市后药物风险预警

药物不良反应和药源性疾病诱因及发病机制复杂，单一药物可累及多种组织器官，形成多组织器官损害，为其风险预警和防范带来极大挑战。新药在上市前已经进行系统的安全性研究，合理规范的用药是防控药源性疾病发生的有效措施之一。但是，由于上市前药物临床试验的局限性，上市前发现的问题只是“冰山一角”。一是观察对象样本量有限，观察时间短，难以发现频度低的不良反应/不良事件和药源性疾病，以及长期用药的反应及滞后反应；药物的特异质反应也难以预测。二是临床研究人群有严格规定，观察病种单一，临床用药情况单一，缺少特殊人群（如老年人、妊娠妇女和儿童）用药经验，也无法了解药物相互作用。三是受药物上市审批当时的医药理论和科学技术发展限制。因此，不良反应/

不良事件监测是上市后药物安全性评价的重要手段，也是药物风险预警的有效措施（表1-3）。

表1-3 药物不良反应发生率与观察病例

药物不良反应发生率	需观察的病例数		
	1例	2例	3例
1/100	300	480	650
1/1000	3000	4800	6500
1/2000	6000	9600	13 000
1/10 000	30 000	48 000	65 000

（三）药源性疾病风险评估

药物治疗风险包括可预防的风险和无法避免的风险，这类风险可源于已知风险（如药物不良反应或药源性疾病）、用药错误、药物缺陷（包括设计缺陷和质量缺陷）、假药劣药、药物质量问题，也可源于未知风险。目前，我国的药物安全性评价模式和研究方法缺乏系统性和连续性，与临床脱节较严重，不少研究成果呈片段式，在临床难以转化，难以为监管决策形成强力支撑。因此，必须加强用药警戒和风险预警防控措施，建立健全有效的风险评估和预警体系，做好各级组织机构药物不良反应监测工作，及时对药物治疗的风险信号提取和分析研究，对可能发生的药物不良反应/不良事件和药源性疾病及药品质量安全问题及时预警，对可能存在安全隐患的药物快速响应，确保药源性疾病早预防、早发现和早治疗，确保临床安全合理用药。

1.加强用药风险预警 加强药物安全性风险管理，提升药源性疾病的防治和处置水平，一是要完善相应的组织机构、法律和严格监管，严格适应证、用法用量、禁忌证、特殊人群用药、药物配伍禁忌和药物相互作用、重复用药等风险环节监管，密切观察用药过程中的不良反应/不良事件/药源性疾病。二是建立和完善药物不良反应监测体系，明确相关监管部门、医务人员和药物生产经营企业的职责义务。三是加强各级不良反应监测机构的职能作用，及时总结分析上报信息，明确风险信号，并加强信息反馈及风险预警，从而使用药风险可控和最小化。

通过不良反应/不良事件/药源性疾病报告和监测，可以早期发现不良事件信息，尽早确定一种不良事件与某一药物间存在因果关系的信息，从而发现药物不良反应风险信号。通过对风险信号的收集、整理与发掘，综合评价上市药物的风险与效益，采取适当方法与策略防范风险，最大限度地降低临床用药风险。

2. *加强药物安全性研究* 对药源性疾病的风险防控，首先要加强药物安全性研究，创新药物安全性评价模式和方法。由于新药研究和审批标准的局限性，对于发生率极低的不良反应/不良事件/药源性疾病，上市后药物监测是降低药源性疾病发生的主要途径。同时，对有预知风险的药物，建立完善的减毒避毒措施和规范用药，也是降低药源性疾病的重要手段。中医药在我国历经了数千年的发展，但目前绝大多数中药尤其是中成药的不良反应均为“尚未明确”，实现中药临床不良反应从“尚不明确”到明确，是降低中药不良反应和中药药源性疾病发生率的关键所在，建立符合中药特点的安全性评价策略和方法已迫在眉睫。

肖小河研究团队针对由机体因素介导的中草药特异质型肝损伤，提出了以临床真实世界和病证（理）模型为基础的“病证毒理学”评价模式和方法，对比描述不同体质和病证（或病理）状态下机体对中草药的敏感性、耐受性及差异规律，科学认知和精准评价中草药肝损伤的相对性、易感性及可控性。目前“病证毒理学”评价模式和方法已被成功用于含补骨脂、淫羊藿和何首乌等系列中药的特异质型肝损伤评价研究。病证毒理学评价模式和方法对于其他类型药物特异质型毒性也具有重要的借鉴和推广价值，这对于特异质型药源性疾病的评价与防控具有重要意义。

20世纪90年代马兜铃酸诱发肾毒性和泌尿系统肿瘤已在国内外获得广泛认可，马兜铃酸及其衍生物诱发肿瘤的潜在风险和机制也得到广泛研究。国家食品药品监督管理总局对含马兜铃酸的中药材与中成药提出了用药警戒，并制定了风险防控措施。而2017年10月美国《科学转化医学》刊发的有关马兜铃酸广泛关联亚洲肝癌发生的研究论文又被媒体广泛报道和解读，为马兜铃酸风险防控提出了新挑战。

肠道菌β-葡糖醛酸糖苷酶（GUS）作为肠道菌群产生的一类重要的水解酶，可催化多种药物及内源性激素发生水解反应，同时也可催化伊立替康、吲哚美辛等药物形成毒性苷元，引发严重的胃肠道不良反应，形成迟发型致死性腹泻。有学者对GUS的结构及功能进行分析研究，基于人源和肠道菌GUS在立体结构上的差异，设计研发靶向肠道菌GUS的特异性抑制剂，是缓解伊立替康等药物诱导迟发型腹泻的重要手段。该文阐述多种类型的GUS抑制剂具有潜在的临床应用价值，这些小分子物质有望用于药物诱发的致死性腹泻的临床治疗。

3. *提升药源性疾病防治水平* 加强药物安全性风险管理，提升药源性疾病的防治和处置水平，对于提高药源性疾病的确诊率、早期诊断率、降低损害程度、扩展治疗手段和方法具有重要意义。

（1）早期发现和及时处置可有效降低药源性疾病的损害。虽然一些药源性疾病已经形成了较完备的临床处置方法和原则，但临床误诊率和漏诊率仍然较高，一些药源性疾病进展到严重阶段仍然难以确诊。一方面，临床尚缺乏明确有效的药源性疾病诊断方法和标准，导致诊断不及时、漏诊、误诊现象频发；另一方面，很多药物包括中药制剂不良反应尚未明确或未被认知，临床对用药风险的认知能力不足，难以有效防范药源性疾病的发生。目前，中华中医药学会出台的《中草药相关肝损伤临床诊疗指南》针对中草药肝损伤诊断难题，结合国际排除性标准，建立中药肝损伤客观诊断“整合证据链”方法，可显著提高中草药肝损伤的确诊率。

（2）加强药物流行病学研究，获得药物上市后的风险预警信号，明确可能的药物不良反应和药源性疾病类型，明确适应证、禁忌证和特殊人群等因素，制定或持续修正用药警示、预警信号警戒，防范药源性疾病的发生。

（3）制定和完善药源性疾病的诊断标准和方法，提高临床诊断率和治疗水平。

三、老年人多重用药与药源性疾病风险

共病和多重用药所导致的安全性问题和风险的判断及归因困难，很多情况下难以解释。医生处方时必须评估治疗的获益性、可行性、依从性，并与患者意愿一致。应根据紧急和重要程度列举医疗愿望，确定适合个体的临床需求，如改善症状、延长寿命、减少用药数量及改善生活质量；全面审查和评估治疗方案，明确当前的医学问题和干预措施及患者依从性及耐受性；了解循证医学证据及其局限性，如血压、血糖、血脂的控制目标应个体化，从而评估治疗目标，如降压目标是否越低越好？老年人血糖控制是否越严越好？降脂治疗的不良反应（肝损害和肌病等），骨质疏松与跌倒风险等。

对多重用药和药源性疾病风险的防范措施包括：①通过不良反应/不良事件/药源性疾病报告和监测，早期发现不良事件信息、不良反应信号，确定一种不良事件与某一药物间存在因果关系的信息；②收集、整理与发掘风险信号；③综合评价上市药品的风险与效益，采取适当方法与策略，最大限度降低和防范上市药品引起的严重不良反应和药源性疾病风险。

四、老年人潜在不适当用药警示

潜在不适当用药（potentially inappropriate medications，PIM）最早由美国学者在1991年提出。其定义为：药物有效性尚未确立和或药物不良事件风险超过预期的临床获益，同时缺少较安全的可替代药物。老年患者用药主要存在药物相互作用、重复用药及用药错误等问题。研究表明，在发达国家，约30%的65岁以上患者服用5种或更多的药物。虽然许多人可能从这种多重用药受益，但老年人因衰老所导致的药动学和药效学反应的改变，增加了药物不良反应/不良事件的发生风险。在老年人中，常用药物约有1/5可能不适当，而在养老院老人中增加到

1/3。在我国，老年人不适当用药情况也普遍存在。

老年人潜在不适当用药包括2类，即老年人潜在不适当用药和老年人疾病状态下潜在不适当用药。评估老年人潜在不适当用药，对防范老年人用药相关不良事件具有重要意义。现有的老年患者PIM评估标准主要由欧美各国制定，包括比尔斯标准（Beers criteria）、老年人潜在不恰当处方筛选工具（STOPP）、老年人不恰当处方工具（IPET）、丹尼斯补充量表（Denis criteria）、梅特量表（Mette criteria），其中以比尔斯标准和STOPP/START标准应用较为广泛。

比尔斯标准是在1991年由美国老年医学会、精神药理学、公共卫生及药物流行病学、老年临床药理学等专家共同制定的老年PIM列表，是保障老年患者用药安全的有效工具之一，对医生及药师在选择药物方面具有重要指导意义，广泛应用于老年患者的药物应用调查，在识别PIM问题、降低不合理用药引起的相关问题等方面发挥了积极作用。STOPP标准是2008年由爱尔兰Cork大学附属医院的一个专家组发表用于老年人不适当用药筛选的工具，在欧洲国家广泛适用，包含65条不适当用药，按生理系统分为十大类，包括心血管系统、中枢神经系统和精神药物、消化系统、呼吸系统、肌肉骨骼系统、泌尿生殖系统、内分泌系统、增加跌倒风险的药物、治疗性重复用药及镇痛药，每一条都注明了在特定疾病状态下使用某类药物是不适当的。

比尔斯标准列出老年人应该避免或慎用的药物，包括患有常见病或特殊病的用药，旨在改善老年人用药，减少不良事件，并可作为一种评估医疗花费、药物使用模式和医疗质量的工具，被广泛用于老年患者的药物应用调查，在识别潜在不适当用药问题、降低不合理用药引起的相关问题等方面发挥了积极作用。自2011年起，比尔斯标准每3年更新一次，最新版本是2019年1月29日美国老年医学会（AGS）发布的《老年人潜在不适当用药的比尔斯标准（2019更新版）》，包括30种老年人在一般情况下应避免使用的药物和药物类别，以及40种在某些疾病或综合征下应慎用或避免应用的药物或药物类别。

比尔斯标准列出除姑息治疗和临终关怀医疗场所以外的对大多数老年人应避免使用的药物、对有特定疾病或综合征老年患者应避免的药物治疗、老年人应谨慎使用的药物、潜在的临床上主要的非抗感染药物-药物相互作用，根据个体的肾功能应避免或需要对剂量调整的非抗感染药物、具有强的抗胆碱作用的药物。2019年版标准中减少了多种药物，一些是由于并非老年人使用所特有的问题，另一些是在美国不再使用，如噻氯匹定和喷他佐辛。标准中删除了H_2受体拮抗剂，因为它们对痴呆患者伤害的证据很薄弱；减轻胃反流的药物可以继续用于谵妄患者；标准中删除了卡铂、顺铂、长春新碱和环磷酰胺，专家组认为这些药物“高度专业”，不在此标准范围；标准中去掉了8种抗癫痫药物、8种失眠药物和治疗晕厥的血管扩张剂。更新点如下。

（1）对于年龄在70～80岁的老年人，应慎用阿司匹林来进行心血管疾病或结直肠癌的一级预防。

（2）鉴于胃肠道出血风险，年龄≥75岁的静脉血栓栓塞或心房颤动患者应慎用利伐沙班。

（3）鉴于出血风险，大环内酯类（阿奇霉素除外）或环丙沙星不应与华法林联合使用。

（4）对于射血分数降低的心力衰竭患者，不建议使用非二氢吡啶类钙通道阻滞剂。

（5）对于无症状的心衰患者，慎用非甾体抗炎药环氧化酶-2抑制剂、噻唑烷二酮类和决奈达隆。

（6）服用血管紧张素转化酶抑制剂/血管紧张素Ⅱ受体拮抗剂的肾功能不全老年患者，慎用甲氧苄啶和磺胺甲噁唑，以防高钾血症风险的增加。

（7）慎用右美沙芬、奎尼丁，因潜在增加摔倒和药物相互作用风险。

（8）对于帕金森病，之前一般建议避免使用抗精神病药物，现在修改为允许使用喹硫平、氯氮平和皮马韦林。

（9）删除H_2受体拮抗剂，因为其对痴呆患者伤害的证据很薄弱；减轻胃反流的药物可继续用于谵妄患者。

（10）慎用卡马西平、米氮平、奥卡西平、5-羟色胺、去甲肾上腺素再摄取抑制剂、选择性5-羟色胺再摄取抑制剂、三环类抗抑郁药及曲马多，因可引起或加剧抗利尿激素分泌不当综合征，使用这些药物时应密切监测血钠水平。

（11）对于有跌倒或持续骨折风险的老年人，慎用5-羟色胺和去甲肾上腺素再摄取抑制剂。

（12）不建议环丙沙星和茶碱联用，以防增加茶碱毒性。

（13）对于肾功能不全的老年人，使用环丙沙星会增加肌腱断裂，以及影响中枢神经系统风险；使用甲氧苄啶-磺胺甲噁唑与肾衰竭和高钾血症恶化有关。

（14）卡铂、顺铂、长春新碱和环磷酰胺等化疗药物因其“专业化”太强，从该标准中删除。

（15）禁止阿片类药物与苯二氮䓬类药物或加巴喷丁类药物联合应用，以防止阿片类药物使病情恶化。

比尔斯标准是基于证据的基本工具，应该用作老年人用药的指导，但它并不意味着取代临床判断或患者偏好、管理目标和需求。美国加州大学旧金山分校的Michael A.Steinman博士和宾夕法尼亚州立大学的Donna Fick博士在随刊评论中指出，比尔斯标准中的不恰当用药并非是绝对不恰当，在使用过程中应仔细阅读细节。临床医生应该将其作为个人处方的起点，给老年患者提供更安全的药物或非药物治疗方案。

我国于2015年颁布了中国老年人潜在不适当用药目录，该目录以美国、加拿大、日本、法国、挪威、德国、韩国和奥地利8个国家的老年人潜在不适当用药目录为依据，参考我国国家药品不良反应监测中心、全军药品不良反应监测中心和北京市药品不良反应监测中心老年人严重不良反应所涉及的药物情况，以及北京市22家医院老年患者药品不良反应数据，并结合国内药物上市情况制定。目的是降低医生处方环节的风险，为临床开展老年人合理用药监测提供技术支持，最终目的是降低老年人用药风险，减少药物引起的伤害和额外的医疗费用。纳入PIM目录的药物共计13类72种/类药物，每种药物附有1～6个风险点；根据专家评价，将35种/类归为高风险药物，37种/类归为低风险药物；依据用药频度，将72种/类药物分为A、B两级，A级为优先警示药物，有24种/类；B级为常规警示药物，有48种/类。

五、老年人常见药源性疾病风险评估

老年人心血管疾病、糖尿病、感染及肿瘤等疾病高发，共病与多重用药也是老年人罹患疾病的重要特征，药源性疾病风险增高。针对药源性疾病发生频率较高的药物如解热镇痛抗炎药、阿片类镇痛药、华法林、胰岛素及口服降糖药、口服抗血小板聚集药物、抗肿瘤药物等，国外相关风险评估及预警模型的研究已有一定进展。中国老年人药源性疾病的临床研究尚少见报道，针对高风险药物的风险评估及预警模型也亟待开发和建立。建立老年人群药源性疾病的风险因素评估体系和老年人群药源性疾病特征性临床损害标志（包括非特异性和特异性临床指标预警），有助于尽早发现早期预警和发现过程指标预警，加强具体患者的风险识别和易感人群的风险评估。

（一）出血风险评估

药源性消化道出血是由于药物直接或间接损伤消化道黏膜及血管，引起黏膜糜烂、溃疡或血管破裂，或者药物使机体凝血机制发生障碍，或药物使原有消化道病变加重，引起胃黏膜充血、糜烂、溃疡，甚至出血和穿孔，导致粪便隐血阳性、黑粪或呕血。常见引起消化道溃疡和出血的药物为非甾体抗炎药、肾上腺皮质激素和抗菌药物。

口服抗血小板聚集药阿司匹林作为临床常用抗血小板聚集药，用于心血管疾病预防治疗，其常见不良反应是消化道溃疡和出血。研究表明，长期服用阿司匹林可降低心血管疾病，但也可导致消化道出血的概率增加。权衡阿司匹林利弊已成为其预防用药的重要内容。有学者建立计算心血管风险和患者服用阿司匹林后消化道出血风险模型：①通过患者年龄、性别、血胆固醇、高密度脂蛋白、高血压等数据和指标，预估患者心血管疾病的风险。患有肾功能不全和心脏病的老年患者是高风险人群。②通过患者是否有消化道溃疡史、发生过何种溃疡，以及是否同时服用非甾体抗炎药物，预估患者服用阿司匹林后发生消化道出血的风险。③了解患者服用阿司匹林、华法林及氯吡格雷等药物的情况。通过估算得出患者是否需要服用阿司匹林，以及服用阿司匹林后发生消化道出血的危险性。阿司匹林可致消化性溃疡，临床表现为化验便隐血阳性、黑粪、呕吐咖啡色物及呕血等，老年患者是高风险人群。华法林作为抗凝药，常用于预防血栓栓塞疾病，尤其在心房颤动患者的预防血栓治疗中更为常用。目前已明确导致服用华法林后出血的风险因素，并且建立了多种风险评估模型。老年人用华法林、肝素应严格控制剂量，用药期间应密切观察出血迹象并监测凝血时间及国际标准化比值。

（二）低血糖风险评估

胰岛素在糖尿病治疗中，可能导致低血糖风险。与胰岛素治疗相关的2型糖尿病低血糖风险因素包括既往低血糖发生史、饮食摄入改变、更多的剧烈运动、胰岛素治疗持续时间、胰岛素剂量、口服降糖药物剂量和认知功能障碍等，结合患者年龄和机体状态，确立低血糖风险的预警信号。

（三）呼吸衰竭风险评估

阿片类镇痛药如吗啡用于癌性疼痛患者的姑息治疗，使用中常出现呼吸衰竭、认知功能下降、药物依赖等。发生呼吸衰竭的风险因素为：年龄＞55岁、肥胖、未经控制或控制不足的睡眠呼吸暂停综合征、颈围＞44.5cm、既往心肺功能不全史、心力衰竭、合用中枢抑制性药物和刚接受阿片类药物治疗的患者。发生认知功能下降从而发生摔倒受伤等的风险因素：痴呆、年龄＞60岁、酗酒、合用中枢抑制性药物及步态不稳。发生药物依赖的风险因素：药物或烟草成瘾史或成瘾家族史、被虐待史、精神创伤史、应激障碍及精神病史。

（四）心脏毒性风险评估

抗肿瘤药物虽提升了肿瘤患者的存活率，但其心肌毒性影响药物的长期使用。传统的抗肿瘤药物如蒽环类和烷化剂等在使用中会出现心肌毒性；一些新型靶向治疗药物如曲妥珠单抗等也有心脏毒性反应。避免抗肿瘤药物的心肌毒性引发的心力衰竭和左心室功能不全，是改善肿瘤合并心功能下降的老年患者预后的关键之一。

有学者针对药物因素及用药人群，提出一个抗肿瘤药物心肌毒性风险评估模型，将药物因素根据其风险等级分层：蒽环类、环磷酰胺、异环磷酰胺、氯法拉滨和曲妥珠单抗为高危药物，得分为4分；多西他赛、帕妥珠单抗、舒尼替尼和索拉非尼为中危药物，得分为2分；贝伐单抗、达沙替尼、伊马替尼和拉帕替尼为低危药物，得分为1分。用药人群因素，包括心肌病或心力衰竭病史、冠状动脉综合征或外周血管疾病病史、高血压病史、糖尿病病史、既往或目前服用蒽环类药物、既往或目前进行过胸部放疗、年龄＜15岁或＞65岁、女性，得分均为1分。最终将药物因素得分和人群因素得分相加，＞6分为非常高危，5～6分为高危，3～4分为中危，1～2分为低危。从此模型可以得出，蒽环类具有较强心肌毒性，在合并其他化疗药物治疗时可增强心肌毒性。同时，患者的心血管疾病病史及老年等因素也是增加抗肿瘤药物心肌毒性致的心力衰竭风险的一个重要因素。

（五）药物相关性跌倒风险评估

据WHO报道，年龄在64岁以上的社区老年人每年跌倒发生率为28%～35%，年龄70岁及以上的社区老年人每年跌倒发生率为32%～42%，而居住在养老院的老年人跌倒发生率则更高。我国的慢性病及其危险因素监测调查显示，≥60岁居民6个月内跌倒发生率为8%。跌倒可对老年人带来一系列不容忽视的伤害。造成老年人跌倒的因素较多，其中药物是引起其跌倒的重要可调节因素，药物的种类、剂量、多种药物联用均可使其跌倒风险增加。加强易致跌倒药物管理及采取积极措施预防跌倒事件发生，对降低跌倒发生率、减少伤害严重度有着极其重要的意义。

国内外指南均提出需对老年人服用的药物跌倒风险进行评估与调整，但尚无明确的预防管理措施。广东省药学会2018年10月19日发布的《老年人药物相关性跌倒预防管理专家共识》通过分析跌倒相关药物因素，依据循证医学依据对各因素的相关性进行分层，提出具体预防措施，为临床预防老年人跌倒和降低跌倒危害程度提供了确实可行的参考意见。

老年人跌倒是多因素交互的结果，药物可因为其意识、精神、视觉、步态、平衡等方面出现异常而导致跌倒。可能引起跌倒的药物主要包括作用于中枢神经系统的药物、心血管类药物、降糖药等。多重用药也是引起跌倒的重要原因。

防止跌倒及跌倒损伤的主要手段是预防，药物治疗是跌倒预防中的可调节因素，主要针对可致跌倒的药物进行多因素跌倒风险评估与预防措施，通过跌倒风险评估，可确认是否存在药物相关性跌倒危险因素；通过预防措施，可显著降低患者跌倒风险。

（1）强相关因素：与跌倒发生显著相关的药物包括抗精神病药、抗抑郁药物、抗癫痫药物、苯二氮䓬类、袢利尿剂、强心苷类（洋地黄、地高辛）及阿片类。多重用药也与跌倒发生显著相关，是药物相关性跌倒的强相关因素，建议在此类强相关因素的患者加强监护。

（2）弱相关因素：目前的研究尚未显示与跌倒发生显著相关的药物包括钙通

道阻滞剂、β受体阻滞剂、血管紧张素转化酶抑制剂、钙通道阻滞剂、α受体阻滞剂、噻嗪类利尿剂、抗心律失常药物、血管扩张药、沙坦类药物、抗帕金森药物，尽管从机制上难以排除这些药物导致跌倒的风险，定义为药物相关性跌倒的弱相关因素。

由于药物相关性跌倒的研究主要为观察性研究，其研究结果受适应证、样本量小、信度和效度较低等因素的影响，可能有一定偏倚。

住院患者的跌倒风险评估流程与门诊/社区中心患者的不尽一致。住院患者的常用跌倒风险评估量表包括Morse跌倒风险评估量表、Hendrich Ⅱ跌倒风险评估量表、STRATIFY评估量表等。最常用的是Morse跌倒风险评估量表（表1-4）。

表1-4　Morse跌倒评估量表（主要针对住院患者）

项目	评分
患者曾跌倒（3个月内）/视觉障碍	没有＝0分 有＝25分
超过一个医学诊断	没有＝0分 有＝15分
使用助行器	没有需要＝0分 完全卧床＝0分 护士扶持＝0分 丁形拐杖/手杖＝15分 学步车＝15分 家居行走＝30分
静脉输液/使用药物治疗	没有＝0分 有＝20分
步态	正常－0分 卧床＝0分 轮椅代步＝0分 乏力/≥65岁/直立性低血压＝10分 失调不平衡＝20分
精神状态	了解自己能力＝0分 自我限制遗忘/意识障碍/躁动不安/沟通障碍/睡眠障碍＝15分

注：0～24分，跌倒低危人群；25～45分，跌倒中危人群；＞45分，跌倒高危人群

经过评估如患者存在药物相关性跌倒因素，应根据使用药物采取相应的预防管理措施：①防药物相关性跌倒警示标识。②根据所用药物调整剂量（如减量，或在睡前给药）、换用引起相应症状较少的药物，并根据症状对症处理。③使用致跌倒强相关的药物，应根据药物作用重点监测血糖、血压、骨密度等因素，调整服药时机、改善生活环境。如抗癫痫药物长期使用存在骨质疏松和骨折风险，5-羟色胺再摄取抑制剂也具有骨质疏松风险，进行骨密度监测，并添加特殊治

疗以减少骨质流失（如钙和维生素D，双膦酸盐，选择性雌激素受体调节剂等）。④重点监测开始使用药物和增加药物剂量时。如镇静催眠药发生跌倒的时间一般在更换药物、改变剂量、夜晚如厕及早晨下床时，在以上时间段需重点监护。存在中枢抑制作用、直立性低血压、肌肉松弛作用等药物有致跌倒风险，可增加如厕频次，注意陪护，改善通道环境，注意防滑等。

医院门诊或者社区中心老年人跌倒风险评估应参照以下流程。

（1）老年人就诊时询问：①12个月内跌倒＞1次？②是否出现过急性跌倒？③是否有行走或平衡障碍？是否有步态异常或平衡问题？获得相关的病史、体格检查，认知情况和功能评价。

（2）多因素跌倒风险评估：跌倒史；用药史；步态、平衡和行动能力；视觉灵敏度；神经功能缺损；肌力；心率和心律；直立性低血压。

（3）多因素干预措施：优化药物治疗方案；提供个体化运动方案；治疗视力损害（包括白内障）；处理直立性低血压；处理心率和心律失常问题；补充维生素D；处理步态问题；改善环境；提供教育与信息。

（六）猝死风险评估

猝死是指由于使用药物所致24小时内突然死亡者，可由以下因素引起。

（1）药物过量或毒性等，如奎尼丁、氯喹和异丙肾上腺素可以引起恶性心律失常，青霉素等抗生素引起的过敏性休克。镇静剂与抗震颤麻痹药及阿托品类联用可因其协同作用而引起麻痹性肠梗阻危及生命。

（2）低血压或窒息。氯丙嗪可引起过度镇静、延髓抑制、呼吸中枢驱动力减低而导致死亡。麻醉剂、镇静剂和α受体兴奋剂或与吩噻嗪类合用有增加猝死危险。特别是患有阻塞性呼吸睡眠暂停综合征者更加危险，可出现突然死亡。

（3）血管阻塞。抗凝剂可引起血管内高凝和栓塞，如肺梗死、心肌梗死等。

（七）精神障碍风险评估

老年人有精神症状者比例较高，大量服用镇静催眠药物和精神、神经系统药物等易引起毒性反应，是药源性神经精神系统反应的高风险人群。老年人在原有心功能不全基础上应用损害心肌药物，如抗肿瘤药可加重心力衰竭，致使脑血流减少。降糖药易致低血糖反应等，还容易出现精神紊乱。过度饮酒，以及服用镇静药、抗抑郁药、抗过敏药、β受体激动剂、H_2受体阻滞剂和过量激素等均可使精神失常的风险增高。利尿剂可引起高血糖和高尿酸血症，氢氯噻嗪、呋塞米可致脱水低血钾等反应，易致水、电解质失衡；呋塞米和依他尼酸还可致耳毒性、眩晕、恶心、头痛、共济失调。老年人、患有糖尿病和有痛风病史的为高风险人群。氟喹诺酮类药物可引起老年患者中枢神经系统症状，诱发癫痫发作；碳青霉烯类在老年人中的中枢神经系统不良反应发生率高，可诱发癫痫发作。

（八）低血压风险评估

老年人用强效降压药物，如硝普钠、硝酸甘油等，若首剂量过大、输注速度过快，可致严重低血压反应。使用麻醉剂或镇静剂可加重低血压，发生直立性低血压和低血压危象或诱发心脏停搏。临床中常可见到原有低血压者，应用小剂量硝普钠出现明显低血压、意识淡漠、晕厥等反应。

（九）二重感染风险评估

长期使用抗菌药物可出现二重感染，诱导耐药性发生，老年人是高风险人群。增龄导致人体各组织脏器功能减退，免疫系统功能下降，各种疾病发生率增高，慢性病器官衰弱者常见，院内感染、耐药问题及老年共病和多重用药多见，抗菌药物引起的二重感染和其他不良反应/不良事件的风险显著增高。主要表现为假膜性肠炎、肺部感染、败血症等。抗菌药物导致的药物热也是老年人用药应关注的因素，需注意二重感染与药物热的鉴别诊断。

（十）药物矛盾反应风险评估

用药治疗可见与其药理作用相矛盾的现象，易使诊断失误、病情恶化等，如硝苯地平可加重心绞痛，常见首次大剂量给药，突然停用表现如心率加快、心绞痛加重等。目前已趋于被其缓释剂或新一代钙通道阻滞剂取代，不作为首选抗心绞痛药。氯苯那敏、苯海拉明治疗过敏性疾病而出现药疹，甚至原为过敏性丘疹出现大疱性表皮松解性药疹等。肝素可诱发血栓形成和使血小板聚集力增强等，突然停用可使血凝聚力趋于增强。过度应用利尿剂损失大量的钠和氯，使其失衡导致水肿加重且难以纠正。青霉素类抗菌药物可引起赫氏反应、药物热等。

六、老年人药源性疾病风险预警指标

老年人药源性疾病一直缺少系统的监测体系，有关高风险药物、老年人群患病率、危险因素、诊断标准、临床数据及特征性临床损害和标志物等相关研究甚少，亟待建立老年人高风险药物的临床数据库、文献数据库和风险定量识别方法，包括药物基因组学、关联标志物等预警指标，进而科学地评估老年人药源性疾病风险因素。目前，针对老年药源性疾病的流行病学、风险评估及风险评估模型建立等也有大量研究，并且一些药物的模型能为临床工作提供指导。

1.药源性疾病的定量风险识别模型　是药源性疾病早期诊断的科学依据。①在现有药源性疾病研究基础和文献调研基础上确立宏观和微观指标；②采集数据及生物样本开展前瞻性调研，包括患者基础信息、疾病诊疗信息、检查检验信息、特殊检查信息（包括基因检测，生物标志物）等；③建立非特异性风险预警指标和特异性风险预警指标，确立药源性疾病早期诊断标准。

建立药源性疾病定量风险识别模型：①通过数据采集、质控与数据库，建立老年药源性疾病高风险因素定量识别数据库；②通过对基因型、临床指标和生物标志物检测，建立发生药源性疾病患者的有关药物基因组学及与患者自身疾病有关的生物标志物数据库；③通过建立高危风险因素定量识别模型，确定（宏观）非特异性高危风险因素定量识别模型；④通过建立高危风险因素定量识别模型，确定（微观）特异性高危风险因素定量识别模型。

2. 药源性疾病非特异性和特异性风险预警指标

（1）药源性肾损害风险预警指标：老年人对药物的肾毒性比较敏感，使用氨基糖苷类、头孢菌素类、多黏菌素类等药物，可减量或延长给药间隔，联合给药更应注意毒性反应的加重。肾功能不全者使用高风险药物如氨基糖苷类、头孢菌素类、抗肿瘤药、苯乙双胍、甲基多巴等，可使老年人发生蛋白尿，或加重已存在的肾衰竭，有时仅使用常规剂量的1/3 ～ 1/2即可出现肾功能严重受损。老年高血压并发肾功能不全使用降压药物效果不佳时，任何有害于肾功能的药物都会增加降压难度。选择特异性或非特异性风险指标，有助于药源性肾损害的预警和诊治。

2016年日本药物相关性肾损伤临床实践指南给出了明确的定义，药源性肾损害是由于给药导致新出现的肾损伤或现有肾损伤恶化，并提出早期诊断的生物标志物。

根据发病机制药源性肾损害分为：①肾中毒性损伤（直接毒性）；②过敏（变态反应和直接毒性）导致的急性间质性肾炎（AIN）；③间接毒性，如电解质紊乱和肾血流减少；④尿路梗阻。

根据损伤部位分类：①肾小球损伤；②肾小管损伤；③肾间质损伤；④血管损伤。

诊断标准如下。

1）候选药物给药后新出现的肾损伤。

2）排除所有其他原因，停用候选药物后肾损伤改善或中止进展，并提出尿嗜酸性粒细胞和肾活检对于药源性肾损害的诊断意义：①急性间质性肾炎可以检测出尿嗜酸性粒细胞，但这并不是一个对诊断药源性肾损害有用的生物标志物，因为假阴性概率高。②肾活检对预测药源性肾损害肾脏结局和决定远期治疗策略是有益的；对于鉴别诊断药物相关性肾小管或间质性损伤及其他病因肾活检也是有益的。通过肾活检可以确认肾小球组织情况及获得是否怀疑药源性肾损害的重要信息。

（2）药源性肝损害风险预警指标：药源性肝损害是一类罕见的复杂疾病，与非特异的基因风险因素一样，当前研究同样要证实药物特异的风险因素。药物基因学研究目前仍不能鉴别多种风险因素的相互作用、人群归因危险度及临床相关的独立风险因素。

药源性肝损害动物模型的建立，可为疾病发生机制、预防、治疗提供一定的实验依据，也是临床筛选治疗药物的有效手段。国内外有关肝损伤模型的研究取得了显著进展，实验性肝损伤模型的建立方法也很多，针对不同药物致病机制不同而建立的药源性肝损害模型研究也较多，如四环素、异烟肼、环孢素A、对乙酰氨基酚、雷公藤等。但是由于药源性肝损害发病原因复杂，目前采用的造模方法并不能再现药源性肝损害的临床病理机制，给研究带来了很大困难，现有的基础研究也不能用于临床预警。

随着对肝毒性机制认识的不断深入，许多研究表明人类白细胞抗原（HLA）系统基因变异是导致药源性肝损害的一个独立、最重要的危险因素，氧应激和其他机制也发挥重要作用。与此相反，药物代谢酶基因多态性与之前报道相比，在药源性肝损害的风险因素中所起作用较小。药源性肝损害这种机制的发现为新的治疗策略开辟了道路，如酶抑制剂、抗氧化剂、免疫反应调节剂及抗肿瘤坏死因子-α等。目前大量低风险因素间复杂的相互作用仍然未知，这也解释了个体难以预防特异质性药源性肝损害的原因。临床工作中，停用可疑药物仍是治疗的关键措施。曲格列酮是一个深刻的教训，当时在临床试验中发现少数病例血清氨基转移酶轻至中度升高，但在上市后导致许多患者发生严重的药源性肝损害。药物基因组学研究能有效鉴别基因风险因素，如希美加群在上市前就已知其肝毒性，基因组学数据表明氨基转移酶普遍升高。以上案例说明，如果药物基因组学研究能用于鉴别临床试验风险因素的评估，将可作为药物批准上市的依据和上市后药物安全性的重要监测手段。

关于药源性肝损害的研究在两个领域取得了进展：一是新技术的应用能较好识别基因风险因素并改进检测的敏感性、特异性和有效性；二是新的概念强调药物初始特异损伤肝细胞的“上游”事件和紧接着发生的非特异“下游”事件，以及基因风险因素和环境因素的相互作用。药源性肝损害的基因研究主要集中在功能靶点、基因转录调控、药物代谢、人白细胞抗原、细胞因子、氧应激和肝胆转运蛋白。风险因素影响非特异性下游事件的机制可通过收集筛选资料获得，对照组也能从基因分型后证实无风险因素的人群中获得。药源性肝损害的第一个全基因组研究发现，人白细胞抗原基因变异是氟氯西林和希美加群导致肝毒性的风险因素，为药物基因组学的研究制定了新标准。目前我们需要一种较好的基因检测技术评估患者肝毒性的风险因素。

七、老年人用药风险警戒

药物警戒是药物安全监管的重要组成部分，WHO定义为发现、评价、认识和预防药物不良反应或其他任何与药物相关问题的学科。药物上市前由于受临床试验中纳入受试者相对较少，老年人、合并疾病、联合用药、共病与多重用药等严格限制，相对较短的用药和随访时间等诸多因素，获取安全性信息相对有限，一些药物风险只有在上市后大量使用中才可能暴露，尤其是老年人用药。信息化手段是全球药物警戒发展的趋势，有效利用信息可以大幅提高药物警戒系统的效能。

WHO负责药物警戒工作的是UMC，美国主管药物警戒的机构为FDA，欧盟的药物警戒中心是EMEA，中国药品不良反应监测体系与法国的“地方系统”模式相似，包括国家和省级药物不良反应监测中心。国际上在药物不良反应信号检测中引入数据挖掘方法，常用频数法与经验性贝叶斯方法。我国近年来逐步开始研究这些数据挖掘方法，但并未应用到老年人用药风险警戒实践中。目前我国亟待将数据挖掘方法应用到老年人药物不良反应/不良事件和药源性疾病的风险监测，在现有监测方法基础上升级，对药物不良反应数据库中的巨大信息量进行信息分析与信号检测，可极大提高信号检出速度，及时发现潜在用药风险信号，同时实现自动预警。

但是，并非所有不良事件都能通过报告系统进入到数据库，有些安全性问题由于报告少或没有被报告，无法用数据挖掘方法发现，而且数据挖掘方法常会产生大量的假阳性“信号”，使不良反应被动监测中存在缺陷。美国于2007年开展“哨点计划”与OMOP项目，实施主动监测，大幅扩大药物不良反应/不良事件和药源性疾病的数据来源，并提升分析能力。我国应借鉴美国FDA主动监测体系，结合应用数据挖掘方法，可以将医疗机构电子健康病历、医保报销数据库、药品监管数据库及人口统计学数据库进行统一与标准化，转化为通用数据模式。

我国药物不良反应监测系统包括3个监测平台，即药物不良反应、医疗器械不良反应及药物滥用，涉及综合管理、门户服务、数据挖掘和智能分析及辅助决策4个应用系统，可对药品和器械的安全性信息收集、相关数据处理及数据分析。完善我国不良反应报告系统是构建我国药物警戒的先决条件。

药物警戒数据库能全面收集管理药物相关安全信息，并且基于算法对数据进行处理分析，及早发现药物潜在安全问题。监管机构在上报安全数据同时要通过法律手段促进药品生产企业、药品经营企业、医疗机构积极参与不良反应监测工作，无保留地上报药物安全信息。同时鼓励公众上报药物安全信息，并主动了解药物安全信息，促进及时发现药物风险问题，保证公众安全用药。

我国对药物临床试验期间及上市后的安全问题均有专门要求，但由不同部门负责，未能实现药物上市前后安全信息的统一，不能覆盖药物全生命周期的药物警戒，应整合药物上市前后所有安全问题，药物上市前后的安全信息均由同一部门负责，实现药物安全问题在药物上市前后的衔接。数据收集的目的是对药物安全问题进行挖掘，及早发现药物安全问题，及早采取风险控制措施，将风险降至最低。监管机构应不断提高数据挖掘的能力，探寻更高效快速的数据评估和信息挖掘方法，充分挖掘数据库中药物警戒信息，为监管机构、企业及公众提供更多有价值的信息，促进信息共享。

第2章
消化系统的药源性疾病

第一节　概　　述

一、老年人消化系统特点

老年人随着年龄的增长，消化系统功能受到明显影响，主要表现在吞咽功能及食管运动功能、胃肠运动及消化吸收功能、肝胆和胰腺功能等方面。

（一）口咽

老年人吞咽功能减弱或紊乱，主要因为：随着年龄增长，老年人龋齿和掉牙的可能性增加，同时因牙周病、不合适的义齿或因口腔干燥症而影响咀嚼和吞咽功能；口咽部的吞咽功能紊乱常见于继发性卒中、认知和（或）知觉功能障碍，或影响脑干和运动神经元功能的慢性神经变性疾病，如帕金森病等。衰老本身也可以引起吞咽困难。

在65岁以上人群中，吞咽时咽喉的活动时间比年轻人明显延长，因重复吞咽动作导致的吞咽次数大量增加后，由于疲劳，老年人容易发生误吸；老年人误吸的危险性还因为喉口关闭延迟与食物清除率降低有关。

（二）食管

老年所致食管组织学改变为食管黏膜上皮随增龄逐渐萎缩，黏膜固有层弹力纤维增加，食管腺体周围出现弹力纤维。食管功能变化包括蠕动反应减慢，非蠕动反应增加，食物传递时间延长。老年人食管蠕动收缩仅占吞咽动作的50%，年轻人占90%。90岁以上的老年人中，50%的人食管是不蠕动的，食管下括约肌萎缩、压力降低、收缩减少，贲门关闭不全，从而造成胃内容物反流，引起反流性食管炎，食管裂孔疝增多；反复刺激食管上皮细胞导致其异常增生，可促使食管癌的发生。

老年人随着年龄增长，食管肌肉萎缩，收缩力减弱，神经节细胞进行性减少，对食管平滑肌支配异常，导致食管蠕动减弱，食管扩张和无推动力的收缩增加。食管上段横纹肌发生运动障碍可表现为轻度的咽下困难，即吞咽时反应异常；不协调的食管节段性收缩时，食管下段可同时发生很多无推动力的收缩，该食管运动异常一般无症状，偶伴反胃、胃灼热、胸痛和吞咽困难；食管下括约肌松弛，导致食管排空延迟，延缓了食管内容物向胃的输送过程，这种生理性运动障碍表现为完全无收缩或收缩幅度降低，即吞咽后反应异常。

（三）胃

随着年龄的增长，因胃血管扭曲和血管壁增厚导致胃血供减少、胃黏膜萎缩、皱襞变浅、绒毛变短，上皮及腺体萎缩、退化，主细胞、壁细胞和黏液颈细胞数减少。70岁以上的老年人主细胞、壁细胞和黏液颈细胞数量仅为40岁以下青壮年的50%。老年人胃黏液分泌减少使得胃黏膜的屏障作用减弱、黏液碳酸氢盐屏障形成障碍、胃黏膜抵抗力降低，从而导致胃黏膜易被胃酸和胃蛋白酶破坏。老年人胃黏膜损伤的危险性并不是因胃内过多的分泌物引起，因为绝大部分健康的老年人胃内胃酸和胃蛋白酶分泌是下降的。胃蛋白酶的消化和灭菌作用下降、促胰液素的水平下降，均可导致胃黏膜糜烂、溃疡、出血；内因子分泌功能部分或全部丧失，引起维生素B_{12}缺乏，从而导致巨幼红细胞贫血和造血障碍。胃酸分泌减少可导致钙、铁和维生素D吸收减少，致使老年人易患缺铁性贫血、骨软化、骨质疏松等疾病。胃血供不足，也使得胃黏膜的修复能力降低，从而导致胃部疾病的发生。老年人神经节细胞进行性减少，对胃肠道支配异常致使蠕动减弱；胃内液体清除率下降，并可因服用抗胆碱类药物而进一步恶化；消化腺体对神经反射反应的减弱比对体液物体的反应减弱更明显，胃排空速度减慢，胃的排空延迟使得胃与有害物质的接触时间延长；老年人胃肠平滑肌张力不足，蠕动减弱；老年人胃肠血流减少，80岁老年人胃肠血流量约减少60%；同时，随着年龄的增长，老年人对胃膨胀的主观感知下降。因此，老年人消化能力减弱，食欲逐渐降低，常发生功能性疾病如便秘等。

（四）肠

1. *小肠*　老年人小肠黏膜上皮细胞减少，肠绒毛变粗、变短，导致小肠吸收能力降低；小肠液的分泌减少，如肠淀粉酶、肠激酶、分解双糖的消化酶分泌减少，造成小肠的消化功能减弱。同时，老年人易合并小肠细菌过度生长，可能会造成一些非特异性的症状，如食欲缺乏、体重减轻等，并导致一些微量营养物质的吸收不良，还会引起老年腹泻。老年人随着年龄的增长，肠内神经中异常神经节比例增高，正常神经节比例下降，导致神经递质释放减少，对信号反应性减弱，结肠传输时间延长，同时结肠肠壁胶原增加、张力减退。

2. *大肠*　老年人大肠传输速度减慢，大肠吸收水分的功能下降，大肠分泌黏液量减少，肛门、直肠扩张感知能力减退，肛门括约肌张力降低，大肠充盈不足、不能引起扩张感觉，是容易便秘的原因，其中结肠动力障碍是导致老年人慢传输型便秘的重要原因。老年人常出现盆底功能障碍，导致一系列的临床症状，如尿潴留及排泄障碍、盆腔脏器脱垂、慢性盆腔疼痛、便潴留及排泄障碍等。其中盆底协同失调是以试图排便时盆底反常收缩或不能舒张为特征，常与排便困难有关。

（五）肝脏和胆道

随着年龄的增长，肝脏的重量逐渐减轻。有研究表明，20～24岁时肝重量平均为1200g，而71岁时肝重量仅为740g。老年人肝细胞数减少、纤维组织增多、变性结缔组织增加，容易造成肝纤维化和硬化；肝血流量减少，原因可能为心排血量减少、内脏血流量下降、门静脉血流量减少、门静脉系统血流阻力增加等；肝功能减退，合成血清白蛋白的能力随年龄增长而下降；老年人与药物代谢密切相关的肝微粒体酶系活力下降，且对诱导反应减弱；部分肝细胞的酶活性降低，肝脏解毒能力下降，药物的代谢速度减慢，影响药物的灭活和排出，易造成药源性肝损害；老年人肝脏受损后的修复与再生能力明显下降。

老年人胆囊壁增厚，囊腔变窄、容积缩小，胆汁分泌减少；胆囊壁张力减低，弹性和收缩功能减弱，奥迪括约肌张力减退，胆汁容易逆流引起胰腺炎；胆囊收缩排空能力减弱，容易因胆汁淤积发生胆结石。

（六）胰腺

老年人胰腺总重量下降，腺泡萎缩减少，胰管扩张、腺泡间结缔组织增生纤维化，胰腺细胞再生能力下降、胰腺外分泌功能衰退，表现为胰酶尤其是脂肪酶的分泌减少、脂肪和糖分解活性下降、胰岛细胞变性、胰岛素分泌减少等，严重影响了机体对淀粉、蛋白质、脂肪等的消化和吸收；胰腺β细胞对葡萄糖的反应下降、胰岛素分泌减少、机体对胰岛素的抵抗增加、葡萄糖耐量减低，也增加了发生2型糖尿病的风险；老年人随着年龄的增长，胆石性胰腺炎发病率增加；衰老胰腺最大的危害是肿瘤特别是胰腺癌发病率的增加。

二、消化系统常见药物不良反应和药源性疾病

口服给药是最方便、最容易被患者接受的给药途径。药物口服后经胃肠道吸收而作用于全身，或直接作用于胃肠道局部，因而易发生不良反应，引起药源性消化系统疾病。药源性消化系统疾病与药物的药理毒理性质、患者的病理生理状况和用药等因素相关。口服药物，尤其对消化道有刺激性或毒性作用的口服药物，可直接引起消化系统不良反应；一些药物可损害细胞膜或细胞核的核糖核酸，也可干扰酶系统，使其代谢发生紊乱；一些药物可引起机体过敏反应；这些

因素均可影响胃肠道系统细胞的结构或功能，可引起炎症、溃疡等病变。

消化系统常见的药物不良反应表现：①胃肠道不适、食欲缺乏、恶心、呕吐、腹泻、消化不良等；恶心、呕吐常见，见于药物刺激胃肠黏膜化学感受器、胃肠壁机械感受器、咽部感觉神经或直接作用于呕吐中枢引起；②食管炎、食管溃疡、食管狭窄、食管穿孔、腹痛、便秘等；③消化道出血、消化道穿孔、完全性或不全性肠梗阻、肠坏死等；④肝功能异常，如丙氨酸氨基转移酶及天冬氨酸氨基转移酶等升高、黄疸、胆囊炎、胰腺炎、肝性脑病等。

不同药物可引起不同的消化系统症状，可为短暂、轻微或可耐受症状且和用药剂量有关，也可为持续性、重度或难以耐受的症状；可在用药后1～2小时发生，也可推迟至4～7天，甚至数月或者更长。消化系统常见的药源性疾病包括药源性食管炎、食管溃疡、消化性溃疡、消化道出血、消化道穿孔、结肠炎、缺血性肠病、腹泻、便秘、麻痹性肠梗阻、胆石症、胰腺炎、消化系统肿瘤等。

药物是消化系统疾病的病因之一，其引起的临床表现与其他病因（如病毒、细菌、饮食、肿瘤、精神因素等）所致消化系统疾病的临床症状基本相似，几乎涉及消化系统疾病的所有症状，包括恶心、呕吐、腹痛、腹泻、溃疡、呕血、便血、黄疸、便秘等；吞咽疼痛和吞咽困难是药源性食管损害的主要症状，而药源性腹水则罕见。除上述症状以外，还可出现发热、皮疹、乏力、肌痛、关节痛等消化系统以外的症状，过敏反应所致的消化系统疾病可同时或先后出现上述症状。

第二节 老年人消化系统药源性疾病

一、常见消化系统药源性疾病类型

（一）老年人药源性消化道溃疡和出血

药源性消化道溃疡和出血是由于药物直接或间接损伤消化道黏膜及血管，引起黏膜糜烂、溃疡或血管破裂，或者药物使机体凝血机制发生障碍，或药物使原有消化道病变加重，引起胃黏膜充血、糜烂、溃疡，甚至出血和穿孔，导致粪便隐血阳性或呕血及黑粪。药源性溃疡和出血病变可发生于食管、胃或十二指肠，也可发生于胃-空肠吻合口附近或含有胃黏膜的Meckle憩室内，常见于胃、十二指肠。常见致病药物为非甾体抗炎药（nonsteroidal antiinflammatory drug，NSAID）、抗血小板药、抗凝药、肾上腺皮质激素、抗菌药物等。

1. 老年人药源性溃疡和出血的危险因素

（1）老年人随着年龄增长，消化道黏膜血流量减少，上皮修复能力降低，黏膜防御功能减退。

（2）老年人肝肾功能减退，药物在体内代谢和排泄减慢，容易引起药物蓄积使其毒性增加。

（3）老年人疾病特点：随着人口老龄化，引起疼痛的退行性和炎症性风湿性疾病的患病率显著增加，NSAID在老年人中的应用也越来越广泛。老年人是心血管疾病的高发人群，且随着年龄增长，发病率呈显著增加趋势，常需要应用抗血小板药物和抗凝药物。

（4）药物因素：NSAID、抗血小板药、抗凝药等药物相关性溃疡好发于老年人。上述药物可干扰胃黏膜上皮细胞的分泌功能，损害胃黏膜保护屏障，或可抑制前列腺素（prostaglandin，PG）的合成，影响受损胃黏膜的修复。具体机制包括局部直接作用和系统作用。

以下因素可致老年人药源性溃疡和出血的发病风险增加：①既往有胃肠道溃疡病史的老年人。②使用NSAID、抗血小板药、抗凝药等药物，剂量较大、疗程较长；或NSAID、抗血小板药、抗凝药等药物之间或与其他药物联合应用，如阿司匹林与其他对胃黏膜有刺激性的NSAID合用时，或同时应用肾上腺皮质激素、治疗骨质疏松的双膦酸盐、氟尿嘧啶、甲氨蝶呤等，对消化道黏膜的损害作用增强，特别是老年消化性溃疡患者在应用阿司匹林时，可加剧原发溃疡、引发新的溃疡。③NSAID药物和幽门螺杆菌（*Helicobacter pylori*，Hp）感染为互相独立的消化性溃疡危险因素，Hp感染的患者应用NSAID或应用NSAID的患者罹患Hp感染，均可增加消化性溃疡的风险。

2. 临床特征

（1）临床表现：由于NSAID常用于镇痛，其诱发的消化性溃疡常为无痛性，没有明显的腹痛等消化道症状，常以消化道出血为首发症状，表现为呕血、黑粪或便血。也可表现为消化道大出血，若患者出现呕血和黑粪症状，伴或不伴头晕、心悸、面色苍白、心率增快、血压降低等周围循环衰竭征象时，考虑急性上消化道出血。部分患者出血量较大、肠蠕动过快也可出现血便。少数患者仅有周围循环衰竭征象，而无显性出血，容易漏诊。老年人尤其常见无症状性溃疡，以急性消化道出血、穿孔为首发症状。

吲哚美辛控释片和其他NSAID，以及阿司匹林肠溶片等可导致回肠末端、升结肠和乙状结肠溃疡。溃疡表面破溃或血管破裂可导致呕血、黑粪或便血，严重者可表现为消化道大出血、消化道穿孔。大剂量或长期应用NSAID、抗血小板药、抗凝药还可改变肠道内正常的碱性环境，引起肠黏膜糜烂、溃疡，黏膜下层纤维组织增生，导致肠道狭窄，诱发不全或完全性肠梗阻。

（2）实验室检查：血常规检查提示血红蛋白、红细胞、血小板水平下降，大量出血时血尿素氮水平升高。溃疡活动期及伴有活动性出血的患者便隐血可为阳性。

（3）消化内镜检查：可见胃、十二指肠黏膜充血、水肿，弥漫性出血点，多发黏膜糜烂、溃疡形成，多为浅表性溃疡，边缘充血、水肿或渗血；无食管、胃底静脉曲张并在上消化道发现出血病灶；严重可侵及黏膜下层、肌层、浆膜层导致消化道穿孔。

（4）上消化道钡剂X线检查：包括上消化道气钡双重对比造影及十二指肠低张造影术，也是诊断消化性溃疡的重要方法。

（5）Hp检测：包括侵入性和非侵入性，C13或C14呼气试验为金标准，其他手段还包括快速尿素酶试验、粪便Hp抗原检测、血清抗体检测、病理组织标本检测、细菌培养等，除血清学检测外，检查前应停用质子泵抑制剂（proton pump inhibitors，PPI）、抗菌药物、铋剂等可能引起假阴性结果的药物至少2周。

3.诊断及鉴别诊断　老年患者，有应用NSAID、抗血小板药、抗凝药等药物的病史，有消化性溃疡和（或）出血的临床表现，实验室检查支持消化性溃疡和（或）出血的诊断，停用NSAID、抗血小板药、抗凝药等药物，给予消化性溃疡和（或）出血的治疗，病情可以得到缓解或治愈。

需与以下情况相鉴别：口、鼻、咽部或呼吸道出血后，血液吞咽进入消化道；服用铁剂、铋剂等药物或动物血等食物均可引起粪便发黑。对可疑患者可行胃液、呕吐物或粪便隐血试验进一步鉴别诊断。

4.治疗与预防　老年人药源性溃疡和出血需综合性治疗，包括对症支持治疗和药物治疗，目的在于缓解临床症状，促进溃疡持久愈合，防止复发，减少并发症，提高老年患者的生活和生存质量。

（1）一般治疗：包括避免过度紧张与劳累，缓解精神、心理压力，保持良好稳定的心态，戒烟戒酒，慎用NSAID、抗血小板药、抗凝药、肾上腺皮质激素等容易导致消化道黏膜损伤的药物，病情需要必须应用时尽量选用对消化道黏膜损伤较小的制剂如选择性环氧化酶-2（COX-2）抑制剂。对症支持治疗包括补充水和电解质，维持电解质稳定、酸碱平衡，营养治疗、免疫治疗等。消化道大出血时还需补充血容量，必要时输注血制品，并尽早行消化道内镜检查及内镜下止血治疗。

（2）药物治疗：包括抑酸药物、保护胃黏膜药物、促胃肠动力药物等。胃溃疡以抑酸和保护胃黏膜药物为主，十二指肠溃疡以抑酸药物为主，首选PPI。同时根除Hp也可以显著降低溃疡的复发率，推荐有消化道溃疡病史、应用NSAID的老年患者，合并Hp感染时行根除治疗。保护胃黏膜药物如铋剂覆盖于溃疡表面，也可阻止胃酸、胃蛋白酶对消化道黏膜的自身消化。常用治疗药物如下。

1）PPI：可与胃壁细胞膜腔面的氢-钾腺苷三磷酸酶（H^+/K^+ATPase）不可逆

地结合并抑制其活性，从而有效阻止胃酸分泌、提高胃液pH、稳定血凝块并改善临床结局；PPI可抑制中枢或外周介导的胃酸分泌，对基础胃酸分泌和各种形式的应激性胃酸分泌均可以产生有效抑制。常见PPI包括艾司奥美拉唑、雷贝拉唑、泮托拉唑、兰索拉唑、奥美拉唑等，其中，雷贝拉唑与酶的结合位点最多，起效时间最快，可在5分钟内达到抑酸高峰。PPI应在餐前30分钟或者睡前2～3小时空腹服用，抑酸作用强、持续时间长，在老年人NSAID相关性溃疡和出血的治疗中起重要作用。研究表明，在内镜止血治疗前后应用PPI均可降低消化道再出血的风险。2018年亚太非静脉曲张上消化道出血共识意见中，PPI的应用得到进一步阐明，指出消化道出血内镜治疗后不需要常规应用静脉PPI，大剂量口服给药（至少80mg艾司奥美拉唑或同等剂量其他PPI）至少应用3日，对预防再出血有效。

2）胃黏膜保护药：有预防和治疗胃黏膜损伤、促进受损黏膜组织修复和溃疡愈合的作用。常见胃黏膜保护药有L-谷氨酰胺胍仑酸钠、替普瑞酮、铝碳酸镁、硫糖铝、瑞巴派特、吉法酯、胶体果胶铋、枸橼酸铋钾等。老年人NSAID相关性胃溃疡和出血的治疗中，胃黏膜保护药应用较为普遍，需警惕长期应用导致的便秘，特别是铋剂。

3）抗Hp治疗：老年人抗Hp治疗和年轻人类似，《第五次全国幽门螺杆菌感染处理共识报告》建议幽门螺杆菌根除采用包括PPI＋两种抗菌药物＋铋剂的四联治疗方案，疗程为14日。根除方案不分一线、二线，尽可能地将疗效高的方案用于初次治疗。抗菌药物组成方案有7种：阿莫西林＋克拉霉素；阿莫西林＋左氧氟沙星；阿莫西林＋呋喃唑酮；阿莫西林＋甲硝唑；阿莫西林＋四环素；四环素＋甲硝唑或呋喃唑酮。推荐四联方案：标准剂量PPI（雷贝拉唑10mg、艾司奥美拉唑20mg、奥美拉唑20mg、兰索拉唑30mg、泮托拉唑40mg）2次/天，餐前30分钟服用＋2种抗菌药物餐后30分钟服用＋标准剂量铋剂（胶体果胶铋150mg以含铋量计）4次/天，分别于三餐前1小时和睡前服用。一般不推荐将含左氧氟沙星方案用于幽门螺杆菌的初次根除治疗，可作为补救方案备选。抑酸剂宜选择作用稳定、疗效高、受药物代谢酶基因多态性（CYP2C19等）影响较小的PPI以提高根除率，同时可减少老年人因共病状态及多药同服所造成的药物间不良反应。

（3）预防：用药前要了解患者既往用药情况，有无溃疡病及慢性病史。用药指征要明确，严格掌握适应证。应注意大剂量、长期使用和重复用药的治疗风险。对胃肠道有刺激的药物，应嘱患者餐后服。尽量不要多种药物同时服用，特别是对胃部有刺激的药物。长期使用NSAID、皮质激素类等药物，应观察消化道反应，定期检测血常规、大便隐血等，必要时内镜检查。酌情使用抗酸药、抑酸药、黏膜保护药等，以减少药物对胃肠道黏膜的损害。

5.老年人药源性溃疡和出血的高风险致病药物

（1）抗血小板药物：阿司匹林是心脑血管疾病患者长期抗血栓治疗的基石，

包括一级预防和二级预防。抗血小板药物是一柄“双刃剑”，阿司匹林通过抑制环氧化酶，一方面抑制血小板活化和血栓形成；另一方面损伤消化道黏膜，导致溃疡形成和出血，严重时可致患者死亡。其他抗血小板药物如氯吡格雷也能加重消化道损伤，联合用药时损伤更为严重。因此有必要综合评估治疗心脑血管疾病常规使用的抗血小板药物（如阿司匹林和氯吡格雷），其长期抗血小板治疗的获益和风险。阿司匹林长期使用的最佳剂量为75～100mg/d，小剂量阿司匹林也可导致消化道损伤，不同剂型阿司匹林引起消化性溃疡及消化道出血的危险无明显差异。二磷酸腺苷（adenonisine disphosphate，ADP）受体拮抗剂（如氯吡格雷）可加重消化道损伤。

1）阿司匹林与氯吡格雷：阿司匹林导致的消化道不良反应包括从轻微的消化系统不良反应到致命性消化性溃疡出血和穿孔。阿司匹林导致的致命性消化道损伤的比例很低，平均每5000例接受阿司匹林治疗的患者中出现1例呕血，而阿司匹林每治疗1000例患者，平均每年减少19例严重心脑血管事件。因此，对于有适应证的患者应坚持长期抗血小板治疗，同时采取适当措施避免和减少消化道损伤发生。研究表明，阿司匹林可使消化道损伤危险增加2～4倍。一级预防荟萃分析显示，阿司匹林导致严重消化道出血的绝对危险为每年0.12%，并与剂量相关。一项回顾性病例对照研究显示，氯吡格雷（75mg/d）与阿司匹林（100mg/d）导致消化道出血的危险相似，相对危险度分别为2.7和2.8。几项临床研究均证实，当阿司匹林与氯吡格雷联合应用时，消化道出血发生率明显高于单用1种抗血小板药物，其风险增加2～3倍。新型ADP受体拮抗剂，如普拉格雷和替格瑞洛与氯吡格雷比较的大规模研究提示，可进一步降低心血管事件风险，但同时带来出血风险增加。抗血栓药物广泛应用于心脑血管疾病防治，即使小剂量阿司匹林也可能增加消化道损伤危险，氯吡格雷可加重消化道损伤，阿司匹林与氯吡格雷联合应用时危险性更高。

2）发病机制：阿司匹林致消化道损害的机制如下。①局部作用：阿司匹林对消化道黏膜有直接刺激作用，可直接作用于胃黏膜的磷脂层，破坏胃黏膜的疏水保护屏障；在胃内崩解使白三烯等细胞毒性物质释放增多，进而刺激并损伤胃黏膜；也可损伤肠黏膜屏障。②全身作用：阿司匹林可使COX活性中心的丝氨酸乙酰化，抑制胃黏膜的COX-1和COX-2活性，导致前列腺素生成减少。前列腺素主要调控胃肠道血流和黏膜的功能，前列腺素生成减少是阿司匹林引起胃肠道黏膜损伤的主要原因。

氯吡格雷致消化道损害的机制：氯吡格雷为ADP受体拮抗剂，该类药物通过阻断血小板膜上的ADP受体发挥抗血小板作用。与阿司匹林不同，ADP受体拮抗剂并不直接损伤消化道黏膜，但可抑制血小板衍生的生长因子和血小板释放的血管内皮生长因子，从而阻碍新生血管生成和影响溃疡愈合。ADP受体拮抗剂可加重已存在的胃肠道黏膜损伤，包括阿司匹林、NSAID及Hp感染导致的消化道损伤。

3）临床特点：抗血小板药物所致的消化道损害表现如下。①以消化系统损害为主，其中上消化道损害更常见。老年女性多见，多为无痛性，胃溃疡较十二指肠溃疡更多见，易发生出血及穿孔。近年来发现，接受双联抗血小板治疗并且多数联合应用PPI的患者，下消化道出血的发生率明显高于上消化道出血。②常见症状：恶心、呕吐、上腹不适或疼痛、腹泻、呕血、黑粪等。③常见病变：消化道黏膜糜烂、溃疡、威胁生命的消化道出血及穿孔，以及较少见的肠狭窄等。阿司匹林所致消化道损伤的初期症状易被忽视，故一旦出血危险程度较高，对于有用药史的患者，不应忽视任何症状及体征变化。

4）抗血小板药物与消化道损害的相关性评估：包括以下内容。①与时间的关系：服药后12个月内为消化道损伤的多发阶段，3个月时达高峰。②与剂量的关系：在一定范围内阿司匹林的抗血栓作用并不随剂量增加而增加，但消化道损伤风险却随剂量加大而明显增加。建议长期使用阿司匹林时应选择最低有效剂量（75～100mg/d）。③与剂型的关系：从机制上看，阿司匹林肠溶片较非肠溶片对胃黏膜的直接损伤作用小，但目前尚无泡腾片或肠溶片较平片明显降低阿司匹林消化道损伤危险的临床证据。④与年龄的关系：老年患者是抗血小板药物消化道损伤的高危人群，年龄越大，风险越大，低剂量阿司匹林相关的上消化道出血风险随年龄增长而增加（年龄每增加1岁，消化道出血发生率增加2.3%）。⑤与Hp感染的关系：Hp感染可加重阿司匹林的消化道损伤作用。根除Hp可降低有溃疡出血病史患者溃疡复发的风险。因此，在开始长期抗血小板治疗之前，建议有条件的患者应检测并根除Hp。⑥联合用药：抗血小板药物联合应用或抗血小板药物与抗凝药物联合使用会使上消化道出血的风险增加2～7倍。对于需联合使用多种抗血小板和（或）抗凝药物治疗的患者，尤应注意消化道损伤风险的评估与预防。

5）治疗：①停用抗血小板药物：发生消化道损伤时是否停用抗血小板药物，需根据消化道损伤的危险和心血管病的危险个体化评价。如果患者仅表现为消化不良症状，可不停用抗血小板药物而给予抑酸药；如患者发生活动性出血，常需停用抗血小板药物直到出血情况稳定。但某些患者因停用抗血小板药物会增加血栓事件风险，尤其是急性冠状动脉综合征、置入裸金属支架1个月内、药物涂层支架6个月内的患者，建议尽量避免完全停用抗血小板药物。患者联合使用多种抗血小板和抗凝药物时，如果发生出血，应考虑减少药物种类和剂量。当严重消化道出血威胁生命时，可能需要停用所有的抗凝和抗血小板药物，停药3～5天后，如出血情况稳定，可重新开始使用阿司匹林或氯吡格雷，尤其是心血管病高危风险的患者。阿司匹林导致的消化道出血在经过PPI治疗和（或）内镜下止血后，在严密监测下至少观察24小时，如没有发生再出血，可重新开始抗血小板治疗，但需与PPI联合用药，同时密切监测患者出血复发的可能。②替代治疗：对于溃疡出血复发危险较高的患者，不建议用氯吡格雷替代阿司匹林，而应该给予阿司匹林和PPI联合治疗。目前没有证据显示其他抗血小板药物能够安全、有效地替代阿司匹林，尤其是作为心血管病一级预防。③消化道损害的治疗：应选择PPI、H_2受体拮抗剂（H2RA）和黏膜保护剂，其中PPI是预防和治疗阿司匹林相关消化道损伤的首选药物。急性消化道出血总的治疗原则是：平衡获益和风险以决定是否停用抗血小板药物；大剂量静脉应用PPI；必要时输血或内镜下止血。急性、严重出血的患者需暂时停用抗血小板药物，并严格掌握输血适应证。经过积极治疗严重出血仍然不能控制，必要时可输血小板。④Hp根除治疗：所有需长期服用抗血小板药物的患者建议检测并根除Hp。目前推荐采用包括PPI＋2种抗菌药物＋铋剂的四联治疗方案，疗程为14天。其他可选方案包括三联疗法、序贯疗法及个体化治疗等。⑤随访：在长期治疗中，除严格掌握抗血小板药物适应证并使用正确剂量外，临床医生和患者均需注意监测和观察消化道不适及出血等不良反应，尤其在用药最初12个月内，重点是有高危因素的患者。需要注意有无黑粪或不明原因贫血，以早期发现不良反应。简单、经济而又有效的方法是对所有长期接受抗血小板药物治疗的患者进行指导，监测粪便颜色，及时发现柏油样便，每1～3个月定期检查粪便隐血及血常规。若出现异常及时诊治。

6）预防措施：①为减少抗血小板药物的消化道损伤，应规范使用抗血栓药物，并按流程对高危患者进行评估和筛查；严格掌握长期联合应用抗血栓药物的适应证，并调整至最低有效剂量。抗血小板药物在减少血栓事件的同时发生出血不良反应难以完全避免，故只有获益大于出血风险时才推荐使用。②识别消化道损伤的高危人群：包括65岁以上；有消化道出血、溃疡病史；有消化不良或有胃食管反流症状；双联抗血小板治疗的患者；合用华法林等抗凝药物的患者；合用NSAID或糖皮质激素的患者；还包括Hp感染、吸烟、饮酒等。65岁以上人群较之65岁以下人群从抗血小板治疗中获益更多，但高龄也是消化道损伤的独立危险因素。对于65岁以上的老年人，尤其在应用双联抗血小板治疗时，建议长期使用阿司匹林的剂量不要超过100mg/d。③合理联合应用抗血栓药物：对于消化道损伤的高危人群应该避免联合抗血栓治疗，如需进行经皮冠状动脉介入治疗应尽量选择裸金属支架，以减少双联抗血小板治疗的时间。抗凝治疗（华法林或肝素）不会直接导致消化道损伤，但会加重消化道出血的风险。长期联合应用口服抗凝药物华法林及抗血小板药物时，应将药物剂量调整至最低有效剂量，即阿司匹林为75～100mg/d，氯吡格雷为75mg/d，华法林剂量将国际标准化比值（international normalized ratio，INR）的目标值定在2.0～2.5。④筛查与根除

Hp：对于长期服用小剂量阿司匹林的患者，Hp感染是消化道出血的独立危险因素，根除Hp可降低溃疡和出血的复发。⑤应用H2RA预防：疗效优于安慰剂，但比PPI差，费用较低，对不能使用PPI的患者可考虑应用。法莫替丁与氯吡格雷之间无药物相互作用，且同时有保护胃黏膜的作用。应避免使用西咪替丁，因其为CYP2C19强效抑制剂，可影响氯吡格雷的活化。⑥应用PPI预防消化道损害：是预防抗血小板药物相关消化道损伤的首选药物，优于米索前列醇等黏膜保护剂和H2RA。建议根据患者的具体情况，决定PPI联合应用的时间，高危患者可在抗血小板药物治疗的前6个月联合使用PPI，6个月后改为H2RA或间断服用PPI。⑦对于下消化道出血尚无有效预防措施，应注意监测患者症状、粪便隐血及血常规，有报道米索前列醇对于阿司匹林引起的小肠黏膜损伤有效，但尚需大样本量临床研究证实。

（2）非甾体抗炎药（NSAID）：NSAID广泛用于疼痛、发热、风湿性疾病、炎症性疾病、软组织疾病和运动损伤的治疗，小剂量使用可预防血栓形成。NSAID的广泛使用导致其药物不良反应和药源性疾病人群增多，如胃肠道溃疡、出血等严重并发症。由于此类药物的抗炎镇痛作用，使得其所致的胃肠道症状隐匿，危害性更大。相关不良反应包括胃肠损伤、心血管事件、肾功能改变、肝损伤和血小板抑制等。其中，较常见的反应是胃肠损伤，包括NSAID相关溃疡及溃疡出血，严重者可威胁服药者的生命安全。

1）NSAID相关消化道损害的危险因素：NSAID导致的相关消化道损害包括胃肠道炎症、出血、溃疡及穿孔等。其危险因素如下。①一般因素：高龄、溃疡家族病史、Hp感染、严重心血管疾病等。②药物因素：NSAID引起的胃肠损伤风险与用药种类、剂量和疗程有关。包括选择性COX-2抑制剂在内的NSAID均有不同程度的上消化道损害风险，相对低风险的包括塞来昔布和醋氯芬酸，相对高风险的是吡罗昔康；与使用低-中剂量比较，高剂量的上消化道损伤的相对风险增加2～3倍。上消化道损害发生的风险性在用药初始最高，重复用药后，患者会出现不同程度的黏膜适应性，使黏膜损伤逐渐减轻。

2）发病机制：NSAID具有弱酸性的化学性质，溶解后释放H^+破坏胃黏膜屏障。COX和5-脂氧酶在花生四烯酸生成PG和白三烯的过程中起核心催化作用，而PG对胃肠道黏膜具有重要的保护作用。传统NSAID抑制COX-1较明显，使内源性前列腺素合成受阻，大量花生四烯酸通过脂肪加氢酶途径合成白三烯，局部诱导中性粒细胞黏聚和血管收缩。COX-2选择性/特异性抑制剂可减轻对COX-1的抑制作用。NSAID可促进中性粒细胞释放氧自由基，引起胃黏膜微循环障碍，还通过一系列途径引起肠道损伤，导致小肠和结肠的糜烂、溃疡等病变。

NSAID致消化道损害机制复杂，多种因素相互影响，从局部黏膜防御屏障的损伤到全身性系统性防御减低；从起始阶段生化损伤到组织损伤，再至修复阶段各相关因素的影响；从细胞及黏膜的功能到结构，NSAID对胃肠黏膜损伤的机制贯穿于损伤发生发展的各个阶段。

①抑制环氧化酶（COX）的活性：胃肠组织中广泛表达的结构酶COX-1，可诱导产生内源性前列腺素PGE2和前列腺环素PGI2，二者具有促进胃黏膜形成、改善胃黏膜血流量、减少胃酸分泌、维持黏液和黏膜屏障功能等作用。长期使用NSAID致使COX活性被抑制，PG合成不足，黏膜抵抗力被削弱，这是NSAID造成消化道黏膜损伤的一个重要原因。NSAID致胃黏膜损伤主要源于对COX-1的抑制，而抗炎镇痛作用在于对COX-2的抑制，因此使用选择性抑制COX-2的NSAID就可以达到抗炎并减少胃肠不良反应的目的。

传统的NSAID对COX-1和COX-2具有双重抑制作用，相对来说COX-1起到的主导作用更强，故更容易发生胃黏膜损伤。使用选择性抑制COX-2的NSAID较同时抑制COX-1和COX-2的NSAID对胃肠道损害低，但高选择性COX-2抑制NSAID仍有心血管不良反应等。随着对COX研究的深入，COX-1和COX-2的病理生理功能有很大重合，两者不仅是结构酶，也是诱导酶。因此，追求高选择性的COX-2抑制剂也并不能完全绕过此机制。鉴于传统NSAID容易诱发胃肠道不良反应和选择性COX-2抑制剂有心血管不良反应，建议将两者联用，既能协同发挥抗炎镇痛功效，又能降低用药量和胃肠道不良反应的发生率。

②对黏膜屏障的直接损伤：胃黏膜屏障包括3层：由胃黏液、HCO_3^-、免疫球蛋白、表面活性磷脂等构成的“黏液-碳酸氢盐-磷脂屏障”，由胃黏膜上皮细胞紧密连接形成的上皮细胞屏障，以及为胃黏膜提供营养物质，清除毒素、自由基等有害物质的黏膜微循环。NSAID能够通过减少胃酸体积而增加胃酸浓度从而对胃黏膜造成损伤。NSAID可在胃腔内形成大量的H^+，H^+与黏液层中的碳酸氢盐作用，削弱黏液-碳酸氢盐-磷脂屏障；和磷酸酯类结合，改变黏膜胶质层的疏水性则，使黏膜受H^+、Hp及胃蛋白酶等侵袭性因子侵袭。胃黏膜保护剂瑞巴派特就是通过保持黏膜疏水性完整从而保护黏膜免受NSAID的损伤。

③诱导细胞凋亡：胃黏膜细胞的凋亡是NSAID致胃黏膜损伤的重要机制之一，在胃内酸性环境下脂溶性非离子状态的NSAID易通过细胞膜进入细胞内，引起线粒体损伤，促进细胞凋亡。

④增加游离胆盐：NSAID对小肠黏膜损伤的机制主要是由于胆盐的细胞毒作用。正常情况下，人体胆汁中的胆盐、胆固醇、卵磷脂呈一定比例存在，高浓度时胆盐聚合形成大分子的胆盐微胶粒，高浓度的游离胆盐和胆盐微胶粒均有细胞毒作用。NSAID损害肠道与游离胆盐增加有关。另外，有肝肠循环的NSAID，如吲哚美辛、双氯芬酸钠，比不进入肝肠循环的阿司匹林、舒林酸和萘

丁美酮对肠道的毒性更大，此差别与肝肠循环延长了药物与小肠黏膜的作用时间有关。

⑤抑制细胞再生：细胞的增殖和再生是溃疡愈合的必需条件，生长因子在细胞的增殖与再生中具有重要作用。试验证实，胃溃疡边缘的上皮再生可被NSAID抑制，增殖的细胞减少溃疡愈合速度减慢；同时NSAID能够引起多胺损耗，抑制细胞重建和上皮细胞再生；此外，NASID还可以增加诱导型一氧化氮表达，以及引起ATP减少，影响细胞外基质恢复等因素外的其他机制。

3）治疗与预防：

①NSAID相关的消化道损害的治疗：首先应尽量停用NSAID及其他胃肠损害药物。当病情需要不能停用时，应换用选择性COX-2抑制剂或不良反应小的品种，同时进行抗溃疡治疗，如PPI、H2RA。米索前列醇治疗NSAID相关溃疡的效果并不优于PPI、H2RA，且腹痛、腹泻不良反应常见，故不推荐使用。目前还没有关于如何正确使用PPI治疗NSAID相关胃肠损伤的综合指导方案。

②NSAID相关的消化道损害的预防：综合评价患者的危险因素，严格掌握使用的适应证，从而减少该类药的应用，减低剂量及缩短使用时间，选择不良反应小的品种及选择合适的给药途径。联用H2RA、PPI及胃肠道黏膜保护药物。PPI耐受性良好，但长期高剂量使用可发生骨质疏松甚至骨折、肠道感染、肺炎、低镁血症、缺铁性贫血、维生素B_{12}缺乏等。黏膜保护剂如瑞巴派特在理论上可以减轻NSAID相关胃肠道损伤。预防NSAID相关胃肠损伤还可以改变给药途径，如外用NSAID通过皮肤直接渗透局部，降低了血中浓度，可明显减少不良反应。

（3）糖皮质激素：能改变胃黏膜的量与成分，从而减弱胃黏膜的自身保护作用，使胃黏膜易受胃酸的侵蚀。同时，糖皮质激素能抑制胃黏膜细胞的更新，致使消化道发生急性溃疡和导致潜在的慢性溃疡明显恶化。不少研究表明，糖皮质激素与胃溃疡的发生和复发、出血甚至穿孔有关。长期应用糖皮质激素可加重原有的胃或十二指肠溃疡，可引起出血或穿孔。此类药物诱发的溃疡常是多发性的，且多伴有并发症（如出血、穿孔等）。

1）糖皮质激素致消化道损害的机制：①可改变血管的反应性，使其对儿茶酚胺的敏感性增加，从而加强小血管张力，收缩血管，导致胃黏膜血供减少，影响胃黏膜上皮细胞的更新与修复，抑制黏液-碳酸氢盐的分泌，以致削弱了胃十二指肠黏膜的防御功能。②抑制前列腺素的合成。前列腺素具有细胞保护作用，胃黏膜前列腺素合成减少，同样也削弱胃十二指肠黏膜的防御功能。③刺激胃酸和胃蛋白酶的分泌。④通过抑制蛋白质的合成，使黏膜上皮细胞更新率降低，影响胃十二指肠黏膜的修复过程，诱发和加剧溃疡。

2）临床特点：糖皮质激素引起的溃疡一般发生在幽门前区，很少发生在十二指肠。激素引起的溃疡多具有隐匿性，最初由于无症状而漏诊，多数在病情严重时才被发现，不明显或无症状的原因可能是激素使患者的痛阈升高或炎性反应降低所致。在许多病例中腹部不适感是穿孔的唯一症状。因此，应用大剂量皮质激素者，如突然出现腹部不适，应考虑到胃肠穿孔。糖皮质激素致溃疡作用与用药量密切相关，一般认为，泼尼松每天超过20mg时，容易发生溃疡。近年认为胃溃疡发生率与服用糖皮质激素类药物的方式关系甚大，长期或每天多次服药者较易发生，而采用隔天或间歇服药及清晨顿服者，其溃疡发生率均降低。

（4）抗菌药物：抗菌药物对胃肠黏膜的损害主要是化学刺激所致，各种抗菌药物口服均可引起程度不同的胃肠道症状。①头孢菌素类：头孢拉定、头孢哌酮等可引起过敏性胃肠黏膜水肿，导致消化道出血，常伴有腹痛和皮疹。②喹诺酮类：诺氟沙星、环丙沙星等可致腹胀、恶心、呕吐咖啡样物或血便，发生消化道出血。③甲硝唑：可造成上消化道黏膜损伤，引起严重恶心、呕吐、腹痛、黑粪。④其他抗菌药物：四环素类、红霉素、氯霉素、利福平、磺胺类药物、呋喃妥因等均可诱发胃及十二指肠溃疡，导致出血。⑤抗真菌药物：伊曲康唑可致上腹不适、恶心、呕吐、厌食、乏力等。胃镜检查发现十二指肠壶腹部黏膜充血，散在出血斑点。

（5）抗肿瘤药物：其导致的消化道损害十分常见，有恶心、呕吐、腹痛、腹胀等临床表现，重者可有消化道溃疡，且多以上消化道出血为首发表现。上消化道出血通常表现为黑粪或柏油样便，或呕吐物为咖啡色或鲜血。大量出血时可引起失血性休克。据报道，甲氨蝶呤、6-巯基嘌呤、氟尿嘧啶、氮芥、长春新碱、环磷酰胺、秋水仙碱等均可引起消化道出血。

（6）其他药物：据报道，免疫抑制剂致消化道出血的发生率为3%～17%，病死率达30%。组胺类药物刺激胃酸、胃蛋白酶分泌，经常应用可引起溃疡病或使原有溃疡病加重。咖啡因、甲状腺素、氨茶碱、雌激素、卡托普利等均有引起胃肠黏膜损害，导致胃溃疡形成，甚至有发生出血的可能。

（二）老年人药源性食管损害

药源性食管损害也称药源性食管炎，是服用药物后通过局部或全身作用对食管黏膜造成损伤导致的食管炎症。药源性食管损害于1970年首次报道，为1例口服泼尼松引起食管溃疡的老年患者。近年来随着电子内镜的普及，药物性食管损害逐渐为人们所认识。目前，已有100多种药物被认为与药源性食管损害相关，其中双膦酸盐、NSAID、四环素类、维生素C和氯化钾片最为常见。

1.老年人药源性食管损害的危险因素　诱发药源性食管损害的原因包括以下几类。①药物因素：服药方式不当、药物通过缓慢、机械性刺激及药物溶解后侵蚀食管黏膜等因素，进而导致食管溃疡发生。另外，较大体积药物、卧位服药、服药时摄入的液体不足、睡前服药都是药源性食管损害的危险因素。②患者因

素：患者食管本身存在运动障碍或食管狭窄；老年人食管功能下降，或伴有脑功能低下，口干、舌麻痹、吞咽功能下降或视力下降、智能低下等原因；对药物说明书的误读与误解；同时用药物种类和数量过多，或因粗心大意将药品包装用铝箔片或塑料残片随同药物一起吞服，均有可能造成食管损伤，引发溃疡。另外，老年人心血管疾病、骨质疏松、感染性疾病的高发，使得相关药物使用频率增高，具有更高的药源性食管损害发病风险。

2.发病机制　不同药物导致食管溃疡发生的机制不尽相同。其发病是当口服药物在食管滞留时间过长并直接刺激食管黏膜造成的。由于食管腔常在主动脉弓、胃食管连接部或增大的左心房压迫区域相对狭窄，相关区域更易发生药源性食管损害。局部刺激性损伤主要通过局部酸灼伤和局部高渗两种方式造成。

3.临床特征

（1）临床表现

1）药源性食管损害的主要表现：服药后出现胸骨后疼痛、吞咽困难，症状多发生在摄入药物数小时至1个月以内，患者常表现为胸骨后疼痛或胃灼热（60%）、吞咽痛（50%）和吞咽困难（40%）。罕见情况会伴有呕血、腹痛及体重减轻。严重时可引起纵隔穿孔、出血或致死。

2）药物所致食管溃疡的特征：片剂溃疡浅且单发，胶囊剂溃疡深，常多发，强酸性药物溃疡多发、大小不等、不规整。

（2）内镜下表现：溃疡（82%）、出血（24%）、糜烂（18%）、狭窄（3%）是药源性食管损害常见的内镜下表现。其内镜特征：药物最易滞留于食管中段，因中段主动脉弓横跨，管腔受压，处食管第二狭窄处，加之食管蠕动波由上至下逐渐减弱，多在主动脉弓水平失去推动食物的作用。常见损伤部位发生于靠近主动脉弓压迹处的近端食管及左心房肥大患者中的远端食管。典型表现为散在溃疡伴相对正常的周围黏膜。溃疡大小为1mm至数厘米。阿仑膦酸钠诱导的食管炎病灶可累及10cm以上范围食管。溃疡可单发或多发，周围呈轻度炎症改变。尽管典型溃疡仅累及黏膜，但也可发生更深程度的穿透。在奎尼丁诱发的损伤中还可能见到结节状态伴大量渗出物。NSAID、奎尼丁、氯化钾诱导的损伤患者中易见食管狭窄。

（3）组织学特点：药源性食管损害的组织学特征通常是非特异性的，可表现为从微小的点状糜烂到伴有肉芽组织和纤维蛋白脓性渗出物的环形溃疡的各种改变。但一种特定的药物往往导致一致的药源性食管损害。

（4）影像学检查：气钡双重造影能诊断外源性食管挤压患者及持续吞咽困难患者，有利于药源性食管损害的风险评估。

4.诊断与鉴别诊断

（1）诊断依据：①有服用易损伤食管的药物史，且服药方法和体位不正确，容易导致药物在食管中附壁或滞留。②患者本身存在引起食管受压、胃食管反流等诱发因素。③服药后数小时至数周可出现胸骨后疼痛，疼痛呈持续性，多于进食后加重，常放射至上肢、颈背部。部分患者有咽部异物感和紧缩感，少数患者则出现呕血、黑粪、吞咽不利和疼痛、低热等症状。④食管吞钡X线检查可见龛影，以及溃疡周围黏膜水肿形成的晕轮，有时可见食管狭窄引起的钡剂通过不畅，有时可无异常发现。⑤食管镜检查可发现病变处黏膜充血、血管模糊、糜烂等炎性表现，有时可见不完整药片或残留物。病变严重时可见针尖大小至数厘米不等的散在或多发性溃疡，局部有渗血、出血等。少数患者仅表现为食管狭窄，食管黏膜活检仅呈炎症改变。

对有胸骨后疼痛或胃灼热、吞咽痛、吞咽困难的患者，如有明确的食管损害药物摄入史，可仅根据病史做出临床诊断。对于症状严重或伴有呕血、腹痛、体重减轻者，或停用致病药物1周以上仍然持续者，应行消化内镜检查。镜下活检可确定诊断并排除其他病因。

（2）鉴别诊断：通过消化道镜检联合活检鉴别其他原因导致的食管炎。相关疾病包括良性肿瘤、腐蚀性食管炎/狭窄、憩室、恶性肿瘤、消化性狭窄、嗜酸性食管炎、感染性食管炎、放射性食管炎/狭窄、淋巴细胞性食管炎等。

5.治疗与预防

（1）治疗：首先是停药，给予抑酸剂和黏膜保护剂，并辅以流食治疗，大多可治愈。如果不能停药，应替换为液体剂型。对于无明显食管损伤易感因素（如巨大左心房）的患者，可在症状缓解后恢复使用致病药物，但需要注意避免危险因素。必要时使用抑酸剂和黏膜保护剂治疗2～3周，防止胃食管反流病可能造成的损伤加重或迁延不愈。不能进食或饮水的严重吞咽痛患者可能需要短期胃肠外补液或营养支持。对于食管狭窄的患者，可能需要接受内镜扩张治疗。

（2）预防：药源性食管损害多数没有合并食管狭窄的患者可在停药7～10天自行痊愈。但在一些患者中，停用致病药物后数周症状仍持续存在。对于先前已存在食管疾病（如胃食管反流病）的患者，应谨慎使用与食管炎相关的药物。摄入药物需要同时饮用至少240ml水，以最大程度地降低药片卡在食管局部致病的风险。服药后患者应该站位或坐位至少30分钟，然后进食。临床医生和药师应当重视告知患者药物服用的正确方法，如充分饮水（＞100 ml）、尽量采用立位服药，服药后不宜马上卧床休息。

6.药源性食管损害的高风险致病药物

（1）抗菌药物：是导致药源性食管损害最常见的药物，如多西环素、四环素、土霉素、青霉素、利福平等，其食管损害常不严重。引起食管损害的原因与食管因素、药物因素、服药方法和体位有关，通常是上述因素共同作用的结果。药物因素包括药物的理化性质、剂型和服药时间。药物的pH在其腐蚀作用中为一重要因素。食管pH环境偏碱性，pH≤3时对食管黏膜有直接损害作用。

多西环素是一种酸性药物，当在食管壁滞留时，可使食管局部形成强酸环境从而灼伤食管。克林霉素口服制剂一般为盐酸盐，盐酸克林霉素溶解后pH为3.0～5.5，酸性较强，此种高酸液体对黏膜有损伤作用。研究发现，药物剂型对药源性食管损害的发生尤为重要，胶囊比片剂更容易在食管中滞留和溶解，造成食管溃疡、出血及狭窄等。长期应用广谱抗菌药物可降低机体免疫力，从而引起食管念珠菌感染。药物在一定程度上都存在潜在的化学毒性，因此如果药物直接作用于食管黏膜就可能导致食管黏膜损伤。

（2）NSAID：非甾体抗炎药如阿司匹林、吲哚美辛、布洛芬等；对食管黏膜损伤的机制与致胃黏膜损伤相同，如阿司匹林通过破坏食管中保护性前列腺素屏障引发食管损害。

（3）其他药物：维生素C、硫酸亚铁和苯丁乙甲胺因溶解于唾液时pH常＜3，易造成局部酸灼伤。

氯化钾溶液：高渗可以破坏组织和血管，由于氯化钾溶液在食管内离解，造成食管黏膜平滑肌细胞外钾离子浓度升高，细胞去极化，致平滑肌脱水、痉挛而损伤。

阿仑膦酸钠的可极化晶体异物会引起组织细胞巨细胞反应，引起食管损害。

涉及个案报道的药物尚有茶碱、卡托普利、硫酸铁、美西律、硫酸吗啡等。一些药物（如硫酸吗啡缓释片）本身并无黏膜腐蚀性，但服用后却引发了食管溃疡，如硫酸吗啡缓释片等，可能与患者原有食管炎、食管狭窄、食管下部括约肌张力低下、胃酸反流症等有关，或者与器质性病变，如左心房肥大，右侧大动脉弓血管走向异常，裂孔疝等有关，如果再加上不正确的服药方法，易引发食管溃疡。

（三）老年人药源性腹泻

药源性腹泻是指由药物或药物相互作用引起的便次增多及粪便性状改变。其临床特点为水样便、糊状便、脂肪便、黏液脓血便或见有假膜；常伴有腹痛、恶心、呕吐、腹胀，严重者可有寒战、高热、休克、昏迷甚至死亡。其病理生理基础是胃肠道黏膜损伤和胃肠功能紊乱。

根据致病药物可分为以下两类。①抗菌药物相关性腹泻：如林可霉素、氨苄西林、头孢菌素等，常引起假膜性肠炎、急性出血性结肠炎等。②非抗菌药物引起的腹泻：如抗肿瘤化疗药物引起的化疗相关性腹泻，以及其他药物所致腹泻。

1.老年人抗菌药物相关性腹泻　抗菌药物相关性腹泻（antibiotic associated diarrhea，AAD）是指应用抗菌药物后继发的、无法用其他原因解释的腹泻，如粪便次数异常增多、粪质稀薄，为水样便或黏血便，可见假膜，常伴恶心、呕吐、腹痛、腹胀，严重者可伴有高热、寒战、昏迷、休克。AAD主要是由于抗菌药物的作用，扰乱了肠道菌群的生态平衡而引起的，为抗菌药物较常见的不良反应。按照抗菌药物引起AAD的发生频率依次为第三代头孢菌素、广谱青霉素类、碳青霉烯类、第二代头孢菌素、克林霉素。以往发生频率较高的氯霉素、四环素类相关性腹泻现已罕见，与临床用量减少或几乎不用有关。AAD的发病率因人群及抗菌药物种类的差异而不同，一般为5%～25%。

（1）危险因素

1）AAD的发生与抗菌药物的抗菌谱、使用时间、个体差异、全身及肠道局部免疫功能等因素有关。广谱青霉素类、头孢菌素类、碳青霉烯类、林可霉素类等抗菌药物的使用是导致AAD的危险因素，其中广谱青霉素类及其酶抑制剂复方制剂发生率最高。抗菌药物导致肠道菌群失调而引发的腹泻与其给药途径及药动学性质等也有关，即口服、广谱及经胆汁排泄率高的抗菌药物容易导致肠道菌群失调，如林可霉素、阿奇霉素、氨苄西林等。抗菌药物使用时间越长引起菌群失调的概率就越大，抗菌药物治疗少于3天者发生AAD的危险性小于长期用药者。

2）老年患者是发生AAD的高危人群。高龄（≥60岁）是AAD的重要危险因素，但年龄的增加与AAD发生率的高低无显著相关性。危重患者，及原发疾病重、急性生理和慢性健康估测Ⅱ（APACHE Ⅱ）评分高的患者易发生AAD。

老年人肠道菌群老化，变现为用全称增加，双歧杆菌等益生菌减少、大肠埃希菌等条件致病菌增加等；肠道菌群易位感染的风险增加。老年人AAD多在长期或大剂量，以及联合应用抗菌药物时发生，主要是由于药物的继发反应，即不是药物本身的效应。如老年人常用的广谱抗菌药物，长期或大量应用可导致菌群失调，引起二重感染，如难辨梭菌感染、真菌感染等，导致老年人AAD。

3）同时采取侵入性医疗干预（鼻饲、血管内插管、气管插管、气管切开、有创机械通气、留置导尿管等）的老年患者发生AAD的危险性明显增加。医疗干预措施越多、住院时间越长，AAD发生率越高。

4）其他危险因素：包括抗肿瘤化疗、免疫力低下、长期卧床、长期禁食、使用抗肠蠕动药物、使用抑酸剂等。

（2）发病机制

1）难辨梭状芽孢杆菌：AAD致病菌中发生率最高的是难辨梭状芽孢杆菌（艰难梭菌），即抗菌药物致艰难梭菌相关性腹泻。AAD艰难梭菌的检出率为10%～20%，而假膜性肠炎是AAD的严重类型，其艰难梭菌的检出率高达90%～100%。由艰难梭菌感染引起的AAD也称为艰难梭菌相关性腹泻（CDAD），艰难梭菌是一种条件致病菌，是革兰氏阳性厌氧杆菌，通过接触性传播经粪-口途径定植在结肠，约占正常人肠道菌的3.0%，主要致病物质是其分泌的A毒素和B毒素，两者都能引起肠道黏膜的损伤和炎症反应。其他可引起AAD的致病菌还有金黄色葡萄球菌、念珠菌、产气荚膜梭菌、沙门菌、催产克雷伯菌，但都与假膜性肠炎关系不大。

2）糖和胆汁酸代谢异常：广谱青霉素类、碳青霉烯类、林可霉素类等可杀灭厌氧菌，使肠道内原籍厌氧菌浓度减少，这些肠内正常微生物不仅能合成多种维生素，还参与糖类的代谢，由于正常菌群的破坏，糖类不能被发酵成易吸收的小分子物质；具有去羟基作用的细菌数量减少，使小肠内未被完全吸收的初级胆汁酸不能在结肠内进一步去羟基变成次级胆汁酸，积滞在肠腔可致渗透性腹泻。因此AAD的发生与肠道正常菌群受到抑制，糖和胆汁分解代谢出现障碍有关。

3）药理学效应致肠道动力的改变：阿莫西林有刺激胃肠道的作用，可导致运动性腹泻。红霉素为胃动素受体激动剂，可引起胃动素受体兴奋，胃肠蠕动增快而致腹泻。

4）抗菌药物的变态反应、毒性作用对黏膜的直接作用：有些抗菌药物如四环素类、多黏菌素、杆菌肽等可直接引起肠道黏膜损害、肠上皮纤毛萎缩及细胞内酶的活性降低，从而导致吸收障碍性腹泻。

（3）临床特征

1）临床表现：AAD多发生于应用抗菌药物后5～10天，早在用药第1天迟至停药后6周发病，轻重不等，从轻微自限性腹泻至播散性结肠炎。患者在应用抗菌药物过程中，如出现腹泻，应警惕本病的可能。老年人AAD主要表现为腹泻、腹痛、发热，常由于腹泻导致水、电解质紊乱，酸碱平衡失调。单纯腹泻的患者症状轻微，结肠无假膜形成，停用相关抗菌药物后腹泻症状可自行缓解。约85%的AAD由口服氨苄西林及其衍生物引起，以肉眼血便为主要临床表现，每天大便十余次，可在1～3天自愈，也有患者发病较晚，有关抗菌药物已停药2周才出现症状。

假膜性肠炎患者症状较重，每天1～5次或更多次的不成形便，可无肉眼血便或黏液便。这些患者大多与艰难梭菌感染有关，患者腹泻伴有腹胀、腹痛，并有发热，有时被误认为原有感染性疾病的恶化。在病变的发展中，可出现难以忍受的腹痛，类似急腹症，如持续使用有关抗菌药物，则症状加重，可伴有脱水、电解质紊乱，大量清蛋白丢失，甚至死亡。因艰难梭菌主要通过接触性传播，住院72小时以后发生的腹泻也应考虑在内。AAD经治疗好转后，20%～24%患者停药后1～25天可复发，艰难梭菌相关性腹泻的复发与再次应用抗菌药物的关系较大。

2）实验室检查：血常规检查提示白细胞计数升高，粪便为水样便、黏液便、脓性黏液便或柏油样便，便隐血可呈阳性，粪便中可有假膜，假膜呈片状蛋花样或管状。消化内镜检查可见肠黏膜充血水肿、糜烂，在直肠、乙状结肠甚至全结肠及回肠末端可见散在的口疮样糜烂病变，周围绕以红晕。假膜性肠炎可形成典型的假膜，呈黄白色点状隆起，不易剥离。粪便培养艰难梭状芽孢杆菌毒素阳性。

（4）诊断：老年患者，有口服或静脉应用抗菌药物史，特别是阿莫西林、头孢菌素类、氨苄西林、克林霉素、林可霉素、氨基糖苷类、大环内酯类、四环素类、磺胺类、喹诺酮类、氯霉素等药物；用药后出现腹泻症状，水样便、黏液便、脓性黏液便或柏油样便，粪便中可有假膜；肉眼观察水样便中有片状假膜，提示假膜性肠炎，进一步行便培养发现艰难梭菌感染，进一步证实老年人AAD的诊断；实验室检查和（或）消化内镜检查支持老年人AAD的诊断；停用抗菌药物或停药后进行腹泻的对症支持治疗，腹泻、发热等症状可得到缓解或治愈。

（5）治疗与预防

1）治疗原则：①老年人AAD最重要的治疗措施是在严密观察病情的情况下停用抗菌药物，或改用其他药物。②老年人容易出现电解质紊乱，应补充水、电解质，维持出入量平衡、电解质稳定，可通过口服补液盐补充，严重者可通过静脉输液补充。③口服窄谱抗菌药物，如甲硝唑和万古霉素，重症感染万古霉素是一线用药。④谨慎应用止泻药物。老年人重度AAD禁用止泻药物，警惕中毒性巨结肠。⑤应用肠道微生态制剂已成为临床上AAD防治中的重要手段，老年人群肠道菌群易位感染的风险增加，应该谨慎应用布拉氏酵母菌，以免增加真菌感染的风险。⑥营养支持对于老年人病情的恢复非常重要，可通过肠内或肠外营养补充；对于抗菌药物治疗无效或复发的艰难梭状芽孢杆菌感染、因检验条件限制无法明确病原菌的难治性AAD、假膜性肠炎，均可考虑粪菌移植治疗，但年龄超过65岁可能作为单次粪菌移植治疗艰难梭状芽孢杆菌感染失败的危险因素之一。

2019年中华医学会老年医学分会《肠道微生态制剂老年人临床应用中国专家共识》推荐：抗菌药物相关性腹泻患者可在常规治疗基础上联用枯草杆菌、肠球菌二联活菌肠溶胶囊（500mg，3次/天。服用至症状控制后2周）。除抗菌药物治疗无效或复发的艰难梭状芽孢杆菌感染可行粪菌移植外，因检验条件限制无法明确病原菌的难治性抗菌药物相关性腹泻、假膜性肠炎也可考虑粪菌移植。单次粪菌移植治疗艰难梭状芽孢杆菌感染失败的危险因素包括年龄超过65岁、病情严重或合并严重并发症、接受粪菌移植时的住院状态及既往艰难梭状芽孢杆菌感染相关的住院次数。免疫抑制状态不是粪菌移植治疗艰难梭状芽孢杆菌感染的禁忌证。无条件自行开展粪菌移植的医院，应选择非营利性中心粪菌库来源的粪菌移植冻存制品实施粪菌移植。粪菌移植途径包括经鼻空肠管、空肠造瘘管或回/结肠造口肛侧端、结肠途径肠道深部植管。

2）预防：首先应合理使用抗菌药物，严格控制广谱抗菌药物的使用，保护肠道正常菌群。其次是补充微生态制剂，预防性补充微生态制剂可有效预防AAD。其他预防措施还包括避免医源性及交叉感染、对AAD的高危患者进行肠道菌群和艰难梭菌毒素的监测等。

（6）老年人抗菌药物相关性腹泻的高风险致病药物：几乎所有的抗菌药物均可导致AAD，其特点：①广谱抗菌药物易发生AAD，有报道称广谱抗菌药物引起AAD的概率是窄谱抗菌药物的10～70倍。其中广谱青霉素及其酶抑制剂复合制剂发生率最高，其次是头孢菌素类及克林霉素。青霉素类中以阿莫西林和阿莫西林/克拉维酸报道最多，头孢菌素类中以第二、三代头孢菌素为主。曾被视为AAD低危因子的喹诺酮类近几年也见有引起AAD的报道。②吸收不完全或分泌进入胆汁导致肠内高浓度的抗菌药物易发生AAD。③联合使用抗菌药物较单用易发生AAD。④抗菌药物使用疗程越长，AAD发生率越高。

2. 老年人其他药物相关性腹泻

（1）化疗相关性腹泻（chemotherapy-induced diarrhea，CID）：在临床上并不少见。可引起腹泻的抗肿瘤化疗药物包括氟尿嘧啶、紫杉烷类、羟喜树碱、伊立替康（开普拓）、托泊替康、氟嘧啶氨基甲酸酯（希罗达）、阿糖胞苷、放线菌素D、羟基脲、甲氨蝶呤、秋水仙碱。近年来，随着大剂量化疗联合外周血干细胞移植的推广普及，以及新药如紫杉烷类、羟喜树碱、托泊替康、伊立替康、希罗达等的推广应用，CID的发生率逐年提高，发生时间提前，可发生在化疗当天，也可发生在化疗后。典型的临床表现为无痛性腹泻或伴轻度腹痛，喷射性水样便，1天数次或数十次，持续5～7天，严重者长达2～3个月。庆大霉素、小檗碱、呋喃唑酮等治疗无效。合并感染者，可表现剧烈腹痛、便血、里急后重，血水便，夹杂坏死脱落的肠黏膜，左下腹有压痛、反跳痛。

发病机制：①胃肠道腺窝中的干细胞对抗肿瘤化疗药中具有抗代谢或细胞毒性的药物敏感，引起腺窝上皮的衰变，减少有丝分裂，刷状缘细胞内的酶减少，绒毛萎缩，随着损伤的修复，腺窝增生，伴有固有层内显著炎细胞浸润。若所用药物剂量过大或疗程较长，必然进一步加重肠黏膜损伤，使肠黏膜的水、电解质转运功能异常，造成钾、钠、氯在肠腔内聚集，使水向肠腔内转运，形成腹泻。②肠黏膜损伤后，吸收和分泌细胞数量之间的平衡发生紊乱，导致分泌过度而吸收面积减少，表现为过度分泌型腹泻。特点是粪便液体的离子含量与血浆类似，禁食后腹泻仍持续，粪便中无脓血，一般无腹痛。③血管内给予高浓度的化疗药物对血管内皮细胞的直接损伤可导致血管内膜炎、内皮脱落、血小板聚集和血栓形成，造成组织缺血。在降结肠以下部位，由于肠系膜血管缺乏侧支循环，更易出现肠缺血，而发生黏膜溃疡，甚至肠坏死，导致腹痛、出血。④抗肿瘤药物可引起免疫功能下降，易合并肠道感染。⑤其他：有的药物如氟尿嘧啶，有抑制大肠埃希菌的作用，导致厌氧难辨梭状芽孢杆菌或金黄色葡萄球菌生长过多，菌群失调腹泻。羟喜树碱可导致早发性腹泻，是急性乙酰胆碱综合征的表现。秋水仙碱和甲氨蝶呤也能影响小肠上皮再生使吸收障碍，导致维生素B_{12}吸收不良和轻度脂肪泻。另外，化疗过程中，止吐剂、促动力药（如甲氧氯普胺、西沙必利）

和细胞保护剂（如美司钠）也可引起腹泻。

（2）其他非抗菌药物相关性腹泻：呋塞米、依他尼酸、布美他尼、奥美拉唑、苯乙双胍、二甲双胍、卡托普利、考来烯胺、胍乙啶、利血平、多潘立酮、西沙必利、毛果芸香碱、新斯的明、垂体后叶素、吲哚美辛、舒林酸、肠内营养液、雷尼替丁，以及葡萄糖酸钙、可卡因、雌激素、甲基多巴、西咪替丁、柳氮磺吡啶、氟桂利嗪、咪唑斯汀、牛黄、葛根等药物可引起或偶可引起腹泻，常表现为水样便、糊状便、脂肪泻、黏液脓血便、血性水样便，或可见假膜，常伴有恶心、呕吐、腹泻、伴或不伴有腹痛。

大量应用利尿剂和扩血管药可引起内脏血流量下降而引起缺血性结肠炎，导致腹泻，如呋塞米、依他尼酸、布美他尼等。奥美拉唑可强烈抑制胃酸，造成胃内持续低酸，引起胃肠内细菌增殖而腹泻。双胍类降糖药如苯乙双胍、二甲双胍，可引起葡萄糖、木糖、水、钠、维生素B_{12}、氨基酸和脂肪的吸收不良而致腹泻。血管紧张素转化酶抑制剂可通过前列腺素抑制水、电解质吸收，加上血管紧张素可使肠道血流减少，肠蠕动增强，引起腹泻。考来烯胺可与胆酸螯合，影响维生素A、维生素D、维生素K及脂肪的吸收，引起脂肪泻。多潘立酮为多巴胺受体拮抗剂，通过兴奋胃肠运动的作用引起腹泻，其腹泻发生率为0.06%。西沙必利使肠肌层神经从末梢释放乙酰胆碱而增加全胃肠道的蠕动，有4%～9%的患者出现腹泻。毛果芸香碱、垂体后叶素、雷尼替丁等药物也可引起腹泻。

（3）诊断与鉴别诊断：出现腹泻，应考虑药物与腹泻的因果关系。凡在使用有致腹泻作用的药物后出现排便次数增多，大便性状改变等表现时，应首先考虑药源性腹泻的可能。大便检出艰难梭菌及其毒素是确诊抗菌药物相关性腹泻的最重要依据。非抗菌药物所致腹泻常需排除药物以外的其他原因，如果停药后症状缓解，再次用相同药物出现腹泻，则可诊断药源性腹泻。诊断药源性腹泻应与感染性腹泻、吸收不良综合征、炎症性肠病、内科疾病症状性腹泻等非药物性腹泻相鉴别。

（4）治疗与预防

1）治疗：抗肿瘤化疗药所致腹泻，合并严重感染、症状极重者应停用抗肿瘤药。症状轻微者，可在止泻的同时，继续化疗或换药。化疗患者在发生腹泻的同时，常发生白细胞和血小板下降，应注意预防感染。症状严重、合并消化道出血者，禁食，行肠外营养支持。注意水、电解质、酸碱平衡。其他非抗菌药物所致腹泻，如利尿剂、胃肠动力药、双胍类降糖药、考来烯胺、胆碱能药物等，可根据原发病情况及腹泻程度选择减量、停用或换用其他药物。酌情使用止泻剂、黏膜保护剂。加强支持、对症治疗。

2）预防：药源性腹泻与药物的种类、剂量、疗程及给药途径有关。因此熟悉药物的作用和不良反应，合理、适量、安全用药是预防药源性腹泻的关键。合理应用抗菌药物，加强用药中的观察；用肠道微生态制剂以维持肠道菌群平衡。慢性病、免疫功能低下患者及年老体弱、婴幼儿等对药物不良反应较为敏感，应注意使用剂量和疗程。

（四）老年人药源性缺血性肠病

缺血性肠病是结肠和（或）小肠因供血不足发生缺血性肠道损害的疾病，肠壁血流灌注不良可累及整个消化道，但主要累及结肠。临床上分为急性肠系膜缺血（acute mesenteric ischemia，AMI）、慢性肠系膜缺血（chronic mesenteric ischemia，CMI）及缺血性结肠炎。其中50%～60%缺血性肠病患者为缺血性结肠炎，约90%的缺血性结肠炎患者年龄在60岁以上。本病多见于患动脉硬化或心功能不全的老年患者，也可见于长期口服避孕药或某些青年患者。引起肠道缺血的主要原因是血管本身的病变和血流量供应的不足。由于药物作用而引起的缺血性肠病称为药源性缺血性肠病。

1. *危险因素*　缺血性肠病常见病因包括血栓形成、高凝状态、卒中、肠扭转、血液系统疾病、感染、外伤、手术及药物等。60岁以上老年人、患动脉硬化或心功能不全者，或长期口服避孕药或某些青年患者，是发生药源性肠道缺血的高危人群。

2. *临床特征*　无论何种原因引起的缺血性肠病，其临床表现大致相似。该病早期表现缺乏特异性，不易诊断，而常错失最佳治疗时机。尤其是急性缺血性肠病，进展迅速，病情凶险，预后很差，病死率很高。

（1）临床表现：主要症状为用药后一定时间内出现腹部不适、腹痛、恶心、呕吐、腹泻、便血、腹膜刺激征甚至循环衰竭。

（2）实验室检查：外周血白细胞增高常超过20×10^9/L，D-二聚体（D-dimer）、血清肌酸激酶（CK）、乳酸脱氢酶（LDH）、碱性磷酸酶（ALP）、磷酸肌酸激酶（CKP）、磷酸肌酸激酶同工酶（CK-MB）多增高，对早期诊断本病有一定提示作用，但特异性及敏感性不高。近年来对于CMI血清标志物的研究逐渐增多，有研究发现血清肠脂肪酸结合蛋白对于早期诊断本病有较高的临床价值。

（3）影像学检查：腹部X线片是缺血性肠病最基本的检查之一，本病平片无特异征象，常见征象包括：气液平、肠管扩张。AMI在钡灌肠中最典型的征象是拇指印征，表示增厚的肠壁黏膜下的水肿或出血。钡剂检查可能加重肠缺血甚至肠穿孔，腹膜刺激征阳性患者禁忌钡剂检查。结肠镜具有确诊意义，缺血性肠病结肠镜特点为病变初期可见黏膜上紫色水泡样凸起性病变（出血结节）和黏膜下出血，后期与溃疡性结肠炎相似；病变部位与正常肠段之间界限清晰。病理组织学典型表现为黏膜下层大量纤维素血栓和含铁血黄素细胞。对于慢性肠系膜缺血患者，结肠镜检查无诊断意义。超声检查可显示腹腔动脉、肠系膜上、下动脉和肠系膜上静脉的狭窄和闭塞，还能测定血流峰速，对血管狭窄有较高的诊断价值。CT血管成像检查AMI的直接征象为肠系膜上动脉不显影、腔内充盈缺损、平扫可为高密度；CMI直接征象为动脉狭窄、动脉不显影、腔内充盈缺损。选择性血管造影是肠缺血诊断的金标准。选择性插管至肠系膜上动脉、腹腔动脉或脾动脉进行造影，必要时也可行经皮经肝或经皮经颈静脉行门静脉造影以肯定静脉血栓的形成，此法可在做出诊断的同时直接进行血管内的药物灌注治疗和介入治疗。

3.诊断与鉴别诊断

（1）诊断：老年人长期和（或）大剂量的风险药物使用史结合缺血性肠病的典型临床特征，排除急腹症和其他消化系统疾病的基础上可以诊断该病。①AMI：临床表现不典型，多为急性剧烈腹痛，体征常不明显，症状与体征的严重程度不相符，诊断较困难。腹痛常局限在某一部位，早期出现，持续时间长（2～3小时），随着肠缺血加重，会出现腹膜炎征象，如腹肌强直、腹胀和肠音消失等。不能解释原因的腹胀可能出现在早期，也常是AMI的预兆，还有约30%的患者早期会表现神志紊乱。临床有阵发性腹部绞痛、血便、伴有里急后重，而大便检查不支持细菌性感染时，应考虑本病。临床观察中如出现腹部压痛逐渐加重、反跳痛及肌紧张等，则为肠缺血进行性加重的表现，强烈提示已发生肠坏死。腹部X线检查可见“拇指印征”、黏膜下肌层或浆膜下气囊征。CT检查可见肠系膜上动脉不显影、腔内充盈缺损。动脉造影见肠系膜动脉栓塞，肠黏膜组织病理学检查以缺血性改变为主，如伴有血管炎、血栓形成及血管栓塞病变者即可确诊。②CMI：诊断主要依据临床症状和影像学检查。临床症状为反复发作性腹痛，少数患者可出现脂肪泻；患者呈慢性病容，消瘦，腹软无压痛，叩诊呈鼓音，上腹部常可闻及血管杂音。动脉造影、CT血管成像、核磁血管成像、超声等影像学检查有助于诊断。③缺血性结肠炎：老年人出现不明原因的腹痛、血便、腹泻或急腹症表现，应警惕结肠缺血的可能。根据病情选择肠镜检查，必要时行血管造影。

（2）鉴别诊断：缺血性肠病的鉴别诊断包括常见急腹症（如胆石症、急性胆囊炎、急性胰腺炎、急性阑尾炎、消化性溃疡急性穿孔）、感染性结肠炎、炎症性肠病、假膜性肠炎、结肠憩室炎和结肠肿瘤。疑似缺血性肠病的患者，应该排除沙门菌、志贺氏菌、空肠弯曲菌和大肠埃希菌（*E.coli*）O157：H7菌感染。（*E.coli*）O157：H7菌感染可诱发结肠炎，其表现与缺血性肠病相似，该细菌也可直接导致缺血性肠病。

4.治疗与预防　缺血性肠病的治疗有赖于早期诊断及持续的病情监控，治疗措施主要包括稳定患者一般情况、改善心功能、肠道休息。

（1）一般治疗：疑似药源性肠系膜缺血患者，应立即停用可能引起该病的相关药物，并进行禁食、胃肠减压、静脉营养支持，让肠道充分休息，减轻肠组织耗氧量；积极治疗原发病，如心律失常、心力衰竭等。补充血容量，纠正低血压；纠正水、电解质平衡紊乱；抗休克，密切监测血压、脉搏、每小时尿量，必要时测中心静脉压或肺毛细血管楔压，以便合理应用血管活性药物；早期应用广谱抗菌药物，由于缺血肠管黏膜屏障破坏，肠腔细菌入血，常引起内毒素血症和菌血症。

（2）急性肠系膜缺血的治疗：如下所述。①初期处理：减轻急性充血性心力衰竭、纠正低血压、低血容量和心律失常。②早期应用广谱抗菌药物，慎用肾上腺糖皮质激素，以免坏死毒素扩散。抗菌谱覆盖需氧及厌氧菌，首要考虑抗革兰氏阴性菌抗菌药物，根据病原学结果调整用药。③血管扩张剂：确诊后，罂粟碱溶液30mg肌内注射，继以30mg/h的速率静脉泵入，1～2次/天，一个疗程为3～14天。避免使用血管收缩剂、洋地黄类药物以防肠穿孔；④抗栓治疗：急性期抗血小板治疗，阿司匹林200～300mg/d或氯吡格雷150～300mg/d，须密切观察，防治出血；抗凝及溶栓治疗，适用于肠系膜静脉血栓形成，溶栓治疗（尿激酶50万U，静脉滴注，1次/天）结合抗凝治疗（肝素20mg，静脉滴注，6小时1次），1个疗程为2周。此外，对有适应证者应尽早介入治疗。

（3）慢性肠系膜缺血的治疗：①轻症患者，调整饮食，少食多餐，避免进食过多或进食不易消化的食物；②餐后腹痛症状明显的患者，可禁食，给予肠外营养；③停用风险药物，应用血管扩张剂，如丹参注射液30～60ml加入250～500ml葡萄糖注射液中，静脉滴注，1～2次/天，可减轻症状，或低分子右旋糖酐500ml，静脉滴注6～8小时1次，促进侧支循环的形成。

（4）缺血性结肠炎的治疗：采用禁食；肠外营养支持；应用广谱抗菌药物；治疗原发病，停用血管收缩药（肾上腺素、多巴胺等）；肛管排气缓解结肠扩张；血管扩张药物，如罂粟碱、前列地尔等药物；持续进行血常规和血生化监测，直到病情稳定；坏疽型缺血性结肠炎患者要密切关注生命体征和腹部体征，若腹部触痛加重，出现肌紧张、反跳痛，伴有肠鸣音减弱和体温升高，表明可能出现肠穿孔，需立即行手术治疗。

（5）介入及手术治疗：确诊为非闭塞性肠缺血，无论有无腹膜炎体征，可行经造影导管向动脉内灌注血管扩张剂。必要时及时行手术探查。

5.药源性缺血性肠病的高风险致病药物

（1）利尿药、可卡因、抗高血压药、非甾体抗炎药、地高辛、雌激素、伪麻黄碱、达那唑、阿洛司琼、伊明格、苯异丙胺等药物可导致缺血性肠病。

（2）雌激素：如口服避孕药可以使血小板量或黏附率增加、凝血因子增加、纤维蛋白溶解减少，从而增加血液凝固性导致肠系膜静脉血栓风险增加。病变常发生于服药后10天到10年。通常表现为急、慢性肠系膜缺血肠炎及肠梗死。

（3）洋地黄类：常长期用于老年人治疗心力衰竭。但长期的心力衰竭病史使得肠血管弹性下降、灌注不良，易引发洋地黄中毒性肠道血管痉挛，造成肠道缺血。

（4）血管收缩剂：强烈的血管收缩剂如麦角衍生物、垂体后叶素过量则直接通过药理作用收缩血管造成缺血。

（5）曲坦类：可能因为激活5-羟色胺1受体而引发肠系膜动脉痉挛缺血。

（五）老年人药源性便秘

老年人药源性便秘是指老年人因为服用药物而导致的排便次数减少，一般每周少于3次，伴排便困难、粪便干结或不尽感。

1.老年人药源性便秘的危险因素

（1）机体因素：老年人大肠传输速度减慢、大肠吸收水分的功能下降、肛门括约肌张力降低等，容易发生便秘。老年人多脏器衰退、多病共存，需要应用多种药物，药源性便秘的发生概率增大。

（2）药物因素：研究显示，富含钙、铝的抗酸剂、铋剂、麻醉镇痛药、抗胆碱能药物、抗抑郁药、利尿剂、长期滥用泻药等，都可以降低肠壁神经感受细胞的应激性，无法产生正常的肠蠕动及排便反射，导致老年人药源性便秘。随着阿片类药物使用增加，阿片类药物引起的便秘越来越多见。

2.发病机制　药源性便秘的发生与以下因素相关。①抑制或损害肠壁自主神经：抗精神病药物、抗胆碱类药物及部分抗肿瘤药物，可抑制或损害自主神经的功能，使肠蠕动减慢，延长粪便在肠道内的停留时间，抑制或损害肠壁自主神经。②干扰平滑肌运动：钙通道阻滞剂等可拮抗肠壁钙离子内流，降低平滑肌张力，延缓平滑肌蠕动，导致便秘。③成团反应：钡剂、铁剂、铝剂、钙剂、铋剂等含有阳离子的制剂大量服用时，与食物纤维进行成团反应导致肠道阻塞致便秘。④改变肠内环境：服用非甾体抗炎药等有机酸化合物，可改变肠道正常的碱性环境，导致黏膜糜烂或溃疡之后激发黏膜下层纤维增生，最后导致肠腔狭窄而引起便秘。

3.临床特征

（1）临床表现：便意少，便次少，排便困难、费力，排便不畅，便秘伴腹痛或腹部不适，以及因便秘引起的一系列不适，如腹胀、食欲缺乏和烦躁等。老年人便秘时，可有便意，但用力排便并无便排出，严重便秘的老年人还可发生粪便嵌顿、痔疮、肛裂，甚至诱发心绞痛和脑血管意外，从而降低其生活质量甚至危及生命。

（2）实验室检查：老年人药源性便秘的常规检查包括便常规和便隐血试验，特殊检查包括胃肠传输试验、肛门直肠测压、气囊排出试验、24小时结肠压力监测、排粪造影以及肌电图检查等。

4.诊断　诊断依据：①有明确的服用易导致便秘的药物的服药史。②用药后排便次数较原有次数明显减少，排便习惯明显延迟，排便困难，粪便硬如羊粪且减少；腹部检查可有腹部胀气；直肠指检可触及大的坚硬粪块；除外其他如肠道疾病、全身性疾病及精神疾病引起的便秘。③再激发试验阳性：停用药物配合对症治疗多可缓解，再用药物可重新诱发。

5.治疗与预防

（1）治疗原则：①在病情允许的条件下，立即停用或更换可能的致病药物。②药物治疗包括直肠栓剂和灌肠汤剂，口服轻质液状石蜡或香油适量，胆石症患者慎用香油，排除粪便嵌塞引起完全或不全肠梗阻的情况下，逐渐增加饮食或口服通便药物；口服通便药包括膨松药如麦麸、欧车前等，渗透性泻药如聚乙二醇4000散剂、乳果糖口服液等，对药物干扰平滑肌运动导致的慢传输型便秘，可加用促动力药物如依托必利片等。③保证充足的膳食纤维和水分摄入，适量活动，进行饮食和运动干预。④注意应避免长期应用或滥用刺激性泻药治疗老年人药源性便秘。

（2）预防：充分的水分和纤维摄入，适宜的锻炼及禁止滥用泻药是预防药源性便秘的良好措施。①摄入水分充足：充足的水分摄入是维持体内水分平衡、防治大便干燥的基本要求。每天1500～2500ml，或多喝汤类，多吃水果等。②增加膳食纤维：膳食纤维能改变粪便性质和排便习性，由于纤维不能被吸收，能使粪便膨胀，刺激结肠蠕动。富含纤维的天然食品包括麦麸、水果、蔬菜、燕麦、玉米、大豆等。③适宜的体育锻炼：特别是腹肌的锻炼有利于胃肠功能的恢复。④禁止滥用泻药：为减少对直肠激惹及引起腹泻的副作用，使用泻药要适当调整剂量，使其达到通便目的即可，一般只用数天。⑤养成良好的生活习惯和排便习惯。

6.老年人药源性便秘的高风险致病药物

（1）麻醉性镇痛药：阿片类药物是治疗癌性疼痛的常用麻醉性镇痛药，主要包括可待因、羟考酮、美沙酮、吗啡、芬太尼、哌替啶和曲马多等。

便秘是各种阿片类镇痛药最常见的不良反应，临床上称为阿片类药物相关性便秘（opiod - induced constipation，OIC），因阿片与胃肠道内μ受体结合，影响胃肠动力及肠液分泌，继而出现的结肠传输减慢及排便反射抑制，是药源性便秘的一种。OIC作为临床常见的药源性便秘，多见于内科癌性疼痛患者，发生率达80%～90%，严重降低患者生存质量。OIC如未得到有效控制，可引起肠梗阻等并发症，影响疾病的治疗，成为缓解疼痛的障碍，使治疗中断，采取适当的干预措施防治便秘始终是阿片类药物镇痛治疗期不容忽视的问题。

1）OIC发病机制：阿片类药物对胃肠道平滑肌有直接作用，能够使肠道括约肌的张力和分段运动的功能增加，阿片类受体和肠道阿片受体的结合，能够使排便的松弛度降低，同时使胃排空延迟，减缓胃肠的蠕动，从而使粪便排泄时间延迟；另外，阿片类药物会增加水和电解质的吸收，使粪便变硬、变干，从而造成便秘。

2）OIC特点：阿片类药物的其他不良反应，如恶心、呕吐、镇静、尿潴留等，可以随着用药时间延长可逐渐耐受。但是便秘不仅出现于用药初期，而且还会持续存在于阿片类药物镇痛治疗的全过程，患者不会因长期使用阿片类药物而对便秘产生耐受。

3）诊断：参照美国多学科工作组制定的OIC诊断标准，患者使用阿片类药物1周及以上；每周自主排便次数不足3次，患者排出粪便干燥，存在排便困难或不尽感。其特点为随着阿片类药物剂量与药效强度的增加，便秘呈进行性加重趋势。临床上有些患者会出现急性OIC，便秘会在开始用药后的任何时间出现，即使只服用1次药物或使用低剂量药物后患者也可能会发生OIC。

4）可能引起或加重便秘的因素：老年人；患有糖尿病、肠道肿瘤、帕金森病、重金属中毒等器质性疾病，功能性排便障碍、便秘型肠易激综合征等功能性疾病；同时使用抗抑郁药、抗组胺药、铁剂等药物。

5）治疗与预防：对于癌痛患者，在治疗疼痛的同时，预防和治疗便秘同等重要。美国国立综合癌症网络的成人癌痛指南中强调采取预防措施以减轻阿片类药物引起的不良反应的重要性。预防的首选方法为欧洲姑息治疗学会推荐的泻药，同时这也是常用的治疗药物。传统的泻药主要有：刺激性泻药、容积性泻药、大便软化剂等。近年来，国外学者研究一些新的药物治疗方式，包括羟考酮/纳洛酮缓释剂、鲁比前列酮、拮抗外周作用的μ阿片受体拮抗剂（甲基纳曲酮、阿维莫潘和纳洛昔醇）、卡必利等。

6）常规治疗：①增加液体摄入，增加膳食纤维；如果条件允许可以适当增加运动量。②可遵医嘱预防性用药，如使用刺激性泻药加大便软化剂（番泻叶和芦荟胶囊）。随着阿片类药物的加量，泻药的用量也需要增加。③若出现OIC，需要采取治疗措施，如甘油灌肠，使用开塞露或中枢拮抗剂。采取综合干预措施，在常规护理基础上给予认知、心理、健康行为、饮食以及用药等干预，具有一定疗效。

7）OIC治疗药物：传统泻药、鲁比前列酮及普卡必利不是针对OIC发病机制而采取的药物治疗措施，而羟考酮/纳洛酮缓释剂、拮抗外周作用的μ阿片受体拮抗剂能够在对外周阿片受体起到一定抑制作用的同时又对阿片类药物的中枢效应不造成影响，也就是可对外周胃肠道阿片受体起到拮抗作用，同时又不会对中枢阿片类药物的镇痛效果产生影响，因此这两种药物可能成为理想的治疗OIC的药物。

中枢拮抗剂包括纳洛酮、纳曲酮和纳美芬，其缺点是影响阿片类药物的镇痛效果。外周拮抗剂主要拮抗胃肠道内的μ受体，既能缓解便秘又不会引起撤药反应。甲基纳曲酮是美国开发的第1个外周阿片受体拮抗药。甲基纳曲酮不通过血脑屏障，可缓解阿片类药物引起的便秘。2014年美国FDA已经批准甲基纳曲酮用于治疗阿片类药物引起的便秘，目前该药还未在中国上市。

（2）抗胆碱类药物：阿托品、山莨菪碱等大剂量或合并应用时，可引起肠梗阻。和其他药物合用时，常会出现便秘。

（3）含阳离子制剂

1）铝剂：氢氧化铝具有抗酸、吸附作用，可以在肠内形成磷酸铝而不被吸收，长期使用可导致便秘，阻塞肠道。

2）钙剂：碳酸钙中和胃酸快而强，但在碱性肠液内又可形成碳酸钙，形成块结。

3）铁剂：铁制剂因为收敛性，常出现便秘，粪便呈现褐黑色。

4）钡剂：硫酸钡常用于胃肠道X线检查，其不被吸收但可沉积在肠黏膜上，发生纤维化，形成钡结节，引发便秘。

5）铋剂：不溶性铋剂可以作为黏膜保护剂保护胃肠道黏膜，用于治疗胃肠道溃疡、肠炎等，可以引起便秘。

（4）抗肿瘤药物：长春新碱等抗肿瘤药物具有神经毒性，在某些患者中呈现自主神经病，用药后，患者可出现便秘甚至发生麻痹性肠梗阻。

（5）抗高血压药

1）钙通道阻滞剂：可以松弛肠道平滑肌，降低平滑肌张力，从而导致便秘或肠梗阻，如硝苯地平、维拉帕米等。

2）可乐定：可减少神经冲动和直接作用于肠道平滑肌，导致便秘。该药现已少用。

（6）精神药物：抗精神病药物如氯丙嗪、奋乃静等，抗抑郁药如阿米替林、多塞平等，抗焦虑药如地西泮、氯氮䓬等，均有不同程度的抗胆碱作用。患者在服药过程中可出现胃肠蠕动缓慢、腹胀和便秘等，如合用抗胆碱药物症状会更严重，甚至引起麻痹性肠梗阻。

（7）利尿剂：排钾利尿剂如呋塞米、氢氯噻嗪等导致低钾血症，可引起胃肠蠕动减弱，形成便秘，以老年人尤为突出。

（8）非甾体抗炎药：多为有机酸类化合物，大剂量或过度使用，可改变肠道正常的碱性环境，从而引起黏膜糜烂、溃疡，继而发生下层纤维增生，导致便秘、腹胀、梗阻。

（9）刺激性泻剂：长期应用刺激性泻药，如蓖麻油、酚酞，以及大黄、番泻叶等蒽醌类药或直肠栓剂，可因减少直肠的排便反射引起迟缓性便秘，长期服用刺激性泻药可引起结肠黑便病，反而加重便秘。一般停药后可逆转。

（六）老年人药源性结肠黑变病

结肠黑变病是黑色素或棕色色素沉积于肠黏膜所致的良性可逆性疾病，是结肠黏膜固有层中巨噬细胞内色素聚集的非炎症性病变，部分患者消除致病因素可逆转。该病常与息肉、肿瘤伴发，也有观点认为有一定的癌变概率。临床症状通常长时间无明显进展。若在色素沉着区发现某一部位无色素沉着应在该区取活检，防止其癌变。随着电子结肠镜技术的普及、老龄化及人们饮食结构、生活方式的变化，使得结肠黑变病发生率呈增加的趋势，而药源性因素则是此类疾病的主要类型。

1.临床特征

（1）临床表现：该病缺乏特异性症状体征，通常表现为便秘、腹痛、腹胀、排便不适，多在结肠镜检查时发现。

（2）内镜表现：患者结肠正常黏膜上可见黄色或棕色斑点，严重时呈棕色、灰暗色甚至黑色。极少病例十二指肠可见洒胡椒粉样改变。合并息肉时，息肉通常不着色或呈粉白色。根据严重程度可分为三度：Ⅰ度呈浅黑褐色，类似豹皮，可见不对称的乳白色斑点，黏膜血管纹理隐约可见。病变多累及直肠、盲肠或结肠的某一段。受累部位与正常肠黏膜分界线多不清楚。Ⅱ度呈暗黑褐色，间有线条状的乳白色黏膜，多见于左半结肠或某一段肠段，黏膜血管多不易看到，病变肠段与正常肠段界线较清楚。Ⅲ度呈深褐色，在深褐色黏膜间，有细小乳白色线条状或斑点状黏膜，血管纹理看不见，多见于全结肠型。

（3）病理检查：可见黏膜固有层间质内有不同程度的吞噬棕褐色色素的巨噬细胞沉积，上皮细胞层正常。色素类型多为黑色素和脂褐素，其化学本质可能为多酚类物质或含铁硫化物。

2.诊断与鉴别诊断

（1）诊断：主要依据镜下表现和病理组织检查诊断结肠黑变病，再结合风险药品使用史确定药源性因素。

（2）鉴别诊断：与棕色肠道综合征相鉴别。该病是脂褐素沉积于肠道平滑肌细胞核周围，使结肠外观完全呈棕褐色，但结肠黏膜则无色素沉着。与结肠癌鉴别，少数结肠癌患者也可能有结肠黏膜色素沉着。如果无便秘及长期服用蒽醌类泻剂病史，而有结肠黏膜色素沉着时，应警惕结肠癌的可能。

3.治疗与预防

（1）去除病因：对于服用蒽醌类泻剂致病者，应停用泻剂，沉着色素3～6

个月后可自行消失。

（2）降低风险因素：对于有排便不畅的患者，应尽早对症治疗。改用促进胃肠动力药和微生态制剂及粗纤维饮食，养成定时排便的习惯，恢复正常排便。老年性顽固型便秘患者使用润滑性泻剂效果较好。

4.药源性结肠黑变病的高风险致病药物

（1）缓泻药：慢性便秘和长期服用蒽醌类缓泻剂如美鼠李皮、番泻叶、大黄等是其常见病因。蒽醌类泻剂诱导肠黏膜屏障破坏，结肠上皮细胞凋亡后被巨噬细胞吞噬，在结肠的固有层沉积形成色素沉积。另外，蒽醌类泻药还会造成水通道蛋白8（AQP8）表达下降，影响肠道水吸收，促进黑色素沉积。

（2）硫酸亚铁：长期摄入硫酸亚铁也可能造成含铁血黄素的沉积，其机制与巨噬细胞吞噬含铁血黄素有关。

（七）老年人药源性胰腺炎

药源性胰腺炎（drug-induced pancreatitis，DIP）是由用药诱导的一种医源性消化道急症。随着化学药品的大量应用，药物致急性胰腺炎有所增加，但因致病药物的类别和患者机体状况的差异，药源性胰腺炎缺乏内科急性胰腺炎（acutepancreatifis，AP）那样典型的腹痛、呕吐、发热乃至酶学特征，常易误诊和漏诊。急性胰腺炎是指多种病因引起的胰酶激活，继以胰腺局部炎症反应为主要特征，伴或不伴有其他器官功能改变的疾病。临床常见病因包括胆石症、饮酒、高脂血症等，药物被认为是导致胰腺炎的少见原因。

药源性胰腺炎临床症状可从轻度胰腺炎到重度胰腺炎，常见的为轻度胰腺炎，预后良好，但也有药物引发重度胰腺炎甚至病情危重导致死亡的报道。存在重症、终末进展期基础疾病（如获得性免疫缺陷综合征）或全身播散型肺结核的患者一旦发生药源性胰腺炎，死亡风险增高。

药源性胰腺炎因缺乏特异的临床表现和检测指标，常很难与其他疾病导致的胰腺炎相鉴别，常误认为是特发性胰腺炎，忽视了对相关药物的警惕，容易再发。近年来，国外关于药源性胰腺炎的病例报道逐年增加，占急性胰腺炎的0.1%～2.0%。药源性胰腺炎的发生率文献报道不一，有回顾性研究显示发生率为5.3%～8.3%。由于多数情况下药源性胰腺炎以单发病例出现，且部分情况下被误以为是胆石症或饮酒所致，致使其发生率较实际情况要低。

1.危险因素

（1）药物因素：药源性胰腺炎发病机制涉及药物直接毒性和特异质反应，多数与药物剂量无关，一般认为是特异质反应所致。

（2）病理状态：高脂血症、慢性高钙血症、动脉血栓形成可能是急性胰腺炎的危险因素。

（3）特殊人群：老年人、儿童、女性、进展期人类免疫缺陷病毒（HIV）感染患者、炎症性肠病患者、化疗的肿瘤患者、复合用药患者，及接受雌激素或激素替代治疗的患者可能是高危人群。

2.发病机制　老年人药源性胰腺炎发病机制尚不明确。发病机制可包括胰管收缩，细胞毒性和代谢效应（如直接或间接的毒性代谢产物积累），以及个体变态反应。在胰腺中，影响药物代谢的酶存在于所有外分泌和内分泌胰腺细胞成分中，如细胞色素P450催化的混合功能氧化酶和还原型辅酶Ⅱ，因此，哺乳动物的胰腺也可转化药物和外源性物质，会受到药物活性代谢产物的直接毒性损伤。有些药物可引起胰腺发生变态反应，导致胰腺组织损伤、胰腺外分泌和内分泌功能障碍，引起药源性胰腺炎。一般认为药物引起胰腺炎大多数是特异质反应和（或）直接的毒性作用所致。特异质反应是药物在正常剂量下出现的不可预知的有害影响，包括免疫介导的过敏反应、非免疫介导的个体易感性、脱靶的药理学作用等。部分药物对胰腺有间接损害作用，如引起高脂血症、高钙血症、血栓形成等。

目前，药源性胰腺炎的动物模型研究有一定进展，但是主要与特异质反应有关，因此建立理想的动物模型较困难。有研究报道了胰高血糖素样肽1（GLP-1）引起的药源性胰腺炎，提出GLP-1诱发胰腺炎的可能机制是进展性胰腺腺泡细胞损伤、促炎信号启动和炎症相关血管损伤，该假说与急性胰腺炎假说一致。

对药源性胰腺炎发病机制的研究主要源于病例报道、病例对照研究、动物实验及其他实验数据。可引起药源性胰腺炎的药物包括噻嗪类利尿药氢氯噻嗪、免疫调节剂硫唑嘌呤、糖皮质激素、抗菌药物（包括磺胺类、四环素类、大环内酯类）、非甾体抗炎药（如布洛芬和塞来昔布）、他汀类药物、血管紧张素转化酶抑制剂、H_2受体拮抗剂和质子泵抑制剂等。具体的致病机制各不相同，有些尚存争议。硫唑嘌呤引起胰液分泌量显著增加、碳酸氢盐输出增加、胰蛋白酶输出减少，诱发急性胰腺炎；呋塞米通过对胰腺的直接毒性作用，利尿药刺激胰腺分泌和缺血，诱发急性胰腺炎；头孢曲松引起胆汁淤积，胆结石的形成，诱发急性胰腺炎；布洛芬、塞来昔布由于毛细胆管损伤、壶腹部乳头水肿、胆汁排泄受阻和继发胆管压力增加，诱发急性胰腺炎；他汀类药物因直接对胰腺的毒性作用和有毒代谢产物的积累，诱发急性胰腺炎。

3.临床特征

（1）临床表现：以腹痛为主要表现，部分患者缺少典型的胰腺炎特征性表现，如急性腹痛、恶心、呕吐及血清淀粉酶与尿淀粉酶升高等，不同药物引起胰腺炎的潜伏期和病情发展各不相同，加上个体差异，容易导致误诊或漏诊；老年人临床症状不典型，常表现为症状轻、体征重，有些失能失智老人不能准确描述症状，容易导致误诊和漏诊。

（2）实验室检查：实验室检查包括血清学检测炎性指标血常规中白细胞总数、中性粒细胞比例、血生化中的C反应蛋白，急性胰腺炎重要血清标志物淀粉酶、脂肪酶，急性胰腺炎严重程度及鉴别诊断重要提示指标肝功能、血钙、三酰甘油、肿瘤标志物等。影像学检查包括腹部B超、增强CT扫描、磁共振成像（MRI）、磁共振胰胆管显影（MRCP）、经内镜逆行胰胆管造影（ERCP）和超声内镜等。

4.诊断与鉴别诊断

（1）诊断标准：①符合急性胰腺炎诊断标准，有以下3项中的2项。上腹痛符合急性胰腺炎腹痛的特点；血清淀粉酶或血清脂肪酶大于正常上限的3倍；腹部CT、MRI或B超检查显示胰腺炎特征性改变。②排除其他可能导致急性胰腺炎的病因，如病史及影像学检查除外胆源性、高脂饮食等其他因素引起的急性胰腺炎。③用药史：急性胰腺炎发生在可疑药物使用期之内或之后；服药致发病的时间与多数文献报告的潜伏期一致。④停药后胰腺炎症状缓解或消失，胰酶下降；再次服用可疑药物后症状复发，包括临床表现及胰酶升高。

（2）鉴别诊断：由于缺乏特异的临床表现、分子生物学标志物及影像学改变，药源性胰腺炎与其他原因所致胰腺炎的鉴别诊断较困难。能导致急性胰腺炎的药物数量众多，而且出现胰腺炎的潜伏期也不同，增加了诊断难度。当患者出现急性胰腺炎症状时，要仔细分析病史，排除常见病因。病史中的重要信息应包括饮酒史，胆石症及胆道疾病史，腹部外科手术史，个人及家族胰腺炎病史，以及最近是否有腹部外伤及体重下降情况。排除常见病因及可能病因后，对于考虑特发性胰腺炎的患者要仔细询问其用药史及从用药到急性胰腺炎发生的时间。如果患者服用了任何可能引起胰腺炎的药物，要停用相关药物；如果病情需要不能停用，要优先选择其他种类的药物代替，其次选择同类别的其他药物。停服可疑药物后如果症状缓解，则诊断较合理。再次使用该药物需谨慎，仅在收益大于风险时，并经患者同意后方能使用。

5.治疗与预防

（1）治疗原则：按照急性胰腺炎的治疗原则，即去除潜在病因和控制炎症。药物性胰腺炎治疗的关键是停止应用可疑相关药物，防止胰腺进一步损伤。治疗主要是抑制或减少胃酸分泌，抑制胰酶活性。

（2）内科治疗：①吸氧和生命体征监护，监测体温、呼吸、心率、血压、意识、脉氧饱和度、氧吸入量和尿量、粪便情况、胃肠减压引流物，同时监测肠蠕动、腹膜炎体征、腹痛、腹胀、有无黄疸和皮肤瘀斑等。②注意维持水、电解质酸碱平衡，在心脏功能允许的情况下充分补液，监测中心静脉压，调整补液量和速度；重症患者必要时需补充血浆和白蛋白，提高胶体渗透压，维持重要脏器功能。③预防和控制感染，胰腺感染是病情发展甚至死亡的重要原因，导致胰腺感染的主要细菌来自肠道，预防坏死胰腺的感染可通过导泻、预防性全身应用抗菌药物、病情允许尽早启动肠内营养，以维持肠黏膜完整性，减少细菌移位等。④减少胰液分泌，包括疾病早期禁食、胃肠减压、应用PPI或H_2受体拮抗剂抑制胃酸分泌、应用生长抑素及其类似物抑制胰液分泌。⑤老年人营养支持对于病情的恢复非常重要。

（3）其他治疗：包括内镜治疗、经内镜逆行胰胆管造影、外科手术治疗等。根据老年患者的身体状态和疾病严重程度酌情选择。

（4）预防：目前药源性胰腺炎病例不断增多，对疾病的认识多来自病例报道，但尚未得到临床医生的广泛认知，因而导致不少病例被忽略。对所有诊断为急性胰腺炎而病因未明的患者，应仔细筛查其最近使用的药物，一旦发现可疑药物，应停止用药；若再次使用药物后胰腺炎再次发作，该药物即为明确引起胰腺炎的药物，应彻底停用。此外，需告诉患者导致胰腺炎的相关药物，避免再次使用，以降低未来再发风险。

6. 药源性胰腺炎的高风险致病药物　对药源性胰腺炎的认识大多数来自病例报道。证据等级较高的病例报告有以下特点：①明确诊断为急性胰腺炎；②可排除常见病因；③可提供可疑药物剂量及从服药至胰腺炎发作的时间；④停药后症状发生变化，再次用同样药物后胰腺炎再次发作。基于临床特点及伦理学考虑，大多数药物并未经激发试验确定。此外，随机病例报道存在选择偏倚和发表偏倚，选择偏倚受报道和临床用药的影响；发表偏倚可能与病情严重程度有关，轻度胰腺炎病例可能被忽视而未报道。

一项基于柏林51家医院102例诊断为特发性胰腺炎患者的病例对照研究结果显示，硫唑嘌呤、非诺贝特、美沙拉嗪及血管紧张素转化酶抑制剂类药物可明确引起药源性胰腺炎。

检索我国相关数据库（中国知网、万方、维普等），截至2014年4月共检出相关文献近60篇，常见致病药物包括非甾体抗炎药、糖皮质激素、硫唑嘌呤、治疗HIV感染的高效抗反转录病毒药物、急性淋巴细胞白血病的化疗药和红霉素/罗红霉素等。

根据病例报告，引起药源性胰腺炎的药物包括噻嗪类利尿药氢氯噻嗪；免疫调节剂硫唑嘌呤、糖皮质激素；抗菌药物包括磺胺类、四环素类、大环内酯类；非甾体抗炎药如布洛芬、塞来昔布；他汀类药物；血管紧张素转化酶抑制剂；H_2受体拮抗剂和质子泵抑制剂等。

药源性胰腺炎高风险致病药物的分类：引起药源性胰腺炎的相关药物按照不同的评价系统，有不同的分类方法。①按照Karch与Lasagna不良反应因果关系评价分类系统，将药物分为明确、很可能和可能三类。其中归类为“明确”者，须满足以下条件：合理的潜伏期；已知的反应模式；停药后症状消失；再次用药后相同症状再发（激发试验）。归类为“很可能”者，是指虽然未做激发试验，但症状的出现不能用患者病情或治疗措施解释。归类为“可能”者，是指症状的产生可被患者基础疾病或其他治疗措施所解释。②按照患者例数及激发试验将药物分为三类（三分类法）：Ⅰ类药物属于明确引起药源性胰腺炎的药物，是指引起20例以上且至少1例激发试验为阳性；Ⅱ类药物指引起10例以上20例以下，无论激发试验是阳性还是阴性。Ⅲ类药物是所有其他与胰腺炎可能有关的药物。③在三分类法基础上，进一步依据患者例数、激发试验、潜伏期（从服药开始到首次胰腺炎发作的时间，短潜伏期为＜24小时；中潜伏期为1～30天；长潜伏期为＞30天）以及能否排除其他原因，提出药物分为4类的方法（四分类法）。目前三分类法和四分类法均有应用。

（八）老年人药源性胆石症

药源性胆石症是因服用药物导致胆汁成分发生变化而形成胆道系统结石的疾病。随着药物种类的不断增多，大量药源性胆石症被报道。容易形成药源性胆石症的药物主要有甾体类避孕药、奥曲肽、头孢曲松、红霉素、双嘧达莫、调脂药、氯丙嗪、全胃肠外营养剂等。

1.药物导致胆结石形成的机制　药物促进结石形成主要通过改变胆汁成分及分泌量实现，不同药物略有不同。主要涉及以下因素：①肝脏胆固醇分泌过多；②胆汁中胆固醇浓度持续过高；③胆囊中降脂树脂混合物进入肌纤维膜中引起胆囊平滑肌收缩，胆汁胆囊黏蛋白分泌物增加，脱氧胆酸增加，胆固醇结晶生成结石；④肠内运动减弱或胆汁排泄延迟；⑤细菌来源的脱氧胆酸增加；⑥肝脏再摄取增加或胆囊分泌脱氧胆酸增加；⑦遗传因素。长期的胆汁淤积是形成胆泥和胆结石的主要因素，药物及其他因素对胆囊活动度的影响也能导致胆汁淤积和胆结石的发生。

2.临床特征

（1）临床表现：出现黄疸、腹胀、胆绞痛、胆囊炎等胆石症症状。典型胆绞痛为脂餐后诱发，阵发性右上腹绞痛，伴恶心呕吐，可放射到右肩或胸背部。体检有右上腹轻压痛，有时可触及肿大胆囊和出现腹膜刺激征，墨菲征阳性，可伴随发热。

（2）实验室检查：可见白细胞数增多，血清胆红素、碱性磷酸酶、谷氨酰转肽酶升高。

（3）影像学：超声提示胆囊中单个或多个实性强回声光团，胆管扩张。经内镜逆行胰胆管造影和经皮肝穿刺胆道造影可进一步确诊。

（4）胆石鉴定：经胆囊切除术或ERCP取石后对胆石进行切片，镜下观察切片胆石类型。红外光谱仪可对结石异常光谱进行分析，异常光谱带如果和某些不溶药物或衍生物光谱带相同则可确定致病药物。

3.诊断与鉴别诊断

（1）诊断：以临床表现、影像学和实验室检查为胆石症诊断依据，结合药物使用史可以诊断该病。具体致病药物的鉴别需对结石进行成分鉴定。

（2）鉴别诊断：明确服药史和结石中发现可疑药物异常光谱带是确诊药源性胆石症的主要依据，也是区分其他胆石症的重点。①胆道异物：最常见的胆道异物是胆道蛔虫及其尸体。外科缝线的线结和肝吸虫也有可能。结石中发现寄生虫残体或线结可确诊。②胆道感染：可伴发热、脉快、白细胞计数增加、黄疸、右上腹疼痛、压痛及肌紧张等全身或局部表现，严重者可出现休克，并发急性胰腺炎。药源性胆石症急性发作时还需与其他急腹症如消化性溃疡、急性胰腺炎、急性胆管炎、急性阑尾炎等相鉴别。

4.治疗与预防

（1）治疗原则：一旦确诊即停用相关药物；若同时服用多种药物而无法确定致病药物时，应首先停用最可疑的药物或权衡利弊后停用全部药物。一般停药后胆汁淤积症状可出现缓解。如无手术适应证，可口服药物进行非手术治疗。胆石症诱发胆囊炎急性发作需进行禁食、补液、胃肠减压、抗感染、解痉镇痛等对症支持治疗。如果症状明显或是急性发作则行胆囊切除术或内镜下取石。

（2）药物治疗：多种药物可用于胆石症溶石治疗。鹅去氧胆酸、熊去氧胆酸、他汀类药物能抑制胆固醇合成及增加胆汁酸分泌而促进胆固醇结石溶解。常用的他汀类药物有辛伐他汀；依折麦布因可以减少肠道吸收胆固醇、降低胆汁胆固醇分泌而用于胆石症治疗；单萜类药物如乐活可可以溶解射线可透性胆石和部分不透射线的胆石。

（3）预防：根据患者的病理生理特点，判断是否有胆石症高危因素，避免使用易导致胆石症的药物；在服用高风险药物过程中，应清淡饮食，避免饮酒及高胆固醇食物过多摄入，在疗程前及过程中定期检查B超，及时发现胆石症；治疗期间应密切观察，必要时及时停药或换药；告知有胆结石病史的患者，避免使用胆石症高风险药物。

5.药源性胆石症的高风险致病药物

（1）调脂药物：氯贝丁酯、苯扎贝特和吉非贝齐长期使用能影响机体血脂水平，增加胆固醇分泌和减弱胆汁酸的合成和储存，从而引起胆固醇过饱和，进一步可影响胆汁酸中胆固醇和磷脂比例，最终导致胆结石。考来烯胺和考来替泊与胆汁酸在小肠结合成不溶性化合物，从而阻止其重吸收，也可诱发胆结石。烟酸能引起胆固醇分泌增多，但胆汁酸分泌不变。

（2）降压药：利血平能引起胃肠道动力加强和分泌增多，诱发胆绞痛。硝苯地平能减少细胞外钙离子内流，使胆囊收缩障碍，胆汁淤积，有此类胆结石形成的报道。

（3）激素类

1）雌二醇：能增加胆汁中胆固醇含量，提高胆固醇饱和度，降低胆汁中鹅去氧胆酸含量，减慢胆酸肠肝循环，增加胆囊黏蛋白分泌，为胆结石形成提供核心因子。

2）黄体酮：有类似雌二醇的作用，其本身是一种平滑肌松弛剂，能引起胆囊松弛，导致胆囊胆汁淤积，促进胆囊结石的形成。此外，黄体酮能抑制乙酰辅酶A-胆固醇转移酶的活性，使胆固醇不能很快转变成胆固醇酯，增加胆固醇浓度，可诱发胆结石形成。

3）生长素释放抑制激素类似物（SMS）：据文献报道SMS长期治疗可使胆结石的发生率高达40%～50%。SMS可抑制胆囊排空和缩胆囊素的释放，这可能是引起胆结石的重要原因。国内有学者用该药治疗17例活动性肢端肥大症患者3～36个月（平均20个月），后经B超检查，发现形成胆囊沉积物、胆囊结石、并发慢性和急性胆囊炎者各有14例、8例、10例及1例，同时发现患者第一次注射奥曲肽（SMS）时，胆囊的收缩功能即被抑制。SMS所致的胆结石发生机制包括：①胆囊内胆汁淤积浓缩；②胆汁中胆固醇等成分过饱和；③胆固醇结晶等异常成核。奥曲肽容易造成胆固醇结晶的机制主要包括改变胆汁组成、抑制餐后胆汁分泌、促进胆囊对水和钠盐的吸收、抑制胃排空、增加胆汁中钙浓度和总蛋白浓度、影响Oddi括约肌功能等多个方面。对长期服用SMS的患者，应在治疗前排查，疗程中每隔6个月做一次胆囊超声检查以便及时发现胆结石。

（4）抗血小板药物：双嘧达莫作为一种单葡糖醛酸结合物，主要从胆汁排泄。某些细菌（特别是肠杆菌）有β-葡糖醛酸糖苷酶活性，可引起双嘧达莫葡糖醛酸裂解为不溶解的沉淀，长期服用双嘧达莫可促使胆结石形成。

（5）非甾体抗炎药物：舒林酸在体内可转化为无活性的磺基舒林酸（不可逆），有报道舒林酸能导致胆结石，进一步分析显示结石由磺基舒林酸构成。有个别胆道梗阻患者服用舒林酸时，在胆道中有由舒林酸代谢结晶所致的“淤泥样”物质。使用塞来昔布也可发生胆结石。

（6）抗感染药物

1）头孢曲松：有报道严重感染的儿童大剂量［60～100mg/（kg·d）］使用该药后腹部超声显示胆囊沉积物，此种胆囊沉积物超声波显示为显著高回波阴影，为可动性，并有集中于胆囊最下部的倾向。这些特点可与常见的胆道泥状沉积物及典型胆囊结石相区别，为该药特有的一种不良反应。这是头孢曲松容易与钙离子结合成不溶性头孢曲松钙沉淀，并很快在胆管或胆囊及肾收集系统形成结石（或泥沙）引起的。头孢曲松以二价阴离子形式分泌入胆道，与胆道钙离子结合沉淀导致胆汁淤积和结石。由于胆囊中胆汁高度浓缩，该药在胆汁中浓度高于血清浓度20～150倍。

2）红霉素：主要通过抑制肝细胞膜的Na^{+}-K^{+}-ATP酶活性和毛细胆管膜的Mg^{2+}-ATP酶活性引起胆汁淤积。其临床表现很不一致，开始为腹痛、恶心、呕吐、发热、瘙痒及黄疸，也可能开始为严重的急性上腹疼痛或右季肋下压痛，很似急腹症和阻塞性黄疸的临床表现。通常症状出现于用药后10～14天。

3）抗真菌药物：主要通过导致胆汁淤积促进了胆结石的形成。有报道称，特比萘芬可以改变小管蛋白的结构，从而导致免疫调节性的胆汁淤积。伊曲康唑也有发生胆汁淤积的病例报道。

4）抗病毒药物：更昔洛韦为核苷类抗病毒药，属于鸟嘌呤核苷衍生物。其引起胆结石、胆汁淤积的不良反应发生率＞5%。

（7）吗啡：可使Oddi括约肌痉挛，从而延缓胆囊排空，长期应用可致胆绞痛、胆管内压上升从而促发胆结石形成。

（8）全胃肠外营养剂（total parenteral nutrition，TPN）：长期使用会提高胆汁胆红素、钙盐、磷脂浓度，导致胆囊收缩性下降，提高成石性。有研究报道，接受TPN 4～6周治疗的患者中50%出现胆囊淤泥，6周以上全部患者都有明显的胆囊淤泥，其中有胆泥的手术患者中，有些可见结石，有胆固醇结晶、胆红素-胆固醇结石存在。未手术者恢复正常饮食4周后胆泥消失。一方面，TPN改变了胆汁中胆红素钙的浓度，可引起胆汁淤积。胆汁经过胆囊的进一步浓缩，导致胆红素的超饱和状态，加速形成胆红素钙结晶，最终形成胆红素结石。另一方面，TNP治疗时由于缺乏食物的刺激，导致胆汁在胆囊内淤积，胆汁的储存时间增加，延长了胆囊黏膜与胆汁的接触时间，黏膜吸收电解质和水分的作用相对增加，导致了胆红素钙结晶的加速形成。TPN引起的胆结石绝大多数是胆红素结石。

（9）精神药物

1）阿立哌唑：是多巴胺D_2受体和5-羟色胺1A受体的部分激动剂，也是5-羟色胺2A受体的拮抗剂，有报道称该药能引起胆结石。

2）利培酮：是一种选择性单胺能拮抗剂，对5-羟色胺2受体、多巴胺2受体、α_1受体、α_2受体和H_1受体亲和力高，国外有报道其能导致胆结石。

3）西酞普兰和盐酸氟西汀：为抗抑郁药，是一种二环氢化酞类衍生物，为高选择性的5-羟色胺再摄取抑制剂，其不良反应中有胆结石的发生。

4）氯丙嗪：所引起的胆汁淤积主要是氢氧化中间代谢产物造成肝细胞膜的Na^{+}-K^{+}-ATP酶的活性受损，以及毛细胆管周围的微丝受损引起胆汁酸排泄受到抑制的结果。氯丙嗪可以与过饱和胆汁酸形成不溶沉淀。

二、老年人消化系统药源性疾病的危险因素

老年人消化系统药源性疾病的危险因素众多，发生机制复杂，临床特征各异，应注意识别老年患者发生消化系统药源性疾病的高危人群，权衡用药的风险

和获益。

（一）年龄

高龄是药源性疾病的高危因素。研究表明，75岁以上老年人受药物影响最多的是消化系统和造血系统。引起不良反应的原因包括药物直接刺激消化道黏膜，改变肠腔内壁上皮细胞的结构，影响胃肠道蠕动，刺激或抑制消化腺分泌，并影响消化道的血液和淋巴循环，使消化道功能失调，导致食物的消化吸收障碍等。具体原因如下。

①老年人消化系统出现退行性改变，胃肠道黏膜脆弱，容易发生炎症、溃疡、出血、穿孔；②老年人常出现心、肺、肝、肾多脏器功能衰退，心血管系统、呼吸系统、内分泌系统等多病共存，需要口服或静脉应用多种药物；③老年人药物的吸收、分布、代谢和排泄发生改变，可造成体内药物蓄积，加大消化系统的药物不良反应和药源性疾病风险；④老年人因为头痛、牙痛、腰痛、关节痛等各种原因导致的疼痛，以及发热自行或在医生的指导下应用NSAID，低剂量阿司匹林也作为抗血小板药广泛应用于冠心病一级和二级预防，因而增大了胃和十二指肠黏膜的损伤风险，即使是使用低剂量的阿司匹林或其他NSAID均可使胃和十二指肠黏膜药源性损害风险增大，而且临床表现不典型；⑤老年人群抗菌药物应用较为广泛，口服或静脉注射后可引起恶心、腹胀、呕吐、腹泻等胃肠道反应，长期应用广谱抗菌药物还容易引起肠道菌群失调或二重感染等并发症，可引起菌群交替性腹泻、抗菌药物相关性腹泻。

（二）病理生理特点

老年人胃肠道肌肉纤维萎缩、张力降低、胃排空延缓、胃酸分泌减少，一些酸性药物解离部分增多、吸收减少。胃排空时间延迟，小肠黏膜表面积减少，胃肠道血流量减少，有效吸收面积减少。胃肠功能的变化对被动扩散方式吸收的药物几乎没有影响，如阿司匹林、对乙酰氨基酚等；对按主动转运方式吸收的药物，如维生素B_1、维生素B_6、维生素B_{12}、维生素C、铁剂、钙剂等需要载体参与吸收的药物，则吸收减少。肝脏是药物代谢和解毒的主要场所，老年人由于肝重量减轻，肝细胞和肝血流量下降，肝微粒体药酶合成减少，活性降低，药物代谢减慢，半衰期延长，药物在体内易积蓄，产生不良反应，故应适当减量，如利多卡因、苯巴比妥、普萘洛尔、阿司匹林等。

（三）多重用药

老年患者体质较弱或患有多种基础疾病，多病共存，多种药物并用，药物的药效学及药动学性质可能发生变化，药物不良反应和不良相互作用的发生率明显升高。如患有肝功能不全的老年患者，因可使主要通过肝脏代谢的药物的血药浓度上升，从而易发生药物蓄积和毒性反应。服用高风险药物的种类越多，剂量越大，服药时间越长，罹患消化系统药源性疾病的概率就越大。

（四）遗传因素

遗传因素包括人类白细胞抗原基因多态性、与代谢相关的基因多态性等，均为老年人消化系统药源性疾病的危险因素。

（五）其他因素

生活方式，如吸烟、饮酒、滥用药物、依从性差、饥饿和营养不良等因素，也是老年人消化系统药源性疾病的危险因素。

第三节　用药预警和干预

一、老年人消化系统药源性疾病的风险评估

老年人消化系统药源性疾病的风险评估包括用药前评估和用药过程中的评估，即对老年人常见消化系统药源性疾病的早期诊断、精准治疗、预防和干预及预警的全程评估，包括易感人群识别、具体患者精准识别、用药过程观察及防治等方面。

（一）用药前评估

用药前评估包括老年人基础疾病、肝肾功能，出现消化系统药源性疾病的危险因素，通过非特异性指标和特异性指标的检查和监测，识别易感人群。

（二）用药过程评估

用药过程评估包括用药过程观察指标，即用药后疗效和不良反应的临床观察，以及实验室监测及其他相关检查，评估老年人用药后出现的消化系统不良反应和消化系统药源性疾病，并确定相应处置方案。用药过程中评估治疗风险，贯穿于药源性疾病早期精准诊治、预防和预警的全过程，有助于精准识别高风险人群、药物治疗效果及治疗风险，实施有效的药物治疗和用药风险管理。

（三）精准识别具体患者

具体患者的精准识别包括以下内容。

1.列出老年患者当前应用全部药物的准确清单，清单应包括药物主要成分、剂型、规格、适应证、用法用量、不良反应、药品相互作用、该患者应用频率及剂量等内容。

2.严密监测药物治疗过程发生的不良反应和不良事件，并指导患者进行自我观察。

3.提醒患者家属或照护者对患者的用药及药物不良反应进行检查核实等，避免老年患者滥用、过量应用、错服、超时服用药物，有助于更好地了解患者的身体状态、药物治疗效果和可能出现的不良反应。

4.关注药物治疗过程的风险信号和警示信息，尤其是可疑药物不良反应和药源性疾病的临床表现、检查指标，包括非特异性检查和特异性检查指标。

二、老年人消化系统药源性疾病的风险防范

（一）精确诊断

完整的消化系统药源性疾病诊断包括致病药物、起病急缓、病变发生的部位及性质，在明确服药史、明确致病药物后，确定药物与消化系统疾病之间的关系。

消化系统药源性疾病的诊断，需要医生练就一双慧眼，不仅要善于早期发现消化系统的不良反应和药源性疾病的临床症状，而且要尽量准确甚至是精确的判定可疑致病药物和诊断疾病。以老年人药源性溃疡和出血为例，消化内镜检查可见胃、十二指肠黏膜充血、水肿，弥漫性出血点，多发黏膜糜烂、溃疡形成。内镜检查不仅可以直接观察消化道黏膜的变化，以及溃疡、大小、形态及周围改变，还可直视下刷取细胞或钳除活组织做病理检查，同时还可以动态观察溃疡的活动期及愈合过程，明确急性出血的部位、出血速度和病因，观察药物治疗效果。

目前临床常用的消化内镜诊断方法包括普通内镜、色素内镜、电子染色内镜、放大内镜、超声内镜等。普通内镜、色素内镜和电子染色内镜主要用于发现消化道早期或可疑的病变，而精确诊断病变的分期和性质则需要再综合放大内镜、超声内镜、病理甚至是影像学的结果。通过对普通人群和高危人群采取不同的诊断方法和诊断步骤，根据临床研究结果，规范各个检查的适应证、禁忌证、操作步骤，制定针对不同人群的消化系统病变的临床诊断原则，在最适当的时间用最恰当的方法发现并准确的诊断病变，才能给予患者最好的个体化治疗。

（二）早期干预

1.*准确获取明确的用药史*　一些老年患者难以回忆既往治疗药物，这种情况

常特别见于药源性胰腺炎。事实上数周或数月前，患者可能因为较轻疾病或不适服用药物。一些老年患者由于心理因素刻意隐瞒用药史，而对于药物诱发的消化性溃疡和出血，以及药物性胰腺炎等疾病，及时准确地获取用药史非常重要。因此，需要仔细查阅病历记录，详细询问老年患者既往病史、现病史及既往用药史，这对准确获取用药信息和明确用药史很有帮助。

2.及时有效的临床检查和干预　明确患者服药史的同时，根据消化系统药源性疾病的相关消化道反应，确定适当的实验室检查项目，包括血常规、血生化、便常规、便隐血，消化内镜检查包括普通内镜、色素内镜、电子染色内镜、放大内镜、超声内镜等，以及腹部超声、腹部X线检查、腹部CT、腹部MRI等影像学检查，早期发现药物可能引起的消化系统不良反应和药源性疾病，有利于早期干预，早期进行风险预警。

（三）治疗评估

1.老年人消化系统药源性疾病的治疗原则　①去除病因，尽量避免应用老年人消化系统常见药源性疾病高风险药物，已经开始应用的老年患者出现消化道症状在病情允许的情况下及时停药或减量应用；②针对病因治疗，包括抑酸、保护胃黏膜、止吐、止泻、通便、抗炎、解痉、止血、外科手术等；③对症支持治疗，包括补液、营养支持治疗等，维持生命体征稳定、水电解质及酸碱平衡。

2.治疗评估　①老年人常多病共存，应根据共患疾病的轻重缓急遴选治疗药物，评估治疗效果和用药风险。②老年人长期应用PPI，胃内pH升高，胃酸屏障功能降低，胃内细菌定植和肠道菌群过度生长，导致患者腹泻发生率增加；当患者有致命性的肠道感染，而没有紧急抑酸治疗的适应证时，应中断PPI的治疗。③老年人动脉粥样硬化性心血管疾病发病率高，需抗栓治疗，而无论是抗血小板治疗还是抗凝治疗，都可能带来出血的并发症，其中又以消化道出血最常见，因此预防消化道损伤和消化道出血对于长期抗栓治疗患者非常重要。《抗栓治疗消化道损伤防治中国专家建议》指出，消化道出血是冠心病患者抗栓治疗最常见的不良反应，无论是新型P2Y12受体拮抗剂普拉格雷和替格瑞洛，还是延长双联抗血小板治疗（DAPT），对于减少心血管事件的疗效均优于传统抗栓治疗药如氯吡格雷，但总体出血发生率较高，胃肠道出血发生率也较高，应该基于出血风险合理选择抗栓治疗药物，并重视出血的防范；对于接受抗血小板治疗的患者，消化道出血是一个相对常见的并发症，且与缺血性事件和死亡率增加有关，早期内镜检查对于胃肠道出血的早期诊断和治疗非常重要。因此，长期应用抗血小板药物/抗凝药物的患者，应充分评估心血管病及消化道出血的风险，权衡利弊，进行内镜下检查或治疗。

（四）风险预警

1.初发和再发的预防

（1）初发的预防：用于临床治疗的药物，均有引起消化系统药源性疾病的可能，特别是对于老年人。药物有治疗疾病的一面，也有导致疾病的另一面，应明确药物治疗风险，并给予相应的预防和干预措施。如老年消化性溃疡患者在应用阿司匹林时，可加剧原发溃疡、引发新的溃疡，应避免长期应用；如临床必须应用，需合用胃黏膜保护药。因关节疼痛等疾病需长期应用非甾体抗炎药的老年患者，应采用适合治疗疾病的最小有效剂量，可选用肠溶制剂，并联合应用PPI或胃黏膜保护药，以最大可能减少消化系统药源性疾病的风险。药源性胰腺炎的预防在于警惕高发人群特别是老年人，识别可疑或明确引起药源性胰腺炎的药物，减少或避免用药风险。

（2）再发的预防：一旦确诊为消化系统药源性疾病，应当预防消化系统不良反应和药源性疾病的再发，区分药物不良反应是药物本身的毒性所致还是变态反应所致，如果是变态反应，应避免再次用药。

2.风险干预　对老年人消化系统药源性疾病的用药风险干预，主要包括以下几方面。

（1）从医疗管理层面，提高信息系统的干预水平，如计算机医嘱录入系统、机器人发药系统等，设置处方医嘱前置审核功能，录入完整的药物不良反应、药物间相互作用，以及药物、剂量、途径和频率的固定字段和下拉菜单，当医生开具超剂量处方或有高风险消化系统药源性疾病的药物时、护士转抄医嘱时及药师从药房调剂药物时，系统均可通过自动警报来提醒，从而有效地减少用药错误和药源性治疗风险的发生。从处方源头上，减少老年人中处方不当，包括由医生、临床药师主导的多学科团队管理，电子医嘱系统和决策支持；从执行医嘱终端上，对老年患者进行用药教育性干预。

（2）从医务人员层面，医生需详细了解患者的疾病和用药史、过敏史、消化系统药物不良反应和药源性疾病的发生史，采用阶梯式处方，避免处方瀑布；衡量药物有效性和风险，尽可能停止应用不必要的药物；定期评估原发病病情和消化道不适症状，调整药物种类和剂量，包括尽可能选择较安全的替代药物、应用可能最低的有效剂量等。在保证疗效的情况下，合理选择药物剂量和联合用药方案，根据消化系统的病理生理特点和药物时间生物学和药理学特点，选择合适的药物、最佳服用剂量和时间，从而减少药物对消化系统功能损害的风险。

（3）从患者层面，做好老年患者的健康宣教，提高用药依从性，避免自行服用药物、自行更改药物剂量、自行超量服药等行为。医疗机构及医务人员可将常见药物不良反应防治知识通过不同形式告知患者，鼓励患者仔细阅读药品说明书，了解可能出现的消化道不良反应，如恶心、呕吐、腹痛、腹胀、消化道溃疡、消化道出血等，有针对性的观察相关症状，定期检查，必要时及时就医。

3.用药预警

（1）对于潜在的药物治疗风险，应严格观察跟踪，进一步收集数据，探查某一类药物和特定人群的风险。

（2）对于已经识别的药物风险，根据风险性质和等级采取相应措施，如修改说明书、写给医生的信、改变包装、限制性使用等；对于风险效益评估结论不再有利的药物，采取暂停、停止销售等措施。

（3）制订相应的交流沟通方案，使受到影响或可能受到影响的药物使用者（医生、患者、医疗从业人员）及时获知相关用药风险以及相应的处理方法。

（4）通过对药物安全性信息进行收集、评估、分析，主动进行信号检测、发现风险，并对风险进一步分析确认，才能保证用药风险的最小化。

（5）建立老年人消化系统药源性疾病常见病风险管控体系，基于老年人多病共存多重用药的特点，将医学专家团队的临床经验、药学专家团队的用药经验、大数据分析团队的科学经验、研发团队的数字化经验有效结合，收集老年患者常见病多重用药的数据，筛选对老年人消化系统有潜在风险的药物；通过药物不良反应相关性标记、用药风险定性定量，进行危险分层，建立全面、准确的老年人消化系统药源性疾病常见病用药数据库和用药风险警戒系统及全链条式可追踪的安全用药管理体系，构建老年人消化系统药源性疾病常见病用药风险预警信息平台，以期减少药物不良反应和降低消化系统药源性疾病的发病风险。

第3章
药源性肝损害

第一节 概 述

一、老年人肝脏功能特点

肝脏是人体内最大的实质性腺体，是具有重要而复杂代谢功能的器官，也是体内新陈代谢的中心站。随着年龄增长，人体的肝脏也发生了一系列改变，衰老使肝脏的代谢、免疫及再生修复能力减弱。

1.肝脏结构变化 相对于其他器官系统，增龄对肝的影响程度较小。随年龄增长，肝脏中脂肪与水分的比例逐渐增加；肝脏体积与血流量减少。70岁时肝脏体积较20岁时减少约20%，65岁以上肝血流量减少33%，主要原因为门静脉血流量减少，可能与动脉粥样硬化及肠系膜动脉血流量减少有关。

随年龄增长，肝细胞数量减少，可见肝细胞代偿性肥大、肝细胞核及染色体异常的频率增加，肝细胞溶酶体体积及数量增加，肝细胞脂褐素增加，脂褐素的沉积可干扰肝细胞内的生化反应。

2.肝脏功能变化 衰老的肝细胞对胰岛素和糖皮质激素的敏感性降低，蛋白质转录、翻译和合成过程减少，并出现异常蛋白质聚集。肝细胞蛋白质代谢的变化严重削弱了肝脏的整体功能。与年龄相关的肝脏功能改变包括对药物代谢的减弱、对激素/生长因子反应的减弱、免疫力及再生修复能力的降低。

老年人肝脏的酶系统活性随增龄而降低，肝脏解毒能力降低，对许多经CYP450酶系统代谢的药物消除减少。老年人肝脏药物代谢酶活性的个体差异大于年龄差异，而且目前尚无临床检验可直接反映肝脏的药物代谢能力，因而需强调老年人用药剂量的个体化。

由于老年人肝脏的重量降低，肝细胞数量减少，纤维组织增多，血流量减少，合成能力下降，肝酶活性降低，药物的代谢速度减慢，半衰期延长，从而影响药物的灭活和消除，使得药物容易在体内蓄积，发生不良反应或中毒。反之，一些需经肝脏代谢活化的前体药物，在老年人中的作用或毒性可能降低。

由于老年人的肝血流量比年轻人少40%～45%，对肝脏代谢率高且首关效应显著的药物（如利多卡因、硝酸甘油、水杨酰胺等）其生物利用度增加。70岁老年人的稳态血药浓度为40岁时的4倍。增龄引起的机体脂肪和水分比例增加，还可影响药物的分布，通常水溶性药物的分布减少。

二、药物引起的肝脏不良反应和药源性肝损害

肝脏是药物代谢的主要场所，绝大多数药物在肝脏经过生物转化而被清除。肝脏长时间高浓度药物暴露，是人体中容易遭受药物损害的主要靶器官。肝脏一方面具有解毒作用，将有毒物质代谢为无毒物质，另一方面也会将部分无毒母体药物代谢为有毒的反应性代谢物，此为增毒作用。

药物引起的肝脏系统不良反应主要表现为乏力、恶心、食欲缺乏、呕吐等胃肠道反应，肝区疼痛，黄疸，以及皮疹、皮肤瘙痒等临床症状，肝酶和（或）胆红素异常升高，急慢性肝功能损害等。

药源性肝损害（drug-induced liver injury，DILI）是指由于药物或其代谢产物引起的肝脏损害，可以发生于原来没有肝脏疾病的人群或既往有肝脏疾病的患者，在使用某种药物后发生不同程度的肝脏损害。药源性肝损害包括各类化学药物、生物制剂、传统中药、天然药、保健品、膳食补充剂及其代谢产物和辅料等所诱发的肝损害。在已上市的化学或生物药物中，有1100种以上的药物具有潜在的肝毒性。药源性肝损害是临床最常见和最严重的药物不良反应之一，严重者可致急性肝衰竭甚至死亡。

1.药源性肝损害的特点　在肝脏疾病中，药源性肝损害的发病率仅次于病毒性肝炎和脂肪性肝病，且近年呈不断上升趋势。

药源性肝损害的临床表现与其他类型肝病比较无显著特异性，从用药开始到发病时间长短不等。不同药物可导致相同类型肝损害，同一种药物也可导致不同类型的肝损害。目前，由于临床实践中药物种类繁多，药源性肝损害具有多种临床和病理表型，临床表现较隐匿，缺乏特定的生物标志物，已经成为临床医生所面临的最具挑战的疾病之一。

2.致病药物构成比　在欧美国家，解热镇痛抗炎药、抗感染药物、草药和膳食补充剂是导致药源性肝损害的常见原因。其中，对乙酰氨基酚（APAP）是引起急性肝衰竭（acute liver failure，ALF）的主要原因。传统中药-天然药-保健品-膳食补充剂（TCM-NM-HP-DS）作为致病因素在全球也越来越受到重视。2013年冰岛一项前瞻性研究表明，该国保健品-膳食补充剂引起的药源性肝损害占16%；美国一项数据显示，保健品-膳食补充剂引起的药源性肝损害为20%以上。国内有报道的相关药物涉及传统中药（23%）、抗感染药物（17.6%）、抗肿瘤药物（15%）、激素类药物（14%）、心血管药物（10%）、解热镇痛抗炎药（8.7%）、免疫抑制剂（4.7%）、精神药物（2.6%）等。急性肝损害是最常见的发病形式，约占报道病例数的90%以上，严重者会导致肝衰竭甚至死亡。

有关数据显示，欧美国家的药源性肝损害占全部药物不良反应的6%～8%，占成人非病毒性肝炎发病率的30%～40%，25%的急性肝衰竭由药物引起，50%的肝功能异常与用药有关。美国一项长达32年的回顾性研究显示，药源性肝损害是最主要的药物不良反应之一，药源性疾病的构成比分别为肝毒性占32%、心血管事件占12%、室性心动过速占33%、血液系统风险占9%、神经毒性占2%、其他占12%。

2019年3月，欧洲肝脏研究学会（EASL）发布药源性肝损害指南，对危险因素、诊断、管理以及最小化风险策略的相关内容提出指导建议。对急性肝衰竭的病因学研究表明，药物是美国、欧洲国家和日本的主要致病原因。在美国和欧洲国家，常规药物引起的特异性反应是药源性肝损害最常见的病因，而传统的膳食补充剂是亚洲国家的主要致病因子。

最新研究提示，我国药源性肝损害发病率呈逐年上升态势。陈国凤、季冬团队回顾性研究分析了2007～2016年10年间共21 382例肝活检患者中药源性肝损害的比例，结果显示其发病率从2007年的7.4%（110/1493）升高到2016年的21.4%（413/1927），上升速度迅速，10年间上升近3倍，且随年龄增长有上升趋势，女性明显多于男性。肝损害的前三位药物分别为中药（46.9%）、解热镇痛抗炎药（14.4%）和抗菌药物（9.3%）；之后依次为环境毒物（4.6%）、抗抑郁药（4.6%）、保健药（3.1%）、降脂药（3.1%）、抗肿瘤化疗药（2.6%）。就年龄而言，解热镇痛抗炎药所致的药源性肝损害患者年龄低于20岁，而环境毒性、抗抑郁药、膳食补充剂、降脂药所致药源性肝损害患者平均年龄超过40岁。

国内报道较多的与肝损害相关的传统中药有何首乌、土三七等，以及治疗骨质疏松、关节炎、白癜风、银屑病、湿疹、痤疮等疾病的某些复方制剂等。但由于复方制剂组分复杂，很难确定究竟是哪些成分引起肝损害。我国中成药按照《药品注册管理办法》完成药学、药理、毒理和临床研究，经严格评审合格后方可批准上市。《中国药典》规定，除药食两用的饮片外，中药饮片均按照处方药进行管理。虽然中成药、中药饮片均须按照《药品生产质量管理规范》和《药品经营质量管理规范》进行生产和销售，但中药汤剂和膏方作为处方药，医生可以开出不同组合的中药-天然药而无须批准。此外，很多属于非处方药的中药-天然药和民间中药验方应用十分普遍，且保健品-膳食补充剂更是易于购得。在美国，绝大多数保健品-膳食补充剂未按照药品标准研发，同时无须临床前和临床安全性及有效性验证，也无须通过美国食品药品监督管理局（FDA）批准即可上市。以上因素均增加了滥用中药-天然药-保健品-膳食补充剂引起药源性肝损害的风险。因此，欧盟已要求健品-膳食补充剂应严格按照《欧盟传统草药产品指令》注册后方可上市。

第二节　老年人常见的药源性肝损害

一、药源性肝损害的流行病学

在发达国家，药源性肝损害发病率为1/100 000～20/100 000或更低。2002年法国报道药源性肝损害年发病率约为13.9/100 000，2013年冰岛报道年发病率约为19.1/100 000。

由于缺乏面向普通人群的大规模药源性肝损害流行病学数据，故尚不清楚药源性肝损害在我国人群中的确切发病率。我国目前报道的药源性肝损害发病率主要来自相关医疗机构的住院或门诊患者，其中急性药源性肝损害约占急性肝损伤住院比例的20%。据文献报道，全年龄段人群中，药源性肝损害占所有肝病的比例为2%～5%，而老年人群达9%；全年龄段人群中，药源性肝损害占急性肝病发病率的10%，老年人群达38%。老年人群中药源性肝损害所占肝病的比例高达20%，远高于中青年人群的10%。以急性肝病入院的老年患者中，40%为药源性肝损害。老年人群是药源性肝损害的风险高发人群。

我国人口基数庞大，临床药物种类繁多，人群不规范用药较为普遍，医务人员和公众对药物安全性问题和药源性疾病的认知尚不够全面，药源性肝损害发病率有逐年升高之势。同时各地药物种类、用药习惯（剂量和疗程）、药物不良反应监测的差异，以及不同地区、不同种族及不同人群药物代谢酶的基因多态性等，使得药源性肝损害的类型和发病率可能存在地区差异。

对于中草药相关的肝损害，现有数据只是对特定地区一定时间段内发病人口的预估。由于非商业性及非处方因素中草药相关的肝损害发病率较药源性肝损害更难估计，中草药相关的肝损害总体发病率仍然未知，只能统计中草药在所有导致肝损害药物中所占的构成比。

中草药相关肝损害在药源性肝损害中的构成比在不同国家和地区的报道差异很大，可能与这些文献多为单中心回顾性调查研究及各中心中草药相关的肝损害鉴别诊断水平不一有关。此外，也与导致肝损害药物的统计方式有关。目前大多数文献报道将中草药作为一个整体与某一类化学药（如抗结核药物）甚至某一种化学药（如对乙酰氨基酚）进行比较，忽视中草药也存在功效不同的分类，从而得出中草药占导致肝损害药物比例较高的结论。由于中草药按功效可分为解表药、清热药等21大类，化学药按照药理学分类可分为抗菌药物（包括抗结核药物）、抗肿瘤药物等大类，有学者建议将中草药和化学药分别作为一个整体进行并列比较，可能较为客观。

中草药相关的肝损害的发病人群与性别的关系国内外存在争议，国外文献报道女性是中草药相关的肝损害的独立危险因素，女性显著高于男性；而国内数据显示男性中草药相关的肝损害的发生率稍高于女性。中草药相关的肝损害的发病年龄无特异性，国内外报道均以＞40岁的人群居多，可能与药物使用频率有关，也可能与肝脏药物代谢酶CYP450的表达随年龄变化有关。

二、药源性肝损害的分型

药源性肝损害根据发病机制、病程、受损靶细胞可分为以下几种类型。

1.根据发病机制分型 药源性肝损害发病机制复杂，通常是多种机制先后或共同作用的结果，迄今尚未充分阐明。一方面与药物本身的毒性有关，另一方面与特异体质即个体的易感性有关，通常可概括为药物的直接肝毒性和特异质性肝毒性。

（1）直接肝毒性：药物的直接肝毒性也称中毒性肝损害，即摄入体内的药物和（或）其代谢产物对肝脏产生的直接损伤。药源性肝损害个体之间没有显著的差异，常呈剂量依赖性，通常可预测。

药物及其代谢产物直接引起肝实质细胞损伤，进入人体内的药物通过CYP450酶氧化还原水解（第一相反应），转化为水溶性强的代谢产物，易于排出体外。由于酶活性的改变，产生了过多的毒性代谢产物如亲电子基、自由基等，其与细胞大分子物质（如蛋白质、核酸等）相互作用，造成蛋白质结构破坏、失活、DNA损伤及氧化应激。这些代谢产物还破坏离子梯度，使钙离子转运障碍，损伤线粒体蛋白，抑制ATP的合成等，最终导致肝细胞的凋亡、坏死，甚至引起肝衰竭。

（2）特异质性肝毒性：特异质性肝损害在临床上较为常见，且难以预测，个体之间有显著的差异。其发生与药物剂量、给药途径和药物作用时间常没有相关性，临床表现具有多样性。多个因素可影响药源性肝损害的易感性，如遗传因素、年龄、性别、基础疾病、营养状况、环境、多种药物之间的作用等。

特异质性肝损害发生机制比较复杂，其中药物代谢酶系、跨膜转运蛋白及溶质转运蛋白等基因多态性及其表观遗传特点可增加宿主对药源性肝损害的易感性，药物及其活性代谢产物诱导的肝细胞线粒体受损和氧化应激可通过多种分子机制引起肝细胞损伤和死亡。

药物及其代谢产物与肝脏特异蛋白质结合为抗原，当肝细胞死亡或破坏时，此种蛋白释放到细胞外，会被抗原提呈细胞吞噬、分解形成具有抗原性的靶点，诱导机体相应的活化T细胞增殖或产生特异性抗体，经主要组织相容性复合体（MHC Ⅱ）表达于细胞表面后，可被CD4+T细胞识别，并刺激其产生细胞因子介导局部辅助作用进而激活作为效应细胞的CD8+T细胞，产生细胞毒性反应，主要通过Fas或穿孔素介导肝细胞凋亡。未成熟的B细胞作为效应细胞，通过表达可识别药物修饰蛋白的膜免疫球蛋白，破坏肝细胞，或通过辅助T细胞，转变为浆细胞，产生抗药物修饰蛋白的抗体，并以此抗体损害肝细胞。

特异质性肝损害可分为免疫特异质性和遗传特异质性肝损害两种亚型。

1）免疫特异质性药源性肝损害：需要有炎症因子及免疫系统的参与。通常有两种表现，一是具有超敏性，该种类型一般在用药后1～6周发病，具有发病快的特征；临床表现主要为用药后出现发热、皮疹、嗜酸性粒细胞增多等过敏症状，并且再次用药时会快速导致肝损害。另一种是药物诱发的自身免疫性肝损害，该亚型的肝损害发生比较缓慢，主要是由于药物进入机体后，机体内可能会出现多种自身抗体，对机体造成损伤；临床表现多无发热、皮疹、嗜酸性粒细胞增多等症状，但患者会出现自身免疫性肝病如类似原发性胆汁性胆管炎（PBC）和原发性硬化性胆管炎（PSC）等。

2）遗传特异质性药源性肝损害：通常无过敏反应特异性抗体出现，发病比较缓慢，再次用药也未必会快速引起肝损害。

一项对自身免疫性肝炎患者的大型研究表明，药物诱导的自身免疫性肝炎占自身免疫性肝炎的9.2%，并且临床表现和组织学特点与普通自身免疫型肝炎相似，其中较常见的致病药物为呋喃妥因和米诺环素。患者出现明显的肝功能异常，主要表现为丙氨酸氨基转移酶（ALT）和天冬氨酸氨基转移酶（AST）水平升高，通常是正常值的5～20倍，也可出现碱性磷酸酶（ALP）、γ-谷胺酰转移酶（GGT）等反映胆汁淤积的生物化学指标异常。多数患者免疫球蛋白G（IgG）升高。与药物诱导的其他形式肝损害所不同的是，部分患者血清中可检出多种自身抗体，部分为特异性抗体。研究还发现，替尼酸所致特异质性药源性肝损害者的血清中可伴有抗肝肾微粒体抗体-2和CYP4502C9抗体，双肼屈嗪致自身免疫性肝炎的患者可伴有CYP4501A2抗体，其原因可能为药物诱导机体产生抗非肝细胞靶位的抗体。大部分药物诱导的自身免疫性肝炎都是特异性的，其机制尚不清楚，但根据其发病特点推断与免疫相关。

2.根据病程分型　按药源性肝损害发病病程，可将其分为急性和慢性两种。国际医学组织理事会（Council of International Organization of Medical Sciences，CIOMS）对慢性药源性肝损害定义为：肝功能异常持续时间超过3个月；对急性药源性肝损害定义为：肝功能异常持续时间不超过3个月。在我国一般将第一次发病时，肝功能出现异常在半年以内的定义为急性药源性肝损害，而把肝功能异常超过半年或者是出现2次以上发病者定义为慢性药源性肝损害。

3.根据损伤靶细胞类型分型　药源性肝损害按照受损靶细胞类型可分为肝细胞损伤型、胆汁淤积型、混合型和肝血管损伤型，其中肝细胞损伤型是药源性肝损伤最常见的临床类型。

由CIOMS初步建立、后经修订的前3种DILI的判断标准为：①肝细胞损伤型：ALT≥3倍正常值上限（3 ULN），且R≥5（R为ALT超过正常值上限的倍数/ALP超过正常值上限的倍数）。②胆汁淤积型：ALP≥2 ULN，且R≤2。③混合型：ALT≥3 ULN，ALP≥2 ULN，且2＜R＜5。若ALT和ALP达不到上述标准，则称为“肝脏生化学检查异常”。④肝血管损伤型：2015年中华医学会《药物性肝损伤诊治指南》增加了肝血管损伤型。肝血管损伤型DILI比较特殊，在临床上较少见，发病机制尚不清楚，典型代表为服用菊三七后引起的肝窦阻塞综合征（HSOS）或肝小静脉闭塞征（HVOD），损伤靶细胞可为肝窦、肝静脉及门静脉的内皮细胞。

近年趋向于应用新R（nR），即取“ALT实测值/ALT ULN”和“AST实测值/AST ULN”较高比值者计算的比值。

4.根据疾病严重程度分型

（1）轻度：血清ALT和（或）ALP呈可恢复性升高，总胆红素（TBIL）＜2.5ULN，且国际标准化比值（INR）＜1.5。

（2）中度：血清ALT和（或）ALP升高，且TBIL≥2.5 ULN，或虽无TBIL升高但INR≥1.5。

（3）重度：血清ALT和（或）ALP升高，TBIL≥5 ULN，伴或不伴INR≥1.5。

（4）急性肝衰竭：血清ALT和（或）ALP升高，且TBIL≥10 ULN，或每天上升≥17.1μmol/L（1mg/dl），且INR≥2.0，或凝血酶原活动度（PTA）＜40%。可同时出现腹水或肝性脑病或与药源性肝损害相关的其他器官衰竭。

（5）致命：因药源性肝损害死亡，或需接受肝移植才能存活。

5.中医辨证分型　中医辨证分型目前尚无统一标准，可供参考文献也极为有限，参照《中医内科学》中“黄疸”“胁痛”“积聚”等病症。中医学认为，肝藏血主疏泄，药物随血入肝，受肝之疏泄而解毒。若先天禀赋异常，肝脏已经亏损，药物易积于肝体蓄积成毒，渐而伤肝，致肝失疏泄，气机郁滞；或肝郁及脾，脾失健运。另外，药毒可直接损伤肝体，致气滞湿阻，肝胆郁热，或久病入络化瘀，肝肾阴血亏虚。病位在肝，也与脾、胆、胃、肾密切相关。常见中医证型有湿热黄疸、肝郁脾虚、寒湿瘀阻、气滞血瘀、肝肾阴虚等证型。

三、药源性肝损害的临床特征

1.临床表现　药源性肝损害临床表现轻重程度不同，有些患者没有明显的临床症状，仅有血清ALT、AST及ALP、GGT和TBIL等肝生化指标不同程度的升高。有些则会危及生命。常见临床症状包括乏力、食欲缺乏、恶心、厌油、小便颜色较深，呈黄色或褐色、上腹部不适及肝区不适等，有些患者伴有发热、皮疹、嗜酸性粒细胞增多等免疫过敏反应。病情严重者可出现皮肤及巩膜发黄、肝掌、腹水征、腹壁静脉曲张、凝血功能障碍、大便呈柏油状，甚至昏迷，如果肝损害不能在早期得到鉴别和治疗，将会引起肝衰竭，最终导致死亡。

中草药相关的肝损害的临床表现无特异性，可以引起目前已知的所有急性、亚急性和慢性肝损害类型，发生肝损害的中位时间为1～3个月。急性和亚急性中草药相关肝损害临床表现差异较大，可以仅表现为无症状的肝生化指标异常，部分患者出现乏力、食欲缺乏、恶心、厌油腻、胃脘不适、肝区疼痛、腹胀等症状，淤胆患者可出现皮肤和巩膜黄染、皮肤瘙痒、大便颜色变浅等。少数患者可出现肝外过敏症状，如发热、皮疹、外周血嗜酸性粒细胞异常升高，严重者可进展为肝衰竭，甚至死亡。

慢性中草药相关肝损害可表现为多种慢性肝病形式，包括慢性肝炎、肝硬化、慢性肝内胆汁淤积型、硬化性胆管炎、脂肪肝、肝磷脂蓄积症、HSOS/HVOD、肝肿瘤、特发性门静脉高压症等。

2.病理特点　药源性肝损害损伤的靶细胞主要是肝细胞、胆管上皮细胞及肝窦和肝内静脉系统的血管内皮细胞，损伤模式复杂多样，与基础肝病的组织学改变也会有相当多的重叠，故其病理变化几乎涵盖了肝脏病理改变的全部范畴。在某些病例，所用药物与肝损害类型相对固定；而在大多数病例，仅有某种药物所致肝损害的个案报告和有限的肝穿刺活检资料。病理学检查应结合患者临床表现和用药史对组织学改变进行评估，同时描述肝损害的类型和程度，这对于明确诊断至关重要。

药源性肝损害的损伤类型有助于判定鉴别诊断方向，因为大多数药物都与一组有限的肝损害类型存在一定的相关性。损伤类型也可提示病理生理学机制，如肝细胞弥漫性微泡性脂肪变提示线粒体损伤，肝细胞带状坏死提示有毒性代谢产物或血管损伤。由于药源性肝损害病理学表现的多样性，目前尚无统一的严重程度分级系统可用。

四、药源性肝损害的发病机制

药物导致的肝损害机制尚未阐明，可能涉及细胞器损伤、细胞凋亡、细胞坏死、离子平衡破坏及一系列免疫反应激活过程。各种机制并非独立存在而是相互关联。至少有6种基本机制参与了药物的肝毒性作用。

1.钙平衡破坏和细胞膜损伤　细胞的许多重要生理代谢活动都与胞内Ca^{2+}浓度有关，胞内Ca^{2+}的浓度和稳态对细胞的生存极为重要。细胞内离子的平衡是由许多能量消耗过程维持的，包括Ca^{2+}-三磷酸腺苷（ATP）酶和Mg^{2+}-三磷酸腺苷（ATP）酶。药物可与蛋白质、核酸、脂质等大分子物质共价结合或造成脂质过氧化，破坏细胞膜的完整性和膜的Ca^{2+}-ATP酶系，使细胞内外环境Ca^{2+}的稳态被破坏，最终造成肝细胞死亡。如四氯化碳可直接损伤肝细胞膜，使Ca^{2+}跨膜内流增加，大量Ca^{2+}涌入细胞并主要聚集在线粒体内，由于线粒体膜电势丧失，呼吸链功能障碍，电子传递链电子外漏增加，促进了氧自由基的产生，导致线粒体及肝细胞的脂质过氧化损伤。对乙酰氨基酚及其代谢产物可使胞质中Ca^{2+}升高同时引起胞质膜损伤和线粒体钙丢失，带烷基的肝细胞毒素可影响Ca^{2+}的摄取，造成Ca^{2+}内环境失调。

2.胆汁淤积和胆小管损伤　胆汁合成和分泌是一个复杂的过程，胆汁主要成分的分泌牵涉一系列的ATP-依赖性输出泵，如小管中的胆盐转运体能够运送胆盐，其他转运体能够把其他的胆汁成分由肝细胞质运送到小管管腔。近年来的研究发现，药物影响胆汁分泌主要在以下环节：胞膜运载胆盐的受体、细胞膜的流动性、Na^+-K^+-ATP酶活性、离子交换、细胞骨架和细胞质膜的完整性改变等。此外，蛋白同化激素可影响微粒体药酶的羟化作用，使胆汁酸合成过程中的羟化作用发生障碍，从而引起毛细胆管的胆汁淤积。一些药物与这些小管转运体分子结合导致小管系统管腔内的胆汁形成或流动障碍。继发的损伤能够引起胆盐的去垢作用，这种作用能够在胆汁淤积区域损伤细胞膜，并且损伤胆上皮细胞或肝细胞。导致胆汁淤积的另一个机制涉及位于胆小管周围的肌动蛋白纤维的断裂阻止了正常的搏动收缩，以及肌动蛋白纤维结合的药物能产生这种类型的损伤，导致胆汁不能正常通过小管系统流入胆管。

雌激素和避孕药则可改变肝细胞内胆固醇的代谢而造成胆汁淤积。对某些药物性肝病患者进行肝活检发现，其肝细胞内有一种促胆汁淤积因子的淋巴因子，提示免疫因素可能在药源性胆汁淤积的发病中起主要作用。

药源性胆汁淤积的发生率较高，引起胆汁淤积的常见药物有蛋白合成激素、雌激素、氯丙嗪、红霉素、环孢素及完全性肠道外营养等。氯丙嗪所引起的胆汁淤积主要是氢氧化中间代谢产物造成肝细胞膜的Na^+-K^+-ATP酶的活性受损，以及毛细胆管周围的肌动蛋白纤维受损引起胆汁酸排泄受到抑制的结果。红霉素则主要通过抑制肝细胞膜的Na^+-K^+-ATP酶活性和毛细胆管膜的Mg^{2+}-ATP酶活性引起胆汁淤积。

3.经细胞色素P450酶代谢激活　药源性肝损害的发生与肝组织细胞色素P450酶（CYP450）的活性水平有密切关系。CYP450由结构和功能相关的基因超家族编码的同工酶组成，是参与药物Ⅰ相代谢的主要酶系。从细胞和生化水平分析，与CYP450催化活性相关毒性的机制主要有3个方面：①正常情况下经过CYP450催化后失活的那些药物，由于种种原因导致CYP450活性降低或消失，药物本身含有的及其经过CYP450代谢产生的亲电子基、自由基和氧自由基等有害活性物质，通过与谷胱甘肽结合而解毒，并不产生肝损害。如多种原因可导致这些有毒活性物质的产生超过了肝内代偿水平，在体内过量蓄积形成中毒。药物本身对CYP450的抑制是发生这类中毒的最常见因素。②CYP450激活产生的亲电子基、自由基、氧自由基等代谢物，这类物质对细胞膜和其他细胞组分有化学毒性。例如，当服用大剂量对乙酰氨基酚时，葡萄糖醛酸化及硫酸盐化清除能力达到饱和，大部分药物直接经CYP450作用形成N-乙酰-P-苯醌亚胺，可使肝内谷胱甘肽耗竭，N-乙酰-P-苯醌亚胺与肝细胞的大分子结合，造成肝细胞坏死。③产生CYP450中间代谢物与多种蛋白质和DNA组成的复合物抗体，引起自身免疫性肝损伤。

此外，有的代谢物产物也可与大分子结合而导致肝损害，如抗结核药物异烟肼在肝内经乙酰化而分解为异烟酸和乙酰肼，后者与肝细胞的大分子发生共价结合而造成肝损害。利福平作为CYP450的诱导剂，与异烟肼联用时，可以增加异烟肼的毒性代谢产物，从而加重异烟肼的肝损伤作用。

4. *自身免疫激活*　多数药物相对分子质量较小，一般只具有反应性而尚无抗原性，很少直接激发机体的免疫应答，但在某些特异质个体，这种半抗原与肝内特异性蛋白结合后可成为抗原；部分药物也可在CYP450系统等药酶系统的作用下，发生生物转化或生成某些代谢产物，继之与一些载体蛋白或核酸结合，形成新抗原，诱发免疫应答，导致肝损害。

免疫介导性肝损害既可通过产生特异性抗体激发体液免疫，也可通过抗体依赖细胞毒作用或其他机制激发细胞免疫，或者同时激发两条途径共同作用，导致肝损伤。炎性细胞的增加可使肝损伤明显加剧，如中性粒细胞和窦状上皮细胞，特别是库普弗细胞。

双醋酚汀引起狼疮样肝炎时，大量免疫复合物沉着可能造成重型肝炎。近来研究表明，某些药源性肝损害患者的外周血中可检测到多种自身抗体，某些药物的抗体可成为人体的自身抗体，如替尼酸性肝炎有抗CYP2C9的肝肾微粒体抗体，双肼屈嗪性肝炎有抗CYP1A2的肝微粒体抗体，氟烷性重型肝炎有CYP2E1及其他各种抗微粒体蛋白的自身抗体。这些自身抗体与肝细胞损伤间的关系，目前尚不十分清楚。另外，药物性肝病患者外周血中的T细胞亚型也有明显的变化。

5. *细胞凋亡激活*　细胞凋亡是细胞死亡的一种形式，以有机体核裂解和细胞的破裂为特征。在细胞凋亡过程中，完整的细胞器和细胞膜分裂成小的膜结合的小体。一些化学药物能够通过直接激活促细胞凋亡途径触发肝细胞凋亡，或者是通过免疫介导等途径诱导肿瘤坏死因子α（TNF-α）释放或激活Fas途径而激发细胞凋亡。损伤线粒体的化学药物也能够通过细胞色素C的释放激发细胞凋亡。胆汁淤积也能够通过促细胞凋亡的胆汁酸如甘氨鹅去氧胆酸的活动激发细胞凋亡。

6. *线粒体损伤*　线粒体是细胞内重要细胞器，参与细胞内三羧酸循环、脂肪酸代谢、氧化磷酸化等多项重要的生理和生化过程。线粒体膜具有多种离子通道来介导离子转运，离子通道的调节可能影响线粒体甚至细胞的功能。

药物能损伤线粒体结构、酶或DNA合成，能够破坏β-脂质氧化和肝细胞氧化能量的产生。长期阻断-氧化导致肝细胞小泡脂肪变性，轻、重度损伤均可引起小泡脂肪变性，重症亦可导致肝衰竭和死亡。此型损伤可由多种药物引起，阿司匹林、丙戊酸、四环素类等可能抑制β-脂质氧化，胆汁酸、胺碘酮则单独或同时破坏氧化磷酸化消耗肝细胞能量，一些抗病毒的脱氧核苷类似物（如放射性同位素化合物）能通过抑制DNA多聚酶破坏线粒体DNA合成，导致线粒体DNA和线粒体的消耗而使肝细胞死亡。

7.其他　除肝细胞，肝脏中的其他细胞也可成为药物的作用靶位。如库普弗细胞，一旦激活后便加重肝损伤；星状细胞、巨噬细胞等也能放大药物的肝毒性作用，并导致纤维化反应和肉芽肿形成；化疗药物能够损伤静脉窦的内皮细胞，引起静脉闭塞；激素治疗可诱导肝细胞去分化，导致腺瘤甚至癌肿形成。

五、老年人药源性肝损害的危险因素

老年人药源性肝损害的风险因素较为复杂，主要与机体和药物以及两者之间的相互作用有关，可分为机体因素、药物因素和环境因素。从发病机制的角度来看肝毒性的危险因素，可以解释异质性药源性肝损害的发生。但单一危险因素不能解释异质性药源性肝损害的发生，可能是多个危险因素的相互作用。环境因素作为药源性肝损害的激活危险因素，打破了损伤和防护的过程。其他如高龄、女性和罹患疾病也是发病的危险因素，可能改变药动学过程。

1.机体因素

（1）年龄：高龄是药源性肝损害的重要易感因素，同时也是慢性药源性肝损害的独立危险因素。儿童对某些药物的代谢解毒能力相对较低，可能增加肝损害风险。

（2）性别：对某些药物（如米诺环素、异烟肼、甲基多巴等）女性比男性表现出更高的易感性，并且更易于表现出慢性自身免疫性肝炎的特点。

尽管尚无妊娠期妇女及胎儿中的药源性肝损害的风险数据，但仍应充分考虑妊娠期妇女用药风险。

（3）种族：被视为药源性肝损害的危险因素之一。

（4）基础疾病：有基础肝病的患者在用药中发生肝损害时，应注意区分是药源性肝损害还是基础性肝病再复发抑或是多种肝损害因素同时并存。如果所用药物在临床上可能用于基础性肝病患者，建议研究者在临床前、临床试验阶段及上市后再评价中注意考察有基础性肝病患者的用药风险。

慢性乙型肝炎、慢性丙型肝炎被认为是抗HIV和抗结核治疗所致肝损害的风险因素。

炎症可以增加肝毒性，炎症介质对肝细胞起损伤作用，伴有感染性疾病是药源性肝损害的危险因素。在炎症情况下，由于线粒体过氧化抑制，阿司匹林可以诱导儿童肝衰竭。感染慢性乙型肝炎病毒（HBV）或者慢性丙型肝炎病毒

（HCV）的患者会增加一些特定药物如抗反转录病毒药物或抗结核药发生药源性肝损害的风险。此外，感染人类免疫缺陷病毒（HIV）是某些药物引起药源性肝损害的易感因素，也是影响HIV感染患者发病率和病死率的重要因素。

糖尿病是某些药物（如对乙酰氨基酚）引起药源性肝损害的易感因素，且糖尿病与发生肝损害的严重程度独立相关。肿瘤及心脏病也是某些药物引起慢性药源性肝损害的潜在的危险因素。自身免疫性肝病也可能会增加患者对药源性肝损害的易感性，尤其是会使慢性药源性肝损害的发生风险增加。对于非酒精性脂肪性肝病和肥胖能否增加药源性肝损害的风险尚不清楚。

营养不良：对于某些患者如艾滋病、结核病或者酗酒患者，由于其营养缺乏可能会导致药源性肝损害，这可能与患者体内谷胱甘肽水平降低从而增加了患者机体对药源性肝损害易感性因素有关。

（5）个体差异：药源性肝损害尤其是特异质型肝损害的评估应考虑患者机体因素对肝损害易感性的影响，即机体的个体差异，包括免疫、遗传、代谢、基础疾病等因素。如免疫异常活化或免疫耐受缺陷等机体免疫紊乱状态可能增加肝脏对药物毒性的易感性，从而诱发药源性肝损害。在服用潜在肝损害风险药物时，要考察免疫、遗传和基础疾病等机体因素对药源性肝损害的影响。

（6）遗传因素：引起的药源性肝损害主要与基因多态性有关。药源性肝损害的基因研究主要集中在功能靶点、基因转录调控、药物代谢、人白细胞抗原（HLA）、细胞因子、氧应激和肝胆转运蛋白。药源性肝损害的第一个全基因组研究发现，HLA基因变异是氟氯西林和希美加群导致肝毒性的风险因素，为药物基因学的研究制定了新标准。目前需要一种较好的基因检测技术鉴别患者肝毒性的风险因素，但药源性肝损害是一类罕见的复杂疾病，药物基因学研究目前仍不能鉴别多种风险因素的相互作用，人群归因危险度及临床相关的独立风险因素。

与其他药物导致的疾病相似，药源性肝损害的药物基因学主要研究其肝毒性机制及药源性肝损害的预防。近几年，由于新技术和新方法的改进，使得全基因组关联研究成为可能，可对较小风险疾病（低风险变异）的常见变异进行稳定、有效的鉴别，使过去对单纯高风险变异引起单基因病的基因学研究转向多个低风险变异和环境因素相互作用共同决定复杂疾病风险等级的研究。过去对多种药物引起肝毒性的机制一直未知，基因学研究给出了答案，这是药源性肝损害机制认识的一次飞跃。阿巴卡韦是一成功案例，在治疗前常规筛选*HLAB*5701*基因，可预防变态反应的发生。

药源性肝损害的特异质性肝毒性更为复杂，发生率低至0.1%，甚至为0.01%。虽然迄今仍未知高风险基因变异是否起重要作用，但多个低风险因素的相互作用在疾病进程的不同阶段是发展至药源性肝损害的必要条件。个体特异质肝毒性的发生由多因素共同作用。长久以来这些因素的研究都围绕毒物的化学结构、免疫原性药物代谢产物和肝胆转运蛋白展开，但这些研究和中间代谢物质的动力学研究并未就特异质性药源性肝损害提供充足证据。

研究表明，人白细胞抗原系统基因变异是导致药源性肝损害的一个独立、重要的危险因素，氧应激和其他机制也发挥重要作用。与此相反，药物代谢酶基因多态性与之前报道相比，在致病风险因素中所起作用较小。药源性肝损害新的发病机制的发现为新的治疗策略开辟了道路，如酶抑制剂、抗氧化剂、免疫反应调节剂及抗TNF-α等。目前大量低风险因素间复杂的相互作用仍然未知，这也解释了个体难以预防特异质性药源性肝损害的原因。临床工作中，立即停用可疑药物仍是治疗中最关键的措施。希美加群导致肝毒性和辛伐他汀导致肌病的案例说明，全基因组关联研究在3期临床试验中能成功鉴别药物不良反应的基因风险因素。曲格列酮是一个深刻的教训，当时在临床试验中发现少数病例血清氨基转移酶轻至中度升高，但在上市后导致许多患者发生严重的药源性肝损害。药物基因组学研究有效鉴别了基因风险因素，如希美加群在上市前就已知其肝毒性，基因学数据表明氨基转移酶普遍升高。

遗传因素影响药物代谢或解毒，GSHS-转移酶的遗传变异*GSTI'1*和*GSTM1*基因、CYPP4502E1、N-乙酰转移酶及锰超氧化物歧化酶（SOD2）增加了药源性肝损害的危险性。药物毒性或脱毒的遗传多态性与药源性肝损害的发生相关，剂量在免疫调节的药源性肝损害中起作用。HLA基因变异与过敏性肝毒性相关，遗传学线粒体异常增加了肝毒素的敏感性，这可能和年龄相关，这可解释高龄患者的危险度增加。遗传危险因素是肝脏转运蛋白。遗传（或环境）因素影响基底（窦状小管）或微管转运系统，对于胆汁淤积型药源性肝损害，肝脏转运蛋白不仅使肝细胞暴露于有毒药物，也使胆汁有毒性成分。

2. *药物因素*　包括药物种类、药理毒理特点、给药剂量、给药疗程、代谢特点、交叉过敏及药物相互作用等，这些因素可影响药源性肝损害的潜伏期、临床症状、病程和结局。药物不良相互作用也会使药源性肝损害的发生风险增加，如抗结核药物与唑类抗真菌药、甲氨蝶呤等药物联合使用时，药源性肝损害的发生风险增大。

根据《2019年欧洲肝病学会临床实践指南：药物性肝损伤》，药物日剂量＞100mg（不论何种药物），主要经肝脏CYP代谢，能形成活性代谢物，能双重抑制线粒体和胆盐外排泵的功能，这些均是诱发药源性肝损害风险的药物特性。在药物研发中，建议使用预测算法和挑选临床前期试验来识别这些倾向性。

对于中草药，其风险因素包括以下几种。

（1）中药材、饮片及辅料的来源和质量：同名异物、掺杂使假、炮制加工不当等常常是影响中药药源性肝损害评价的重要干扰因素。在评价风险因素时，应综合考察药材基原、产地、药用部位、采收时间和加工炮制方法，并严格控制杂质、农药、重金属残留及微生物毒素等外源性污染物。此外，还应考虑中药生产过程中所涉及的辅料，如炮制辅料、制剂辅料及直接接触药品的包装材料和容器等因素的影响。在考察中药质量安全性时，建议在常规质量检测基础上，采用生物评价特别是生物效（毒）价、生物标志物等方法进行质量评价与控制；针对易混淆中药的基原鉴定，可采用分子遗传标记技术进行鉴定。

（2）肝损害相关风险物质：中药药源性肝损害相关风险物质既包括原型成分，也包括药物代谢产物。目前发现了多种导致肝损伤的中药原型和代谢产物，如雷公藤中的雷公藤甲素等二萜类成分、菊三七中的野百合碱等吡咯里西啶类生物碱。

（3）处方：中草药使用应遵循中医理论，根据辨证论治选药组方。药不对证（症）、超常规剂量或疗程、药物配伍不当等都可能增加肝损害风险。从安全用药角度，中药处方需注意“相恶”“相反”等配伍禁忌。其中，“十八反”“十九畏”是中医药传统理论对配伍禁忌的重要认识，新药研制原则上不建议使用“相恶”“相反”的中药配伍。

（4）剂型：不同剂型可能影响药物的药动学、药效学性质和安全性。应注意改变给药途径和剂型的中药制剂，尤其是传统中药剂型改为注射剂型时，可能增加安全性风险。

（5）临床用药：药物剂量、疗程、中西药联合用药也是影响药物安全性的重要因素。

3.其他因素　环境因素作为药源性肝损害的激活因素，打破了损伤和防护的过程，可能改变药动学过程，当毒性是剂量依赖型时，提高药物和（或）其毒性代谢物的浓度增大肝损害的风险。环境危险因素损伤线粒体功能，致使脂肪变性和脂肪性肝炎相关的肥胖与糖尿病。

不同的发病机制和风险因素在肝损害中的复杂作用可以对乙酰氨基酚（APAP）为例。APAP通过CYP4502E1代谢，活性代谢物如果不被谷胱甘肽（GSH）脱毒就会导致氧化细胞应激，一旦GSH共价结合的蛋白被耗尽，就会发生肝损害，这是主要的肝毒性机制。另外，乙醇通过损害线粒体功能在APAP诱导肝损害中起促进作用。研究APAP诱导的肝毒性可以发现，环境危险因素、毒性代谢物、氧化应激和GSH等在肝损害发生中具有重要作用。

目前没有证据表明饮酒会增加所有药物的肝毒性，但是重度饮酒可能会增加某些药物如甲氨蝶呤及异烟肼等发生药源性肝损害的风险。其他因素如吸烟对于易感性的影响尚不清楚。

六、药源性肝损害的高风险致病药物

据国内外报道，全球有千余种药物与药源性肝损害的发生密切相关，常见解热镇痛抗炎药、抗菌药物（含抗结核药物）、他汀类调脂药、抗肿瘤药物、其他化学药品、生物制剂和传统中药等。药物的种类、剂量、药动学和药效学性质、联合用药和相互作用等均为危险因素。了解临床常见高风险致病药物及致病机制对于药源性肝损害的防治尤为重要。

1.抗菌药物　是导致药源性肝损害最常见的药物，包括青霉素类、头孢菌素类、氨基糖苷类、大环内酯类、四环素类、喹诺酮类、磺胺类、抗真菌药物类、抗结核药物等。

（1）青霉素类：引起的肝损害较少见，一般较轻，表现为一过性转氨酶升高；重者则可能导致胆汁淤积性肝炎。较之天然青霉素，半合成青霉素制剂更易引起肝损害，如肝功能改变或淤胆性肝炎。阿莫西林是半合成青霉素，常与克拉维酸钾配伍制成制剂，阿莫西林克拉维酸钾的主要不良反应就包括肝损害，比如肉芽肿性肝炎，这可能与免疫反应有关；而青霉素V治疗HIV感染患者也有报道发生肝损害的症状；另有个例报道出现暂时性肝细胞炎性反应（肝炎）和胆汁淤积。氟氯西林，双氯西林、萘夫西林等一些青霉素药物也均可引起肝功能异常的不良反应，分析与氟氯西林相关的胆汁淤积性肝炎发现，停药数周之后仍然会有黄疸和瘙痒等症状出现，并且常比较严重且迁延，即使症状消失后数月，依旧可能存在肝功能异常。

（2）头孢菌素类：大剂量服用时可引起氨基转移酶、碱性磷酸酯酶、血胆红素等值升高从而导致肝毒性，如头孢呋辛、头孢曲松、头孢哌酮、头孢唑林等均可引起血清AST或ALT升高，多数情况为轻至中度，且持续时间较短，停用便可恢复。例如，头孢曲松可导致胆囊泥沙样结石、胆汁淤积等肝脏反应，停用之后症状消失。其肝毒性作用机制为头孢菌素类药物在肝内转变为水溶性物质，通过微粒体细胞色素酶系催化代谢，部分转化为亲电子代谢产物和自由基，并与蛋白质、核酸和脂质等物质结合，产生过氧化连锁反应，致肝细胞功能损害。除此之外，头孢菌素还可作用于肝细胞膜，使之转变为抗原产生抗体，诱导杀伤细胞引起肝细胞损害。

（3）氨基糖苷类：主要不良反应为肾毒性和耳毒性，无明显肝毒性。庆大霉素、阿米卡星等有引起转氨酶升高的个案报道，临床意义较小。

（4）大环内酯类：在正常剂量时，该类药物对肝脏的损害作用较小，但长期大量应用可引起胆汁淤积、肝酶升高等肝功能异常，一般停药后可恢复。酯化后的这类药如罗红霉素、琥乙红霉素、阿奇霉素等对肝脏的毒性较大，应短期减量服用，肝功能不全者应慎用。

肝脏是阿奇霉素代谢的主要部位，口服、注射阿奇霉素均可致肝损害：偶见转氨酶可逆性升高，已有阿奇霉素引起肝炎和胆汁淤积性黄疸的报道；克拉霉素最常见的不良反应是胃肠不适，其造成肝功能异常的报道很少，偶见肝转氨酶升高、黄疸或无黄疸的肝细胞性或胆汁淤积性肝炎，通常是可逆的；罗红霉素偶尔会引起转氨酶、γ-谷氨酰转肽酶、碱性磷酸酶及胆红素水平一过性升高，有报道称罗红霉素能引起急性淤胆性肝炎。

（5）四环素类：因其抗菌谱广、价格低廉曾被广泛应用，但长期大剂量口服或静脉滴注可以引起严重肝损害，肾功能不全者可引起血药浓度过高，造成致死性肝脏急性脂肪变性。研究发现，四环素的肝毒性机制可能与线粒体中脂肪酸β氧化功能障碍、脂肪转运功能障碍或药物本身的肝毒性有关。此外，四环素是抗合成代谢剂，可通过抑制体内蛋白质合成，干扰肝载脂蛋白合成，使肝内极低密度脂蛋白（VLDL）减少致肝脏分泌脂肪酸减少，从而形成脂肪肝，其抑制蛋白质作用机制可能通过抑制肝细胞线粒体DNA复制或干扰DNA转录，使mRNA合成减少，从而使mRNA翻译成载脂蛋白的量减少，通过抑制肝内三酰甘油的转运及肝细胞线粒体对脂肪酸的β氧化，从而诱发肝细胞脂肪变性。

（6）喹诺酮类：对肝功能的损害表现为ALT、AST、乳酸脱氢酶（LDH）、TBIL等异常升高，偶见肝炎、胆汁淤积、肝坏死或肝衰竭。

（7）磺胺类：柳氮磺吡啶、磺胺甲噁唑等可引起肝损害，包括黄疸、肝功能减退，严重者可发生急性肝坏死。

（8）抗真菌药物：三唑类抗真菌药物包括酮康唑、伊曲康唑、氟康唑等。氟康唑可引起一过性血清转氨酶轻度升高，偶可出现严重肝毒性，包括致死性肝毒性，主要发生在有严重基础疾病者。停用氟康唑后，其肝毒性通常可逆。酮康唑引起的肝损害较严重，临床上有引起严重肝损害和死亡的病例报道。2015年国家食品药品监督管理总局发布公告称，酮康唑口服制剂存在严重肝毒性不良反应，使用风险大于临床获益，停止酮康唑口服制剂在我国的生产、销售和使用，撤销药品批准文号。

（9）抗结核药物：一线抗结核药物包括异烟肼、利福平、乙胺丁醇、链霉素、吡嗪酰胺等，除链霉素及乙胺丁醇外，其余3种药物都具有潜在的肝脏毒性。

异烟肼是治疗结核病不可缺少的一线药物，单独使用时肝损害发生率为7%，联用吡嗪酰胺、利福平时对肝脏的毒性更大，肝损害发生率为23%。异烟肼可以直接引起肝细胞坏死或脂肪变形，其在肝内通过N-乙酰转移酶作用与乙酰基结合成乙酰化异烟肼，随后乙酰化异烟肼在肝内被水解为毒性较强的乙酰肼，后者通过肝细胞内微粒体酶转变成反应介质，再与细胞蛋白结合导致肝细胞变形、坏死。美国胸科协会也提出，异烟肼肝毒性机制与其代谢过程中形成的肼及毒性的单乙酰衍生物有关。

肝毒性是利福平的主要不良反应，发生率约为1%。少数患者可出现血清转氨酶升高、肝大和黄疸。老年人、酗酒、营养不良、原有肝病或其他因素造成肝功能异常者较易发生。利福平引起肝损害是由于与蛋白结合，其肝肠循环延长，竞争性抑制胆红素的排泄，从而导致黄疸和肝细胞坏死，大剂量应用利福平时也可引起肝脂肪变性。

有文献报道，异烟肼与利福平联合用药时其肝损害程度明显增加，且发生率也明显升高。其机制为利福平在肝脏代谢时的“去乙酰化”为异烟肼提供了更多的乙酰基，从而加速了异烟肼的代谢；利福平可诱导肝药酶，使异烟肼代谢产物的毒性增加；利福平可诱导肝脏酰胺水解酶的活性，加速对肝脏有毒性的异烟肼水解产物的生成。

吡嗪酰胺的肝毒性是抗结核药物中最强的，发生机制尚未完全明确。有研究认为吡嗪酰胺可通过干扰脱氢酶，阻止脱氢作用而使自由基产生，进而诱导脂质过氧化导致肝损害。也有研究认为吡嗪酰胺的主要代谢产物5-羟基吡嗪酸具有肝毒性，是引起肝损害的主要原因。

2. *解热镇痛抗炎药*　具有解热、镇痛和抗炎作用，主要用于骨关节炎、类风湿关节炎，以及发热、镇痛等，是临床应用最广泛的药物之一。作用机制为抑制机体前列腺素合成。

（1）对乙酰氨基酚：是临床常用的解热镇痛药，也是引起肝毒性最常见的药物。过量或长期服用可引起肝损害、淤胆型肝炎，严重者可致肝昏迷甚至死亡。肝、肾、心功能不全者服用本品应慎重，老年人服用剂量应减少30%～40%，明显肝、肾功能较差的患者可用其他药物代替。

对乙酰氨基酚引起的肝损害主要与肝细胞谷胱甘肽含量下降、脂质过氧化、细胞内钙稳态的破坏等有关。对乙酰氨基酚经吸收进入人体后，大部分与葡萄糖醛酸或硫酸结合形成无毒物质，经肾排泄。5%～10%的对乙酰氨基酚由细胞色素P450酶代谢产生一种高活性的中间代谢产物，即N-乙酰对苯醌亚胺（NAPQI），NAPQI通常与肝脏中央小叶细胞中的谷胱甘肽稳定共价结合而失去毒性，并经由肾排出。因此常规剂量不会产生肝毒性。但当大剂量服用时，体内会产生大量的NAPQI，将逐渐耗竭谷胱甘肽，而多余的NAPQI则会与肝细胞蛋白结合抑制其活性，从而导致肝细胞坏死。

（2）阿司匹林：最早用于抗炎、解热和镇痛，现小剂量阿司匹林（75～150mg/d）广泛用于冠状动脉粥样硬化性心脏病（冠心病）、脑血管疾病和外周动脉疾病的治疗。长期使用阿司匹林不良反应可见轻微出血，如鼻腔、牙龈、皮肤黏膜、眼结膜出血、血尿等，消化道出血、胃溃疡最为严重；恶心、呕吐、腹痛等症状；以及皮疹等过敏反应。临床上很少报道阿司匹林所致的药源性肝损害，普遍认为其所致的肝损害发生率比较低，且不易导致黄疸等症状，所以阿司匹林所致的肝损害容易被忽视。Laster和Satoskar曾报道阿司匹林引起急性肝损害，患者心包炎给予高剂量的阿司匹林后发生急性肝损害，停用阿司匹林后，肝酶升高和右上腹疼痛均得到缓解，所以高剂量的阿司匹林应该被视为一个潜在的肝毒性制剂。阿司匹林的肝毒性呈剂量相关性，通常无症状，高剂量时出现轻度ALT、胆红素和ALP升高。其引起肝毒性的主要机制可能是继发性线粒体功能障碍。

阿司匹林所致肝损害的诊断属于排他性诊断，首先确认是否存在肝损伤，然后排除其他原因的肝脏疾病，注重患者的用药史、生化异常动态变化特点、危险因素等。

（3）双氯芬酸：双氯芬酸钠通过抑制环氧化酶减少前列腺素合成而起到解热、镇痛、抗炎、抗风湿和抗血小板聚集作用，随着临床使用日渐广泛，双氯芬酸钠导致药源性肝损害报道也有增加。

双氯芬酸的肝脏不良反应较为常见，可能引起一项或一项以上的肝酶升高，通常并不严重，出现临床症状的黄疸患者罕见。长期服用本品时，作为预防性措施应监测肝功能。

双氯芬酸进入体细胞后，除被CYP450 2C9羟化外还被葡萄糖苷酸转移酶2B7糖酯化形成一种不稳定的酰基葡萄糖醛酸苷，后者被进一步氧化。同时，CYP2C8催化5-羟基双氯芬酸形成。来自于双氯芬酸酰基葡萄糖醛酸苷和亚胺苯醌5羟基双氯芬酸可以修饰蛋白的共价键，无论使其增加或降低均影响CYP2C8的活性而增加其肝毒性。多药耐药蛋白参与了双氯芬酸酰基葡萄糖醛酸苷到胆小管的运输。双氯芬酸代谢产物的积聚导致表达减低，并引发氧化应激反应和线粒体渗透性变化，导致细胞损伤。

（4）布洛芬：通常认为布洛芬的肝毒性较小。布洛芬引起的肝损害最常见的类型为肝细胞型和胆汁淤积型，这与长期胆汁淤积和胆管缺失综合征有关。

3.他汀类调脂药物　纠正血脂紊乱可减少心脑血管事件的发生率并延长患者寿命。随着“早期干预、强化降脂、长期用药”理论的提出，他汀类等降血脂药物的肝损害问题备受关注。当前对他汀类降血脂药物肝脏毒性的过分担忧已影响到高脂血症的常规治疗，而对安全性的正确评估则有利于风险管理和心脑血管获益。

他汀类药物引发的肝功能异常主要表现为肝酶升高，多为一过性，且呈剂量依赖性，约1%患者用药后转氨酶升高3倍以上基线水平，在减少用药剂量或停药后可恢复至基础水平。他汀类主要通过肝脏CYP450 3A4代谢，某些药物间的相互作用与CYP450酶代谢系统，尤其是与3A4同工酶有关。因此，合并使用多种药物时应尽量选择肝内或体内不同代谢途径的他汀类药物。

关于他汀类药物在治疗过程中产生肝损害，已有很多文献报道。其肝损害的机制尚不确切，可能为：①他汀类药物本身的毒性。他汀类药物在肝脏主要经CYP450同工酶3A4代谢而发挥作用提高肝损害发生率。②服用他汀类药物后引起的细胞毒性。他汀类药物竞争性抑制3-羟基-3甲基戊二酰辅酶A（HMG-CoA）

还原酶，阻碍胆固醇生物合成途径的早期步骤，从而引起肝细胞凋亡。Björnsson E等报道单纯细胞毒性肝损害约占他汀类药物所致肝损害的43%。③服用他汀类药物后引起的胆汁淤积。他汀类药物直接抑制转运蛋白，使胆管和转运蛋白抑制或损伤造成胆汁淤积。④其他机制，包括患者的个体差异等。

患者在使用他汀类药物治疗前、治疗12周及增加用药剂量时需要检测肝功能情况。治疗前，还应了解患者的基础疾病及是否有饮酒习惯等。用药中应定期检查肝功能，限制饮酒量。慢性肝病或代偿性肝硬化并非此类药物的禁忌证，他汀类药物禁用于活动性肝病、失代偿性肝硬化或急性肝衰竭、不明原因的转氨酶持续升高和任何原因肝酶升高超过3倍正常上限者。转氨酶轻度升高小于正常上限的3倍，患者可继续服用他汀类药物，但需要密切监测转氨酶的变化；若ALT或AST超过3倍正常上限，应暂停给药，且仍需每周复查肝功能，直至恢复正常。

4.抗肿瘤药物 多具有细胞毒性，肿瘤患者机体免疫力低下，是药源性肝损害的高发人群。抗肿瘤药物引发的肝损害与其他药物引起的肝损害有所不同。抗肿瘤药物引起的肝损害大多与原发肿瘤引起的肝转移、门静脉栓塞、胆汁淤积及肝脏淀粉样变性密切相关；甲氨蝶呤、他莫昔芬、氟尿嘧啶和伊替立康等化疗药物是脂肪性肝病的危险因素；某些药物是结节性再生性增生的风险因素。化疗药物的使用、肝脏基础疾病、肝损害后的不规范治疗等因素是抗肿瘤药物引发肝损害的重要诱因。

常见抗肿瘤药物引发肝损害的特点如下。

（1）作用于DNA结构的抗肿瘤药物：环磷酰胺的最终代谢产物丙烯醛及磷酰胺为高度的细胞毒素，可致转氨酶升高，停药后可恢复；铂类药物如顺铂，可致转氨酶一过性升高，严重的肝损害则较为少见；达卡巴嗪也可致转氨酶暂时性升高，有极少数报道患者出现严重肝毒性甚至死亡。

（2）抗代谢药：氟尿嘧啶类在体内可转化为三磷酸氟尿嘧啶，可抑制肝细胞内胸苷酸合成酶，干扰细胞DNA、RNA的代谢而产生肝细胞毒性。肝损害报道罕见，但在与其他药物联用时（如奥沙利铂等）易发生肝功能异常。阿糖胞苷用药后多出现一过性的肝功能异常，急性肝衰竭报道少见，但部分患者仍可能需要药物减量或停药并接受保肝治疗。吉西他滨也可引起一过性的转氨酶升高，但很少需要调整剂量。国外也有吉西他滨致命性肝损害的报道，因此既往胆红素升高的患者，应用吉西他滨时应从小剂量开始，如果能够耐受再逐渐增加剂量。

（3）抗肿瘤抗生素：多柔比星在肝脏代谢，80%经胆汁排泄。胆汁淤积会延迟多柔比星及其代谢产物的清除，增加其毒副作用。博来霉素50%可经尿液排泄，其余则在多种组织内灭活，较少引起肝功能异常。

（4）植物来源的抗肿瘤药：长春新碱需经肝脏代谢，并通过胆汁排泄。肝功能不全时则需要调整其用量。紫杉类药物通过肝CYP450代谢，经胆汁排泄。肝功能轻度异常患者会降低紫杉醇的清除，增加药物的毒副作用。

（5）拓扑异构酶抑制剂：伊立替康在肝脏代谢，主要是以原型从肝脏清除，可引起肝转移患者转氨酶一过性升高，胆红素异常时需调整剂量。依托泊苷在标准剂量时通常无肝脏不良反应；大剂量应用时则可引起胆红素、转氨酶、碱性磷酸酶升高，约出现在用药后3周，一般12周以后缓解，并不会造成永久损害。

（6）抗肿瘤靶向药物和免疫治疗：贝伐单抗在与氟尿嘧啶类药物和伊立替康联合应用时，可出现高胆红素血症。吉非替尼主要经肝代谢，但肝毒性作用罕见。索拉非尼主要用于治疗晚期肾细胞癌和肝细胞癌，近年来有报道其可致肝功能损害，以血清转氨酶升高为主，发现初期及时干预大多可以恢复。

免疫治疗可诱发部分患者免疫相关的肝毒性，其中CTLA-4抑制剂（伊匹单抗）的肝毒性强于PD-L1制剂（纳武单抗），两者联合应用肝毒性更强。免疫检查点抑制剂（ICI）相关的免疫介导的肝炎，如果经临床和组织学评估显示肝损害非常严重，建议由包括肝病专家的多学科团队共同议定治疗方案。

5.其他化学药及生物制剂

（1）精神药物：抗精神病药物会引起不同程度的肝功能异常，慢性精神病患者需要长期服用抗精神病药物甚至需要终身服药，因而风险性更高。有研究表明，氯丙嗪、氯氮平、奥氮平、阿立哌唑、齐拉西酮均能引起肝功能异常，其中典型抗精神病药物氯丙嗪及非典型抗精神病药物氯氮平对肝脏损害更为常见。抗精神病药物所致的肝功能损害一般出现在药物治疗最初的1～2个月，常表现为一过性的无症状性转氨酶升高、乏力、黄疸等，少数患者会有轻度恶心、厌食等自觉症状，多数能在停药和保肝治疗后恢复肝功能。实验室检查发现主要为ALT和AST显著升高。目前，该类药物所致肝功能损害的发病机制尚不明确，且不同种类药物所致肝功能异常是否有所不同，一直没有定论；也有研究发现其致病机制可能为肝细胞损伤。

精神障碍患者治疗前及治疗早期，建议处方医生进行肝功能检查并定期监测，一旦出现肝功能异常，必须严密观察患者病情变化，并根据变化减少剂量或及时保肝治疗。应重点关注老年患者、易感体质患者肝功能的变化；对有肝功能损害症状的患者、已表现出局部性肝功能减退患者及使用潜在肝毒性药物治疗的患者应慎用抗精神病药物，或者选择对肝功能影响较小的新型抗精神病药物。此外，近几年来有不少关于使用抗精神病药物治疗精神障碍的患者出现危及生命的急性肝损害的个案报道，因此精神药物所致的肝功能损害需引起高度重视。

（2）免疫抑制剂：引发的肝损害是器官移植术后发生率较高的并发症，也为移植患者死亡的主要原因之一。

环孢素A（CsA）是器官移植后免疫抑制和抗排斥反应的首选药物，可极大提高患者器官移植的存活率。但慢性肝、肾纤维化是限制其临床应用的重要原因，实验研究和临床观察证实，CsA肝毒性的发生率一般为20%～40%。CsA主要在肝细胞膜发挥药理与毒理作用。CsA引起慢性肝毒性是一个比较复杂的过程，且具有剂量依赖性，可能通过干扰微粒体膜蛋白功能，影响单位膜的稳定性和渗透性从而破坏膜的完整性，影响RNA和DNA的合成，通过改变膜的渗透性及影响Na^+-K^+-ATP酶活性，影响肝细胞的能量代谢，同时竞争性抑制肝CYP450酶系，影响药物代谢。

硫唑嘌呤的损害机制可能为其代谢产物6-巯基嘌呤在肝内蓄积，干扰特殊代谢过程，引起组织脂肪变性而坏死。硫唑嘌呤和CsA两者联用时，硫唑嘌呤能增加CsA血药浓度，加重肝损害。

（3）抗甲状腺药物：引起的肝损害较常见，多为转氨酶轻度升高，停药后很快恢复。甲巯咪唑引起的肝损害以肝内淤胆为主，血清胆红素水平升高，与药物剂量有关，减量或停药后可恢复。丙硫氧嘧啶引起的肝损害以肝细胞坏死为主，表现为转氨酶升高，与药物剂量无关。出现严重肝损害需立即停用抗甲状腺药物，且不宜换其他抗甲状腺药物。肝损害多发生于初始服药后的3个月内，故应定期复查肝功能。

（4）其他药物：噻唑烷二酮类（TZD）是一种胰岛素增敏剂，通过刺激过氧化物酶体增殖物激活受体γ，增加胰岛素对周围组织器官的敏感性，改善胰岛素抵抗。早期上市的曲格列酮可引起严重肝损害。据报道，在日本，有153例与使用曲格列酮有关的重度肝炎和8例死亡；在美国，使用该药者中也出现61例死亡病例和7例接受肝移植者，因此曲格列酮于2000年在美国撤市。可能机制包括肝细胞对TZD的变态反应和代谢异常等途径。对于现在临床上使用的罗格列酮和吡格列酮，未发现肝损害不良反应。

抗癫痫药卡马西平，心血管药卡托普利、普罗帕酮，消化系统药莫沙必利等也有引发药源性肝损害的较多报道。

口服避孕药是肝腺瘤发生的风险因素。雄激素和雌激素类固醇，尤其是用于治疗骨髓衰竭时，是发生肝肿瘤的危险因素，如有可能建议停用，继续监测直至腺瘤消退或接受根治性治疗。

6.中药　在我国有上千年的使用历史，近年来以药源性肝损害为代表的中药不良反应/事件频发。临床常见可引发肝损害的中药，既包括传统意义上的有毒中药，也有传统观点认为的无毒中药。因为中药本身的复杂性、联合应用的多样性，药源性肝损害与中药的关联性归因困难，肝损害机制阐释不明。加之一直以来公众对中药存在“天然、无毒”的认识误区，使得对中药引致的不良反应和药源性疾病缺乏相应认识和重视，致使中药用药风险和安全性防控难度较大。

中华中医药学会于2016年发布国内外首个专门针对中草药致肝损害的诊疗

技术标准《中草药相关肝损害临床诊疗指南》，明确患者肝损害与中草药之间的关联关系，科学规范中草药相关肝损害诊断和治疗，正确引导中草药相关肝损害评价与研究。国家食品药品监督管理总局于2018年发布《中药药源性肝损害临床评价技术指导原则》，主要用于中药全生命周期的药源性肝损害评价与风险管控，有助于指导和帮助医疗机构及专业人员识别中药药源性肝损害风险信号，科学评估患者肝损害与中药的因果关系，降低中药在临床使用中的风险。

（1）中药药源性肝损害的危险因素：需从机体与药物，以及两者之间的相互作用等方面分析。中药药源性肝损害评价时应排除药品质量不合格等干扰因素。

1）中药化学组成复杂，在人体内的代谢过程也复杂多样，有些自身所含的化学成分可以损伤肝细胞，其在体内代谢产生代谢产物也可能对肝脏存在一定的损害作用。因此中药药源性肝损害相关风险物质既包括中药的原型成分，也包括体内生成的药物代谢产物。

2）中药和天然药物较易获得，存在患者自用、误服现象，或在无中医医生指导下无辨证的服用某种中药。长期、大量的与治疗目的相悖的使用中药极易引起药源性肝损害的发生。

3）老年人、儿童、妊娠妇女、肝肾功能不全等特殊人群在正常剂量疗程范围内也是易感人群。少数人由于基因特异性也具有易感性。

4）缺乏辨证施治使用中药，或者按照西医思维开具中成药，也是中药药源性肝损害的重要风险因素。

（2）药源性肝损害高风险致病中药

1）单味中药：目前报道较多的致肝损害的单味中药有何首乌、黄药子、雷公藤、苍耳子、川楝子、苦楝子、芫花、草乌头、土三七、鸦胆子、五倍子、白及、防已、青黛、半夏、密陀僧、蒲黄、商陆、常山、藜芦、罂粟、苍术、合欢皮、土荆芥、大风子、蜈蚣、蟾蜍、朱砂、斑蝥、穿山甲、雄黄、砒石等。

①何首乌：具有补气益血、固精益肾、固发、解毒、消痈、截疟、润肠通便等功效，历代本草著作及中国药典均谓其“无毒无害”。由于养生、乌发及润肠通便等功效，很多人在对何首乌的服用方面出现误区。何首乌导致肝损害的报道较多，原因如下。a.炮制因素：炮制不仅能改变中药的四性五味及功能，还可以消除或减少某些中药的毒副作用，若炮制不得法，不仅会降低中药的临床疗效还有可能增加其不良反应。何首乌的炮制与其不良反应的发生具有密切关系。有研究发现，炮制时间和工艺均可影响何首乌的肝毒性，适当的炮制可以减少甚至消除何首乌的肝损害，不同的炮制方法会引起何首乌内在成分含量或结构的变化，进而导致肝毒性也存在不同程度的差别。因此何首乌炮制的差异及由繁化简的炮制技术可能是其临床应用出现不良反应尤其是肝毒性的重要因素之一。b.临床辨证配伍及服用方法：对于何首乌主治的病证，其不良反应的发生率较低。分析原

因，认为，何首乌所主治的病证的报道是在研究者严格限定何首乌的应用指征以及正确的辨证论治基础上进行，若用药对证何首乌发挥其治疗作用，否则就出现不良反应。临床上，何首乌单独入药的频率较低，大多数为复方配伍应用，合理的组合配伍，调其偏性，增其功效，制其毒性，用药安全可靠，而不恰当的辨证论治、不合理的药物配伍可增加何首乌肝损害的风险。何首乌及其制剂相关药物性肝损害，大多因使用剂量过大、疗程过长，导致药物蓄积而成，何首乌肝损害与其剂量、用药周期呈正相关，超剂量及过长周期的用药也可能是何首乌肝损害产生的重要诱发因素。c.体质易感性：何首乌在临床应用中所诱发的肝损害具有明显的个体差异性，可能与肝脏代谢酶遗传多态性、代谢酶缺陷及不同个体的免疫应激状态密切相关。d.相关化学成分的肝毒性：何首乌引起肝损害的化学物质尚不明确，可能包括其所含的蒽醌类化合物如大黄素、大黄酸在高浓度、长时间作用下有细胞毒作用；大黄酚很可能是导致肝细胞凋亡的主要成分；游离及结合态蒽醌类成分也可能具有肝肾毒性。另外，何首乌在机体代谢过程中，产生某种损肝毒性物质，可引起肝细胞脂质过氧化致肝细胞坏死。

②雷公藤及制剂（雷公藤片、雷公藤总萜片、雷公藤多苷片、雷公藤内酯软膏等）：常用于类风湿关节炎和系统性红斑狼疮的治疗，但其在药效剂量下有不同程度的毒性反应，原因如下。a.炮制因素：雷公藤炮制以水火共制法为主，煨制、米醋蒸制和药汁制对降低肝毒性起积极影响作用。火制中的煅碳、烘箱和微波煨制均可降低雷公藤的肝毒性，但煅碳和煅烧对雷公藤的成分破坏较严重，可能影响其药效。黄酒蒸、米醋蒸、羊血炖和甘草汁制能降低雷公藤的肝毒性。蒸制、黄酒炙、米醋炙、水煮、甘草汁和莱菔子汁制均能降低毒效成分雷公藤甲素与雷公藤红素的含量。b.体质易感性：CYP3A4的基因多态性影响了雷公藤在体内的代谢速率。当雷公藤不能被P450酶系代谢解毒时，造成脂质过氧化，诱导氧化应激反应，导致肝细胞凋亡，这可能是雷公藤致肝损害的主要原因。c.相关化学成分的肝毒性：雷公藤所含化学成分可能引起脂质过氧化反应；雷公藤原药或其代谢产物可激发肝内免疫应答，引起免疫介导性肝毒性；雷公藤化学成分可能引起肝细胞过度凋亡。

③黄药子：具有凉血泻火、散瘀解毒的作用，对恶性肿瘤有一定疗效。其毒性成分为薯蓣皂苷及薯蓣毒皂苷，临床使用不当可引起肝功能异常。黄药子对肝脏的损害属于对肝细胞的直接毒性作用，是药物或其代谢产物在肝脏内达到一定浓度时干扰细胞代谢的结果，久服药物蓄积而导致肝中毒。

④菊三七：用于散瘀止血、解毒消肿，用于衄血、吐血、外伤出血及跌打损伤、痈疽疮毒，历代本草未载明其有毒。大部分中毒患者是由于盲目应用土草药和偏方致病。菊三七中毒引起的肝功能损害程度与服用剂量、就诊早晚有关，其病理改变均为肝小静脉闭塞。菊三七所引起肝小静脉闭塞症可能与其所含吡咯烷

生物碱有关。应用菊三七诱导出小鼠肝小静脉闭塞症模型，证实脱氢代谢后的产物可损伤肝脏细胞，引起管腔狭窄、血流障碍。

⑤苍耳子：含苍耳子苷，用量过大（一般指30g以上）可致中毒。中毒常于食后2天发生，表现为上腹胀闷、恶心、呕吐，重者肝脏受损引起黄疸，甚至急性肝衰竭而死亡。苍耳子中毒原因与该药提取的脱脂部分制得的水浸剂有关，也可能与未曾加热过的苍耳子油和未变性的原蛋白质有关。

⑥苍术：含苍术苷，具有显著的肝毒性。实验表明，苍耳子水提物和苍术苷可不同程度地引起大鼠原代肝细胞皱缩、变色形态学变化，也可使细胞内ALT释放增加，逐渐导致肝细胞死亡。

2）复方制剂和中成药：报道较多的有大柴胡汤、小柴胡汤、防风通圣散、疳积散、雷公藤多苷、雷公藤片、壮骨关节丸、追风透骨丸、复方青黛丸、壮骨伸筋胶囊、骨仙片、牛黄解毒片、天麻丸、消银丸、克银丸、白癜风胶囊、消咳片、华佗再造丸、大活络丹、穿山甲片、逍遥丸、连翘败毒丸、消癣宁、安络丸、昆明山海棠片等。常见有以下品种。

①青黛丸（或复方青黛丸）：主要由青黛、贯众、紫草和建曲组成，国内文献记载其安全、无毒。有报道称银屑病患者服用青黛丸后出现食欲缺乏、疲乏及皮肤、巩膜黄染，检查ALT、AST、总胆红素明显升高，诊断为药源性肝损害。停药后经对症处置恢复，再次用药后复现类似临床病程及实验室改变。

②克银丸：主要成分土茯苓、北豆根等，因寻常型银屑病服药后出现肝损害，停药后肝功能正常。

③壮骨关节丸：该药主要用于治疗退行性关节病变，引起的肝损害表现为患者发热的发生率低，消化道症状轻，很少出现呕吐症状，但皮肤瘙痒、粪便灰白和黄疸的发生率高，碱性磷酸酶和γ-谷氨酰转肽酶（γ-GTP）明显升高，住院时间长，临床诊断为胆汁淤积型肝炎较多见。壮骨关节丸所引起的肝损害病理改变主要是胆汁淤积。

④小柴胡汤：该方常用于治疗肝炎，有报道可引起肝损害。小柴胡汤诱发淋巴细胞刺激实验结果呈阴性，少量再服试验引起嗜酸性细胞增多及ALT、AST、γ-GTP、免疫球蛋白E增高。对组成小柴胡汤的7味药物分别进行诱发淋巴细胞刺激实验，结果柴胡、半夏、人参呈阳性反应，甘草呈假阳性反应。认为本例为小柴胡汤4种成分所致的肝损害。也有学者认为小柴胡汤引起肝损害可能与柴胡或黄芩的原浆毒有关。

（3）可能引起肝损害的中药化学物质

1）生物碱类：常见具有肝毒性的生物碱类成分主要有吡咯里西啶类生物碱（千里光碱、倒千里光碱、天芥菜碱等）、二萜类生物碱（乌头碱、次乌头碱、新乌头碱等）、异喹啉类生物碱（蝙蝠葛碱、青藤碱等）、吲哚类生物碱（吴茱萸次碱）、吡咯里西啶类生物碱（苦参碱和氧化苦参碱）等。近年来吡咯里西啶类生物碱所诱发的肝毒性得到国际上的广泛关注，其代谢与毒理机制研究也较为透彻，目前最经典公认的机制为“代谢吡咯（metabolic pyrroles）”学说，即毒性由吡咯啶环代谢活化所致，其一系列代谢活化“反应”导致了肝细胞在解毒过程中又不断“中毒”，形成恶性循环，不可逆性地造成肝细胞功能紊乱、坏死直至组织损伤。

2）萜和内酯类：雷公藤、川楝子、艾叶、贯众等中药中均含有此类成分，如雷公藤甲素、川楝素等，这些成分或能使谷胱甘肽耗尽，或其代谢物对肝细胞有毒性作用，从而导致肝大、黄疸等肝功能异常。

3）苷类：以皂苷类引起肝损伤最常见。黄药子中所含的薯蓣皂苷和薯蓣毒皂苷为主要毒性成分，是公认的可引起肝损害的中药。香加皮中的杠柳毒苷及其代谢产物杠柳次苷可以通过肝肠循环增强其毒性反应。苍术所含苍术苷可以抑制线粒体氧化磷酸化和三羧酸循环，可能与其肝毒性有关。番泻叶中的番泻苷经肠道细菌作用，其分解产物的化学结构类似二羟蒽醌，为已知的损肝性泻药。

4）毒性植物蛋白：毒性植物蛋白主要存在于种子中，一般认为其具有细胞原浆毒作用，如苍耳子、蓖麻子、相思豆、望江南子等，蓖麻毒蛋白和相思豆蛋白可以阻断蛋白质或细胞DNA的合成，可使肝脏坏死。望江南子含大黄泻素和毒蛋白，也可引肝损害。毒蛋白类有毒成分能损害心、肝、肾等内脏及引起脑水肿，尤以肝损害为重。

5）鞣质：鞣质广泛存在于五倍子、石榴皮、诃子等中药中。有研究表明，水溶性鞣质对肝脏的直接毒性较高，长期或者大量服用可引起肝小叶中央坏死、脂肪肝、肝硬化。五倍子中含有大量水溶性鞣质，极大量服用时便可导致灶性肝细胞坏死。

6）动物性胆汁毒素：鲤鱼胆、鲫鱼胆等多供外用，如误服后胆汁毒素直接作用于肝脏造成损害，引起肝功能障碍，病理表现为肝细胞水肿，部分细胞水样变性或胞质嗜酸性增强，可见点状灶乃至坏死。

7）其他：独活的有效成分欧芹属乙素、异补骨脂素和花椒毒素等均可引起实验动物的肝损害。苦楝子所含的苦楝素可经胃黏膜吸收后损伤肝脏。

七、药源性肝损害的诊断、治疗和预防

（一）诊断与鉴别诊断

由于药源性肝损害发病机制的多样性与复杂性，目前临床仍缺乏明确的诊断标准，一般采用排他法进行确诊。首先确定患者存在肝损害，其次排除其他肝病，如病毒性肝炎、胆石症、自身免疫性肝病和遗传性疾病等，进而通过因果关

系评估肝损害与可疑药物的相关程度。

1.诊断　根据可获得的与临床事件相关的首次实验室检查的肝酶升高模式，将药源性肝损害分为肝细胞损伤型、胆汁淤积或混合型。目前中国采用的诊断标准主要依据日本DDW-J标准：①用药后1～4周出现肝损害（肾上腺皮质激素、睾酮类等除外）；②初发症状可有发热、皮疹、瘙痒等过敏征象；③有肝细胞损伤或肝内淤胆的病理改变和临床表现；④末梢血嗜酸性粒细胞超过0.06；⑤药物淋巴细胞转化试验或巨噬细胞移动抑制试验阳性；⑥病毒性肝炎血清标志物均为阴性；⑦有药源性肝损害发病史，再次应用相同的药物可诱发（有危害，不可用）。凡具备上述第1条再加上第2～7条中任意两条即可诊断。此外还需要排除其他能够解释肝损伤的病因。

ALT、ALP和TBIL是定义药源性肝损害时的标准检查项目。如果判别时不能获得ALT，可用AST来代替ALT确定肝损害模式，但GGT不能可靠地替代ALP。

对于表现为胆汁淤积型药源性肝损害恢复缓慢，且磁共振胰胆管成像（MRCP）和经内镜逆行性胰胆管造影检查（ERCP）显示胆道系统有相关特征性改变的患者，可考虑诊断药物诱导的继发性硬化性胆管炎。

对于药物相关性肉芽肿性肝炎的诊断，建议包括组织学改变的评估，且需排除已明确可作为肝脏肉芽肿病因的特殊感染、炎症和免疫学情况。

患者暴露于已知可干扰线粒体功能的药物，并且出现独特的肝脏病理学特征，可作为识别急性药源性脂肪肝的依据。

2.再激发试验　在用药过程中出现药物不良反应应停用一切可疑药物。若某药是患者必须服用的而停药后反应消失，则应高度怀疑该药。再激发试验用来证实某些药物存在时可激发疾病，当去除该药物时疾病即消失或恢复正常。具体方法是在停用某些药物及不良反应消失后，再给予该药试验剂量，若症状重现即可确定致病药物。但是再激发试验有一定危险性，特别是在过敏反应中，即使是最低剂量也可造成严重后果，甚至死亡，因而临床上应尽可能避免使用。若临床必须应用而无其他药物可取代时，再次应用可疑药物可能是合理的。

再激发试验可在一定程度上证实药物与肝损害的因果关系，因此对于可耐受相同剂量和疗程药物的再次暴露的肝损害患者，可行再激发试验以寻找病因。但由于人的适应性和耐受性等原因，一些可能导致严重肝损害药物的再激发试验呈阴性也并不代表该药物不会导致肝损害。同时需要注意，通常不能对转氨酶升高＞5倍正常上限的患者行再激发试验，因为当此类患者再次暴露于致病药物时，可能会引起严重肝损害甚至死亡。

在临床实践中，与初次发病相比，药物非故意再刺激引起的肝损害导致死亡和需要肝移植的风险可能更大，除非临床确需再次使用某种药物（具有肝毒性），否则不提倡该药物的故意再刺激，因为可能导致更严重的肝损害。但是抗肿瘤和抗结核治疗，应根据临床实际需要，在一次肝损害发生后，进行受控制药物的再刺激被认为是合理的，因为这类情况一般不会导致肝毒性的严重再发。

3.诊断难点　完整的临床诊断应包含诊断命名、临床类型、病程、RUCAM评分结果、严重程度分级。通过详细的病史询问、用药史、临床表现、病原学检查及肝脏生化学指标动态改变特点等信息进行综合分析。对于药源性肝损害的临床特征，以及复发预测因素的准确把握，一方面可进一步丰富临床认识，合理用药，降低发病率；另一方面有助于实现“早发现、早停药、早治疗”的目的，优化激素治疗的时机，提高治愈率，改善预后。

（1）诊断难点：①诊断难度高，是排他性诊断，肝活检很重要但接受度差；②临床表现多样，复发比例高，重症化风险高，部分患者病情进展快；③疗效不理想，治疗原则是停用可疑药物，加强保肝、降酶、退黄等对症支持治疗，激素治疗非常重要，但最新共识有关激素的推荐意见尚不完善。

（2）鉴别诊断：基于自身免疫性肝炎、药物诱导的自身免疫性肝炎和伴有自身免疫特征的自身免疫性肝炎样药源性肝损害临床较难鉴别，应进行详细评估，包括因果关系评估、血清学评估、基因检测及肝组织活检。必须详细采集患者用药史并分析其自身免疫指标，动态观察临床治疗应答和免疫抑制剂停药后的反应，必要时结合肝组织学检查加以判别。

针对有肝病史或存在多种肝损害病因的患者，应严密监测其使用有潜在肝毒性的药物，找到引起肝损害的主要原因，以便正确治疗。

（3）诊断评估

1）药源性肝损害发病时间差异很大，与用药的关联性通常较隐蔽，缺乏特异性诊断标志物。因此全面细致地追溯可疑药物应用史和除外其他肝损害病因。

2）当有基础肝病或多种肝损害病因存在时，叠加的药源性肝损害易被误认为原有肝病的发作或者加重，或其他原因引起的肝损害。药源性肝损害患者中既往有肝病史者超过6%；而既往有肝病史的患者约1%可出现药源性肝损害。如HBV或HCV感染者合并炎症性肠病应用免疫抑制剂治疗易发生肝损害，常很难鉴定是由免疫抑制治疗导致的病毒激活，还是炎症性肠病合并的自身免疫性肝损害，或由于免疫抑制药物导致的药源性肝损害，甚或这三种情况同时发生。因此，当存在多种可能病因时，仔细甄别肝损害的最可能原因非常重要。有研究认为，发生在已有肝病基础上的药源性肝损害其发病率和严重程度均可能被低估。

3）鉴于部分患者表现为药物性自限性轻度肝损害，此后可自行恢复。为避免不必要的停药，国际严重不良反应协会于2011年将药源性肝损害的生化学诊断标准建议调整为出现以下任一情况：①ALT ≥ 5ULN；②ALP ≥ 2ULN，特别是伴有5′-核苷酸酶或GGT升高且排除骨病引起的ALP升高；③ALT ≥ 3ULN且TBIL ≥ 2ULN。需要指出，此调整非药源性肝损害的临床诊断标准，而主要是对治疗决策更具参考意义。

4）出现下列情况应考虑肝组织活检：①经临床和实验室检查仍不能确诊药源性肝损害，尤其是自身免疫性肝炎仍不能排除时；②停用可疑药物后，肝脏生化指标仍持续上升或出现肝功能恶化的其他迹象；③停用可疑药物1～3个月，肝脏生化指标未降至峰值的50%或更低；④怀疑慢性药源性肝损害或伴有其他慢性肝病时；⑤长期使用某些可能导致肝纤维化的药物，如甲氨蝶呤等。

4.因果关系评估　药源性肝损害的评估方案主要有Roussel Uclaf因果关系评估法（RUCAM），是目前设计较合理、要素较全面、操作方便、诊断准确率相对较高的诊断工具，推荐用于指导临床实践诊断。其特点是：①不受年龄、性别和种族影响，可重复性相对较好；②主次参数全面且相对合理客观；半定量诊断分析构架较为完整，也适合非肝病专业医生应用；③对不同类型药源性肝损害的评分标准进行了区分。不足之处：有些评分标准的界定较含糊，需要改进参数和权重，填表指导应更清楚完整。

采用RUCAM量表对药物与肝损害的因果关系进行综合评估：①用药史，特别是从用药或停药至起病的时间。②病程长短和生化异常的动态特点。③危险因素。④合并用药。⑤肝损害非药物性因素的排除或权重，以及血液生化异常非肝损害相关因素的排除。对于需要排除的其他肝损害病因，除RUCAM量表已列出的自身免疫性肝炎、原发性胆汁性肝硬化、原发性硬化性胆管炎、慢性乙型和丙型肝炎等疾病外，还需排除急性戊型肝炎和发病率相对较低的IgG4相关性胆管炎等疾病。⑥药物以往的肝毒性信息。⑦药物再激发反应。对难以确诊的肝损害病例，必要时可行肝活检组织学检查。

RUCAM量表根据评分结果将药物与肝损害的因果相关性分为5级。极可能（highly probable）：＞8分；很可能（probable）：6～8分；可能（possible）：3～5分；不太可能（unlikely）：1～2分；可排除（excluded）：≤0分。

5.鉴别诊断　药源性肝损害临床表型复杂，几乎涵盖目前已知的所有急性、亚急性、慢性肝损害表型，因此排除其他肝病对诊断有重要意义。为此，需通过细致的病史询问、症状、体征和病程特点、病原学检查、生化学异常模式、影像学乃至病理组织学检查等，与各型病毒性肝炎（特别是散发性戊型肝炎）、非酒精性脂肪性肝病、酒精性肝病、自身免疫性肝炎、原发性胆汁性肝硬化、肝豆状核变性、α_1抗胰蛋白酶缺乏症、血色病等各类肝胆疾病相鉴别。

对于应用化疗药物或免疫抑制药物且合并HBV或HCV标志物阳性患者，若出现肝功能异常或肝损害加重，应注意鉴别是HBV或HCV再激活，还是化疗药物或免疫抑制药物所致的肝损害，抑或两者兼而有之。对正在接受抗反转录病毒治疗（ART）的艾滋病患者，若合并HBV或HCV标志物阳性且出现肝损害，也应注意ART所致肝损害与肝炎病毒复制再激活所致肝损害之间的鉴别。

此外还应排除感染、心力衰竭、中毒、低血压或休克、血管闭塞及肺功能不全等引起的全身组织器官缺氧性损伤。

与自身免疫性肝炎的鉴别：少数药源性肝损害患者因临床表现与自身免疫性肝炎相似，可出现相关自身抗体阳性，临床较难鉴别。下列三种情况需特别注意：①在自身免疫性肝炎基础上出现药源性肝损害；②药物诱导的自身免疫性肝炎；③自身免疫性肝炎样的药源性肝损害。对初次发病、用药史明确、自身免疫特征明显而不能确诊者，在停用可疑药物后，可考虑糖皮质激素治疗，病情缓解后逐渐减量直至停药；随访过程中如无复发迹象则支持药源性肝损害诊断，若未再次用药而病情复发则多可诊断为自身免疫性肝炎。

6.生物学标志物　药物诱导的肝纤维化的诊断金标准为肝活检，但因为创伤大而不能作为常规监测方法。近年来发现的相关生物学标志物，包括血清和尿液内的生物标志物。血清生物学标志物包括Ⅰ型前胶原氨肽酶、组织抑制剂金属蛋白酶-1（T1MP-1）、层粘连蛋白、基质金属蛋白酶-2（MMP-2）和结合珠蛋白，尿液生物学标志物包括尿系列蛋白、锌α-2-糖蛋白、血清铁传递蛋白、间α胰蛋白酶抑制剂重链H4、结合珠蛋白、钙黏蛋白前蛋白原、N-钙黏蛋白等。这些新近发现的血清及尿液的生物学标志物可以为药源性肝损害的诊断提供线索，但这些标志物的缺点是可靠性不足，需要进一步的前瞻性研究来评估其潜在价值。

7.体外检测　近年来，特异质性药源性肝损害的体外检测平台研究取得了较大进展，对于诊断、药物上市前的肝毒性预测和评估有较大意义。目前可以从基因水平、细胞水平和组织水平对药源性肝损害进行检测。

（1）基因水平：人类白细胞抗原（HLA）基因多态性和药源性肝损害的相关性研究，证实了由于风险等位基因的存在，使个体有更高的患病风险，对于指导个体化用药有重大意义。HLA基因型分析可用来支持特定药物所致肝损害的诊断或有助于药源性肝损害与自身免疫性肝炎的鉴别诊断。

阿巴卡韦是治疗艾滋病的药物，治疗者中约4%发生过敏反应，部分过敏反应是致死性的。已经证实*HLA-B*5701*等位基因与对阿巴卡韦的高敏反应有关，FDA推荐在进行阿巴卡韦治疗前检测*HLA-B*5701*等位基因情况，相关的试剂盒已经商品化，这是将药物基因组学应用于指导药物临床应用的成功案例。

氟氯西林是一种半合成青霉素，该药可导致胆汁淤积型肝损害。研究表明，*HLA-B*57：01*等位基因的患者应用该药，发生药源性肝损害的概率是没有该等位基因患者的81倍。尽管研究结论令人鼓舞，但是氟氯西林所致肝损伤的发生率仅为8.5/100 000，使得该等位基因检测试剂盒的临床应用价值有限。这也是药物基因组学研究中面临的比较尴尬的局面。同样，米诺环素是一种半合成四环素，基于白种人的研究表明*HLA-B*35：02*等位基因与米诺环素引起的肝损伤高度相关，但由于米诺环素引起的肝损害发病率不高，且*HLA-B*35：02*等位基因阳性率在白种人中仅0.3%，在非裔美国人甚至只有0.1%，使得该等位基因预测米诺环素引起肝损害的价值不高，但是可用于鉴别米诺环素引起的药源性肝损害与自身免疫性肝炎。

（2）细胞水平

1）单细胞平台：原代人类肝细胞被认为是预测药源性肝损害的最好的单细胞模型。但该细胞来源不易，制备成本高，在体外培养中将迅速失去关键功能，使其应用受限。利用能表达药物代谢酶、转运蛋白和氧化/抗氧化酶的永生化细胞系模拟肝脏细胞，进行药物代谢研究，具有成本低、可调控和重复性好的优点。其中最常用的是THLE细胞，它是利用SV40大T抗原转化使上皮细胞永生化形成的细胞系。该细胞系药物代谢酶（DME）的表达量很低，研究者可以利用转基因方法使其表达特定组合的DME，观察药物代谢情况，并制成剂量-效应曲线。Thompson等使用*CYP450*转基因的THLE细胞成功评估了几种药物的肝损害风险。

Benesic A等开发了MetaHeps系统，该系统利用源于受试者外周血的单核细胞衍生的肝细胞样细胞（MH细胞）对药物进行肝毒性检测。由于该MH细胞具有受试者的个体特征，故MetaHeps系统适用于药源性肝损害的检测，并可用于研究药物之间的相互作用。研究发现，MetaHeps系统诊断多药共用状态下特异质性的敏感性和特异性高于临床上常用的RUCAM量表；对31例药源性肝损害患者（实验组）和23例非药源性肝损害患者（对照组）的MH细胞进行可疑药物的肝毒性检测，结果实验组中29例检测到了药物肝毒性，而对照组中无1例出现肝毒性，说明MetaHeps系统诊断和预测药源性肝损害的敏感性和特异性都较高。一个药源性肝损害患者同期服用84种药物，利用该患者的MH细胞对84种可疑药物进行检测，仅4种药物检测为阳性，表明MetaHeps系统可以帮助明确多药共用肝损害患者的致病药物。我国已进入老龄化社会，老年人常罹患多种疾病，需同时服用多种药物，而大部分药物都是通过肝脏代谢，在老年人多药共用状态下如何预防及诊断药源性肝损害是临床医生面临的棘手问题，MetaHeps系统无疑为我们提供了一项实用的方法。

利用干细胞技术来制备人类细胞筛查药物不良反应是预测药源性肝损害的一种有前景的方法。可诱导的多能干细胞（iPSC）的问世，使利用个体的iPSC进行预测成为可能。干细胞具有多向分化潜能，如何使个体的iPSC分化成我们需要的肝脏细胞是首先需要解决的问题。iPSC可以分化成肝细胞样细胞（HLC），Szkolnicka等证明了分化的iPSC能表达CYP1A和CYP3A，并与体外培养的冻存肝细胞表现出相似的药物应答。但是，HLC目前还无法具有完全成熟的肝细胞表型。

药源性肝损害的复杂性意味着目前没有任何一种单细胞模型能够充分模拟肝损害的全过程，无论这种细胞是原代人肝细胞、肝细胞系还是源于干细胞。尽管如此，模拟肝细胞主要特征的单细胞模型在评估潜在的肝损害风险方面还是有价值的，对于建立复杂的多细胞肝脏模型也是至关重要的。

2）肝脏细胞的共培养体系：肝组织中除了肝细胞，还有胆管细胞、间质细胞和各种免疫活性细胞。Kostadinova等应用多孔层状尼龙支架培养肝细胞、肝星状细胞、库普弗细胞和内皮细胞，制成共培养体系，该体系内的细胞能够沿着尼龙支架生长成三维结构，具有正常肝组织的功能，并能维持11周之久，通过向支架中加入脂多糖能诱导炎性细胞因子的产生。学者利用该体系成功检测了CYP450活性和肝细胞对药物的摄取。

ChenM等报道利用原代人肝细胞构建的多细胞共培养体系对19种已经被FDA证实的肝毒性药物进行检测，发现其预测药物肝毒性的敏感性能达到100%。

随着微流体技术、生物打印技术和组织工程技术的发展，研究者已经不满足于将肝细胞和肝脏非实质细胞单纯混合培养的二维的共培养体系。利用组织工程技术和新型生物材料构筑球形基质，将肝脏细胞置于其中的微小通道内进行培养，模拟肝脏的三维结构和功能，据报道能模拟肝脏脂肪变性和胆汁淤积，已有研究者将其用于药源性肝损害的研究。有研究者利用组织工程技术制备半乳糖基纤维海绵，将人的多能干细胞分化的肝细胞样细胞用于对乙酰氨基酚、曲格列酮和甲氨蝶呤的肝毒性检测，发现敏感性明显优于传统方法。

非阿尿苷是治疗乙肝的抗病毒药物，在动物实验中并未发现严重的肝毒性作用，但是在Ⅱ期临床试验中，15例服用该药的病人中有7例出现肝衰竭，其中5例死亡，该药于1994年停止临床试验。2011年，Krzyzewski等利用原代人肝细胞和基质细胞构建微模态共培养体系，成功检测到非阿尿苷的肝毒性，显示出利用多细胞共培养体系预测药源性肝损害的前景。这种共培养体系的主要缺点是由于构建复杂导致成本高。

（3）组织水平：利用体外培养的精密肝组织切片进行药源性肝损害研究，更接近真实的肝脏微环境，能反映肝组织内不同细胞间相互作用和肝组织对药物的整体代谢过程，相对于多种细胞的共培养体系，其优点显而易见。Hadi等将鼠和人的肝组织切片进行体外培养，成功构建了肝脏炎症损伤模型，在药源性肝损害、脂肪肝、肝纤维化的研究中都得到了成功应用。该系统的缺点在于获得肝组织切片的过程是有创的，而且据报道组织切片中肝细胞的代谢能力显著下降，研究者认为肝细胞代谢能力的下降与切片处于静态的培养体系有关，于是将肝组织切片置于微流体培养装置进行培养，发现肝细胞功能得到了良好的维持。

为了更好地模拟肝细胞在体内生长环境，有研究者将原代人肝细胞原位种植或者异位种植在啮齿类动物体内，用于药源性肝损害的检测。TKNOG小鼠能耐受高剂量的非阿尿苷，但原位种植在该小鼠肝脏上的原代人肝细胞就表现出与非阿尿苷用药剂量相关的肝毒性。这种检测方法不适用于检测由于免疫机制引起的药源性肝损害。

（二）治疗

治疗原则：①及时停用可疑肝损害药物，同时慎用其同类药物；②充分考虑停药导致原发病进展和继续用药引起肝损害加重的风险；③根据药源性肝损害的临床类型合理选择药物治疗；④急性/亚急性肝衰竭（ALF/SALF）等重症患者必要时考虑肝移植。

（1）停药：及时停用可疑药物是目前最重要的治疗措施。立即停药，约95%患者能够自行改善甚至痊愈；少数发展为慢性，极少数进展为ALF/SALF。多数情况下血清ALT或AST轻度升高（≥3ULN）而无症状者并非立即停药的指征，一般属于机体对药物肝毒性的适应性反应，一段时间之后可自行恢复正常。但出现TBIL和（或）INR升高等肝脏明显受损的情况时，如果继续用药则有诱发ALF/SALF的风险。有报道称肝细胞损伤型恢复时间为（3.3±3.1）周，胆汁淤积型为（6.6±4.2）周。

对于固有型药源性肝损害，在原发病必须治疗但无其他可替代治疗手段时可考虑酌情减量。

（2）充分权衡停药和继续用药的风险：若肝损害药物对治疗患者原发病是不可替代的，且停药引起原发病进展对健康和生命的威胁可能超过继续用药导致肝损害加重对健康和生命的威胁时，应考虑酌情减量，或暂时停药后再慎重从小剂量开始继续用药，同时密切监测肝生化指标等的变化。

（3）合理选择药物治疗：病情严重的患者可选用N-乙酰半胱氨酸治疗。成人：50～150mg/（kg·d），总疗程不低于3天。N乙酰半胱氨酸是2004年美国FDA批准用来治疗对乙酰氨基酚引起的固有型药源性肝损害的唯一解毒药物。2011年美国肝病学会（AASLD）急性肝衰竭指南推荐N乙酰半胱氨酸可用于药物及毒蕈引起的急性肝衰竭治疗。

糖皮质激素对药源性肝损害的治疗尚缺乏足够的临床数据，故需严格控制治疗适应证，宜用于超敏或自身免疫征象明显，并且停用肝损害药物后生化指标改善不明显甚或继续恶化的患者，同时评估治疗获益和可能引起的不良反应。

异甘草酸镁可用于治疗ALT明显升高的急性肝细胞型或混合型药源性肝损害。对于轻、中度肝细胞损伤型和混合型肝损害，炎症较重者可选择双环醇和甘草酸制剂；炎症较轻者可考虑水飞蓟素。胆汁淤积型药源性肝损害可试用熊去氧胆酸、腺苷蛋氨酸。但是，以上药物的确切疗效还有待进一步前瞻性随机对照研究加以证实。

《2019年欧洲肝病学会临床实践指南：药物性肝损伤》推荐：对于来氟米特和特比萘酚等非常特定的药物所致的肝损害，可短期应用考来烯胺（消胆胺）以缩短其肝毒性过程；维生素B、可用于改善丙戊酸钠的肝毒性过程；对于对乙酰氨基酚以外的药物所致肝损害，乙酰半胱氨酸减轻肝损害严重程度的功效尚未得到充分证实；熊去氧胆酸减轻肝损害严重程度的功效尚未得到充分证实；特异性药物性急性肝衰竭成人患者，在病程早期（昏迷Ⅰ～Ⅱ级）应接受*N*-乙酰半胱氨酸治疗；常规使用皮质类固醇类治疗特异质性药源性肝损害的效果尚未得到充分证实。

（4）肝移植：针对肝性脑病和严重凝血功能障碍的急性/亚急性肝衰竭，以及失代偿性肝硬化患者，经积极对症支持和抗炎保肝等综合治疗后病情仍继续恶化时，可考虑肝移植。

（三）预防

对有肝损害风险的药品，根据其临床治疗价值及肝损害发生率或报告例次、损伤程度、临床分型、预后情况等，结合患者体质、治疗目的、可替代药物情况等，开展临床和实验室评估，进一步确证肝损害风险预警信号和肝损害类型，阐明易感人群、风险物质、损伤机制及影响因素，系统考察药品风险与获益情况。针对药品上市前和上市后的特点及要求，分别制订其风险控制措施，包括密切观察、调整治疗方案或停药、临床试验中止、修改说明书、限制流通和使用、药品撤市等，以实现药品安全性风险全生命周期监测与管控。

在药物临床研究过程中，对于已知有引起肝损害倾向的药物，有必要系统监测受试者的肝脏生化检查。药物上市后，对于有肝损害相关风险的药物应给予肝毒性警告。在药物临床使用中，应考虑使用Hy's法则对有进展为严重肝损害风险的患者加以识别。可中断或停止试验药物治疗，并可根据个体风险-收益评估结果加以调整。

第三节　用药预警和干预

一、老年人药源性肝损害的风险评估

影响老年人发生药源性肝损害的风险因素包括病理生理因素、遗传因素、多重用药和联合用药、营养、环境等因素。由于肝脏代谢药物能力的下降并不能由一般的肝功能测定来预知（如患者肝功能正常，代谢功能正常血流量），所以老年人群对药物代谢能力的变化具有隐匿性，也增加了药物潜在的肝毒性风险。

1.老年人病理生理特点　高龄是药源性肝损害的重要危险因素。①老年人生理功能逐渐衰退，是各种疾病高发的基础。②老年人肝脏功能和结构开始变化，肝血流量减少，肝体积减小，肝重量降低，肝细胞数目减少，肝药酶活性降低，药物代谢能力下降、减慢；肝药酶诱导或抑制作用减弱。增龄导致对药物的吸收、生物转化和排泄能力下降，也使药物的体内过程更复杂化，消除半衰期延长，消除速率降低，药物代谢减慢，多次或反复给药时，血药稳定浓度升高，首关效应显著的药物生物利用度增加。③老年人肾脏功能会随着增龄而下降，此外还常伴有糖尿病肾病、高血压肾病，因此肾脏清除能力减弱，影响了药物排泄，尤其是肝脏、肾脏双通道代谢的药物，进而可加重肝脏代谢负担。④老年人的体内水分减少，脂肪含量相对增加，导致水溶性药物分布容积减少，脂溶性药物分布容积增加，使脂溶性高的药物在脂肪组织中蓄积增多。临床常用的抗菌药物、心血管系统药物、抗肿瘤药物大多为脂溶性药物。

2.老年人用药特点　增龄引起的器官老化与功能衰退决定了老年共病的高患病率，患者用药的种类相应增加。共病和多重用药使医疗决策变得复杂和困难，虽然许多人可能从多重用药受益，但多种药物在体内的相互作用和消除也明显增加了肝脏负担和用药风险；老年人因衰老的生理变化所导致的药动学和药效学性质的改变，也增加药源性疾病的发生概率，进而推知药源性肝损害的风险增大。

同时，由于药物不良反应和药源性疾病的发生与用药种类和剂量密切相关，因此，多重用药可能引起的肝损害风险与住院治疗情况互为负面影响，增加了临床不良预后的概率，也影响老年患者治疗的依从性。

二、药源性肝损害的风险信号

药源性肝损害的风险信号是用于指示肝损害或肝功能异常的指标，主要包括临床症状、生化指标、体征、影像学改变、肝脏组织病理表现和生物标志物等。

1.老年人药源性肝损害的特点　老年人药源性肝损害具有以下特点：①起病隐匿，大多无症状或不典型；潜伏期差异很大，可短至1至数日、长达数月。②多数患者可无明显症状，仅有血清谷丙转氨酶（ALT）、谷草转氨酶（AST）、碱性磷酸酶（ALP）、谷氨酰转肽酶（GGT）等肝生化指标不同程度的升高。③部分患者可有乏力、食欲缺乏、厌油腻、肝区胀痛及上腹不适等消化道症状。胆汁淤积明显者可有全身皮肤黄染、大便颜色变浅或瘙痒等。少数患者可有发热、皮疹、嗜酸性粒细胞增多、关节酸痛等过敏表现。④慢性药源性肝损害在临床上可表现为多种类型，如慢性肝炎、肝纤维化、代偿性和失代偿性肝硬化、自身免疫性肝病样肝损害、慢性肝内胆汁淤积等。

老年人的药源性肝损害预后与能否早期诊断、及时停药和治疗密切相关。急性药源性肝损害患者大多预后良好。慢性药源性肝损害的预后总体上好于组织学类型相似的非药源性肝损害。胆汁淤积型药源性肝损害一般在停药3个月至3年恢复；少数患者病情迁延，最终可出现严重的胆管消失及胆汁淤积性肝硬化，预后不良。药源性急性肝衰竭或亚急性肝衰竭病死率高，必要时需做肝移植。

2. 药源性肝损害的风险信号

（1）临床症状及体征：药源性肝损害临床表现轻重不一，部分患者无明显的临床不适。常见的临床表现为乏力、恶心、厌油、食欲缺乏、小便呈深黄或褐色、上腹部胀痛、肝区不适等，有时可伴发热、皮疹，病情严重者可出现凝血功能障碍（如柏油样便），甚至昏迷等临床表现；病情轻者可无明显体征，病情严重者可出现皮肤及巩膜黄染、肝掌、面色晦暗、腹水征、腹壁静脉曲张等。

（2）主要生化指标：与药源性肝损害相关的主要指标如下：有反映肝细胞损伤的丙氨酸氨基转移酶（ALT）和天冬氨酸氨基转移酶（AST），有反映胆管损伤的γ-谷氨酰转肽酶（GGT）和碱性磷酸酶（ALP），有反映肝脏功能障碍的血清总胆红素（TBIL）、胆碱酯酶、白蛋白、凝血酶原时间（PT）、凝血酶原活动度（PTA）及国际标准化比值（INR）等。一般而言，常规肝功能检查中的酶学指标如ALT、AST、ALP和γ-谷氨酰转移酶的活性增高，通常可反映肝损害的存在和程度，因此可作为肝损害的早期信号。密切监测ALT、AST、ALP和γ-谷氨酰转移酶水平是临床发现肝损害的重要手段。

有研究人员应用蛋白组学等方法，对19种与肝脏毒性损伤可能相关的生物标志物进行严格评价后，发现苹果酸脱氢酶（MDH）、嘌呤核苷磷酸化酶（PNP）和对氧磷酶-1（PON-1）是最有可能成为肝脏毒性早期诊断的生物标志物。

ALT、ALP和TBL是定义药源性肝损害中肝损伤和肝功能障碍的标准分析物。当ALT不可用于鉴别药源性肝损害时，AST水平可作为替代，而GGT水平不能替代ALP。在药源性肝损害发病的第2个月，TBIL和ALP的持续性升高，应作为慢性肝损害的标志。

足够多的肝细胞损伤影响胆红素排泄的预见原则被称为Hy's法则，由以下3部分组成：①药物引起肝细胞损伤，通常表现为ALT或AST≥3倍正常上限；②在转氨酶升高＞3倍正常上限的患者中，有少数会出现血清胆红素＞2倍正常上限的情况，这些患者无胆汁淤积的证据，即ALP没有升高；③无其他可以解释转氨酶和总胆红素同时升高的原因，如病毒性肝炎、急慢性肝病或服用其他可导致肝损伤的药物。药物临床试验中若发现有2例Hy's法则病例就提示该药物在大范围人群中使用时可能会引起严重的药源性肝损害，是严重肝损害风险的强烈预测信号。

（3）肝组织病理表现：包括肝细胞变性坏死、纤维组织增生、胆管损伤和血管病变等非特异性病理改变。肝组织学检查可提供有助于临床管理的预后信息。当血清学检测提高了自身免疫性肝炎的可能性时，可对疑似患者进行肝活检。当怀疑药源性肝损害进展，或在停用致病药物后未好转时，可以考虑肝脏活组织检查。

（4）影像学改变：B超、CT或MRI等影像学检查可作为药源性肝损害风险信号收集的辅助手段。急性肝损害患者肝脏B超多无明显改变或仅有轻度肿大，慢性患者可有脾大、肝硬化与门静脉高压等影像学表现。肝脏瞬时弹性成像检查可反映肝脏硬度改变。

3.特殊人群药源性肝损害的风险预测

（1）老年人：在接受可能引起肝脏氧化应激的药物治疗时更易引起药源性肝损害，且损伤程度更严重。因为随着年龄增长，肝细胞DNA损伤累积增多而修复能力减弱，导致老年人对毒性物质的敏感性更高，而对应激的耐受性更差，所以应该慎用可疑肝损伤药物，注意剂量和疗程，在用药过程中予以肝功能监测。

（2）肝细胞铁负荷过重的人群：肝实质细胞的铁负荷过多可加剧氧化应激反应，并且触发过早的纤维化基因的表达，从而促进疾病的产生和肝纤维化的急剧进展，因此当可引起肝毒性的药物应用于肝细胞铁负荷过重的人群（如遗传性血色病或铁调素调节蛋白基因缺失患者等）时，与铁代谢正常的人相比可能会在使用早期即发生严重的肝损害。

4.药源性肝损害的特异性风险预测指标

（1）基因标志物与发病风险预测：基因标志物可以鉴别高危人群，从而避免在该类人群中使用此类药物，有助于更安全、有效地用药。一项涉及全基因组的病例对照研究显示，主要组织相容性复合物Ⅱ类分子（MHC-Ⅱ）区域的7种单核苷酸多态性（SNP）与氯美昔布所引起的肝酶升高有关，并识别出与氯美昔布所致肝损害相关的人类白细胞抗原（HLA）的4组等位基因，其中rs3129900是最主要的SNP，HLA-DRB*1501是最主要的药源性肝损害相关等位基因。携带一个风险等位基因即可认为有肝损害的风险，而HLA-DQA1*0102基因在人群中对药源性肝损害基因的检查有较高的灵敏度和阴性预测值，可作为排除性诊断基因（即携带此基因者尽量避免用该类药物）。虽然这样会排除部分可用药者，但可以降低用药者的肝损害发病风险。

（2）代谢基因位点多态性与发病风险预测：肝脏毒性物质的代谢和清除依赖于酶，如N-乙酰基转移酶2（NAT2）、CYP450氧化酶（CYP2E1）、谷胱甘肽-S-转移酶（GSTM1），这些酶的代谢位点基因在人群中的多态性导致了药物的肝细胞毒性在人群中分布的差异。代谢位点基因为NAT2突变型*5、*6、*7的慢乙酰化者、有CYP2E1*1A等位基因者、GSTM1纯合子缺失的患者使用经肝代谢的药物时产生肝细胞毒性的风险更高。另外药物通过CYP2E1代谢可产生活性氧物质，而锰超氧化物歧化酶（Mn-SOD）可减少这些有害物质的累积，C等位基因的变异使肝细胞线粒体内的Mn-SOD携带变异氨基酸而失去功能，导致肝脏内过氧化物增多，最终引起肝损伤，因此C等位基因变异者发生药源性肝损害的风险增加。

抗结核药物异烟肼、利福平和吡嗪酰胺均有一定的肝毒性，联合用药则肝毒性增强。谷胱甘肽转移酶（GST）是重要的Ⅱ相代谢酶，GST可以催化谷胱甘肽与药物的毒性代谢产物结合，消除细胞内自由基，减轻药物的肝细胞毒性。GST存在多种组织特异性表达同工酶，其中GST M1和GST T1基因位点具有多态性，当发生基因纯合子缺失突变时，可使GST活性丧失，使药物诱导的肝细胞毒性易感性发生变化，增加抗结核药所致肝损伤的风险。研究结果表明，GSTM1和GSTT1基因位点多态性与多种药源性肝损害密切相关，GST M1基因缺失型可能是抗结核治疗患者发生肝损伤的易感基因型。用药前了解药物代谢相关基因的多态性可降低药源性肝损害的风险。

（3）药源性肝损害的特异性生物标志物：慢性肝病是特异质性药源性肝损害的潜在后果，需进一步研究和求证新的生物标志物，从而进行早期检测和预后评估。

目前尚未有公认的可用于药源性肝损害鉴别诊断的生物标志物，但特异性生物标志物的筛选和开发是药源性肝损害临床评价中一项有前景和值得期待的工作。研究较多且具有一定价值的生物标志物有高迁移率族蛋白B1、微小核糖核酸122、谷氨酸脱氢酶、细胞角蛋白18、肾损伤分子1及集落刺激因子1等。对乙酰氨基酚-半胱氨酸加合物对对乙酰氨基酚引起的肝损害具有特异性。

细胞因子的相互作用是药源性肝损害发病机制的重要部分。在肝损害初始阶段即发挥作用的细胞因子在肝酶升高前，其表达水平已经明显升高，包括IL-1β、IL-10和TNF-α。这为早期识别提供了一条新思路，即发病早期出现的细胞因子或其他相关的分子物质除了作为致病途径导致药源性肝损害的发生和进展之外，同时可作为早期诊断的生物学标志物。

5.老年人药源性肝损害的评估

（1）风险因素评估：根据老年人用药特点和临床表现详细评估药源性肝损害的风险因素。

1）根据临床生化、影像、病理等检查结果分析和捕捉疑似药物诱发的肝损害风险信号。

2）特殊检查：怀疑药物诱发的自身免疫性肝炎，进行关联性评价、血清学、基因检测和肝脏活组织检查。对于正在接受糖皮质激素治疗的疑似药物性自身免疫性肝炎，一旦肝损害缓解，应停止治疗并密切监测。在相当大比例的患者中，免疫抑制剂可诱导免疫相关的肝毒性，CTLA-4抑制剂比PD-L1剂更具肝毒性，且两者联合治疗具有更大的风险。对药物相关肉芽肿性肝炎，建议参考肝脏组织学检查及排除特定感染、炎症和免疫疾病（这些是公认的肝肉芽肿病因）。使用干扰线粒体功能药物的患者，其临床病理学特征具有特异性，可用于鉴别药物诱导的急性脂肪肝。药物可能被认为是结节状再生性增生的危险因素，在可能的情况下，建议停止相关用药。

3）及时处置：老年人药源性肝损害的临床症状不典型，起病隐匿，潜伏期长，如果未及时识别可影响预后。因此，应保持对老年人药源性肝损害的高度警觉，严密监测药物不良反应，一旦发现异常，及时停用可疑药物并给予相应处理。

（2）复发评估：在临床实践中，意外复发的药源性肝损害可能比首次发病时具有更高的死亡风险，或更需要行肝移植手术。除非临床情况需要，否则不提倡再次行抗致病因子治疗，因为其可能导致更严重的肝损害。

（3）预后评估：药源性肝损害在临床上可表现为胆汁淤积型、混合型和肝细胞型。大部分患者表现为肝细胞型损伤，此类损伤预后较好，胆汁淤积型和混合型肝损害易进展成为慢性，所致的肝损害程度更严重。年龄和性别因素可影响其临床特征。由于药源性肝损害的临床分型与预后具有相关性，也可用于肝损害风险的预测和评估。

三、老年人药源性肝损害的风险防范

1.老年人药源性肝损害的干预　药物治疗的目的是有助于得到最好的临床获益，并将用药风险控制在最低限度，同时节约有限的医药资源。由于老年人的药物体内过程和药理作用具有特殊性，治疗时应注意以下问题。

（1）在医疗决策和治疗过程中，对安全性的正确评估有利于用药风险管理和临床获益。医务人员既要关注药物的治疗效果，也应了解可能带来的治疗风险，权衡药物诱发肝损害的风险和临床获益。如对于他汀类调脂药物的使用，在关注此类药物可能诱发的肝损害的同时，应充分评估是否由于对他汀类降脂药物肝脏毒性的过分担忧而影响到高脂血症的常规治疗，进而带来的心血管风险。

（2）充分了解老年疾病的特殊性，清楚认识现有临床证据的局限性，考虑危险因素、负担、获益及预后，包括生活质量、功能状态及剩余的预期寿命等，选择那些能增强生活质量，获益最大的同时损害最少的治疗方案，明确用药指征，合理选药。

（3）密切观察并定期监测肝损害风险指标，如临床表现、生化指标、实验室检查及相关生物学标志物等，密切监测不良反应/不良事件，及时捕捉药源性肝损害的风险信号。

（4）治疗过程中应密切监测不良反应和不良事件，重点关注国内外相关权威机构和药品说明书中给予的药物肝毒性的黑框警示、警告，加强药物警戒。对于患有心、肝、肾等主要脏器功能不全的老年患者，当使用安全范围小、毒性大的药物或非线性动力学特征药物时，应根据治疗需要监测血药浓度。

（5）加强用药知情同意管理，开展公众安全用药知识普及教育，提高对药物不良反应和药源性肝损害的认识，消除传统中药、天然药、保健品、膳食补充剂无肝毒性的偏颇认识。

（6）对有肝损害风险的药品，根据其具有的临床治疗价值及肝损害发生率或报告例次、临床分型、损伤程度、预后情况等，结合患者体质、治疗目的、可替代药物等，开展临床和实验室评估，进一步确证肝损害风险信号和肝损害类型，阐明易感人群、风险物质、损伤机制及影响因素，评估治疗风险与获益情况，实现药物安全性风险全生命周期的监测与管控。

2. 老年人药源性肝损害的预警

（1）上市前风险预测：针对上市前药品临床试验过程出现的肝损害风险因素，采取如下控制措施。

1）观察和检测：一旦出现药源性肝损害相关风险信号，应进行严密观察和检测，初次检查应包括ALT、AST、ALP、GGT、TBIL、PTA和（或）INR等。根据药源性肝损害的严重程度，确定监测指标和监测频次（每周1次、每2周1次、每4周1次等）以持续监测肝脏生化指标变化，监测指标如无变化或停药后症状消失，监测频次可酌情减少。建议随访至全部异常指标恢复正常或达到基线水平后半年。长时间随访发现患者在停药后出现肝脏生化指标反复异常，提示可能进展为慢性药源性肝损害。有研究提示，相较于化学药引起的肝损害，中药引起的肝损害潜伏期相对较长，隐匿性更强，且发生慢性肝损害的比例较高。对于已有肝损害风险提示的药品，在临床试验和上市后评价中应考虑是否需要延长随访观察时间等。

2）停药：当患者或受试者健康利益受损，参考美国FDA关于药物临床试验中因肝损害而需要立即停药的建议标准，符合下列情形之一，应立即停药：①血清ALT或AST＞8 ULN；②ALT或AST＞5 ULN，且持续2周；③ALT或AST＞3 ULN，且TBIL＞2 ULN或INR ＞1.5；④ALT或AST＞3 ULN，伴逐渐加重的疲劳、恶心、呕吐、右上腹痛或压痛、发热、皮疹和（或）嗜酸性粒细胞＞5%。临床试验中出现上述情况时，需采取紧急揭盲，受试者应退出该临床试验，接受治疗和随访。研究者依据药物临床试验质量管理规范，第一时间上报临床试验的申办方、伦理委员会和（或）国家药品监督管理部门。

3）调整研究方案：申办方、临床研究者和伦理委员会应根据药物临床试验期间的安全性风险，结合新药研制前景和拟定适应证，综合评估其风险与获益，如果风险因素可控，当前用药风险小于潜在获益时，可以通过调整研究方案、研究者手册和知情同意书进一步加强对受试者的保护，如更加严格地限制受试人群或采取减小剂量、缩短疗程等措施改变给药方案以使已知风险最小化。同时，应基于所暴露出的风险信号，及时完善研究者手册和知情同意书，告知所有临床研究者和即将参加临床试验的受试者注意临床试验期间的可能风险。申办方应将调整后的研究方案、研究者手册和知情同意书及时上报国家药品审评机构备案。

4）中止临床试验：当药源性肝损害程度较重和（或）发生频次较高，对受试者的健康可能造成严重损害时，建议申办方、临床研究者、伦理委员会等相关机构，可结合新药研制前景和拟定适应证的治疗现状，综合评估其风险与获益。当风险大于潜在获益时应及时中止该临床试验。国家药品审评机构也会根据药物研发期间的安全性监测情况，责令研制者立即中止新药临床试验。

（2）上市后风险监测

1）肝损害风险信号监测：药物上市后使用人群广泛，用药情况复杂，建议药品上市许可持有人、药品生产企业、药品经营企业、医疗机构等参照《药品不良反应报告和监测管理办法》（卫生部令第81号），针对临床前安全性评价和（或）新药上市前临床试验中出现的肝损害风险信号，进行大规模人群监察。针对新药上市前临床试验周期短、风险信号未充分暴露的不足，可通过上市后长时间和大规模人群监测，收集其可能的肝损害风险信号，并及时确认风险预警信号和处置。

2）强适应证用药：应避免超适应证、超剂量、超疗程使用，尤其应注意特殊人群（妊娠期妇女、儿童、老年人等）及超临床试验受试者年龄范围人群的用药安全性风险。此外，要注意防止用药差错。

3）药物安全性评价：针对确有肝损害风险的药物，相关机构应持续开展不良反应监测，并按规定及时上报。药品安全监管部门必要时可采取重点监测和抽查的办法，全面了解药源性肝损害发生情况，评估其风险与获益；结合实验室研究，开展药源性肝损害特定易感人群、风险物质、损伤机制等研究，制订降低药源性肝损害风险的措施，修改和完善上市后风险管理计划。相关风险信息和防控措施应尽可能地在药物研发、生产、使用、经营、监管等机构和个人及患者之间实现共享。

4）修改药品说明书：当药物治疗获益大于风险时，最常见的风险管理手段是修改药品说明书，增加药物可能导致肝损害的高风险人群、临床表现及严重程度等相关信息，并建议对用药者进行定期或不定期的肝功能监测。对于明确可诱发肝损害的药品，视其肝损害发生率或频次、严重程度，在其药品说明书中增加必要的警示，并制订相应的风险预防措施，如加强医护人员、药师或患者对风险产品的安全性教育，以增强风险意识。

5）限制使用或撤市：针对已明确可诱发肝损害的药物，根据其发生率或发生频次、严重程度、预后情况、可替代药物、风险与获益等，可修订用药风险控制措施，采取限制使用（如限制医疗机构、限制医生处方权、药师调配权等）方法，以控制医疗机构或人群使用这类药品可能引起的风险。如果发生严重不良事件，通过上述措施依然不能有效解决潜在的用药风险，且该产品从市场退出不会明显影响到相关适应证的治疗，国家药品监管机构可以依法暂停其生产销售或直接取缔批准文号。

（3）复发预测：药源性肝损害发病机制复杂，涉及多个信号转导途径及病理生理过程，影响到肝细胞膜，以及内质网、囊泡、线粒体等，导致肝细胞坏死、凋亡及自噬等，线粒体损伤和氧化应激状态是主要的致病机制。

临床上相当一部分患者为慢性复发性药源性肝损害。激素对于复发患者的治疗尤为重要，但目前糖皮质激素对药源性肝损害的疗效尚缺乏随机对照研究，应严格掌握治疗适应证，建议用于变态或自身免疫征象明显、停用肝损害药物后生化指标改善不明显甚或继续恶化的免疫机制介导的患者。目前，激素治疗时机并不完善，治疗晚会引起疾病反复波动，肝纤维化进展快。治疗太早或过度治疗会使患者承受激素的不良反应，而得不到理想的效果。

2019年欧洲肝脏研究学会EASL收录了最新的关于药源性肝损害复发预测的队列研究结果，共纳入2201例肝穿证实的肝损害Ⅰ期患者，结果提示患者基线胆碱酯酶低、炎症程度在G3级以上的复发风险高。炎症程度需要肝活检检查，由于其为有创检查，具有发生各种并发症的潜在危险，存在取样误差、病理医生经验差异大等不足，极大的影响临床正确的决策。采用无创性肝损害复发风险预测模型［ACRI＝谷草转氨酶（高于正常值倍数）/胆碱酯酶（低于正常值下限的倍数）］，ACRI与肝穿炎症G3级呈正相关（相关系数0.56），并且确定了其界值为1时的准确性为85.6%，特异性为51.3%。

无创慢性药源性肝损害的复发风险预测模型可在首次诊断后即可给予精准个体化治疗，明确复发的高危因素，准确的确定激素治疗时机，有助于进一步提高治愈率。

一般情况下，多数药源性肝损害患者可完全康复。在美国和瑞典，13%～15%的药源性急性肝衰竭病例涉及特异性肝损害。与其他病因相比，未行肝移植手术的药源性肝损害患者存活率较低。许多研究表明，约10%的药物性黄疸患者需进行肝移植或死于急性肝衰竭。一般而言，肝细胞损伤型药源性肝损害最可能预后不良，且死亡率更高；胆汁淤积型药源性肝损害死亡率较高，混合性药源性肝损害似乎死亡率最低。医务人员要加强用药风险监测，了解常用药物主要不良反应和潜在风险，观察和捕捉药源性肝损害的风险信号，及时处置并上报，实施有效的风险预警。

第4章
药源性肾损害

第一节　概　　述

一、老年人肾脏功能特点

1.肾小球　随着年龄增长，老年人肾脏逐渐萎缩，表现为体积缩小、肾皮质变薄，并由脂肪组织和纤维瘢痕取代了肾脏实质的正常组织。老年人的肾小球呈现不同程度的硬化，部分肾小球因缺血而丧失功能，有效滤过面积减少，肾小球滤过率降低。45岁以下，硬化肾小球占肾小球总数的10%，80岁以上老年人可达30%。由于老年人肌肉萎缩，内生肌酐减少，实测的内生肌酐清除率常偏高。

正常人在40岁后，肾血浆流量（RBF）降低，从20～80岁，其降低幅度可达50%，肾小球滤过率（GFR）则以每年0.75～1.05ml/min的速度递减，合并糖尿病、心血管疾病的老年人GFR下降速度更快。肾血流量图和组织学研究发现，肾血流的老年性改变具有明显特征，在皮质层，肾小球入球小动脉硬化闭锁伴随肾小球透明变性，血流量降低；但在髓质层和肾小球硬化时，其入球小动脉与出球小动脉相连形成直接通路，汇入直小血管。虽然肾小球数量减少，但髓质血流量不随年龄增长而降低。

2.肾小管　其老年性改变主要是长度缩短和体积缩小，以近曲小管最显著。这种退行性变以髓旁肾单位最显著，是老年人尿稀释和浓缩功能降低的主要原因。老年人肾小管排泄和重吸收功能减退，70岁老年人的排泄功能比20岁年轻人降低了43.5%，重吸收功能降低了47.6%，尿液经肾脏浓缩和稀释功能下降，导致夜尿症在老年人中的高发病率。老年人的肾糖阈升高，正常人血浆肾糖阈值为8.96～10.08mmol/L，老年人血糖超过10.08mmol/L，甚至血糖为13.00～16.80mmol/L，可以没有糖尿。老年人肾脏的浓缩、稀释、储钠和泌酸功能均减退，易发生水中毒、脱水、高钠血症、低钠血症、高钾血症等水、电解质和酸碱平衡紊乱。

尿液经肾脏浓缩和稀释能力下降的机制在于对水的重吸收。水的重吸收主要通过肾小管表面的水通道蛋白进行。老年人肾单位特别是髓旁肾单位随增龄而减少，髓袢缩短，稀释和浓缩尿的能力下降。老年人的肾脏中，肾小管中与肾小管浓缩和稀释功能相关的蛋白表达减少，浓缩稀释功能下降，尿比重及尿渗透压降低。

3. 肾脏内分泌功能　随着年龄的增长，肾脏内分泌功能下降，老年人血浆肾素、血管紧张素和醛固酮的浓度下降30%～50%。老年人肾脏实质纤维化，肾小管对尿钙的主动重吸收的能力降低；肾脏活化维生素D_3的功能降低，导致血清中1，25-（OH）$_2$维生素D_3的浓度降低，导致骨骼形态的改变，是老年骨质疏松的常见原因。老年人肾脏离子转运功能下降，近端小管钠离子重吸收减少，集合管对钾的分泌和重吸收速率降低，肾脏保钠保钾的能力降低，在使用利尿剂时更容易出现低钾血症、低钠血症。老年人肾脏分泌肾素、血管紧张素Ⅱ能力低于普通成年人。此外，老年人在肾功能明显减退之前［GFR＞60ml/（min·1.73m^2）］，促红细胞生成素已经下降。

4. 肾血流量　老年人肾血流量进行性减少，首先表现为肾皮质血流量减少。老年人肾动脉及肾小动脉硬化程度逐渐增加，以及糖尿病等微血管疾病引起微血管床减少均可导致肾脏血流量降低。而肾脏血流量与肾小球功能密切相关，因此老年人的年龄因素是直接导致肾脏血供减少的因素。

二、老年人肾脏功能评估

临床对肾功能评估主要检测的是人体肾小球功能，在某些特定的疾病诊断中，还需检测肾小管功能和肾脏的内分泌功能。对于老年人肾小球功能的评估，目前临床常用指标有肾小球滤过率（GFR）、血肌酐（SCr）和血清胱抑素C（CysC）。国际上将菊粉清除率作为测定GFR的“金标准”，但由于实际步骤繁杂，价格昂贵，常不能被患者接受，临床上不作为常规的检测手段。目前，放射性同位素标记物（99mTc-DTPA）的肾动态显像为评估GFR的“金标准”，此类检测手段不仅需要高水平的设备和工作人员，检测的价格也较高，仅适用于部分有临床确诊需求的患者。近10年来，SCr一直作为临床上粗略评估肾功能的最常用的指标，但是机体内肌酐生成受到肌肉量及体内代谢水平等因素影响，敏感度较差，不能反映GFR下降的真实程度，因此国际上推荐采用肌酐估算的肾小球滤过率（eGFR）。血液中的血清胱抑素C（CysC）较少受到人体其他因素的干扰，可以更早、更迅速地发现肾功能受损的情况。Laura等采用传统检测方法对CysC与GFR进行检测，发现CysC具有比较明显的优势，患者的GFR轻微上升时，CysC评估肾功能降低的效果更加显著。

近年来，体素内不相干运动磁共振成像和扩散峰度成像受到关注。前者能评价肾皮质组织微观结构及功能的改变，同时还可以在无须外源性对比剂的状态下反映组织的微循环灌注信息的特点，与eGFR联合进行肾脏功能评估，方法简单，易于操作；也有研究报道证实体素内不相干运动磁共振成像是鉴别肾肿瘤的有效手段。而后者是检测水分子以非高斯模型扩散的一种成像技术，可以更好地显示肾脏组织的微观结构。肾髓质的结构呈放射状排列，肾小管内水分子的运动不符合高斯扩散，且水分子的流动具有明显方向性，因此扩散峰度成像可以更加准确地显示肾脏结构功能和相关的病理性问题。

三、药物引起的肾脏不良反应和药源性肾损害

肾脏是药物代谢和排泄的主要器官，易受到药物影响而出现不良反应，尤其是水溶性大、易在肾脏浓集或亲和，或经肾脏单路径消除的药物。常见的发生在肾脏系统的不良反应表现为轻、中度的肾小球、肾小管损伤，临床可见蛋白尿、管型尿、血尿、结晶尿、血肌酐、尿素氮升高；严重的可见少尿、无尿或肾衰竭。

药源性肾损害（drug-induced kidney injury，DKI）是由于使用诊断或治疗性药物而出现的肾脏损害，是药物发生在肾脏系统的不良反应达到一定程度的严重后果。常见的药源性肾损害有肾功能不全、间质性肾炎、肾小球肾炎、水肿、低钠血症和高钾血症等。药源性疾病是一类由于药物作为致病性因子，引起人体功能的异常或结构的损害，并且有相应临床过程的疾病，是药物不良反应达一定程度后引发的疾病。发生药源性疾病既取决于药物因素（如药理毒理作用、剂型、剂量、给药速率等），也取决于患者因素（如遗传、生理和病理改变）。肾脏在物质排泄、体液控制、电解质平衡及激素内环境的稳定等方面均起重要作用，是药物代谢和排泄的重要器官，也是药源性疾病常见的受累脏器。药物可能通过直接或间接的毒性者免疫学的影响，对肾脏产生损害，故药物相关性肾损害或药源性肾损害的类型广泛。有研究认为，急性肾衰竭中有5%～20%是药物或化学药品引起。如果通过肾脏药物浓度相对较高，肾组织暴露于大量药物及代谢产物，加重肾脏负担，从而造成肾损害。

药源性肾损害可表现为急性或慢性：前者是指急性发生，药物在短时间内引起肾功能快速下降，临床表现为急性肾损害（AKD）；后者是指药物缓慢隐袭起病致慢性肾病（CKD）、慢性肾功能不全。与用药剂量相关的药源性肾损害，临床可预测和防范；因个体易感性诱发的免疫反应致病，与用药剂量不相关的药源性肾损害具有不可预期性。此外，不同药物可以引起同一类型的肾损伤，而同一药物也可能导致不同的损伤类型，因此药源性肾损害的临床表现复杂多样，常难以确定致病药物。了解其发病机制和常见临床特点是减低药物引起的肾损害风险的重要基础。

第二节　老年人常见的药源性肾损害

一、药源性肾损害的流行病学

目前，国内外均缺乏药源性肾损害的流行病学数据。在西方国家，药源性肾损害约占急性肾功能损害病例的25%。在我国，有学者报道，近20年来药物相关的急性肾损害在全部急性肾损害患者中所占比例从12%上升至40%，药物已经成为我国急性肾损害患者的主要致病因素。在致病药物中，抗菌药物居于首位，占30%～40%，其次为利尿剂、中药、解热镇痛抗炎药。此外，质子泵抑制剂（PPI）、新型抗肿瘤药物及造影剂也是引起急性肾损害重要的致病药物。国内的一项流行病学调查结果显示，我国普通居民中约2.5%曾经长期或间断服用过解热镇痛抗炎药和（或）含马兜铃酸类中药，这些居民罹患慢性肾脏疾病的风险较未用药人群高2倍，解热镇痛抗炎药累计用量达到2000g者发生慢性肾病的风险约为未服药人群的4倍，马兜铃酸累计用量达到0.5g者发生慢性肾病的风险则为未服药人群的5倍以上。据此推测，我国慢性药源性肾损害也是慢性肾病的重要组成部分，其中各类中草药的肾毒性需引起特别关注。

来自日本厚生劳动省的老年人药源性肾损害报道（2007～2009年），药源性肾损害约占住院病人的1%，引起肾损害的主要药物是解热镇痛抗炎药（25.1%）、抗肿瘤药（18%）、抗菌药物（17.5%）和造影剂（5.7%）。在这些病例中，有54.6%是直接肾损害类型，其中有36.5%的患者肾功能没有恢复。药源性肾损害发生频率随年龄增长而上升，老年患者在70岁时与10年前相比药源性肾损害频率高的3倍（1.83%比0.65%）。参照慢性肾病风险类别，急性小管-间质损伤、慢性小管-间质损伤和肾小球损伤被归类为高风险病例。

二、药源性肾损害分型

各种药物所致肾损害的作用机制不同，病变部位不同，肾组织的病理改变也不同，以肾小管及肾间质受累最为常见，肾小球和肾血管损伤相对较少。

1.急性肾小管坏死　由氨基糖苷类抗生素引起者最多，其次为头孢菌素类、两性霉素B和大剂量青霉素等。这些药物对近端肾小管上皮细胞具有直接毒性。主要病理变化表现为近端肾小管上皮细胞变性、坏死、基底膜断裂及肾间质水肿。重者病变可延及远端肾小管，甚至累及肾小球。有关药物肾毒性作用的研究表明，当接触某些中等剂量的药物时，这些药物可各自特异性地作用于近端肾小管的不同部位，如铬酸钾和硝酸双氧钠主要损害近端小管的起始部（S段），氯化钾侵犯中段（S段），而氯化汞及四氯化碳则累及近端肾小管末端（S段）。如增加剂量，肾小管病变范围将随之扩大。此外，有些药物损伤肾小管时常呈现特定的形态学特征。如庆大霉素的肾毒性作用可导致电镜下所见的上皮细胞内髓样小体（含磷脂的溶酶体）；金制剂治疗期间金可聚集于肾小管细胞溶酶体内，形成致密的丝状结构；铅中毒时细胞内可见有铅和铅-蛋白结合物组成的包涵物。

2.急性间质性肾炎　常是青霉素类（甲氧西林、青霉素、氨苄西林、苯唑西林等）和头孢菌素类（头孢噻吩、头孢氨苄、头孢唑林、头孢拉定）的过敏反应所致。其他抗菌药物（如磺胺类、利福平、乙胺丁醇、万古霉素、卡那霉素、庆大霉素）及解热镇痛抗炎药等也可引起药物过敏性急性间质性肾炎。基本病理改变包括炎症细胞浸润、间质水肿和不同程度的肾小管上皮细胞损伤。肾间质中炎症细胞浸润是主要病变，呈片状或弥漫性分布。浸润细胞以淋巴细胞和单核细胞为主，也可见嗜酸性粒细胞及浆细胞。用单克隆抗体定量分析方法发现，浸润的淋巴细胞因致敏药物不同而有所区别。例如，青霉素、西咪替丁引致者的淋巴细胞以$CD8^{+}$T细胞为主；解热镇痛抗炎药等药物则以$CD4^{+}$T细胞为主。

间质水肿可为局灶性、片状或弥漫性，是急性或近期活动的一种征象。病程较长，或病变进入后期者，可出现灶状小管萎缩和间质纤维化。部分病例可同时伴有肾小球病变，主要表现为系膜组织增生，个别甚至可伴有膜性肾病或新月体肾炎。

3.肾小球病变　解热镇痛抗炎药、利福平、青霉胺和生物制品（如马血清及疫苗）等导致的肾损害以肾小球病变为主。不同药物引起的病理类型不同。利福平可引起肾小球囊壁上皮细胞增生，形成新月体结构（新月体性肾炎）；吲哚美辛、青霉胺和金制剂引起肾小球系膜组织局灶节段增生（系膜增殖性肾炎）、肾小球基底膜增厚钉突形成（膜性肾病）或新月体性肾炎。

4.慢性肾损害　各种药物导致的慢性肾损害容易被忽略。药物导致的慢性肾损害包括以下几种。

（1）慢性细胞毒性和（或）慢性缺血性损伤及致纤维化效应，导致肾小管上皮萎缩和肾间质纤维化，临床表现为慢性肾小管间质病、慢性肾功能不全。如长期使用含马兜铃酸类中药、解热镇痛抗炎药、环孢素等导致的慢性肾损害。

慢性间质性肾炎多见于长期服用解热镇痛抗炎药的病例。肾组织病变主要为间质灶状纤维化和淋巴细胞、单核细胞浸润，肾小管灶状萎缩。免疫荧光检查显示肾组织中无免疫球蛋白和补体沉积。

（2）慢性肾小管功能障碍，包括近端肾小管重吸收功能障碍导致的范科尼综合征、近端或远端肾小管酸化功能障碍导致的肾小管酸中毒及远端肾小管浓缩功能障碍导致的肾性尿崩症。阿德福韦酯、替诺福韦酯等核苷类似物和多种中药可导致此类肾损害，临床主要表现为严重的电解质代谢紊乱、酸碱平衡紊乱及骨病，而肾小球滤过功能下降并不显著。

三、老年人药源性肾损害的危险因素

肾脏是药物消除的重要器官，肾脏血流量较高（约占心排血量的25%），肾脏暴露于较高的药物浓度。此外，肾小管细胞Na^{+}-K^{+}-ATP转运酶转运活性溶质代谢需求高，相对缺氧，细胞过度负荷可增加肾损害的风险。

1.机体因素　导致药源性肾损害的危险因素：①年龄＞60岁；②存在肾功能不全，血容量不足；③多种肾毒性药物联用；④伴发糖尿病、心力衰竭及败血症等。存在危险因素的患者，特别是存在多重风险因素的患者，在使用某些易导致肾损害的药物时，需密切监测肾功能的变化。

（1）老年人：老年期肾脏逐渐萎缩，重量减轻，肾单位减少。同时老年人普遍存在肾动脉硬化，入球小动脉壁发生退行性变，肾小球透明变性及基底膜增厚，髓质肾小球硬化；肾小管上皮细胞变性及灶状萎缩、管腔扩张。老年人肾血流量及肾小球滤过率逐年降低，肾小管浓缩和稀释动能减退，尿酸化功能障碍。由于老年人的病理解剖和病理生理特点，肾脏在药物转运、代谢及排泄过程中，中毒反应发生率较非老年者高2.5倍。因此，医生必须对老年人在用药前及用药过程中的肾功能状况有正确的评估，应用具有肾毒性药物时，需持慎重态度。

（2）原有慢性肾脏疾病者：慢性肾脏疾病患者使用具有肾毒性的药物，可明显增加肾脏不良反应的发生率。患有肾病综合征及肾功能不全的病例尤为显著。

肾病综合征时，某些药物的药动学发生改变。由于大量血浆蛋白随尿丢失，血浆蛋白浓度显著降低，与药物结合的蛋白质含量减少，致使游离型药物浓度较无肾病综合征者增加，在相应增强了药物作用的同时，也加大了药物中毒风险。此外，由于蛋白结合型药物易经肾小管排泄，在肾病综合征蛋白结合下降时可引起这些药物排泌延缓、并在体内蓄积，使药物中毒倾向加重。

肾功能不全时，体内毒素蓄积，水、电解质和酸碱平衡紊乱，各器官系统发生功能性或器质性改变，导致药物的体内过程发生显著变化（如生物利用度降低、药物分布容积改变、肝脏对药物的还原反应和水解反应减慢等），尤其是肾脏清除药物的作用明显降低，经肾脏排出药物减少，消除半衰期延长。通常，在肌酐清除率不低于30ml/min时，药物的消除半衰期变化不明显，而当肌酐清除率低于30ml/min时，消除半衰期随其下降而显著延长。

（3）特异质和基因多态性：过敏体质或有药物过敏史的患者，用药过程中容易发生过敏反应性肾损害。细胞色素P450酶的基因多态性使得药物代谢异常，造成遗传药理学性质改变，增加特异质患者的肾损害风险。

（4）其他因素：血容量减少（包括绝对及有效血容量）是药物诱导肾损害的

常见危险因素之一。患有胃肠炎、慢性腹泻、进行性多尿的患者常伴有绝对血容量的不足，而有效血容量减少常是由于大量血液进入组织间隙，败血症、心力衰竭、腹水及胰腺炎，是引起有效血容量不足的常见原因。如患者伴发以上危险因素，需警惕药源性肾损害的发生。

另外，在机体脱水状态下用药，可使血药浓度及肾内药物浓度增高，不利于药物排泄，故应在纠正脱水后再使用药物。

2.药物因素

（1）药物特点：药物可通过多种机制导致肾损害。药物剂量过大或疗程过长是药源性肾损害的常见原因，部分药物大剂量长时间使用可增加肾脏暴露，导致肾损害风险增加。某些与剂量相关的肾毒性药物如两性霉素B或超大剂量服用磺胺类等药物，或应用庆大霉素10天以上，都可使肾毒性发生的危险明显增加。不溶于尿液的药物和代谢产物可在远端肾小管沉积导致急性结晶性肾病。某些药物有内在的肾脏损伤作用，包括氨基糖苷类、两性霉素B、顺铂、造影剂和环孢素。此外，有些药物可导致慢性间质性肾炎和结晶体沉淀，其肾毒性具有剂量依赖性和（或）时间依赖性。

造影剂导致的肾损害是引起住院患者发生急性肾衰竭的第三大原因。对患有慢性肾脏疾病的患者，特别是同时患有糖尿病的患者，使用造影剂有较高的肾损害风险。因此，对存在危险因素的患者使用造影剂时，需采取相应预防措施，如造影前后，输入生理盐水或碳酸氢钠。

（2）联合用药：同时应用两种或多种具有肾毒性的药物，可增加肾损害发生风险。如两种氨基糖苷类抗生素并用，或1种氨基糖苷类并用头孢菌素类抗生素，或某种肾毒性药物并用利尿剂等。

四、药源性肾损害的高风险致病药物

1.常见高风险致病药物

（1）氨基糖苷类：是所有抗菌药物中最易造成肾损害的一类药物。其肾毒性以新霉素最大，庆大霉素次之，卡那霉素与阿米卡星和庆大霉素相似，妥布霉素、链霉素稍轻。庆大霉素肾毒性反应发生率高达11%～26%。

庆大霉素与其他氨基糖苷类一样，进入人体后基本不与血浆蛋白结合，约98%经肾小球滤过，大部分随尿液排出，仅有一小部分在近端小管及直接被肾小管表面刷状缘膜的受体结合，通过胞饮作用进入小管上皮细胞，与亚细胞器膜结合，并在溶酶体内聚积。庆大霉素的血浆半衰期很短（30分钟至2小时），而其肾皮质半衰期（100～108小时）比血浆半衰期高数10倍甚至200倍。所用药物剂量越大，时间越长，其肾皮质的浓度也越高。过量的庆大霉素一方面使线粒体及溶酶体膜的磷脂酶活性降低，引起磷脂沉积；另外使溶酶体内的药物浓度极度增高（可达血浆浓度的1020倍），溶酶体体积不断增大，最终破裂导致小管上皮细胞的坏死。由此可见，氨基糖苷类抗生素对肾脏的损害是一种直接毒性作用。

临床表现：庆大霉素可在用药2天至3个月发生肾毒性反应，疗程超过10天者，肾损害发生率明显增高。庆大霉素造成的肾毒性常因为症状出现缓慢、拖延时间较长、停药后病情继续加重，以致出现非少尿型急性肾衰竭，而易被临床医生忽视。其临床表现如下。①尿N-乙酰-β-D氨基葡萄糖苷酶（NAG）增加：应用庆大霉素后2～3天升高，停药后第5天达高峰，17天后方回到基础值。NAG升高为用药后的反应，而非停药指征。②近端肾小管功能减退：低分子蛋白尿（尿溶菌酶、微球蛋白含量增加），可伴氨基酸尿及糖尿。③远端肾小管功能障碍：低渗尿或等渗尿。④肾小球滤过功能损害：血尿素氮和肌酐升高，肌酐清除率下降。

（2）青霉素类：一般对肾脏无直接毒性作用，它主要通过近端肾小管分泌，经尿液迅速排出。青霉素的半衰期为30～60分钟，在肾功能减退时也不易在体内蓄积。但大剂量青霉素也可对肾小管上皮细胞产生直接肾毒性。青霉素类多因发生过敏反应而造成急性间质性肾炎。其临床表现如下。①肾损害：一般用药7～14天后出现少尿或非少尿型急性肾衰竭，尿中可出现少量蛋白、红细胞、管型及嗜酸性粒细胞。大剂量青霉素可影响肾小管对钾的重吸收，故可导致低钾血症。青霉素还可引起个别病例的肾性尿崩症。发生急性间质性肾炎时，症状严重程度与剂量无关，病变大多可逆、停药后经恰当治疗可获临床痊愈。②肾外表现：可伴有发热、皮疹，关节疼痛等症状。实验室检查可显示血清IgE升高，末梢血嗜酸性粒细胞增多。

（3）头孢菌素类：主要通过肾脏排泄，经肾小球滤过后，部分由肾小管重吸收、分泌，药物主要分布在近曲小管。各种头孢菌素类抗生素均有不同程度的肾毒性，其中以头孢噻啶最大，头孢噻吩次之；头孢氨苄、头孢唑林及头孢拉定肾毒性较小或不明显。此类药物的肾损害机制多为直接肾毒性作用，最初使近曲小管刷状缘微纤毛含量减少；继之线粒体肿胀、坏死。光镜下可见近端肾小管上皮细胞变性坏死。其肾毒性与剂量有关。如肾功能正常者应用头孢噻啶，每日剂量超过5～6g时即可引起肾功能减退及蛋白尿、管型尿；小剂量肌内注射，肾小管刷状缘可发生病理改变；大剂量肌内注射，肾小管便能出现大块坏死。此类药物如用于已有肾功能损害、脱水、休克者，或与呋塞米、氨基糖苷类抗生素并用，可加重其肾毒性。由此引起的肾损害在停药后能够逆转。头孢菌素类抗生素还可因过敏反应导致急性间质性肾炎。

（4）喹诺酮类：包括诺氟沙星、环丙沙星、氧氟沙星、左氧氟沙星、莫西沙星等品种。部分患者在用药时可出现轻度的肾毒性反应。0.2%～0.3%的患者血肌酐轻度升高。应用诺氟沙星者有0.5%的概率可出现蛋白尿，少数病例尿中有结晶析出，常见于药物剂量偏大或尿呈中性使药物溶解度降低时。动物实验研究表明，这些尿结晶由环丙沙星、镁和蛋白质组成；环丙沙星还可引起血尿、间质性肾炎，重者发生急性肾衰竭。氟喹诺酮类还可导致高尿酸血症。已有慢性肾实质病变者应用此类药物可出现凹性水肿。

（5）磺胺类：因抗菌谱广，价格低廉，临床应用较多，在治疗时充分补液及碱化尿液，肾损害的发生率明显降低。磺胺类药物引起的肾损害如下。①磺胺结晶引起的梗阻性肾病：磺胺主要由肾脏排出，由于药物在尿中溶解度较低，易形成结晶在肾小管、集合管、肾盂、输尿管及膀胱等部位沉积，可刺激尿道黏膜，产生血尿，肾绞痛，甚至急性肾衰竭。如尿中药物浓度较高，尿呈酸性（pH＜5.5），则可促使结晶形成。脱水及老年患者服用该药，更易发生结晶。因而在应用时宜多饮水，并口服碳酸氢钠碱化尿液。对既往有肾脏疾病病史、肾功能损害者应慎用。此外应检查尿液，一旦发现有磺胺结晶立即停药。②过敏性肾损害：磺胺类在体内与血浆蛋白结合，起半抗原作用，引起过敏反应。此反应与药物剂量无关。肾组织病理改变主要为急性间质性肾炎及坏死性血管炎，局灶性或弥漫性肾小球肾炎等。临床可表现为发热、皮疹、血尿、蛋白尿或肾病综合征，血中嗜酸性粒细胞计数升高，此时应立即停药，使用糖皮质激素。③血红蛋白尿：磺胺类可使先天性6-磷酸葡萄糖脱氢酶缺乏的患者发生血管内溶血，出现血红蛋白尿。后者可直接损害肾小管上皮细胞或血红蛋白管型阻塞肾小管管腔而引起急性肾衰竭。

（6）利福平：引起的肾损害为急性间质性肾炎和急性肾小管坏死。临床可见“流感”样表现，腹痛、腹泻等消化道症状，少数患者出现四肢肌痛、气喘、胸闷等过敏休克症状和体征，继之少尿、无尿，进展至急性肾衰竭状态，可伴有贫血和血小板计数减少。利福平所致的肾损害多在大剂量间歇疗法或停药后重新服用时发生。起病最早者可出现在重新服药后半小时，多为数小时或数日。利福平引起肾损害的发病机制可能与利福平抗体产生有关。在利福平治疗结核过程中，间歇性服药或中断治疗者其机体可产生利福平抗体。抗利福平抗体阳性率高低与其肾毒性反应的发生率呈正相关。利福平吸收后在肝内通过乙酰化代谢为25-C-去乙酰基利福平及通过水解代谢为3-甲酰基利福平。这两种代谢产物可作为半抗原与蛋白质结合或吸附在细胞膜上，刺激机体产生抗体。利福平在体内与抗体结合形成抗原抗体复合物，并进一步与细胞膜表面主要组织相容性复合体Ⅰ类抗原（MHC Ⅰ）结合，在补体参与下导致细胞损伤。红细胞、白细胞和血小板表面均表达MHC Ⅰ类抗原结合，肾小管上皮细胞表面也表达同样的MHC Ⅰ类抗原，这可能是利福平导致急性肾小管坏死伴有红细胞、白细胞和血小板计数减少的原因之一。

利福平相关的急性肾衰竭的诊断主要依据病史及临床表现。在治疗上应立即停用利福平，并根据肾功能损害程度制订治疗方案。损伤较轻者给予支持对症处理后即可恢复；损伤较重者需行血液透析或腹膜透析治疗。透析一方面可清除机体代谢废物，另一方面能清除利福平及其代谢产物，有效促进肾功能的恢复。

（7）解热镇痛抗炎药：肾脏是解热镇痛抗炎药最常累及的部位之一，有研究认为，此类药物引起的急性肾衰竭仅次于氨基糖苷类抗生素。

1）发生机制：解热镇痛抗炎药引起肾损害的发生机制与花生四烯酸代谢有关。解热镇痛抗炎药能抑制环氧化酶，从而抑制前列腺素合成，使后者维持肾血管扩张的效应降低或消失，引起肾小血管，尤其是髓质小血管收缩，肾血流量减少，导致肾小球滤过率下降和缺血性肾乳头坏死，并影响水盐代谢。一些研究还表明T淋巴细胞和B淋巴细胞介导的免疫反应参与了肾衰竭的病理过程。也有学者认为，解热镇痛抗炎药对肾小球和肾小管有直接毒性作用。

2）临床表现如下。①急性肾衰竭：其原因可归为肾缺血和急性间质性肾炎。解热镇痛抗炎药引起急性肾衰竭的特点多为少尿性，发生速度快（有时在用药24小时内发生），一旦停药肾功能迅速恢复到原有水平，一般不需要透析治疗。急性间质性肾炎常发生于服用解热镇痛抗炎药2～18个月之后，应用吲哚美辛、保泰松、布洛芬等药物引起的急性间质性肾炎多伴有肾病综合征，停药12个月蛋白尿消失，肾组织病理学检查示病变主要位于肾小管和间质部位，表现为小管上皮细胞变性，间质水肿和大量炎细胞浸润，而肾小球形态基本正常。免疫荧光检查阴性，类似微小病变肾病之特征。可伴有皮疹、发热、关节痛、嗜酸细胞增多等过敏现象。②水钠潴留：前列腺素就其生理功能而言可视为“利钠激素”。由于这类药物使前列腺素合成受抑制而产生抗利钠及抗利尿作用，此作用不被螺内酯阻断，并能减弱利尿剂的作用。也有研究证实，解热镇痛抗炎药可通过直接作用改变毛细血管的通透性，通过增加肾小管对氯化钠的重吸收导致钠潴留。此外还可以增强抗利尿激素的作用及髓质渗透压梯度，从而使水潴留。上述机制使原已存在的高血压加重，并使心力衰竭者心力衰竭不易纠正。③高钾血症：解热镇痛抗炎药能减少肾素、血管紧张素及醛固酮产生，使血钾增高。④慢性间质性肾炎：长期大剂量使用或滥用可引起慢性间质性肾炎和肾乳头坏死。

（8）造影剂：由于应用造影剂而致急性肾功能损害者占2%～9%，是药源性急性肾衰竭病因中的主要致病药物之一。造影剂的基本成分是有机碘，具有一定的肾毒性。高浓度大剂量的碘化物（如醋碘苯酸钠）做主动脉造影者，约3%可发生肾损害，原有肾功能不全者可发生肾皮质坏死，死亡率约为20%。泛影葡胺肾毒性的发生率在常规剂量时相对较低，但在行静脉肾盂造影时，为使功能不全的肾脏显影而加大剂量，则急性肾衰竭的发生率高达50%。用胆影葡胺做胆囊造影也有发生轻重程度不等的急性肾衰竭的报道。

1）发病机制如下。①肾缺血：造影剂为高渗性物质（1400～1800mOsm/L），含碘量高达37%，注射后血浆渗量增高引起血管扩张，以后通过肾素-血管紧张素系统作用使血管收缩，肾血流量减少。同时，造影剂的高渗性还可致红细胞变形聚积并增加微循环血液黏度等因素也加重了肾缺血。②直接肾毒性：造影剂对近端肾小管上皮细胞有直接毒性作用，可使肾小管上皮细胞Ca^{2+}内流增加，细胞内Ca^{2+}浓度升高，细胞的骨架结构破坏导致细胞死亡。造影剂还可以与小管细胞分泌的Tamm-Hosfall蛋白相互作用形成管型阻塞肾小管。③过敏反应：造影剂为过敏原，刺激机体产生抗体，引起全身过敏反应及肾脏的免疫炎性反应。④氧自由基的损伤：造影剂渗透性引起反应氧释放改变腺苷代谢，改变与氧自由基形成有关的花生四烯酸代谢。

2）临床表现：造影剂致肾损害最常见的反应为血肌酐增高，升高1mg/dl以上者占造影人数的12%。轻者无明显症状，重者发生急性肾衰竭。具体临床表现如下。①急性肾衰竭：造影后22～48小时出现少尿、血肌酐升高，2～5天后进入多尿期，通常2～3周后恢复。非少尿型急性肾衰竭者预后较好。②在慢性肾功能不全的基础上血肌酐升高。③由于过敏反应、低血压状态引起急性肾衰竭，同时合并支气管痉挛、皮疹及外周血和尿中嗜酸性粒细胞计数增加。④可有蛋白尿、血尿，早期尿中有尿酸盐及草酸盐结晶，尿渗透压降低。逆行尿路造影时因造影剂刺激使膀胱、输尿管黏膜水肿而一过性无尿。

（9）利尿剂：是一类促进体内水分和电解质排出而增加尿量的药物，通过影响肾小管的重吸收和分泌等功能实现利尿作用。各类利尿剂均有潜在的肾毒性，应用后均有引起肾损害的可能。利尿剂可引起急性过敏性间质性肾炎或过敏性血管炎；应用利尿剂后出现水、电解质及酸碱平衡紊乱、高尿酸血症或高尿钙症等。

各种利尿剂的肾损害表现如下。

1）噻嗪类利尿剂：如氢氯噻嗪、氯噻酮等。①急性过敏性间质性肾炎或过敏性肾血管炎；②有效循环血量减少，引起急性肾前性肾衰竭；③长时间低钾血症，可导致低钾性肾病；④糖耐量降低，血糖增高，加重糖尿病肾病；⑤高尿酸血症，诱发痛风或引起间质性肾损害。

2）袢利尿剂：包括呋塞米、托拉塞米、布美他尼等。①急性过敏性间质性肾炎或过敏性肾血管炎；②呋塞米与氨基糖苷类抗生素并用可加重后者肾毒性；③低钾、低钠血症常见；④应用不当，可使内分泌异常，引起或加重水肿。其原因多为低血容量使肾素-血管紧张素-醛固酮活性增强导致水钠潴留。

3）保钾利尿剂：包括螺内酯、氨苯蝶啶等。保钾利尿剂可引起高钾血症，肾功能不全者慎用；吲哚美辛与氨苯蝶啶并用可引起急性肾衰竭。

4）渗透性利尿剂：以甘露醇为代表。渗透性利尿剂具有肾毒性作用，可引起近端肾小管上皮细胞肿胀、变性坏死等病理改变。临床上可出现少尿、急性肾衰竭、血尿或蛋白尿。上述表现称为渗透性肾病。

5）汞利尿剂：如汞撒利，应用不方便，不良反应大，临床早已淘汰。汞利尿剂有细胞毒作用，可直接作用于肾小管上皮细胞，引起变性坏死；长期间断应用汞利尿剂还可通过免疫机制引起肾小球或肾小管间质病变。

（10）含马兜铃酸的中药：马兜铃酸肾病（AAN）是摄入含马兜铃酸（AA）类成分的中药（如关木通、广防己、细辛等）或植物导致的一种快速进展性肾小管间质疾病，是涵盖急、慢性肾损害的一种特殊类型的肾病。国际最早的相关报道是1993年比利时的“马兜铃酸事件”，即从一种减肥中药中检测出的马兜铃酸源于配方中药材广防己，故将这一疾病称为“中草药肾病”。后期通过多层次研究发现，该减肥药具有肾毒性，经鉴定，马兜铃酸具有泌尿系统上皮细胞致癌作用；减肥药中的肾毒性和致癌性成分为马兜铃酸；在“中草药肾病”患者肾脏和输尿管的组织中鉴定发现基因突变前的AA-DNA加合物；在动物模型中给予马兜铃酸可诱导典型的临床“中草药肾病”样肾损害。因在致病因素和疾病之间建立了因果关系，后将中草药肾病改称为“马兜铃酸肾病”。

我国马兜铃酸肾病的首例报道是在1964年，吴寒松医生报道了2例因服用大剂量关木通煎剂引起的少尿型急性肾衰竭，此后也有零星个案报道。目前，我国尚无马兜铃酸肾病确切的流行病学数据。一项中国多中心回顾性队列研究显示，在近66万住院患者中，急性肾损害的发病率为11.6%，其中40%是由药物引起，这其中16%可能是由中草药引起。中国国家慢性肾脏病调查组进行的横断面问卷调查结果显示，1.5%中国成年人长期服用含马兜铃酸的中草药。在东南亚等传统医学盛行的国家和地区，含马兜铃酸的药物及植物仍被广泛使用。马兜铃酸也是影响多瑙河流域巴尔干肾病的致病因素。近期一篇颇有争议的研究报道显示，发现马兜铃酸不仅引起肾病，同时也是导致亚洲人群肝细胞癌的重要原因之一。

1）常见的含有马兜铃酸的中草药：主要有广防己、关木通、青木香、天仙藤、马兜铃、细辛、寻骨风、朱砂莲。一些常用的中成药中也含有马兜铃酸相关成分，如含关木通的中成药达70余种。关木通作为复方汤剂的成分之一，以“渗湿利尿”的效应常用于原有肾脏疾病的病例，因而导致慢性肾损害的风险增大。临床上很多患者为治疗心脏、肝脏和消化道疾病而服用含马兜铃酸的中药而导致肾脏疾病。近年来，由于对含马兜铃酸中药的肾毒性认知水平的提高，马兜铃酸肾病或因服用关木通进入尿毒症状态的患者的检出率日渐增多。

2）马兜铃酸肾病的临床表现：北京大学第一医院肾内科对400例服用含马兜铃酸中药的肾损害患者按照服用剂量和服用时间分为三类，即急性肾衰竭、轻度的肾小管损伤和慢性肾功能障碍，占比分别为4.3%、2.3%、93.3%。①急性马兜铃酸肾病：短期大剂量服用者呈少尿或非少尿性急性肾衰竭。可伴近端或远端肾小管功能障碍，如肾性糖尿、尿酶明显增高及尿渗透压降低；常见蛋白尿并少量红、白细胞及管型；肾外表现多有恶心、呕吐和上腹部不适等消化道症状、血小板减少、肝功能异常和神经系统损害等。急性马兜铃酸肾病与其他常见的药物性肾损害的差异主要在于：由万古霉素、庆大霉素等抗菌药物引起的急性肾损害多数可获得痊愈或脱离透析，但急性马兜铃酸肾病预后较差。作为非少尿型急性肾损害，急性马兜铃酸肾病的临床表现为急性肾小管坏死，其中77%的患者未恢复，5%完全恢复，8%部分恢复。随访1～7年，50%的急性马兜铃酸肾病患者进入终末期肾病，需要透析治疗，50%的患者进入慢性肾病4期。②肾小管功能障碍性马兜铃酸肾病。这类患者服用的含有马兜铃酸的中草药剂量较小，临床表现为肾小管功能障碍，低血钾性周期性麻痹，四肢瘫软，血肌酐水平一般正常。患者肾活检后2～3个月，肾小管功能部分缓解，随访（5±2）年，肾小球滤过率（eGFR）维持在正常水平。③慢性马兜铃酸肾病：多由持续或间断小剂量服用含马兜铃酸药物引起，也可由重症急性马兜铃酸肾病不愈发展而来，肾功能损害进展隐匿，0.5～3年进入尿毒症状态，肾损害出现后及时停药也不能制止病变进展。患者早期主要表现为夜尿增多，而后出现各种肾功能不全症状。尿常规检查常无异常，或仅有轻微蛋白尿。早期肾小管功能损伤较为明显，后期出现氮质血症直至尿毒症。常伴轻度至中度高血压，贫血发生较早。B超示肾脏萎缩，可呈两侧大小不对称。慢性马兜铃酸肾病引起的慢性肾小管间质肾病，表现为肾小球滤过率不同程度下降。44%的患者eGFR年下降率＞4.0ml/min，36%的患者eGFR年下降率＜2.0ml/min，20%的患者eGFR维持稳定。随访203例（1～7年）结果发现，长期或间断小剂量服用含有马兜铃酸的中草药导致的慢性持续进展性马兜铃酸肾病，这类患者的肾功能减退速度快于一般的慢性药源性肾损害和慢性肾病。相较其他药源性肾损害，马兜铃酸肾病引起肾小管间质性肾损害的预后不佳。

3）马兜铃酸肾病的特点如下。①肾损害具有剂量依赖性：根据不同药物所含的马兜铃酸-1和马兜铃内酰胺-1的成分估测患者服用的总剂量，与其未来肾功能转归的预测值相关。不同临床表型包括急性和慢性。②马兜铃酸具有直接细胞毒性：北京大学杨莉对获得的13种马兜铃酸及其含有马兜铃酸的化合物进行毒性检测时发现，马兜铃酸及其化合物不同成分作用于肾小管细胞，均具有直接细胞毒性。在肾小管间质病门诊和前瞻性队列研究发现，马兜铃酸肾病患者在停药后1.5年后血液检测仍检出马兜铃酸和马兜铃内酰胺的代谢产物，与其持续聚集的毒性明确相关，直至药物排净后肾功能减退速度方才降低。③靶向损伤肾小管肾间质：具有药物重吸收和排泌功能的肾小管，在排泄代谢产物、维持机体酸碱平衡和体液平衡中起到极其重要的作用。肾小管损伤会导致肾间质发生后期纤维化。与其他的药源性肾损害不同的是，马兜铃酸肾病的肾小管修复能力减退。持续性损害直至终末期肾病尚无有效治疗药物，是临床非常棘手的问题。④预后较差：

针对肾活检病例研究发现，马兜铃酸肾病的肾损害与其他药源性肾损害的类型不同，直接表现为肾小管周围毛细血管网的大量丢失，以及肾小管上皮细胞再生性修复能力的明显下降，从而导致预后较差。研究发现，急性马兜铃酸肾病启动纤维化修复早于其他急性肾损伤，导致早期出现肾脏纤维化。所有脏器损伤后急性修复包括两种类型，一是天然再生型修复，如干细胞、肾小管细胞等，损伤细胞周边正常实质细胞将发生增生修复从而完成结构重建并恢复功能；二是纤维性修复。纤维性修复反应过度时，就会引起器官的纤维化，导致器官功能下降和永久性丧失。马兜铃酸肾病发生肾脏纤维化机制具有3个特点，即直接肾小管毒性及抑制增殖作用、生长因子产生减少和早期发生纤维化。

4）马兜铃酸肾病的发病机制：马兜铃酸具有“胞浆毒”特性。①关木通中毒的细胞代谢产物能长期滞留于肾小管上皮细胞内，导致慢性肾损害。②引起间质纤维化：肾间质小动脉管壁增厚、管腔狭窄，可能直接刺激肾间质成纤维细胞，分泌细胞外基质。③诱导肾小管上皮细胞凋亡。研究提示，免疫炎症反应可能参与马兜铃酸引起的肾脏纤维化。因此针对免疫炎症反应进行的干预可能在一定程度上改善马兜铃酸导致的肾脏纤维化。

5）诊断：基本采取临床经验排除诊断。也可以通过血液检测马兜铃酸和内酰胺成分、尿液检测DNA加合物等辅助诊断。

6）预防：马兜铃酸引起的疾病给患者、家庭及社会带来沉重的医疗和经济负担，马兜铃酸肾病已成为全球性公共卫生问题。①规范管理含有马兜铃酸中草药。我国相关部门在中西医、跨学科的共同协作下，采取规范管理含有马兜铃酸中草药的措施，如禁止药用的中草药包括关木通、广防己（2003年）和青木香（2004年）；警示药用的中草药马兜铃、天仙藤、寻骨风和朱砂莲（2004年）的中药制剂，严格按处方药管理。②加强有关马兜铃酸肾毒性的宣传教育和监督，避免滥用含马兜铃酸中草药，采取有效措施治理农作物被马兜铃酸科植物污染的问题。③正确认识和使用中医药，依据中药药典及相关法规规范使用含马兜铃酸药物，严格按照中医药理论辨证施治，并注意加工炮制方法，以最大程度地减小其毒性。④进一步研究马兜铃酸肾病的发病机制，寻找有效干预靶点。

（11）唑来膦酸：是静脉注射用双膦酸盐类药物，常用于治疗绝经期妇女的骨质疏松症或变形性骨炎。该药上市后有使用后出现急性肾衰竭而需要透析或导致死亡的病例报道。2009年3月，美国食品药品监督管理局（FDA）对唑来膦酸说明书的用药注意事项进行更新，建议临床医生在每次给药前监测患者的血肌酐浓度。此后FDA仍不断收到该药造成肾衰竭的报告。相关研究结果也表明，其导致肾损害的发生率比一般磷酸盐制剂高1.5倍。2011年4月，FDA发布警示信息，认为导致唑来膦酸致肾衰竭的危险因素包括潜在的中度至重度肾损害、合并使用具有肾毒性的药物或利尿剂，以及患者及高龄患者在接受唑来膦酸治疗前后发生严重脱水。同时建议医务人员，唑来膦酸禁用于肌酐清除率＜35ml/min或具有急性肾损害症状的患者；每次给药前监测患者的肾功能，确定其是否属于肾衰竭高危因素患者；每次给药之前采用Cockcroft-Gault计算公式计算患者的肌酐清除率，对存在高危因素的患者应在每次给药后监测肌酐清除率。

（12）阿利吉仑：是第一个通过直接抑制肾素而产生抗高血压作用的新型药物。服用本品引起肾功能损害和急性肾衰竭的病例曾被报道。ALTITUDE研究结果提示，阿利吉仑与血管紧张素转化酶抑制剂或血管紧张素Ⅱ受体拮抗剂合用时有发生不良反应（如低血压、晕厥、卒中、高钾血症、急性肾衰竭）的风险，特别是对糖尿病患者和有肾功能损害患者，其风险发生率更高。一项阿利吉仑联合其他降压药物治疗原发性高血压病的安全性荟萃分析共纳入12个随机双盲临床研究，高血压病患者8346例，结果显示，阿利吉仑联合降压方案血肌酐上升的发生率高于对照组，提示患者有肾功能及血钾异常时应慎用含阿利吉仑的降压方案。2014年4月，欧洲药品管理局的药物警戒风险评估委员会发布警示信息，在肾损害或糖尿病患者中禁止将血管紧张素转化酶抑制剂或血管紧张素Ⅱ受体拮抗剂与阿利吉仑联合使用。

（13）羟乙基淀粉：是用于治疗和预防血容量不足的血容量扩张药。本品为葡萄糖聚合物，主要通过肾途径消除，血浆半衰期较长，使用后24小时体内存留达50%，连续使用可在体内积蓄，其分子聚集阻塞肾小管而引起肾小管内渗透压增高，致使肾小管坏死；而管腔内压升高，抵消了肾小球的滤过压，使肾小球滤过率降低，从而导致少尿、无尿、蛋白尿，尿中含红细胞、白细胞、颗粒管型等，出现急性肾衰竭。有研究比较羟乙基淀粉和林格注射液液用于重度脓毒症患者后的表现，结果显示，使用羟乙基淀粉的患者急性肾损害发生率和需要肾脏替代治疗率增加。另一项回顾性研究评估了563例心脏手术患者，结果发现羟乙基淀粉可引起急性肾损害，且为剂量依赖性。2013年6月24日，FDA在官网上发布声明，称由于羟乙基淀粉可以增加死亡率和出血风险，并造成严重的肾脏损害，对羟乙基淀粉发出黑框警告，限制其在危重患者中应用。建议使用羟乙基淀粉时应补充充足的液体，定期监测肾功能和液体平衡，密切监测血清电解质平衡。羟乙基淀粉应避免与其他药物混合使用。＞60岁老年患者使用羟乙基淀粉时必须先检查尿常规、肾功能，正常者方可使用，不能连续使用超过10天，且在临床应用中应密切关注尿量变化，一旦出现少尿应立即停药，并给予相应的处理。

（14）钙离子拮抗剂：与克拉霉素联用可能引起急性肾损害。钙离子拮抗剂（CCB）是常用降压药物之一，克拉霉素为大环内酯类抗菌药物。CCB通过肝药酶P4503A4代谢，克拉霉素是肝药酶抑制剂（同类药物阿奇霉素不是）。2013年11月发表的一项关于老年患者联合应用CCB与克拉霉素或阿奇霉素的研究指出，与联合应用阿奇霉素相比，联合应用克拉霉素导致因急性肾损害住院的风险升高。此项基于人群的回顾性队列研究分别纳入同时应用CCB和克拉霉素的患者96 226例，同时应用CCB和阿奇霉素的患者94 083例。结果显示，克拉霉素和阿奇霉素组患者的基线特征无显著差异。氨氯地平是最常应用的CCB（使用率＞50%），与阿奇霉素相比，联用克拉霉素与急性肾损害住院风险升高具有相关性（比值比为1.98），在亚组分析中，克拉霉素与二氢吡啶类CCB（尤其是硝苯地平）联用时风险最高（比值比为5.33），此外CCB和克拉霉素联用也与低血压住院风险（比值比为1.60）和全因死亡率（比值比为1.74）升高有相关性。该项研究结果对CCB和肝药酶抑制剂联合应用的安全性敲响了警钟。

（15）万古霉素：是20世纪50年代从链霉菌中分离得到的糖肽类抗菌药物，其作用机制主要是阻碍细菌细胞壁的合成，广泛用于治疗严重革兰阳性菌感染，尤其是耐甲氧西林金黄色葡萄球菌感染。其单独使用后肾毒性发生率较低，而联合使用其他肾毒性药物后肾毒性发生率将升高到35%。已有研究结果表明，万古霉素联用血管升压药、肾毒性药物、强利尿药等可增高患者肾毒性的发生率。近期的3篇研究结果显示，万古霉素和哌拉西林他唑巴坦联用可增加急性肾损害的发生率。

2.临床常见药源性肾损害类型　临床常用药物及其诱发药源性肾损害的类型如下。

（1）解热镇痛抗炎药：对乙酰氨基酚、阿司匹林（慢性间质性肾炎、急性间质性肾炎）；其他解热镇痛抗炎药（血流动力学改变、慢性间质性肾炎、肾小球肾炎）。

（2）抗抑郁药：锂剂（慢性间质性肾炎、肾小球肾炎、横纹肌溶解）。

（3）抗组胺药：苯海拉明（横纹肌溶解）。

（4）抗微生物药：β内酰胺类（急性间质性肾炎、肾小球肾炎）；氨基糖苷类（肾小管细胞毒性）；喹诺酮类（急性间质性肾炎、结晶性肾病）；利福平（急性间质性肾病、结晶性肾病）；万古霉素（急性间质性肾病）；两性霉素B（肾小管细胞毒性）；阿昔洛韦（急性间质性肾炎、结晶性肾病）；更昔洛韦（结晶性肾病）。

（5）镇静药：苯二氮䓬类（横纹肌溶解）。

（6）神经钙蛋白抑制剂：环孢素、他克莫司（肾小球血流动力学改变、慢性间质性肾病、血栓性微血管病变）。

（7）循环系统用药：血管紧张素转化酶抑制剂（肾小球血流动力学改变）；血管紧张素受体拮抗剂（肾小球血流动力学改变）；氯吡格雷（血栓性微血管病）；他汀类（横纹肌溶解）。

（8）抗肿瘤化疗药：顺铂（慢性间质性肾炎、肾小管细胞毒性）；干扰素-α（肾小球肾炎）；甲氨蝶呤（结晶性肾病）；丝裂霉素C（血栓性微血管病变）。

（9）造影剂（肾小管细胞毒性）。

（10）利尿剂：髓袢利尿剂、噻嗪类利尿剂（急性间质性肾炎）；氨苯蝶啶（结晶性肾病）。

（11）滥用药物：可卡因、海洛因、氯胺酮、美沙酮、甲基苯丙胺（横纹肌溶解）。

（12）含马兜铃酸的中草药（慢性间质性肾炎）。

（13）质子泵抑制剂：兰索拉唑、奥美拉唑、泮托拉唑（急性间质性肾炎）。

（14）其他药物：别嘌醇（急性间质性肾炎）；苯妥英钠（急性间质性肾炎）；奎宁（血栓性微血管病变）；雷尼替丁（急性间质性肾炎）。

3.药源性肾损害的发病机制　明确肾毒性药物导致肾损害的病理机制是认识和预防药源性肾损害的关键。药物可以通过以下机制导致不同类型的肾损害。

（1）肾脏低灌注：肾脏血流灌注减低或入球/出球小动脉收缩扩张失衡，导致肾小球滤过率降低，临床表现为急性肾衰竭。大量利尿剂降低有效血容量，从而减少肾脏血流灌注；血管紧张素转化酶抑制剂通过扩张出球小动脉降低肾小球滤过压；解热镇痛抗炎药及钙调素抑制剂通过引起入球小动脉收缩导致肾小球灌注减低。

正常情况下，肾脏通过调节肾小球入球及出球小动脉张力，使肾小球内压力保持在正常的范围内，从而将正常成年人肾小球滤过率维持在120ml/min左右。当肾小球内血流动力学改变，血容量不足时，机体一方面分泌前列腺素，使入球小动脉舒张，允许更多的血液流入肾小球，同时通过血管紧张素Ⅱ对出球小动脉的收缩作用，共同维持肾脏的灌注压。此时给予具有抗前列腺素活性的药物（解热镇痛抗炎药）或抗血管紧张素Ⅱ活性的药物（血管紧张素酶抑制剂或血管紧张素受体拮抗剂），因干扰肾脏对肾小球内压的自身调节机制并减少肾小球的滤过，可导致高危患者的肾损害。还有一些药物，如环孢素、他克莫司等，也能剂量依赖性的收缩入球小动脉，导致高危患者的肾损害。

此类药源性肾损害在早期仅表现为肾功能改变，如果及时停药并改善肾脏灌注，肾功能可以很快恢复。如果没有及时处理，则可发生缺血性急性肾小管坏死。

（2）直接毒性损伤：药物对肾脏的直接毒性损伤指药物或其代谢产物直接作用于肾小管上皮细胞（最常见为近端肾小管上皮细胞），通过细胞毒性损伤导致肾小管上皮细胞发生不同程度的凋亡或坏死，临床出现急性肾损害。

肾小管细胞，尤其是近端肾小管细胞，在浓缩和重吸收肾小球滤过液的过程中，暴露于高水平的毒素作用之下，最易受到毒性药物的影响。药物导致肾小管细胞损伤的机制包括损害线粒体的功能、干扰小管转运、增加氧化应激等。通过以上机制损害肾小管细胞的药物包括氨基糖苷类、两性霉素B、抗反转录病毒药、顺铂、造影剂等。

药物通过直接作用损伤肾小管上皮细胞，其毒力程度与药物浓度有关。药物浓度低时，毒性作用主要累及肾小管细胞的功能，即近端小管损害引起范科尼综合征等症状；远端小管病变则为尿浓缩功能和酸化功能障碍，表现为肾性尿崩症或肾小管酸中毒。当药物浓度过高时，可导致肾小管上皮细胞坏死，发生急性肾衰竭。

药物的细胞毒作用可能是通过干扰细胞的氧传递系统导致缺氧，改变细胞膜的通透性或抑制某些酶的功能，对肾小管上皮细胞造成直接损害。其中，溶酶体损害在细胞坏死中起重要作用。溶酶体含有多种水解酶，能降解或"消化"多种物质。药物或一些有机物质（蛋白质、糖蛋白、脂类及多肽等）可在肾小管上皮细胞内储存和代谢。当溶酶体内的药物超负荷蓄积时，则能引起溶酶体损伤和小管上皮细胞坏死，这是某些药物引起肾小管坏死的重要机制之一。溶酶体损伤导致细胞坏死的原因可能有两点：①溶酶体破裂释放出酸性水解酶和大量药物分子，造成其他细胞器严重损伤，如线粒体呼吸障碍、微粒体蛋白质合成受阻等；同时氧自由基增多，钙离子细胞内流增多，导致细胞损伤直至坏死。②由于溶酶体膜融合能力受到抑制，药物分子进入细胞质中重新分布，造成细胞器损伤和细胞坏死。

（3）肾内梗阻：药物经过肾小球滤过后在肾小管腔内形成结晶，堵塞远端肾小管和集合管，导致急性肾损害。有些药物由于不溶于尿液而产生结晶，可沉淀于肾脏，特别是远端肾小管，最终阻塞尿道并导致肾间质损害，造成结晶性肾脏病理损害。常见在尿道产生结晶的药物包括抗菌药物（氨苄西林、环丙沙星、磺胺类）、抗病毒药物（阿昔洛韦、更昔洛韦）、甲氨蝶呤及氨苯蝶啶，其结晶的形成与药物在尿中的浓度及尿液的pH密切相关，而血容量不足及存在肾功能不全者更易形成结晶性肾损害。

药物引起的过敏性休克、脱水或弥散性血管内凝血等因素可使肾血流量减少，肾小球滤过率降低。梗阻因素所致的肾损害发生率极低，主要见于磺胺类药或尿酸结晶引起的肾小管阻塞，或由于应用二甲麦角新碱导致腹膜后纤维化，造成输尿管阻塞。尿液显微镜检查发现特殊形态的结晶成分，有助于临床诊断。

（4）免疫介导：药物作为半抗原，诱导机体产生抗体，形成原位免疫复合物或循环免疫复合物，通过Ⅲ型免疫反应累及肾小球和血管系统导致新月体性肾炎与抗中性粒细胞胞质抗体相关性小血管炎，或者通过T细胞介导的细胞免疫反应引起急性间质性肾炎。常见药物有β内酰胺类、质子泵抑制剂、丙硫氧嘧啶、甲巯咪唑、肼屈嗪、苯妥英钠等。

许多药源性肾小管间质病变或肾小球损害是由于药物及其降解产物，作为外源性抗原与宿主蛋白的相互作用，改变了宿主蛋白的结构，触发了免疫反应介导的肾组织病理损害过程所致。其中大部分病理类型为急性间质性肾炎（AIN），少数为肾小球病变（如膜性肾病等）。药物作为半抗原与血清蛋白或细胞蛋白结合形成靶抗原，被抗原呈递细胞摄取表达，在某些刺激因子的协同下激活T辅助细胞。T辅助细胞一旦被激活，产生多种作用：①产生细胞因子，直接作用于靶细胞；②激活自然杀伤细胞、巨噬细胞等非特异性的效应细胞；③使B细胞分化成浆细胞，产生特异性抗体；④使其他效应B细胞分化，介导迟发型过敏反应和细胞毒等作用。如某些药物（青霉素等）的代谢产物与肾小管基底膜（TBM）结合成全抗原可刺激机体产生抗TBM抗体，介导部分AIN肾间质线状免疫球蛋白沉积见于抗TBM抗体相关性AIN。药物的免疫性损伤强度与药物剂量无关。药物的直接肾毒性和药物过敏阶段的肾脏免疫性反应病变可单独存在，也可并存。

药物能在肾小球、肾小管及肾间质引起炎症反应（如诱发肾小球肾炎），最终导致肾脏纤维化及瘢痕形成。肾小球肾炎是典型的由免疫机制引起的肾脏原发性炎症损害。导致肾小球肾炎的药物包括肼屈嗪、干扰素-α、锂剂、解热镇痛抗炎药、丙硫氧嘧啶等。此外，药物引起的过敏反应可诱发急性间质性肾炎，具有异质性及非剂量依赖性特点。这些药物常导致机体发生抗原诱导免疫反应，形成抗原抗体复合物沉降在肾间质，最终导致急性间质性肾炎。然而，药源性急性间质性肾炎所致变态反应的典型表现（如发热、皮疹及嗜酸性粒细胞增多）并不常见。引起此类肾脏损害的药物包括别嘌醇、抗菌药物（如β内酰胺类、氟喹诺酮类、利福平、磺胺类、万古霉素等）、抗病毒药（阿昔洛韦）、利尿剂（髓袢类、噻嗪类）、解热镇痛抗炎药、苯妥英钠、质子泵抑制剂、雷尼替丁等。药物引起的慢性间质性肾炎较急性间质性肾炎少见，其引起肾脏损害的过程隐匿，高敏反应的症状也不典型。因其会进展为终末期的肾脏疾病，故早期识别特别重要。能引起慢性间质性肾炎的药物包括环孢素、他克莫司、某些化疗药、中草药及锂剂。近来有报道显示，肾脏疾病患者长时间或大剂量应用解热镇痛抗炎药（如对乙酰氨基酚、阿司匹林等）也可引起慢性间质性肾炎。

（5）横纹肌溶解：骨骼肌损伤会导致肌细胞的溶解，并释放肌球蛋白、磷酸激酶等细胞内成分，最终引起一系列的临床症状，如虚弱、肌痛及尿液呈现茶样颜色等。肌球蛋白的释放可显著诱导肾脏损害，且其常继发于肾小管阻塞、肾小球滤过率改变之后或通过直接的肾脏毒性作用。高达81%的横纹肌溶解是药物及酒精滥用导致的，其中50%的患者会发展为急性肾衰竭。他汀类药物是目前最为明确的导致横纹肌溶解的药物，单独应用发生率仅为0.44/10 000。麻醉药品如可卡因、海洛因、氯胺酮、美沙酮及甲基苯丙胺的过度滥用，也可导致横纹肌溶解。

横纹肌溶解（如他汀类）导致的肾损害是间接毒性损害。间接毒性损害还有血管内溶血（如利福平、葛根素注射剂），产生游离肌红蛋白、血红蛋白，经过肾小球滤过后，对肾小管产生毒性损伤。

（6）血管内皮损伤：药物通过免疫/非免疫机制导致血管内皮损伤，临床表现为血栓性微血管病。此种类型的肾损害较少见。药物可诱导微血管血小板血栓的形成，从而进一步通过对血管内皮的直接毒性作用或由其介导的免疫反应产生肾损害。抗血小板药物（如氯吡格雷）、环孢素、他克莫司、丝裂霉素C、吉西他滨及奎宁等药物可通过以上机制引起肾损害。

（7）细胞因子作用：细胞因子和多肽生长因子在药物性肾小管-间质疾病病理生理过程中的作用已受到广泛重视。当发生药物性急性间质性肾炎和药物引起的中毒性肾小管坏死时，肾组织病理检查显示，肾间质有大量淋巴细胞、单核细胞及嗜酸性粒细胞浸润，提示炎症介质、细胞因子和多肽生长因子参与了病变过程。

根据肾小管细胞培养观察到的结果，多肽生长因子对肾小管上皮的作用似乎可分为两大类，表皮生长因子（EGF）、血小板源性生长因子（PDGF）和转移生长因子（TGF）-α主要表现为刺激肾小管上皮细胞分裂增殖，而另一类多肽生长因子则使上皮细胞出现肥大改变，如胰岛素样生长因子（IGF）-1和TGF-β。

在生理情况下，肾小管内存在EGF和EGF受体，当肾小管细胞遭到损害时，EGF受体表达明显增加，此时外源性EGF能显著促进肾小管上皮细胞的再生与修复功能，加速肾功能恢复。在肾毒性或缺血性急性肾衰竭模型的初期，肾组织中EGF明显减少，当肾小管上皮细胞再生时，肾组织中EGF开始回升，尿中排出量增多。在由氨基糖苷类引起的急性肾小管坏死患者的恢复期，当肾小管出现再生和肾功能开始恢复时，肾小管内EGF和EGF受体量明显增加。同时，随着患者尿中EGF排出量的增加，血清肌酐水平、肾衰竭指数和肾小球滤过分数逐渐下降。EGF的上述作用表明，今后EGF极有可能作为一种治疗药物，促进急性肾衰竭时肾小管细胞的再生与修复功能，加速急性肾衰竭的恢复。

五、药源性肾损害的诊断、治疗和预防

1.药源性肾损害的临床分型　与药物相关的肾损害主要有急性肾衰竭综合征、急性间质性肾炎综合征、慢性间质性肾炎综合征等，其中急性肾衰竭最为常见，多为非少尿型。由于药物（特别是抗菌药物）对肾脏某些部位有特殊的亲和力，因此肾病变的组织学变化不同，其中以肾小管-间质受累最为常见，肾小球和肾血管受累较少，表现梗阻性肾病者甚少。药源性肾损害常见有以下几种类型。

（1）急性肾衰竭综合征：由药物引起的急性肾小管坏死（如氨基糖苷类）、急性间质性肾炎（如头孢菌素类）或过敏性休克（如青霉素）均可导致急性肾衰竭。急性肾衰竭临床上表现为少尿、无尿，部分病例为非少尿型。实验室检查显示血肌酐、尿素氮迅速升高，肌酐清除率下降，尿比重及尿渗透压降低。可伴有

代谢性酸中毒及电解质紊乱。少尿型急性肾衰竭患者如无有效治疗，常可死于急性肺水肿和高钾血症。多数病例需以透析治疗（血液透析或腹膜透析）度过少尿期。停用肾毒性药物后肾功能可逐渐恢复（多于2～4周），肌酐、尿素氮逐渐降至正常。肾小管上皮细胞的功能及结构恢复正常则需半年至一年之久。重症或老年患者常不可恢复而逐渐演变遗留慢性肾功能不全。

急性肾小管坏死或肾小管损伤是最常见的表现之一，均表现为急性肾衰竭。其病理变化主要表现为近曲肾小管上皮细胞变性、坏死，基底膜断裂及间质水肿。重症病变可延及远端肾小管，甚至累及肾小球。药物引起的急性肾小管坏死中，氨基糖苷类最常见（庆大霉素、卡那霉素、阿米卡星、妥布霉素、新霉素和链霉素等），其次是第一代头孢菌素，均为药物对近端肾小管上皮细胞的直接肾毒性导致。两性霉素B、大剂量青霉素对远端肾小管上皮细胞的直接肾毒性及免疫反应也可导致。

（2）急性间质性肾炎综合征：药物过敏是急性间质性肾炎的主要病因，而药物过敏性急性间质性肾炎又是药源性肾损害最常见的临床表现类型。不同药物引起的急性间质性肾炎病情轻重不一，临床表现多样，发病时间可为给药后即刻，也可为持续用药一段时间后。多种药物可引起急性间质性肾炎，以青霉素类最为常见。由药物过敏所致急性间质性肾炎占急性间质性肾炎总数的60%～70%。可通过肾活检确诊，肾脏活检的特异性损害表现为肾间质单核细胞浸润和肾小管细胞损害。大多数患者预后良好，及时停药后，肾功能可恢复正常。类固醇治疗的益处未得到证明，可能对一些药物过敏性急性间质性肾炎患者有益。

临床表现如下。①全身过敏反应：发热、皮疹、外周血嗜酸细胞增多。50%的病例血清IgE浓度可升高。部分患者还可表现为关节肿痛，淋巴结肿大等肾外脏器的过敏症状。典型的高敏三联征（发热、皮疹和血嗜酸细胞增高）见于10%～40%的患者。青霉素、利福平及别嘌醇引起者可伴发溶血尿毒症综合征。②肾功能损害：约50%的患者出现氮质血症，1/3表现为少尿型急性肾衰竭，10%～30%的病例需进行透析治疗。除肾小球滤过功能损害外，还可有肾性糖尿、氨基酸尿和小分子蛋白尿等近端小管损伤的表现；也可有低渗尿、失钠及肾小管酸中毒等远端小管病变的特征。③尿检异常：35%～95%的患者有血尿，有时呈肉眼血尿（多见于应用于甲氧西林、别嘌醇或利福平者）；约90%的病例尿中出现嗜酸性粒细胞，也可有蛋白尿，但通常24小时不超过1g。④肾小球损伤：既往认为药物性急性间质性肾炎很少累及肾小球，但近年研究表明，急性间质性肾炎可伴有膜性肾病、新月体肾炎，临床表现为典型的肾病综合征。

（3）慢性间质性肾炎：药物引起的慢性间质性肾炎其肾脏病理主要表现为间质纤维化，肾小管萎缩和局灶性淋巴单核细胞浸润，严重者可伴有局灶或完全性肾小球硬化。慢性间质性肾炎临床症状常不典型，常通过实验室检查发现慢性肾衰竭。引起慢性间质性肾炎的药物以解热镇痛抗炎药较为常见。某些金属制剂（顺铂、铅、汞等）、环孢素、硝基化合物、甲氨蝶呤等也可引起慢性间质性肾炎。具有肾毒性的抗菌药物（氨基糖苷类及头孢菌素类）和抗肿瘤药（顺铂）等除直接损伤肾小管上皮细胞外也可引起慢性间质性肾炎；近年来，由卡托普利所致的慢性间质性肾炎也逐步增多。

（4）肾小球肾炎和肾病综合征：药物引起的慢性或急进性肾小球疾病有以下几种。①微小病变型肾病（如血管紧张素转化酶抑制剂、解热镇痛抗炎药等引起）；②局灶-节段性肾小球硬化（如海洛因等引起）；③膜性肾病（如青霉胺、金制剂、汞制剂等引起）；④急进性肾小球肾炎（如青霉胺、碳氢化合物等引起）。生物制品（如马血清和疫苗）可引起免疫复合物性肾炎。

临床表现为血尿、蛋白尿、水肿、高血压或肾功能减退等肾小球肾炎综合征，也可表现为典型的肾病综合征，大量蛋白尿（＞3.5g/d）、低白蛋白血症（＜30g/L），高脂血症和水肿。发生肾病综合征时可用糖皮质激素［泼尼松1mg/（kg·d）］治疗。

（5）梗阻性肾损害：主要由大量磺胺结晶阻塞肾小管引起，肿瘤化疗药物也可引起尿酸结晶阻塞肾小管。过量维生素D、某些治疗（如化疗）中出现高尿酸血症导致的尿酸结晶引起的尿路结石，或应用二甲麦角新碱引起的腹膜后进行性纤维化均可造成梗阻性肾损害。由于药物梗阻尿路，致使突然发生无尿及迅速尿素氮升高，肾图示梗阻图。梗阻解除后，尿量增多，尿素氮，血肌酐降至正常。病变持续存在可出现慢性肾功能不全。

（6）氮质血症：应用两性霉素B、环丙烷、氟烷或乙醚后可造成肾小动脉痉挛，肾血流量减少38%～42%，肾小球滤过率下降9%～39%，临床上可出现慢性肾衰竭、血尿素氮和肌酐升高。进入尿毒症状态应行透析疗法以替代丧失的肾功能。

2.诊断

（1）临床特点：肾脏的药物不良反应和药源性肾损害没有特异性的功能学和形态学上的改变，所以肾脏疾病诊断的一般原则适用于评估肾脏的药源性损害。由于药物引起的肾损害临床症状较为潜隐，部分患者直至肾小球滤过率明显下降时才开始明显，因而易被临床医生忽略而误诊。临床上遇到原因不明的肾损害患者，尤其是老年人、过敏体质、有肾脏病史、糖尿病史或既往曾有过药物过敏史和曾使用过有肾毒性药物者，更应注意药源性肾损害的可能，密切观察。

（2）实验室检查：既往常用肾小球滤过率下降和血肌酐（SCr）浓度的增高来判断是否有肾脏功能损害，更准确地可用内生肌酐清除率（CCr）来监测肾毒性药物的肾损害。一旦出现SCr或CCr的升高，说明肾脏已有明显损害，用于监测药物引起的早期肾脏损害。近年来，有学者认为尿酶增高及肾小管性蛋白尿是诊断药源性肾损害的早期指标。尿酶可用于确定受损部位，因为不同的酶位于肾单位的特定部位，尿液中蛋白质数量和质量的测定可以区分膜性蛋白尿和管性蛋白尿。血药浓度监测对环孢素肾损害、氨基糖苷类肾损害及顺铂肾毒性作用有一定诊断价值。磺胺药物肾损害时尿中可出现大量磺胺结晶；过敏性间质性肾炎时，尿中可出现嗜酸性粒细胞。核素检查如双肾镓67（^{67}Ga）静态显像间质性肾炎时^{67}G吸收均匀且浓度高，48小时左右吸收最多，对诊断药物所致的间质性肾炎有较大帮助。

（3）病理检查：肾活检是确诊的主要手段。主要病理变化是肾间质水肿，淋巴细胞、单核细胞与嗜酸细胞浸润，以及不同程度的肾小管变性、坏死和上皮细胞再生。一般情况下，肾活检并不需要用来确诊肾脏的不良反应，但在不很明确的情形下，及时进行肾脏活检及病理检查有非常重要的意义。急性间质性肾炎诊断可通过组织病理学检查来确定。

血、尿嗜酸细胞增多是诊断依据之一。此项检测简便易行，可迅速获得结果。嗜酸细胞在血、尿及肾组织中的检出率并不平行，肾组织中浸润的嗜酸细胞可因“自溶”而使尿中不能检出。

药物特异性淋巴细胞转化试验（LTS）有助于明确致病药物。LTS试验的原理是取患者血样做体外培养，应用药物的特异性抗原刺激患者致敏淋巴细胞使其转化。根据淋巴细胞对药物抗原应答水平的高低，以鉴别是否对此种药物过敏。LTS具有很高的特异性，假阳性罕见，但阴性结果不能排除对某种药物过敏的可能性，无助于药物中毒的诊断。

根据《2016年日本药物相关性肾损害临床实践指南》，其诊断标准如下：候选药物给药后新出现的肾脏损害，并且排除所有其他原因，停用候选药物后肾损害改善或中止进展。该指南提出，肾活检对预测药源性肾损害肾脏结局和决定远期治疗策略是有益的，也有助于鉴别诊断药物相关性肾小管或间质性损伤及其他病因。

3.治疗　根据药源性肾损害的发病机制及时治疗对肾功能恢复非常重要。诊断确立后应及时停用可疑致病药物，早期应用脱敏药或加用糖皮质激素，必要时用环磷酰胺。应用透析疗法可帮助患者度过急性肾衰竭的少尿、无尿阶段。大部分病例可治愈，预后良好。

《2016年日本药物相关性肾损害临床实践指南》提出，对药物相关性急性间质性肾炎患者，如停用可疑药物后仍存在肾功能障碍，可考虑使用类固醇治疗。

4.预防　药源性肾损害的基本预防措施包括：①避免使用肾毒性药物；②纠正肾脏性危险因素；③治疗前评价肾功能，调整给药剂量；④避免同时使用肾毒性药物。

使用如血管紧张素转化酶抑制剂、钙离子拮抗剂、解热镇痛抗炎药等改变肾小球血流动力学的药物，使用前需纠正血容量的不足，并在使用过程中监测肾功能和生命体征；氨基糖苷类药物，需避免一天多次给药，并限制给药疗程，且需每周监测血药浓度及肾功能2～3次；两性霉素B在给药前后均需足量的水合治疗，减慢输注速度，使用毒性更低的脂质体，并限制给药疗程。

输注足量的生理盐水或碳酸氢钠对保持正常的肾脏灌注和避免药物导致的肾损害至关重要。因此，在条件允许的情况下，应密切监测及评价血容量状态，并在使用肾毒性药物前纠正血容量的不足。在患者存在明显血容量不足的情况下，使用血管紧张素转化酶抑制剂、钙离子拮抗剂、解热镇痛抗炎药等药物会引起肾脏血流动力学的改变，为此预防性输注足量的生理盐水或碳酸氢钠显得尤为关键。

大部分药物引起的肾损害是可逆的。但由于不能及时准确地从临床症状体征或实验室检查结果中识别药物导致的肾损害，以致某些可以避免的肾损害没能得到预防。因而早期识别对预防药源性肾损害意义重大。肾脏损伤分子-1、骨桥蛋白、中性粒细胞明胶酶相关脂质运载蛋白、胱氨酸蛋白酶抑制剂C及γ-谷氨酰转肽酶等肾损害生物标志物与传统生物标志物血肌酐相比，能更早的识别肾脏损害及相关发病机制，并能更准确的定位损害部位。在用药后出现以血肌酐升高为表现的肾功能减退，提示其可能是药物引起的。需排除西咪替丁和甲氧苄啶的影响，它们导致的血肌酐升高是由于与血肌酐在肾小管上存在竞争性分泌。当患者出现肾功能不全的体征时，应立即审查患者使用药物，在维持血压稳定、保持足够的血容量的情况下，分析药物肾毒性的大小及肾损害与药物在使用时间上的关联性等多个因素，停用所有可疑有肾毒性的药物。

常见药源性肾损害的预防措施归纳如下。

（1）改变肾小球血流动力学的药物

1）血管紧张素转化酶抑制剂、钙离子拮抗剂、解热镇痛抗炎药：使用前纠正血容量的不足；监测肾功能和生命体征。

2）环孢素、他克莫司：检测血浆药物浓度和肾功能；使用最低有效剂量。

（2）肾小管毒性药物

1）氨基糖苷类：避免一天多次给药；限制给药疗程；监测药物血浆浓度及肾功能，2～3次/周。

2）两性霉素B：给药前后均需水合治疗；减慢输注速度；使用毒性更低的脂质体；限制给药疗程。

3）造影剂：使用低渗造影剂；使用尽可能低的剂量；造影前后输注0.9%生理盐水或碳酸氢钠；造影前后24小时内停用和利尿剂；造影后24～48小时监测肾功能。

（3）致慢性间质性肾炎的药物

1）对乙酰氨基酚、阿司匹林及其他解热镇痛抗炎药：避免长时间使用；针对慢性疼痛患者，交替使用此类药物。

2）锂剂：保持药物的浓度在治疗范围内；避免血容量不足。

（4）引起结晶性肾损害的药物：阿昔洛韦、甲氨蝶呤、磺胺类、氨苯蝶啶。减少给药剂量；确保足够的水合治疗；口服给药。

第三节　用药预警和干预

一、老年人药源性肾损害的风险评估

1.危险因素

（1）老年人药动学性质改变：①老年人胃肠道功能减退可能使某些药物的吸收减少，机体组成改变，水分减少、脂肪增多，血浆白蛋白降低，药物分布相应发生变化，游离药物浓度升高；水溶性强的药物分布容积减低，血浓度较高；脂溶性强的药物分布容积广，血浓度降低而半衰期延长。②老年人肝脏重量减轻，肝血流下降，肝微粒酶活性降低，对药物的生物代谢减低。③肾功能随年龄老化而减退，肾小球滤过率下降，药物的排泄明显降低，容易造成药物蓄积。

（2）老年人疾病特点和用药特点：老年人疾病种类增多，共病和多重用药为常态，用药种类明显增加，联合用药和长期用药多见，发生肾损害的风险显著增加。

（3）老年肾脏对药物的肾毒性损害易感：随着年龄增长，肾脏血流量降低，肾小球滤过率明显减退，肾小管排泌功能下降，肾皮质血流减少，肾髓质血流相对增多，肾内血管的舒张反应显著降低而收缩反应变化不大。老年肾脏的退行性变使其对药物的毒性损害更加敏感，对于影响肾内血流动力学的药物，老年人比年轻人敏感且易于出现急性肾衰竭。

（4）老年肾脏常处于灌注不足的状态：老年人的常见病如高血压、糖尿病、粥样硬化性肾动脉狭窄等疾病，导致肾脏主干动脉或分支动脉的血流量减少，肾脏的灌注下降；全身的疾病状态如感染、脱水、第三间隙水钠潴留、心力衰竭或过度利尿等，有效循环血容量不足导致肾脏灌注不足，使肾脏处于缺血状态，极大增加了药源性肾损害的风险。

2.老年人药源性肾损害的干预　大部分药物引起的肾损害是可逆的，有效的干预措施，包括早期识别药源性肾损害、及时停用可疑药物并及时治疗意义重大。

（1）合理选择药物治疗。针对主要临床问题给予强适应证的治疗药物，而非全面用药，这是减少老年人药物不良反应的重要环节，也是避免药源性肾损害的关键因素。医生在下处方前应权衡药物的风险/效益比，确认药物的安全性和有效性，以减少药物不良反应和不良事件，降低用药风险。例如，因非特异骨关节疼痛而服用解热镇痛抗炎药的老年人，应权衡药物的风险/效益比，多数人可以停用或仅间断使用该类药物，从而最大限度的避免这类药物导致的肾损害。

（2）小剂量开始给药，缓慢增量。老年人对药物作用的敏感性存在较大的个体差异，小剂量起始给药可减少药物不良反应。对于非负荷量给药的药物，老年人初次给药，一般给予成人剂量的1/2 ～ 3/4。例如，静脉注射呋塞米10mg在老年人可能获得显著的利尿效果，给予20mg则有利尿过度的病例。用药后应密切观察治疗反应，缓慢增量，力求个体化用药。

（3）主要通过肾脏排泄清除的药物（或代谢产物），应根据老年人肾小球滤过率调整药物剂量。目前常用Cockcroft Gault方程或MDRD方程推算的肾小球滤过率来调整老年人的用药剂量。尽管上述公式并非在老年人群中直接得出的公式。Cockcroft Gault方程的使用更广泛和方便。需要强调的是，应根据临床治疗反应、血药浓度等调整剂量。老年人用药剂量不足与过量同样有害，均应避免。

（4）用药过程中监测尿量、尿常规和肾功能。下列情况下老年人易于出现药物的肾毒性反应，应提高警惕，严密观察：①已有慢性肾功能不全的老年人；②存在肾脏灌注不足的老年人；③叠加使用肾毒性药物。

对于已有肾功能减退的患者，使用肾排泄药物时应考虑改变用药方案（如减少剂量或者增加给药间隔）。给药前精确评估肾功能非常重要。目前已有评估肾功能的方程式，但由于方程式应用有限制条件，仍需谨慎给药。《2016年日本药物相关性肾损害临床实践指南》指出，临床实际中eGFR的实用性不确定；eGFR方程式在调整药物剂量上受限于本身的精确性。

（5）已经发生药源性肾损害及时停药极为关键。充分重视体液平衡状态，给予充足的液体补充和强有力的血流动力学支持，改善肾脏的血流灌注，是预防和治疗老年人药源性肾损害的重要措施。对于能配合的老年人，嘱多饮水是有效且简便的预防方法。停药及对症治疗后老年人的肾小球功能多数能逐渐恢复，而常遗留肾小管功能减退。马兜铃酸造成的肾损害不可逆，多数药物的肾损害具有可逆性。

（6）关注重点致病药物

1）解热镇痛抗炎药相关性肾损害：解热镇痛抗炎药由于抑制环氧化酶（COX），相关性肾损害通常涉及缺血损伤。临床上，非甾体抗炎药（NSAID）相关性肾损害经常表现为急性肾损害，其他类型的解热镇痛抗炎药相关性肾损害很少出现急性间质性肾炎和间质性肾炎合并肾病综合征。相比之下，对乙酰氨基酚滥用所致肾乳头坏死、钙质沉着、慢性间质性肾炎，导致慢性肾衰竭。对所有解热镇痛抗炎药相关性肾损害而言，停用致病药物是最基本的治疗。选择性COX-2抑制剂和非选择性COX抑制剂诱发急性肾损害的概率无显著差异，长期使用选择性COX-2抑制剂和非选择性COX抑制剂所致肾功能障碍发生率也无显著差异。

2）抗菌药物相关性肾损害：老年患者，尤其是慢性肾病患者应当谨慎使用氨基糖苷类和糖肽类药物（万古霉素）。使用抗菌药物有必要根据肾功能进行剂量和给药间隔调整。氨基糖苷类和万古霉素所引起的肾损害呈浓度依赖，并且与药物谷浓度有关。对存在药物排泄障碍的患者，应进行治疗药物浓度监测和微生物敏感性监测。对于感染耐甲氧西林金黄色葡萄球菌的患者使用万古霉素，常规的治疗药物监测能够预防万古霉素所致的肾损害，定期的血药浓度监测能显著保障治疗药物的临床效果。对于肾功能不稳定或需要长期治疗的患者，万古霉素谷浓度监测有益。

3）免疫抑制剂：在肾炎综合征和（或）肾病综合征治疗中的应用，肾功能障碍可能影响这些本来有肾脏毒性的药物。应考虑到这些药物有时可导致药物相关性肾损害，特别是经尿路排泄的药物。另外，老年患者加速性药物相关性肾损害风险更高。定期进行治疗药物监测能够预防环孢素急性毒性所致近端肾小管损伤，也能预防环孢素慢性毒性所致微血管病变和间质病变（线状肾小管间质纤维化）。必要时经肾活检组织学评估长期使用环孢素所致的潜在肾毒性。

二、老年人药源性肾损害的风险防范

发现、评价、诊治和预防药物不良反应或药源性肾损害，或其他任何可能与药物有关的问题，不仅涉及药物本身的特点，还涉及与药物相关的其他问题，如不合格药品、药物治疗错误、对没有充分科学根据而不被认可的适应证的用药、药物滥用与错用等方面。另外，药物临床试验的局限性，决定了对一些不常见的不良反应和药源性疾病的观察具有局限性。用药预警可利用数据挖掘和病例调查报告，以及其他多种手段来辨别药物与不良反应之间的相关性。

（1）国际上对新发、罕见的药物不良反应和药源性疾病常采用修改说明书、黑框警告、公布风险信息等预警措施。

英国药品和保健产品管理局（MHRA）由于持续收到使用唑来磷酸导致的肾衰竭或肾损害的报告，于2010年第4期《药物安全更新》中发布了有关唑来磷酸的安全性信息，进一步强调其肾损害风险。大多数病例都与首剂给药有关，而且普遍发生在以前有肾功能障碍或其他风险因素的患者中，包括高龄、使用其他可引起肾损害的药品、利尿治疗或脱水，并且发布一封致医疗卫生人员的信，从而指导医生用药。

此外，有报告表明用于磁共振成像造影的含钆造影剂的使用与肾源性系统纤维化相关，欧洲药品管理局的人用药品委员会（CHMP）评估了这些含钆造影剂，基于已获得的数据，开展风险最小化措施后，CHMP认为这些药品的效益和风险平衡是可以接受的，并且欧洲药品管理局（EMA）也采取了一组旨在最大限度减小含钆造影剂引起肾源性系统纤维化风险的建议。

美国食品药品监督管理局（FDA）要求对艾塞那肽说明书进行修订，增加该药品引起肾功能改变（包括急性肾衰竭和肾功能不全）的上市后报告，其原因是：虽然收到使用艾塞那肽导致患者肾功能改变的报告在所有使用该药物的患者中所占的比例很小，但是肾功能损害可能造成的后果严重。

另外，鉴于7例与磷酸钠口服溶液或其他口服磷酸盐制剂相关的肾钙沉着症致肾衰竭被报道，加拿大卫生部与强生-默克公司共同发布信息，警告与磷酸钠口服溶液相关的肾衰竭。

（2）各类用药指导信息对临床用药预警也非常重要。目前国际上常用的用药指导信息来源主要为MIMS药品信息系统、DRUGDEX药品评价数据库、UpToDate数据库和Medscape网站等，对于确保药物治疗安全、防治不良反应和药源性疾病具有重要意义。但以上各用药指导信息系统尚存在局限性，在药源性肾损害定义、肾毒性药物分类、药物用量调整等方面的一致性较差，且多缺乏循证数据，没有提供比较精确的药物剂量调整方法，有些信息甚至相互矛盾，但对临床用药仍具有实际的意义。另外，上述信息的来源中包含的中国人的信息较少，亟须国内建立具有中国人循证数据的临床用药指导系统。

肾脏系统药物不良反应和药源性肾损害防治的关键因素是预防，治疗中评估药物的临床获益、危害、有效性及风险因素，并进行及时有效的预警，有助于安全用药，防范与用药相关的肾脏安全问题。

第5章
血液系统的药源性疾病

第一节　概　　述

一、老年人血液系统功能特点

老年学的一个中心法则是衰老并不是一种疾病，但生物学意义上的衰老实际却是常见疾病的主要危险因素。与其他器官一样，随着年龄增长，骨髓也会发生一些特征性改变，例如，在中年人骨髓腔内，造血细胞约占体积的50%，其余为脂肪组织。如果没有疾病，造血细胞数量则一般维持在与正常年轻人一样的变化范围之内。这可能是因为随年龄增长，造血干细胞数量也增加，并且在功能上能够充分维持造血稳态。老年人更容易患慢性病，对骨髓储备产生额外压力。老年人贫血与年轻人贫血的一个明显区别是约1/3的老年贫血患者不能确定特定的贫血原因。这种“不能解释的贫血”可能是多种因素导致的，包括促红细胞生成素反应性过低、炎性细胞因子、雄激素缺乏及部分患者存在早期骨髓增生异常等。关于血小板和中性粒细胞随年龄的变化还缺乏完整的资料，但可能变化不大，也没有多少临床意义。

研究比较清楚的是胸腺随年龄而退化，这发生在骨髓组织变化之前，骨髓来源的T淋巴细胞和B淋巴细胞都受到影响。老年人的未接触抗原的反应性T淋巴细胞较少，而相对惰性的记忆T细胞数量增多。所以，对新抗原刺激的反应能力减弱，对某些感染和疫苗的易感性增高。老年人还可出现明显的免疫调节功能缺乏，这可解释在老年人观察到的自身抗体、副蛋白及炎性细胞因子增加。然而如果不患病，这些改变也不会带来不良后果。如果出现慢性消耗性疾病，这些改变会加重，导致总的机体功能下降并加重。对老年人炎症通路和凝血途径功能失调的分析也可得出同样结论。所以，年龄增长与高凝状态相关，在有潜在动脉粥样硬化性血管病出现时具有重要的临床意义。

（一）衰老与骨髓造血

1.骨髓的解剖学改变　造血组织占据骨髓空间的百分比从出生时的90%下降到30岁时的约50%，到70岁时只有约30%。同样，在胸腺也发生类似的变化。解剖学上表现为脂肪进入骨髓和胸腺，但具体机制还不清楚。

2.骨髓的造血干细胞改变　普遍接受的观点是干细胞池的数量或功能随年龄增长而下降，最终导致不能满足造血需求。但与此不同的是，造血干细胞随年龄变化似乎是个例外。有研究显示，随着年龄变化，造血干细胞的系列分化潜能从淋巴系列向髓系转换。这可能是在老年人血液中观察到的中性粒细胞相对增高而淋巴细胞相对下降的原因。通过对健康志愿者干细胞的检测发现，每年会积累13个外显子突变。目前普遍认为，这种变化会导致免疫系统的衰老及提高年龄相关疾病（如骨髓增生异常综合征和白血病）的发病率。因此，“免疫衰老”的过程可能是干细胞衰老造成的，因为其同时影响了先天性和适应性免疫系统。

3.血细胞随年龄的变化　贫血不是一种独立的疾病，而是一种病理状态，指的是单位体积内血红蛋白的浓度、红细胞数量或血细胞比容低于相同年龄、性别和地区的正常值。目前，国内外对65岁以上老年人血红蛋白浓度、红细胞数量和血细胞比容的正常参考值尚无统一标准。实际上，65岁以上老年人上述指标是否低于65岁以下低年龄组健康人群尚无定论。我国目前也缺乏健康老年人血红蛋白浓度、红细胞数量和血细胞比容的流行病学资料。意大利一项包括1160例、90岁及以上健康老年人的流行病学调查结果表明，不同性别老年人血红蛋白、红细胞数量和血细胞比容存在差异，但与65岁以下年龄组同性别人群无统计学差异。目前，国内外比较一致的观点认为，尽管健康老年人在血液指标上与年轻人无差异，但在感染、肿瘤、营养不佳等疾病存在时更容易出现贫血。此外，约有1/3的贫血患者通过常规检查找不到特定的原因。这种“不明原因”的贫血通常为轻度（血红蛋白浓度在100～120g/L），正细胞性和增生减慢（网织红细胞绝对数相对低）。有学者认为，这可能与几个因素有关，如睾酮水平下降、隐性炎症、肾衰退伴血清促红细胞生成素水平下降，以及隐性的骨髓增生异常综合征等。

在正常衰老过程中，血液中白细胞总数或者其分类计数并没有明显改变，但在身体虚弱的老年人中可以观察到中性粒细胞计数增高。此外，中性粒细胞也有一些质的缺陷，表现为吞噬功能缺陷、向应激部位迁移功能受损等。从40岁开始，血液淋巴细胞数量呈轻度下降，此后一直逐渐持续下降。此外，老年人T淋巴细胞亚群成分的变化也导致对新抗原刺激的反应能力减弱。

有关年龄对血小板数量的影响还只限于从选择性人群获得的截面数据。从这些数据看来，血小板数没有或很少受年龄的影响而发生变化。至今还没有获得描述血小板数随年龄改变的纵向数据，也没有结论性的研究描述年龄相关的血小板功能改变。

（二）衰老与凝血功能

1.衰老与凝血因子改变　一些血块形成和纤溶过程中的关键蛋白质随年龄发

生特征性改变。在健康百岁老年人中，活化的因子Ⅶ、凝血酶原活化肽、因子Ⅸ、因子Ⅹ及凝血酶-抗凝血酶复合物浓度增高。在男性和女性都出现年龄相关的蛋白C水平、游离蛋白S水平升高。相反，男性患者的抗凝血酶Ⅲ随年龄增长而降低，而女性在绝经后则随年龄增长而增高。D-二聚体和纤溶酶-抗纤溶酶复合物增高则提示伴有纤溶活性增高。体外和体内试验均表明，促凝和纤溶活性似乎在老年人中均增高，但纤维蛋白溶解活性的改变却不一致。老年人可表现为对华法林的抗凝反应过强。

2.*衰老与高凝状态* 凝血系统的激活和促凝标志物的增加与动脉粥样硬化的发病相关。然而，促凝标志物，最明显的是D-二聚体、纤维蛋白原和因子Ⅷ，也随年龄增长而增高，事实上，这些促凝标志物的增高与衰老的相关性比与心血管疾病的相关性更高。一项流行病学调查表明，1729位70岁及以上的受试者，发现年龄增长与高水平D-二聚体相关。在19～96岁的健康个体，纤维蛋白原浓度在60岁以上的个体比年轻个体明显增高。同样，凝血激活的其他标志物，如纤溶酶原激活物抑制物-1（PAI-1）和因子Ⅷ也随年龄增长而增高。所以，衰老与凝血活化标志物相关。由此看来，老年人静脉血栓和肺栓塞的发生率会急剧增高。

凝血标志物随年龄的改变比其他衰老生物标志物出现的早，所以有学者认为它们可以作为那些功能衰退危险性增高的老年人的早期预测。

二、药物引起的血液系统不良反应和药源性疾病

在临床用药中，累及血液系统的不良反应十分常见。不同作用和代谢机制的药物可能对包括红细胞、白细胞、血小板、凝血因子在内的血液系统各个成分产生影响，发生多种不良反应。血液毒性是指药物对血液的形成和细胞功能产生的影响，包括对红细胞、白细胞、粒细胞、血小板、血红蛋白计量、骨髓功能的抑制和凝血功能的影响。以往研究表明，1960～2001年由于安全原因撤市的121种药物中，血液系统不良反应占比高达10.5%，是仅次于肝功能损害的第二大撤市原因。按照Rawlins等对药品不良反应的经典分类，血液系统的不良反应可归为A型（即与剂量相关，可预测的不良反应）和B型（即与剂量无关，无法预测的不良反应）。典型的A型不良反应包括细胞毒性药物使用过程中发生的红细胞计数减少，此类反应在恶性肿瘤的治疗中很常见，且多伴随预期疗效的出现。一般来说疗效是可以预知的，因此采用密切监测血常规和积极的支持治疗，能够将其对患者的危害减至最低。而B型不良反应则相对少见，其特发性常令临床工作者猝不及防，因而危害尤甚。这类不良反应不能用减少剂量来防止，对于容易引起此类不良反应的药物，用药前询问过敏史尤为重要，即使过去没有发生过敏反应，使用过程中也应注意观察，一旦发生应及时救治。

药源性疾病是指由药物作为致病因子引起机体功能或组织结构损坏而出现的

一系列临床症状，又称药物诱发性疾病，是药物不良反应在一定条件下产生的后果。目前已知能导致一系或多系血细胞减少的药物数量庞大，表现各异，机制也不尽相同。因此，在用药过程中除外原发疾病及其进展，与给药有先后关系的血细胞减少均应特别警惕药物不良反应和药源性疾病的可能。

药物引起的血液系统药源性疾病的发病率约占全部药源性疾病的10%。据乌普拉萨监测中心（UNC）收集的数据，以粒细胞减少/缺乏症、血小板减少症最常见，而再生障碍性贫血的死亡率最高，约占发病人数的47.9%。

不同药物可通过不同机制致病，药物引起的免疫性血液系统疾病与用药剂量无关，也称为非预期性反应，仅发生在少数敏感个体，占不良反应总数的20%～30%，包括超敏感性反应、遗传药理学反应和特应性反应。非免疫性血液系统疾病与长期或大量用药有关，如药物血药浓度过高或用药总剂量过大，占不良反应总数的70%～80%。

药源性血液系统疾病有以下特点。①一种药物可通过不同机制引起不同类型的药源性血液系统疾病：如氯霉素可以引起再生障碍性贫血、血小板减少性紫癜等；磺胺类可以引起溶血性贫血、粒细胞减少症。②同一种血液系统疾病可以由多种不同的药物引起，如再生障碍性贫血可由氯霉素、吲哚美辛、磺胺类药物等引起。③致病药物之间存在交叉反应，即患者对某种药物发生变应性反应，同时对其他化学结构类似的一种或多种药物也可发生类似的变应性反应。如青霉素诱发的粒细胞缺乏症恢复后，再给予其他β内酰胺类如氨苄西林（或与酶抑制剂联用），即可造成再攻击，使用极少剂量也可再次诱发粒细胞减少或缺乏；对于安乃近曾引起粒细胞缺乏的患者，若给予氨基比林也可再次发生此症。

第二节　老年人血液系统药源性疾病

一、常见血液系统药源性疾病类型

血液系统药源性疾病大致可分为血细胞减少类疾病、血细胞异常增生类疾病和出凝血功能异常类疾病。其中，药源性血细胞减少类疾病常见的类型包括再生障碍性贫血、粒细胞减少/缺乏症、血小板减少症及溶血性贫血。药源性血细胞异常增生类疾病常见的类型包括红细胞增多症、中性粒细胞增多症、嗜酸性粒细胞增多症，另外还有相对少见的药源性骨髓增生异常综合征和白血病。药源性凝血功能异常主要导致出血类疾病和血栓形成类疾病。本章主要介绍药源性再生障碍性贫血、粒细胞减少/缺乏症、血小板减少症及溶血性贫血。

（一）药源性再生障碍性贫血

再生障碍性贫血简称再障，是以骨髓造血衰竭、外周血液全血细胞减少为特征的一组综合征，分为原发和继发两种类型，临床以贫血、出血、感染为主要表现。药源性再生障碍性贫血是继发性再生障碍性贫血。引起继发性再生障碍性贫血的因素还有化学物质、放射线、病毒感染、妊娠等。

1.临床特点　药源性再生障碍性贫血的发病呈多样化和隐袭性，可见于任何年龄。过去有类似服药史者并不少见。每种药物从服药到发生反应的时间不定。可发生于长期持续用药期间，但一般再生障碍性贫血的发生与末次用药有一段间隔期，多为几周或几个月，超过6个月以上者少见。其临床特征依赖于每种细胞体系受抑制的程度，与异质性疾病相似。贫血的症状包括面色苍白、疲劳、虚弱等，而粒细胞缺乏症状为发热、寒战、咽炎或其他感染。血小板缺乏症经常是诊断的首要线索，临床表现为皮肤易于青肿、出现瘀点、出血等。

由于药物导致骨髓对血细胞的再生功能发生障碍，红细胞、白细胞和血小板均可减少，并致贫血、感染及出血。骨髓检查呈现红细胞、粒细胞及巨核细胞系统的有核细胞显著减少或缺乏。贫血为主要症状，还可有头晕、眼花、耳鸣、疲倦无力、活动后心慌、恶心呕吐等。由于血小板数量与质的变化，可有皮肤黏膜及脏器出血等。患者易于感染，如发生上呼吸道感染、肺炎、皮肤脓肿、败血症等。患者有发热及相应症状。

许多药物可选择性引起血细胞减少，如粒细胞缺乏，但这种作用常是可逆的，一旦用药停止则细胞可以恢复。这种可逆性粒细胞减少与再生障碍性贫血的发病风险关系不大。所以，常规的血细胞计数并不能作为是否有再生障碍性贫血发生风险的预测指标。

2.发病机制　尽管流行病学研究已经证实，多种药物可以诱发再生障碍性贫血，但绝大多数能够引起再生障碍性贫血的药物都缺乏直接引起再生障碍性贫血的证据。实际上，再生障碍性贫血的发病机制仍未明了，药源性再生障碍性贫血的发病机制也是如此。

药物引起的再生障碍性贫血发生率较低，其发病可能和患者潜在的代谢产物或免疫易感性（基因多态性）有关。就再生障碍性贫血患者群整体而言，药物相关性再生障碍性贫血和其他病因导致的再生障碍性贫血，在年龄、性别、免疫治疗的疗效、骨髓抑制和生存期等方面并没有差别。

一般认为，药源性再生障碍性贫血的发病与以下因素有关。

（1）对骨髓的直接毒性作用：这类药物应用足够大的剂量和疗程，即可造成骨髓造血功能损害，如氯霉素。氯霉素长期大量使用，可使骨髓线粒体蛋白合成受到抑制，降低铁螯合酶的活性，影响血红蛋白及血细胞的生产。此类作用具有可逆性，及时停药骨髓造血功能可以恢复。

（2）特应性：与药物剂量无关，即使小剂量也可诱发再生障碍性贫血。这种特殊的超敏感性可能与遗传因素有关，如个体组织相容性抗原（HLA）类型或骨髓内某些涉及药物生物转化的单氧化酶缺陷有关，也可能与药物在体内的倾向性分布和特殊代谢途径有关。药物通过这些机制造成骨髓DNA合成障碍，造血干细胞增生分化受阻。如易感患者使用极小剂量的氯霉素，也可能于数月或数年后发生药源性再生障碍性贫血，推测氯霉素分子的硝基苯环被还原，形成对敏感个体有骨髓毒性的中间体，并导致造血干细胞损伤。目前氯霉素的临床使用已很少，而与解热镇痛抗炎药相关的再生障碍性贫血较为常见。如保泰松相关性再生障碍性贫血患者，与健康人或其他病因导致的再生障碍性贫血患者相比，其机体清除保泰松氧化产物的速度要明显延迟，代谢产物的堆积，可能是再生障碍性贫血发病的一个机制。

（3）免疫机制：再生障碍性贫血患者的细胞免疫、体液免疫功能均有异常，其与发病的关系也被免疫抑制剂治疗有效所证实。除造血干细胞损伤、微环境损伤外，免疫介导也是发生再生障碍性贫血的重要环节之一，但具体作用机制尚需研究。

免疫抑制治疗药源性再生障碍性贫血有效，提示异常免疫参与了再生障碍性贫血的发病。早在1970年就有学者发现，抗淋巴细胞球蛋白可有效治疗再障，此后其他免疫抑制剂如甲泼尼松龙、环磷酰胺等也有治疗有效的报道。当前，细胞免疫抑制剂环孢素，已经成为标准的再生障碍性贫血治疗方案之一。这些证据提示再生障碍性贫血的发病与患者的免疫功能紊乱密切相关。这促使人们考虑，再生障碍性贫血患者体内可能存在攻击自身造血细胞的异常免疫反应。

大量研究发现，细胞免疫尤其是T淋巴细胞质和量的变化在再生障碍性贫血的发病中作用十分重要。此外，很多研究发现，药物诱发的造血干/祖细胞的DAN损伤和骨髓微环境破坏，以及造血负性调控因子的增加等，均可能参与再生障碍性贫血的发病过程。纯红细胞再生障碍性贫血的患者，可有多种免疫学异常。如苯妥英钠引起的纯红细胞再生障碍性贫血者，血清的IgG可抑制正常人和患者骨髓晚期红系祖细胞（CFU-E）及早期红系祖细胞（BFU-E）的生长。

（4）其他因素：有研究提示药源性再生障碍性贫血可能与骨髓间充质干细胞过度脂肪化有相关性。骨髓常规检查脂肪细胞增多，造血面积减少是再生障碍性贫血最具特征的骨髓病理特征之一。但长久以来，人们一直认为骨髓脂肪细胞增多是一个继发的病理改变，即造血干/祖细胞减少后的继发性改变。但有研究发现，能够引起再生障碍性贫血的药物，同时也具有引起骨髓间充质干细胞向脂肪细胞分化的作用，如氯霉素。目前已知的几乎所有治疗再生障碍性贫血有效的药物，同时也具有抑制骨髓间充质干细胞向脂肪细胞过度分化的作用，如环孢素、雄激素及抗人淋巴细胞球蛋白等。通过抑制骨髓间充质干细胞则具有很好的治疗再生障碍性贫血的作用，尤其是对于难治复发的再生障碍性贫血具有特殊的临床效果。笔者利用临床生物信息学方法，采用表观精准治疗预测平台EpiMed分析功能基因组发现，盐酸二甲双胍具有抑制骨髓间充质干细胞过度脂肪分化的作用。采用含有盐酸二甲双胍的抑制骨髓间充质干细胞的联合方案，可有效治疗难治复发性再生障碍性贫血。由此可见，骨髓间充质干细胞向脂肪细胞过度分化，是发生再生障碍性贫血的一个重要环节。

3.诊断　病史、临床表现、血常规和骨髓象是诊断再生障碍性贫血不可或缺的四个部分，互相不可替代。一旦出现可疑的临床症状，需详细询问患者用药史，特别是病前6个月至发病前1个月所有药物使用情况，以便确定可以引起再生障碍性贫血的药物，及时停止使用并避免未来接触。

（1）血常规：全血细胞减少，网织红细胞减少，淋巴细胞比例增高。

（2）骨髓象：①骨髓穿刺。多部位骨髓增生减低或重度减低；小粒空虚，非造血细胞比例增高；巨核细胞明显减少或缺如；红系细胞、粒系细胞均明显减少。②骨髓活检（髂骨）。全切片增生减低，造血组织减少，脂肪组织和（或）非造血细胞增多，网硬蛋白不增加，无异常细胞。

（3）除外先天性和其他获得性、继发性骨髓衰竭症，如阵发性睡眠性血红蛋白尿症、低增生骨髓增生异常综合征或白血病、自身抗体介导的全血细胞减少（包括免疫相关性全血细胞减少症和伊文思综合征）、急性造血功能停滞、骨髓纤维化、恶性淋巴瘤、严重营养性贫血和分枝杆菌感染等。

根据上述诊断标准诊断为再生障碍性贫血，再进一步分为急性型或慢性型。

（1）急性再生障碍性贫血（又称重型再生障碍性贫血Ⅰ型）：诊断标准如下。①临床表现：发病急，贫血呈进行性加剧，常伴有严重感染、出血。②血常规：除血红蛋白下降较快外，需具备以下三项中的两项。网织红细胞＜1%，绝对值＜15×10^9/L；中性粒细胞计数＜0.5×10^9/L；血小板计数＜20×10^9/L。③骨髓象：多部位增生减低，三系造血细胞明显减少，非造血细胞相对增多；骨髓小粒中非造血细胞相对增多。

（2）慢性再生障碍性贫血（包括非重型再生障碍性贫血和重型再生障碍性贫血Ⅱ型）：诊断标准如下。①临床表现：发病较急性再生障碍性贫血缓慢，贫血、感染、出血相对较轻。②血常规：血红蛋白下降速度较慢，网织红细胞、中性粒细胞计数及血小板计数减低，但达不到急性再生障碍性贫血的程度。③骨髓象：三系或两系减少，至少一个部位增生不良，如增生活跃，则淋巴细胞相对较多，巨核细胞明显减少；骨髓小粒中非造血细胞（如脂肪细胞）增加。

病程中如病情恶化，临床、血常规及骨髓象与急性再生障碍性贫血相同，则称重型再生障碍性贫血Ⅱ型。

4.高风险致病药物　据国外报道，药物与化学物品引起再生障碍性贫血的发病率依次为氯霉素（44.4%）、保泰松（7.5%）、杀虫剂（4.4%）、苯（4.2%）、磺胺药（3.5%）、抗癫痫药（3.2%）、金盐（1.0%）。

在所有可致再生障碍性贫血的药物中，氯霉素最为著名。虽然这种药物具有直接的骨髓抑制作用，但这种作用仅在大剂量应用时才会发生，其作用机制是大剂量氯霉素可损伤造血干/祖细胞的线粒体DNA。其中，药物的代谢中间产物可能发挥至关重要的作用。这种作用可能与免疫激活有关，因为免疫抑制治疗对这部分患者有效。氯霉素引起再生障碍性贫血的发病风险约是1/20 000，是普通人群发病风险的25倍。尽管临床上氯霉素作为抗菌药物已趋于少用或不用，但从全球来看，氯霉素引起的致死性再生障碍性贫血病例数量还在增加。

流行病学研究发现，奎吖因（阿的平）会增加再生障碍性贫血的发病风险。该药是1943～1944年美国军队在南太平洋和亚太地区作为疟疾预防用药。在药物预防疟疾的地区，接受药物预防人群的再生障碍性贫血年发病为7～28/1 000 000，而同一地区未服药的士兵，其再生障碍性贫血年发病人数为（1～2）/1 000 000。发病患者在服药期间可出现皮肤瘙痒。很多能够引起再生障碍性贫血的药物，由于并不会出现明显的临床症状，容易被忽略，因此，实际的药物相关性再生障碍性贫血的发病率可能比目前报道的要多。

可能引起药源性再生障碍性贫血的高风险致病药物按其是否依赖于剂量，可分为特异反应性致再生障碍性贫血药和细胞毒性致再生障碍性贫血药两大类。也可按药物致药源性再生障碍性贫血的风险程度分为：①高危，明确能导致再生障碍性贫血的药物；②中危，30例及以上报道与再生障碍性贫血有关的药物；③低危，其他少见相关性再生障碍性贫血的药物。

（1）特异反应性再生障碍性贫血药：导致再生障碍性贫血作用与剂量无关，但其致再生障碍性贫血的发生率却不同。可分为：①已确认致再生障碍性贫血药，如氯霉素、保泰松、羟布宗、吲哚美辛、金盐、羟吡唑嘌呤、三甲双酮、乙琥胺、扑痫酮、苯巴比妥、高氯酸钾、卡比马唑、甲巯咪唑、丙硫氧嘧啶、乙胺嘧啶、阿莫地喹、米帕林、青霉胺及有机砷等。②很可能致再生障碍性贫血药：磺胺类（磺胺异噁唑、复方磺胺甲噁唑）、氢氯噻嗪、氯噻酮、乙酰唑胺、氯丙嗪、奋乃静、三氟拉嗪、氯磺丙脲、甲苯磺丁脲、氯喹及奎尼丁等。③偶可致再生障碍性贫血药：青霉素、甲氧西林、氨苄西林、土霉素、四环素、金霉素、链霉素、卡那霉素、异烟肼、氨硫脲、呋喃妥因、两性霉素B、麦迪霉素、甲丙氨酯、氯氮䓬、碳酸锂、安乃静、阿司匹林、对乙酰氨基酚、布洛芬、阿尼利定、甲基多巴、肼屈嗪、卡托普利、西咪替丁、华法林、硫氰酸盐、四氯化碳、汞溴红、胶体银、二硝基酚、狂犬疫苗、奥美拉唑、蝮蛇抗栓酶、二溴甘露醇及雷公藤等。另有报道，妊娠妇女服用安乃近可致新生儿再生障碍性贫血。

（2）细胞毒性致再生障碍性贫血药：主要有氮芥类、环磷酰胺、巯嘌呤、氟尿嘧啶、甲氨蝶呤、长春新碱、喜树碱、白消安、秋水仙碱、丝裂霉素C、柔红霉素等。

某些药物可能有重叠性，如氯霉素既是特异反应性致再生障碍性贫血药，又是细胞毒性致再生障碍性贫血药。中成药喉症丸、速效伤风胶囊、牛黄解毒片等也有致再生障碍性贫血的报道。

按照已经报道的致药源性再生障碍性贫血的风险程度分类的部分药物见表5-1。

表5-1　与再生障碍性贫血相关的部分药物

药物种类		高危	中危	低危
解热镇痛抗炎药			保泰松、羟基保泰松	非那西丁、阿司匹林、水杨酸盐、双氯芬酸、布洛芬、吲哚美辛、萘普生、舒林酸
抗心律失常药				奎尼丁、妥卡胺
抗痛风药			金盐	秋水仙碱
抗惊厥药			卡马西平、乙内酰脲、非尔胺酯	乙琥胺、苯乙酰脲、扑米酮、三甲双酮、丙戊酸钠
抗组胺药				氯苯那敏、美吡拉敏、曲吡那敏
抗高血压药				卡托普利、甲基多巴
抗感染药物			氯霉素 磺胺类药 奎吖因	β内酰胺类、链霉素、氯喹、麦帕克林、乙胺嘧啶
抗肿瘤药	烷化剂	白消安、环磷酰胺、美法仑、氮芥		
	抗代谢药	氟尿嘧啶、巯嘌呤、甲氨蝶呤		
	细胞毒抗生素	柔红霉素、多柔比星、米托蒽醌		
抗血小板药				噻氯匹定
抗甲状腺药				卡比马唑、甲巯咪唑、甲硫氧嘧啶、过氯酸钾、甲硫氧嘧啶、硫氢化钠

续表

药物种类	高危	中危	低危
精神药物			氯氮䓬、氯丙嗪、锂、甲丙氨酯、甲乙哌酮
利尿剂		乙酰唑胺	氢氯噻嗪、呋塞米
降糖药			氯磺丙脲、甲苯磺丁脲
其他			别嘌醇、干扰素、己酮可可碱、青霉胺

注：明确能导致再生障碍性贫血的药物定义为高危；30例及以上报道与再生障碍性贫血有关的药物称为中危；其他少见相关性再生障碍性贫血的药物称为低危

5.治疗与预防

（1）治疗原则：与原发性及其他继发性再生障碍性贫血基本相似。去除引起再生障碍性贫血的药物，是治疗最为关键的第一步，立即停用确认或可能致再生障碍性贫血的药物，早期停药可逆转再生障碍性贫血。支持治疗和针对再生障碍性贫血本身的治疗同等重要。

再生障碍性贫血患者的临床过程差异较大。有些患者可能会进展到重度或极重度，而有些患者可能病情比较平稳甚至缓解。根据细胞减少的程度和类型，再生障碍性贫血的治疗方法也各不相同，对轻度患者可能不需要治疗或仅需要免疫抑制治疗即可。由于重度和极重度再生障碍性贫血的死亡率非常高，所以一旦确诊，治疗刻不容缓。具体治疗方案需根据疾病的严重程度而定。治疗目标为提高外周血细胞的数量，减少血液制品的输注和最大限度降低感染风险。

1）支持治疗：尽早去除致病性药物，有可能使再生障碍性贫血患者获得痊愈。由于感染（细菌和真菌）和出血是再生障碍性贫血患者最主要的致死病因，所以支持治疗对再生障碍性贫血患者至关重要。在中性粒细胞缺乏阶段，输注红细胞和血小板及使用抗菌药物预防感染是至关重要的。由于粒细胞集落刺激因子和促红细胞生成素并不能改善预后，因此不建议使用。多数有关再生障碍性贫血的指南推荐，当中性粒细胞计数低于0.5×10^9/L时，需预防性使用抗菌药物。如果患者出现发热型粒细胞减少，则建议立即应用广谱抗菌药物。目前指南不推荐进行抗病毒和抗耶氏肺孢子虫预防性治疗。出血的治疗主要是根据病情适量补充全血、血小板、血细胞等。对于输血量较多的患者，为避免铁过载引起严重不良反应，建议进行祛铁治疗。

2）造血干细胞移植：对于需要积极治疗的患者，药源性再生障碍性贫血的治疗策略包括两个主要内容，即异基因造血干细胞移植和免疫抑制治疗。具体选择哪种方法，取决于患者的年龄、疾病严重程度和是否有同胞人类白细胞抗原（HLA）相匹配的供者。对于40岁以下，具有同胞相匹配者，则异基因造血干细胞移植为首选。此种策略有望使患者获得痊愈，成年患者的5年总生存率可达77%，儿童则可高达90%。但遗憾的是，绝大多数患者都没有完全HLA相合的同胞供者。对那些没有HLA相合的同胞相供者，也可以考虑采用无关供者进行异基因造血干细胞移植，但只适用于那些对一线免疫抑制治疗失败的患者。这可以使5年总生存率提高到50%以上，这归功于HLA配型技术的进步。

年龄较大的患者进行异基因造血干细胞移植，无论是死亡率还是并发症的发生率都很高，死亡率最高的均为年龄较大和造血干细胞移植时体能状况较差者。移植的并发症主要包括移植物抗宿主病和移植物排斥。因此，所有进行造血干细胞移植的患者，移植后在一定时间内都需要密切随访。

3）免疫抑制剂：对于40岁以上或不适合做造血干细胞移植者，免疫抑制剂是一线治疗。获得性再生障碍性贫血的标准免疫抑制剂治疗方案是抗胸腺细胞球蛋白（ATG）和环孢素联合。这种免疫抑制联合方案的5年总生存率为75%～85%。但老年患者的有效率较低。

抗胸腺细胞球蛋白是一种抗人T淋巴细胞的多克隆免疫球蛋白IgG，源于马或兔。多年以来，ATG一直是再生障碍性贫血的标准免疫抑制联合方案的组成之一。在一项对比马和兔ATG联合环孢素的研究中发现，马源ATG具有更高的有效率（68%比37%）和3年总生存率（96%比76%）。尽管这一结果的详细机制不明，但兔源ATG清除了过多的$CD4^+$细胞，可能是其疗效比马源ATG差的原因之一。因此在选择ATG时，马源ATG为治疗的首选。这种免疫抑制联合治疗的起效时间一般在治疗开始后的3～4个月，因此患者在此期间仍需要持续给予支持治疗。接受ATG治疗的患者，应该监测治疗相关性不良反应，其中包括好发于ATG治疗后1周的血清病。

环孢素是再生障碍性贫血治疗的另一个重要的免疫抑制剂。虽然环孢素单药对于中度再生障碍性贫血也有效，但在临床上常与ATG联合治疗。在ATG的基础上加入环孢素可以提高临床疗效，改善无病生存且可以减少ATG治疗的次数。环孢素可以抑制白细胞介素2（IL-2）的分泌和释放，也能够抑制静息期T细胞的激活。其用药剂量在4～6mg/（kg·d）至10～12mg/（kg·d）。初始给药后需要逐渐增加剂量直到达到预期血药浓度，成年人的血药浓度一般在150～250μg/L（125～208nmol/L）。研究发现，如果环孢素减量至停药的时间过短速度过快，容易出现疾病反复。建议在治疗起效后，环孢素需继续持续服药12个月以后再开始逐渐缓慢减量。在ATG联合治疗方案当中，使用泼尼松的目的是为了减轻ATG的不良反应。为进一步提高临床疗效，可有其他几种免疫抑制剂加入到联合免疫抑制治疗方案当中，包括吗替麦考酚酯、环磷酰胺和西罗莫司。但是，这些实验性免疫联合方案的临床疗效都逊于ATG联合环孢素。

目前国内的再生障碍性贫血治疗指南多借鉴于西方国家。笔者在临床实践中发现，如果环孢素的剂量超过3mg/（kg·d），则1个月内多数患者都会出现肾功能损害。因此，参考其他人种的治疗剂量，东方人应该使用相对较小的剂量。

（2）预防：①给药前应了解患者药物不良反应的倾向因素，包括病史、变应性疾病史、既往药物不良反应史、肝肾功能及遗传与种族因素。②选择药物与剂量并认真权衡利弊，进行个体化治疗，尽量采用最短疗程最低有效剂量，避免滥用药物。特别是对老年人、体重低、营养不良、肝肾功能不全者更应慎重。③治疗过程应密切观察病情变化，警觉可能发生的不良反应/不良事件和药源性疾病，及早发现初期异常并及时处理。④治疗前和治疗过程中应定期监测血常规，特别是高危者，有必要检查患者各种血细胞的基础值，以决定可否用药，并作为今后治疗的参考。治疗中观察血常规的动态变化较单次化验更有意义。⑤再发的预防：对可疑患者必须告知应避免使用某些对其可能有变应性或交叉变应性的药物；对确诊的患者应在病历首页做出醒目标志，并给予患者警告卡。⑥患者亲属的预防：对有遗传倾向的患者，应对其亲属进行相应检查，一旦发现类似异常，应给予与患者相同的用药警示。

（二）药源性血小板减少症

血小板减少症的发病率仅次于白细胞减少症或粒细胞缺乏症。药源性血小板减少症（drug-induced thrombocytopenia，DITP）是由某些药物所致外周血中血小板计数低于正常范围（$<100\times10^9$/L）而引起的以出血为主要表现的疾病，属于继发性药源性血液系统疾病。

药源性血小板减少症按血小板减少的数量可分为轻度［（50～100）$\times10^9$/L］和中重度（$<50\times10^9$/L）血小板减少症；也可按药物作用机制分为骨髓抑制性血小板减少症（marrow suppression thrombocytopenia，MSTP）和继发免疫性血小板减少症（secondary immune thrombocytopenia，SITP）。其临床特点表现为皮肤瘀点、瘀斑，以及鼻出血、齿龈出血，女性患者可有月经不止，严重者可发生消化道及颅脑等重要器官出血；骨髓中巨核细胞数量减少（见于MSTP）、正常或增多伴产生血小板障碍（见于SITP）。

药源性血小板减少症的发生率并不十分清楚。自1865年，Vipan首先报道服用奎宁后可出现血小板计数减少，此后相继发现许多药物均可导致血小板计数减少。美国和欧洲的流行病学研究估算的最低发生率为每年每百万人约10例（即每年发生率为0.001%），属十分罕见的不良反应。药源性血小板减少症发生率可因药物、人群、药物暴露次数、计算方法而异，即存在高危药物与高危人群的情况。复方磺胺甲噁唑和奎宁、奎尼丁用药1周时的发生率分别为0.003 8%和0.002 6%；阿昔单抗和金盐致免疫性血小板减少症的发生率高达1%；血小板抑制剂阿昔单抗、依替巴肽、替罗非班首次应用发生率为0.5%～1%，再次应用则为10%～14%；普通肝素用药7天的发生率高达3%～6%，而低分子肝素则罕见发生；普鲁卡因胺等药物的发生率可能较低。住院患者和老年人发生率可能较高，住院患者如果使用1次或1次以上血小板测定值＜100×10^9/L作为诊断标准，那么潜在的药源性血小板减少症的发生率可达5%，修正诊断的发生率仍可达0.012%。

1.临床特点　引起药源性血小板减少症的药物从用药到发病时间不等，多数在用药后1～2周发病，短则可在数小时或数日发病，长则可达数月。骨髓抑制性药物多数在疗程后期剂量足够时发病。免疫性血小板减少症发病较快，多在用药后24小时至1周发病，最慢的是重金属制剂（如金盐）由于可在体内长期滞留，在体内积蓄到一定量时才引起血小板减少症，时间可在数周甚至数月。

主要临床症状如下。①出血：出血程度不一，轻者仅有皮肤瘀点、瘀斑及黏膜出血，这也是早期最常见症状，常同时伴有鼻出血、牙龈出血；严重者可有内脏出血，如黑粪、呕血等消化道出血、泌尿道出血或阴道出血，最严重者为颅内出血，可在短时间内危及生命。②全身症状：病情较严重者可在出血症状发生的同时出现全身症状，对一些免疫性血小板减少症患者可在用药后数分钟内发生，主要有寒战、发热、无力、全身酸痛、恶心、呕吐、头痛、腹痛、关节痛、皮肤瘙痒与潮红等。这些症状既可单发也可多发，可能与血小板在血循环中被大量破坏有关。

2.发病机制

（1）血小板破坏增加

1）免疫介导的血小板破坏增加：是药源性血小板减少症最常见的机制，其特征是药物依赖性抗体IgG与血小板膜表面的糖蛋白（GP）结合发生抗原抗体反应，并且仅有致病药物存在时才发生。具体可分为以下6种情况。①半抗原依赖性抗体：β内酰胺类抗生素等半抗原与血小板膜GP呈共价结合，从而引起药物特异性免疫反应，这种机制导致血小板减少的药物罕见。②奎宁类药物：在可溶性药物存在的情况下，药物诱导能与血小板膜GP结合的抗体产生。奎宁所致者多见，其他药物所致的少见。此类药物有奎宁、磺胺类和非甾体抗炎药。③抗血小板药物：药物与血小板膜GPⅠb/Ⅸ和GPⅡb/Ⅲa反应，诱导能被抗体识别的新的抗原决定部位发生构型变化（未被证实）。属于这种情况的有替罗非班、依替巴肽。④药物特异性抗体：由于阿昔单抗分子中含有的鼠类构件可作为特异性预存抗体，与血小板膜GPⅢa产生特异性结合，从而诱导急性血小板减少症。万古霉素可刺激机体产生特异性万古霉素依赖性抗血小板抗体，当再次用药时，体内预存抗体被诱导，与血小板膜GPⅡb和（或）Ⅲa结合，形成免疫复合物，引起血小板结构破坏和功能丧失。金盐也可能属于此种情况。⑤药物诱导的血小板激活自身抗体：这种情况少见。在没有致敏药物的情况下血小板自身抗体被诱导。

金盐诱导的自身抗体是唯一的对血小板膜GPV具有特异性的抗体。普鲁卡因胺、磺胺及干扰素-α和干扰素-β也可能具有诱导血小板自身抗体的能力。儿童或成人为预防病毒性感染而接种疫苗后数周也可发生短暂的血小板减少症，这类似于急性特发性血小板减少症（儿童病毒感染后有时也会发生）。⑥免疫复合物型：药物与血小板因子Ⅳ结合，产生对抗体具有特异性的免疫复合物，后者通过Fc受体激活血小板。普通肝素和低分子肝素属于此类。

2）血小板破坏性增加的其他途径：抗结核药瑞斯托霉素、肝素、鱼精蛋白等可通过促进血小板聚集而导致血小板减少症。

药物诱导的免疫性血小板减少症的发病机制见表5-2。

表5-2 药物诱导的免疫性血小板减少症的发病机制

类型	机制	发生概率	举例
半抗原依赖性抗体	肝素与膜蛋白共价结合并诱导药物特异性免疫反应	非常少见	青霉素，可能还包括某些头孢菌素类
奎宁类药物	药物诱导的抗体在可溶性药物存在的情况下可与膜蛋白结合	奎宁发生概率为26/100万，其他药物可能低于此发病率	奎宁、磺胺类 非甾体抗炎药
非班类药物	药物与GPⅡb/Ⅲa结合诱导产生一个能被抗体识别的构象依赖性新表位	0.2%～0.5%	替罗非班、依替巴肽
药物特异性抗体	抗体能够识别抗血小板膜糖蛋白Ⅲa嵌合抗体Fab段的鼠源部分	初次应用时发生概率为0.5%～1.0%，再次应用时发生概率为10%～14%	阿昔单抗
自身抗体	药物诱导的抗体在缺乏药物存在的情况下与自身血小板反应	金制剂发生概率为1.0%，普鲁卡因胺和其他药物非常少见	金制剂、普鲁卡因胺
免疫复合物	药物与PF4结合，形成抗体特异性免疫复合物，再通过Fc受体激活血小板	用普通肝素治疗7天，有3%～6%的患者出现，低分子肝素少见	肝素

（2）血小板生成减少：骨髓抑制是引起血小板减少症的机制之一。除细胞毒药物进行化疗时可致血小板减少症以外，其他一些药物如秋水仙碱、甲苯磺丁脲和噻嗪类利尿药也可能通过直接骨髓抑制作用而引起中心性血小板减少症，噻嗪类利尿剂还可通过免疫介导机制引起外周性血小板减少症。

（3）血小板消耗增加：血栓性微血管病变可以导致外周血小板减少，但较罕见。某些药物如噻氯匹定、丝裂霉素、吉西他滨等可引起与血栓性微血管病变相关性症状、引起血管内皮中毒性损害，引起过度性血小板消耗，导致血小板减少症。

引起血小板减少的常见药物及可能的作用机制简述见表5-3。

表5-3 引起血小板减少的常见药物及可能的作用机制

药物类型	作用机制	代表药物
抗凝血药	免疫机制	肝素
抗肿瘤药物和免疫抑制剂	骨髓抑制作用	烷化剂：环磷酰胺、氮芥；抗代谢药；甲氨蝶呤；其他抗肿瘤药：柔红霉素、多柔比星、博来霉素 免疫抑制剂：环孢素、白消安
抗菌药物	骨髓抑制作用	氯霉素、万古霉素、庆大霉素、链霉素及青霉素和头孢菌素类、氟喹诺酮类等
	免疫和骨髓抑制作用	磺胺类：复方新诺明、磺胺嘧啶、磺胺甲噁唑等
血小板抑制剂	免疫机制	阿昔单抗、依替巴肽、替罗非班、噻氯匹定、西洛他唑、氯吡格雷、沙洛雷酯、阿司匹林、曲克芦丁等
利尿剂	机制不明	呋塞米、氢氯噻嗪
解热镇痛抗炎药	抑制血小板聚集	阿司匹林、布洛芬、水杨酸钠、保泰松、对乙酰氨基酚等
抗癫痫药	骨髓抑制：机制不明	苯妥英钠、卡马西平、三甲双酮等、丙戊酸盐
降血糖药	机制不明	氯磺丙脲、格列本脲、甲苯磺丁脲等
雌激素	机制不明	己烯雌酚
中药制剂	机制复杂，不明	穿琥宁注射液、鱼腥草注射液、蕲蛇酶注射液、苍耳子、复方甘参片、六神丸、牛黄解毒片
疫苗	机制不明	百日咳疫苗、乙肝疫苗、乙型脑炎疫苗、狂犬病疫苗、流感疫苗、破伤风类毒素、脊髓灰质炎糖丸等
其他药物	机制不明	洋地黄毒苷、地高辛、D-青霉胺、地西泮、硫氧嘧啶类、有机砷类、铋类、西咪替丁、雷尼替丁、维拉帕米、甲硝唑、氯苯那敏、氯丙嗪、乙胺嘧啶、茚地那韦、阿德福韦、辛伐他汀、阿托伐他汀、卡托普利等

3.诊断与鉴别诊断

（1）诊断：凡同时符合以下条件者即可确定诊断。①一般都在重复用药后发病，起病前有确切应用可引起血小板减少症的某种药物史，为本病诊断的最主要依据。②有不同程度的出血表现，特别是口腔黏膜的出血点、出血斑、出血性大疱。③在出血前或出血同时常有寒战、发热、头痛、关节痛、呕吐、腹痛及皮肤瘙痒等全身症状。④实验室检查：外周血检查血小板计数＜100×10^9/L，重症＜10×10^9/L。骨髓象分析若为骨髓抑制性血小板减少症则巨核细胞常减少，若为继发免疫性血小板减少症则巨核细胞数正常或增生，常伴有巨核细胞成熟障碍。酶联免疫分析法（ELISA）或荧光免疫分析法（FIA）可检测血小板相关抗体，但其特异性尚不强。⑤停用有关药物，出血常在数天内终止，血小板计数则在数天内恢复正常。⑥再激发试验风险较大，必要时应在严密的医疗监护下进行。

用药前后监测血常规，观察血小板变化，是明确药源性血小板减少症最直接和简便的方法。骨髓穿刺检查有助于血小板减少症原因的鉴别。也有学者通过检测药物依赖性抗体来研究药物诱导的血小板减少症，但对临床诊断和治疗很少有指导意义。

（2）鉴别诊断：本病尚需与其他原因引起的血小板减少症相鉴别。①特发性血小板减少症：也称为原发免疫性血小板减少症，两者在临床症状与血液学表现方面十分相似，在可疑病例中，停药试验有助于鉴别，如血小板计数在停药后7～10天仍未增多，而患者又无肝、肾疾病，一般可除外药源性血小板减少症。②病毒相关性血小板减少症：在新生儿与儿童中常见，主要由风疹或巨细胞病毒感染引起，骨髓象示巨核细胞数明显减少，推测与病毒对巨核细胞直接抑制作用有关，常预后良好，血小板一般于数周至数月内恢复。

4.高风险致病药物　许多药物可诱导血小板减少，George等学者对已发表的病例报道进行了系统分析，重点将与血小板减少症明确相关或可能相关的药物同那些证据不足的药物区别开来。奎宁是最常被引用的导致血小板减少症的药物。值得提出的是，有许多病例报道并没有提供充分的临床信息证明药物与血小板减少症之间的因果关系。表5-4列出了可能引起血小板减少症的药物（均由2篇以上病例报道支持，并且均有Ⅰ级（确定）或Ⅱ级（可疑）临床证据。

表5-4　引起血小板减少症的常见药物

病例报道篇数
病例报道篇数为2～4篇
乙酰唑胺、阿维A酸、萘普生、舒林酸、氨鲁米特、氟康唑、奥沙利铂、磺胺甲氧嗪、对氨基水杨酸、格列本脲、氧烯洛尔、柳氮磺吡啶、两性霉素、布洛芬、羟布宗、他莫昔芬、氨苄西林、茚地那韦、苯妥英、特比萘酚、卡托普利、干扰素、哌拉西林、噻氯匹定、氯氮䓬、磺番酸、罗昔非班、氯噻嗪、左旋咪唑、辛伐他汀、万古霉素、地高辛、甲氯灭酸、磺胺吡啶、乙胺丁醇、甲氧西林
病例报道篇数为5～10篇
阿昔单抗、达那唑、氢氯噻嗪、普鲁卡因胺、胺碘酮、泛影葡胺、二乙酰氨基三碘、苯甲酸钠、干扰素-α、雷尼替丁、对乙酰氨基酚、双氯芬酸、洛曲非班、利福平、卡马西平、依法珠单抗、甲基多巴、氯磺丙脲、依替巴肽、萘啶酸、替罗非班、西咪替丁
病例报道篇数在10篇以上
金制剂、奎尼丁、奎宁、磺胺甲噁唑、利奈唑胺

5.治疗与预防

（1）治疗原则：①诊断一旦明确，立即停用致病药物。如治疗需要不能停药，则换用化学结构不同而作用相同的同类药物。②药源性血小板减少症一般可逆，停药后7～10天有望恢复，药物引起的自身免疫性紫癜的恢复可能需要更长的时间。如停药后2～6周血小板数量仍未上升，则可能存在其他致病药物或致病因素。③必要时使用类固醇类药物（如泼尼松、地塞米松）。④对于合并重要脏器出血的患者，急救措施包括重组人血小板生成素、输注机采血小板、静脉注射人免疫球蛋白或大剂量糖皮质激素（如地塞米松、甲泼尼龙）。⑤肝素引起的血小板减少症没有特殊的治疗方法，只有使用其他抗凝剂如直接血凝酶抑制剂或活化的因子代替。由重金属如金盐及砷化合物引起的血小板减少症，可用二巯丙醇、二巯丁二钠以加速重金属离子的排出。由洋地黄毒苷引起者可使用相应抗体。

（2）预防：①用药前详细询问患者的用药史、家族史和过敏史及药物不良反应史和肝肾功能，过敏体质患者慎用能引起过敏性血小板减少症的药物。②应用可能引起血小板减少症的药物时，应严格掌握适应证和禁忌证，权衡利弊，控制用药剂量，减少联合用药，尤其是两种具有致血小板减少症倾向的药物不宜同时合用。③定期进行血小板计数监测。一旦出现血小板减少的症状或体征，应立即停用相关药物，并采取措施进行对症治疗，同时避免应用其他可能影响血小板功能的药物。④一旦确诊为药源性血小板减少症，应在病历首页做出醒目标识，并告知患者或给予警告卡；必须告知可疑患者，教育患者或家属避免使用有关药物。

（三）药源性粒细胞减少症和粒细胞缺乏症

成人外周血液中白细胞计数持续低于3.5×10^9/L（儿童≥10岁者低于4.5×10^9/L，＜10岁者低于5.0×10^9/L）称为白细胞减少症。由于中性粒细胞占粒细胞的大多数，故中性粒细胞减少症又称为粒细胞减少症。中性粒细胞绝对数低于1.8×10^9/L称为粒细胞减少症，低于0.5×10^9/L称为粒细胞缺乏症。

药源性白细胞减少症、粒细胞减少症和粒细胞缺乏症是一类罕见却严重的药源性血液系统疾病，其发生率低，但易引起严重感染而危及生命。1922年，Schultz报道了6例因严重咽痛及衰竭伴中性粒细胞缺失而迅速致败血症和死亡的患者。此后几年，此综合征被证明与煤焦油衍生物氨基比林相关。在过去数十年中，已发现许多药物可引起该综合征。有统计表明，药源性中性粒细胞减少的预期年发生率为（3～12）/100万。药源性血液病约占药物不良反应的10%，药物相关死亡病例数的40%，而药源性粒细胞减少症和粒细胞缺乏症在世界各国呈逐年递增的趋势。

引起粒细胞减少的原因分为遗传性和获得性两种，前者少见，是造血干/祖细胞先天性内在缺陷所致；后者为外在因素引起，包括免疫性、感染后、药物介导、脾功能亢进、营养不良等因素。药物是引起粒细胞减少症和粒细胞缺乏症的主要原因。

药物引起的中性粒细胞减少有两种主要类型，即A型（剂量相关的）和B型（与剂量无关）。A型为药物干扰蛋白合成或细胞复制所致的剂量相关毒性。该效应通常为非选择性的，可累及造血干细胞及其他器官的高增殖细胞，如胃肠道上皮细胞。具有该类型反应的药物包括吩噻嗪类、抗甲状腺药、氯霉素与氯氮平等。经自由基与药物代谢产物介导可对骨髓细胞产生类似效果。接受多种药物治疗，以及给药后因代谢缓慢或肾脏排泄功能受损，导致血药浓度增高的患者更易发生此类反应。B型药物引起的中性粒细胞减少与剂量无关，是一种过敏反应或免疫反应，类似于药物引起的皮肤反应及药物激发和抗体介导的红细胞破坏。许多药物可引起此型中性粒细胞减少症，女性、老年患者、有过敏史者（包括对其他药物过敏的患者）更易受影响。中性粒细胞减少可发生于任一时间，但通常在应用患者先前接触过的药物进行治疗的过程中。

药源性粒细胞减少症和粒细胞缺乏症按照作用部位不同，可分为三种类型：①作用于骨髓，导致骨髓造血干细胞损伤或成熟障碍；②作用于外周血，如中性粒细胞由循环池转换到边缘池（假性减少），严重细菌感染或恶性营养不良等；③作用于血管外，如各种病原体的感染导致中性粒细胞利用增多、脾功能亢进导致中性粒细胞破坏增多等。

1.临床特点　药源性粒细胞减少症常发生在用药后1～2周，有的可长至用药5～7周之后，但也可在用药后数小时发病。通常在停药数日后开始恢复。不同药物引起粒细胞减少的潜伏期不同，如治疗甲状腺功能亢进药常于持续给药4～8周后，而氨基比林可在用药数十分钟后引起免疫性粒细胞大量凝集与破坏。氯霉素含有硝基苯基团，对骨髓造血有毒性作用，其损害程度与剂量、疗程密切相关。外周血中出现单核细胞和幼稚粒细胞是粒细胞数恢复的先兆。血象恢复时可出现反跳性白细胞增多症，甚至出现粒细胞性类白血病反应。在外周血除白细胞和中性粒细胞绝对数减少或缺乏外，单核细胞、淋巴细胞、嗜酸性粒细胞增多。血红蛋白及血小板计数常正常。骨髓粒系减少或缺乏，红系、巨核系可正常，浆细胞等非造血细胞多见。临床依中性粒细胞绝对数减少程度不同表现也不同。

中性粒细胞是人体抵御病原微生物的第一道防线，粒细胞减少的临床症状主要是易发反复感染。患者发生感染的危险性与中性粒细胞计数的多少、减少的速率及其他免疫系统受损的程度直接相关。①白细胞减少症：起病缓慢，部分患者可仅出现头晕、乏力、易疲劳等非特异症状。对感染的易感性有很大的个体差异。②粒细胞缺乏症：起病急，数天内几乎都有严重感染，可有寒战、高热、头痛、肌痛等。口咽部、直肠肛门可有坏死性溃疡，导致咽痛、颌下及颈淋巴结肿痛、肺炎、肝脾大、黄疸等。如治疗不及时或不当，可迅速发展为脓毒血症而危及患者生命，预后十分严重。

急性重症粒细胞缺乏症与一般的白细胞减少症的表现完全不同，几乎均发生严重感染，表现为起病急骤、突然畏寒、高热、周身不适，其中肺、泌尿系统、口咽部和皮肤是最常见感染部位。血液特点是周围血中白细胞计数减少，单核细胞、嗜酸性粒细胞计数常增多，红细胞和血小板计数一般无变化。药物所致的中性粒细胞减少症发病可急可缓，一般在用药3周内发病，最短者可数小时内发生，若及时停药，症状常持续3周左右。急性粒细胞缺乏症预后严重，血中粒细胞计数越少，骨髓抑制越明显，则预后越严重。患者多死于严重感染或败血症。

2.*发病机制* 中性粒细胞减少症依其发病机制不同可分为以下3类。①中性粒细胞生成减少或缺陷：导致白细胞生成减少的药物，如细胞毒性抗肿瘤药等；导致白细胞无效生成的药物，如苯妥英钠、乙胺嘧啶、扑米酮等。②中性粒细胞在血液或组织中破坏或消耗过多：如以保泰松为代表的某些解热镇痛消炎药、某些抗菌药物等。③中性粒细胞分布异常：如假性白细胞减少症。

药源性粒细胞减少症是粒细胞减少症的常见原因。

（1）药物及其代谢产物的直接细胞毒作用：如抗肿瘤药，为非选择性、剂量相关性。可累及多能造血干细胞、髓系祖细胞和一切更新迅速的细胞，如胃肠道上皮细胞；也可损伤骨髓的微环境。同时接受多种药物治疗、肝肾功能障碍、高龄、代谢缓慢等均是易感因素。

氯霉素引起的粒细胞减少常见，已证明其毒性在硝基苯环上。据文献报道，氯霉素对造血系统的影响是药物抑制骨髓造血细胞线粒体内的蛋白合成，因为线粒体内的核糖体同是70s组成，因此对治疗剂量的氯霉素就很敏感，早期表现红系统生成受抑制，周围血象可呈现贫血表现，血小板或白细胞计数减少，特别是粒细胞计数减少，其发生率占用药者的1/100 000 ～ 1/5000。

（2）药物免疫性或过敏性粒细胞减少症：此类粒细胞减少症为选择性、非剂量依赖性，一般存在既往用药史，再次应用同一药物，早期即可发生。此类药物在多数患者中不引起粒细胞减少症，仅在少数特异体质的患者引起中性粒细胞减少症，称为特异质药物反应。

药物过敏性粒细胞减少症常伴有皮疹、哮喘、水肿等过敏表现。诱发药物如某些抗甲状腺药、抗癫痫药、抗结核药、抗高血压药、抗糖尿病药、利尿药及某些抗生素。

药物免疫性粒细胞减少的免疫介导有两种方式：一种以氨基比林为代表，半抗原药物与白细胞蛋白结合成全抗原，产生能引起粒细胞凝集的抗体IgG、IgM。对粒细胞的破坏常需药物的持续存在。另一种以奎宁为代表。免疫复合物一旦形成，对粒细胞的破坏不再需要药物的持续存在。

解热镇痛抗炎药引起的粒细胞减少症的机制主要为速发性变态反应，患者以前接触过某种药物而被致敏，当再次接触该药时数小时内突然发生粒细胞减少症，这种反应与用药剂量无关，与免疫介导有关。其发病过程为药物或其代谢产物作为半抗原，与蛋白结合成抗原，刺激机体产生抗体，当再次接触该药时，药物便作为抗原与体内的抗体结合，形成可溶性复合物包裹粒细胞，可以在血液中通过激活补体直接溶解粒细胞，或经脾及其他部位迅速破坏粒细胞，这种抗体不仅作用于成熟粒细胞，而且可以直接损伤骨髓中粒细胞的各个阶段，使之生成障碍，最后导致粒细胞严重缺乏。

目前对于药源性中性粒细胞减少症的认识还有限，部分原因是病例发生不可预测、大量药物涉及其中，以及缺乏好的动物研究模型。临床研究显示，中性粒细胞的更新速度可根据中性粒细胞减少症发生时骨髓发育不全的程度进行粗略预测。对于骨髓中性粒细胞稀少但前体细胞正常（即存在早幼粒细胞与中幼粒细胞）的患者，在诱导药物停止应用4～7天后中性粒细胞重新出现在血液中。血液单核细胞计数增加通常预示着骨髓功能恢复，继而出现明显的中性粒细胞增多反应。当早期前体细胞严重耗竭时，可能需要更长时间才能恢复。

3.诊断　当患者服用可疑诱导中性粒细胞减少的药物后，监测血常规短期（几小时至几日）出现中性粒细胞减少症，就应该高度怀疑药源性中性粒细胞减少症。根据中性粒细胞减少症的程度，可分为轻度［（1.0～1.8）$\times10^9$/L］、中度［（0.5～1.0）$\times10^9$/L］及重度（低于0.5$\times10^9$/L）。重度中性粒细胞减少症称为粒细胞缺乏症，感染风险极大，但感染发生的频率差异也很大，这取决于中性粒细胞减少症发生的原因及持续的时间。临床上，粒细胞缺乏症的发生以药物或化学物诱发的过敏反应、细胞毒化疗药物及放疗为最常见原因。骨髓穿刺检查有助于中性粒细胞减少症发病原因的鉴别。

药源性中性粒细胞减少症患者的症状通常表现为发热、肌痛与咽痛，但一般无皮疹或过敏迹象。血常规显示中性粒细胞减少或缺如，可有淋巴细胞轻度减少，但其他细胞计数常正常。高度的警惕性与详细的临床病史对确定引起中性粒细胞减少症的致病药物非常关键。如果同时存在其他血液学异常，如红细胞和（或）血小板计数减少，需考虑急性白血病与再生障碍性贫血。

4.高风险致病药物　药源性粒细胞减少症是粒细胞减少症的常见原因。可导致粒细胞减少症和粒细胞缺乏症的药物近百种，常见药物为20余种。根据临床报道，致病药物中以解热镇痛抗炎药居首位（21.5%），其后依次为甲巯咪唑（19.6%）、H_2受体阻断剂（17.6%）、抗生素（15.7%）、磺胺类及其他合成抗菌药物（11.7%），其他少见的尚有抗结核药、氯丙嗪、苯妥英钠、氯磺苯脲、普鲁卡因胺、卡托普利等。

（1）精神药物：氯丙嗪和氯氮平是引起粒细胞缺乏症的最常见药物。氯丙嗪引起粒细胞缺少与缺乏的机制为药物直接影响骨髓幼粒细胞DNA的合成或对幼粒细胞DNA的损害，抑制幼粒细胞的分裂和增殖，使粒细胞生成障碍，导致粒细胞减少症。粒细胞缺乏症至少发生在用药后10天，多数为20～30天，累计用药量＞5g，一般为10～20g。氯氮平诱发粒细胞缺乏的发生率为1%左右，有关致病机制尚不清楚，可能与免疫反应、药物的直接毒性及患者先天性药物代谢缺陷等有关。研究发现，氯氮平及其代谢产物*N*-去甲基氯氮平对患者的骨髓幼稚细胞的成熟与有丝分裂有抑制性毒性作用。老年人与女性发病率较高。约76%的患者在服药后4～18周发病，一旦出现粒细胞减少症，通常在2～5天迅速发展为粒细胞缺乏症。因此，服用氯氮平的患者，应定期检查白细胞计数，如果发现白细胞计数减少应立即停药并积极治疗。

（2）抗甲状腺药：甲硫氧嘧啶、丙硫氧嘧啶、卡比马唑和甲巯咪唑均能引起粒细胞计数减少或缺乏，其中以甲硫氧嘧啶与甲巯咪唑最为常见。甲硫氧嘧啶引起粒细胞减少症的发病率为4%，引起粒细胞缺乏症的发病率为0.44%～1.9%。甲巯咪唑引起粒细胞减少症的发病率为25%，引起粒细胞缺乏症的发病率为0.12%～2%。据报道，当甲硫氧嘧啶剂量为100～300mg/d或甲巯咪唑剂量为10～30mg/d，用药3～8周后即有可能引起粒细胞缺乏症，个别也有用药长至5个月或短至10天的发病者。这类药物的致病机制尚不清楚，但发现个别服用甲硫氧嘧啶的患者血清中有抗白细胞抗体。此类药物所致粒细胞缺乏症的发病快，全身症状严重。

（3）解热镇痛抗炎药：氨基比林引起粒细胞缺乏的发病率为0.86%，与药物使用情况及剂量有关。氨基比林致粒细胞缺乏的机制为免疫反应。氨基比林作为半抗原进入体内，与血浆中蛋白质结合成为完全抗原刺激机体产生抗体。抗原抗体形成复合物，附着在粒细胞表面，破坏粒细胞。安乃近与氨基比林的药理作用相似，两药之间有交叉反应，应用氨基比林发生粒细胞缺乏者，改用安乃近也可能有类似反应。其他尚有安替比林、对乙酰氨基酚及含有次类药物的各种复方制剂，均有引起粒细胞减少症或粒细胞缺乏症的报道。

保泰松、羟布宗、吲哚美辛等药物也可引起粒细胞缺乏症。应用保泰松的患者约有0.8%发生粒细胞减少症，约有0.15%发生粒细胞缺乏症。在用药的第1个月常先出现皮疹，常在用药3个月内发生粒细胞缺乏症，个别病例停药后4～6天还会出现粒细胞减少症，可能与此药的代谢和排泄较慢有关。

（4）抗菌药物：青霉素及其衍生物氨苄西林、羟苄西林、甲氧西林、苯唑西林等均能引起中性粒细胞减少症。通常发生于接受大剂量、长疗程用药者，多数在用药后13～14天发生。青霉素类引起粒细胞减少的机制尚未明确，可能与其降解产物对粒系定向干细胞的抑制有关；也可能通过免疫机制破坏粒细胞，即青霉素作为半抗原与粒细胞膜蛋白结合形成全抗原，刺激机体产生抗体，破坏粒细胞。

氯霉素引起粒细胞减少或缺乏症的报道远较再生障碍性贫血为少。氯霉素引起造血功能损害的患者中粒细胞缺乏者占9%。氯霉素用药5～7天后方能引起粒细胞减少症，其机制可能与骨髓抑制有关。

磺胺类药物是引起粒细胞减少与缺乏的常见药物。磺胺类药物引起粒细胞减少或缺乏的机制，可能兼有骨髓抑制和免疫破坏两方面作用。

此外，头孢噻吩、头孢氨苄、利托霉素、呋喃妥因、新生霉素、链霉素、甲砜霉素等偶有引起粒细胞缺乏症的报道。

（5）其他：苯茚二酮可引起粒细胞缺乏症，致病机制可能是免疫反应。患者淋巴细胞转化试验阳性，提示可能有细胞免疫机制参与。

1）抗癫痫药：如苯妥英钠、三甲双酮、乙琥胺等可引起粒细胞缺乏或减少。一般认为，苯妥英钠可引起粒细胞无效生成，从而致粒细胞减少。

2）抗疟药：如阿莫地喹、羟氯喹均属于4-氨基喹啉类药，大剂量服药时可引起粒细胞缺乏症。体外研究表明，此类药物对造血干细胞集落有抑制作用。

3）氨苯砜：主要用于治疗麻风病，也用于耐氯喹恶性疟的预防。每周用药量达175mg时，可能引起粒细胞缺乏症，发病率为0.02%～0.05%，死亡率高达40%以上。

4）左旋咪唑：长期用药治疗类风湿关节炎可诱发粒细胞缺乏症，其发病率为2.3%。致病机制尚不清楚，可能与免疫反应有关。研究发现，左旋咪唑所致粒细胞缺乏症患者，血清荧光色素微量粒细胞毒试验均为阳性，抗体属IgM型。

5）抗心律失常药：如普鲁卡因胺、普萘洛尔、奎尼丁等均可引起粒细胞减少或缺乏症，普鲁卡因胺诱发粒细胞缺乏症以老年患者为多，起病时间为用药后26～78天。

6）抗肿瘤药：当用足量时多数可使患者发生粒细胞减少或缺乏症。

7）胃酸分泌抑制剂：如西咪替丁、雷尼替丁、奥美拉唑等可引起粒细胞减少症。

8）引起粒细胞减少或缺乏症的药物：还有抗结核病药，如对氨水杨酸、异烟肼、氨硫脲；抗糖尿病药，如氯磺丙脲、甲苯磺丁脲、氨磺丁脲；利尿药，如乙酰唑胺、氯噻嗪、依他尼酸、氢氯噻嗪；抗组胺药，如异丙嗪、苯海拉明、曲吡那敏；砷剂、巴比妥类、甲基多巴、泼尼松龙、别嘌醇等。

5.治疗与预防

（1）治疗：①最重要的治疗措施是立即停用可疑致病药物，所有其他非绝对必用的药物也应停用。对于中性粒细胞轻中度减少又无感染倾向，可随访观察，解除顾虑，不必过多依赖药物。②对于急性重度中性粒细胞减少或粒细胞缺乏患者，极易发生严重的细菌和真菌感染，危及生命，治疗主要措施包括采取严密消毒隔离措施，有条件时置于层流室；良好的口腔、皮肤及外阴等护理工作；作为经验性治疗应及时给予足量广谱抗菌药物，疑有真菌感染时应使用抗真菌药物，再根据微生物培养结果进行调整。③肾上腺皮质激素对于免疫机制引起的粒细胞缺乏症可能有效，但有掩盖感染及使炎症扩散的危险。如果应用皮质激素，必须同时应用足量、有效的抗菌药物，皮质激素短期应用。④及早应用造血生长因子，如粒细胞集落刺激因子或粒细胞-巨噬细胞集落刺激因子，可刺激骨髓造血，促使粒细胞早日恢复。

粒细胞缺乏症的预后决定于诊断和治疗的时机及有效抗菌药物的使用，及早诊断、及早治疗是治愈的关键。

（2）预防：本症应以预防为主。①应熟悉引致粒细胞减少的药物，切勿滥用药物，必须用药者应选用不良反应相对较小的品种。②服用高风险致病药物的患者要定期监测血常规，及时发现和治疗粒细胞减少。明确诊断之后即开始对中性粒细胞减少症患者进行积极治疗，包括对基础病变的治疗。③中止与可疑有毒物质或药物的接触，尤其要告知患者和家属避免再次暴露。

（四）药源性溶血性贫血

贫血不是一种独立的疾病，而是一种病理状态，指的是单位体积内血红蛋白的浓度、红细胞数量或血细胞比容低于相同年龄、性别和地区的正常值。贫血的分类方法较多，可根据红细胞形态、骨髓的增生程度、贫血的发病机制等进行分类。在临床诊断过程中，前两种分类法更为简单，更有助于医生对贫血原因进行初步鉴别。基于贫血发病机制的分类，更适合对相关疾病过程采取相应的治疗。

贫血的发病机制涉及两个方面，即红细胞生成和破坏。在红系造血过程中，经历了从多能干细胞到红系祖细胞，再到红系前体细胞，最后到成熟红细胞的变化过程，这个过程的每个阶段受到损伤都会导致贫血，而干预治疗取决于识别具体受损伤的阶段并给予特异性治疗。

药物引起的贫血的发病机制涉及红细胞生成和破坏。药物通过影响红细胞生成导致的贫血主要见于再生障碍性贫血、纯红细胞再生障碍性贫血及巨幼细胞性贫血。药物引起的红细胞破坏增加导致的贫血主要见于免疫损伤所致的溶血性贫血。以下主要介绍药源性溶血性贫血。

在药物引起的血液系统药源性疾病中，药源性溶血性贫血相对少见。据WHO药物不良反应国际监督调查研究中心估计，药源性溶血性贫血占主要药源性血液系统不良反应和药源性疾病的10%。

1.药源性溶血性贫血分类

（1）药物氧化性溶血：多为急性溶血，见于遗传性红细胞酶缺乏和某些血红蛋白分子病。患者红细胞对特定药物或其代谢产物的氧化性应激极为敏感，易致功能损伤，红细胞寿命缩短。一个人每天约有3%的血红蛋白转变为高铁血红蛋白（Met-Hb），持续产生少量活性氧。所以说红细胞是活性氧的最佳发源地，又是活性氧的最佳标靶。导致红细胞损伤的情况有红细胞氧化应激的强度超过其正常的还原能力；红细胞内还原能力缺陷，即使轻度氧化应激也无法抵御，如6-磷酸葡萄糖脱氢酶（G-6PD）缺乏；红细胞血红蛋白的结构异常，尽管其还原潜力正常，对氧化应激也非常敏感，如不稳定血红蛋白病。

（2）药物免疫性溶血：通过各种免疫机制，引起抗体介导的溶血。凡进入机体后能产生特异免疫反应的物质称抗原。多数抗原的分子量＞5000。而一般药物是分子量在1000以下的简单化合物，本身并无免疫原性，需与蛋白质等载体大分子结合，构成药物-蛋白质复合体，才能诱发相应药物的特异抗体生成。在生理情况下，此种复合体将被机体溶解破坏。少数人可通过免疫反应引起溶血，称为药物诱发的免疫性溶血性贫血。

药物免疫性溶血抗体按性质不同，可分为两大类：抗体直接针对药物，除非有药物同时存在，否则不会引起溶血；自身免疫性溶血性贫血，抗体作用于红细胞内在抗原，即使无药物存在，血清中的自身抗体也会引起溶血。

（3）非免疫性溶血：为剂量相关性。药物达到一定剂量后，可引起大多数人的溶血。如长期应用非那西丁引起镇痛药滥用综合征，无免疫学及氧化性溶血的证据。患者可有头痛、弥漫性胃肠道溃疡、肾病、精神障碍及轻度脾大。溶血与肾损害程度密切相关。外周血常规检查显示球形红细胞及嗜碱性点彩红细胞增多，常伴红细胞碎片，不规则固缩，以及咬损细胞。还可有高铁血红蛋白血症及变性珠蛋白小体。

2.*发病机制*　1949年，Ackroyd在描述司眠脲紫癜中首次报道了药物相关的免疫性血细胞破坏。1953年，Snapper及其同事报道了1例患者服用美芬妥英后发生免疫性溶血与全血细胞减少症，停用该药后溶血停止。1956年，Harris报道了1例血吸虫患者在应用第二疗程睇波芬过程中发生免疫性溶血性贫血。此后，人们发现很多药物都能引发直接抗人球蛋白试验（DAT）阳性并加速红细胞破坏。

药物导致红细胞免疫损伤，目前公认的发病机制有三种，即半抗原-药物吸附机制、三元复合物（药物-抗体-靶细胞）形成机制及自身抗体机制。不同致病机制间通常难以区分，许多病例可能涉及多种机制共同参与。此外，还有些药物可引起红细胞非免疫性蛋白吸附，进而导致DAT阳性，但并无红细胞损伤。可能引起红细胞免疫损伤或直接抗人球蛋白试验（DAT）阳性的药物见表5-5。

表5-5　可能引起红细胞免疫损伤或直接抗人球蛋白试验（DAT）阳性的药物

类型	常见药物
半抗原-药物吸附机制	青霉素、头孢菌素、四环素、6-巯嘌呤、卡溴脲、甲苯磺丁脲、西阿尼醇、氢化可的松、奥沙利铂
三元复合物机制	睇波芬、奎宁、奎尼丁、氯磺丙脲、利福平、安他唑啉、硫喷妥钠、托美丁、二甲双胍、丙磺舒、诺米芬新、头孢菌素、己烯雌酚、两性霉素B、多塞平、双氯芬酸、奥沙利铂、氢化可的松、培美曲塞
自身抗体机制	头孢菌素、左旋多巴、替尼泊苷、喷司他丁、氟达拉滨、克拉屈滨、雷那度胺
不确定免疫损伤机制	美芬妥英、美法仑、氯丙嗪、异烟肼、对氨基水杨酸、对乙酰氨基酚、噻嗪类、链霉素、布洛芬、奥美拉唑、卡铂

3.常见药源性溶血性贫血

（1）药物氧化性溶血性贫血

1）6-磷酸葡萄糖脱氢酶缺乏症：由于红细胞6-磷酸葡萄糖脱氢酶（G-6PD）活性降低和（或）酶性质改变，导致以氧化性溶血为主要表现的一组异质性疾病。6-磷酸葡萄糖脱氢酶缺乏症是由于编码G-6PD氨基酸序列的G-6PD结构基因异常，导致G-6PD合成量减少，酶稳定性降低，或G-6PD对底物的亲和力减弱，导致酶功能不足，对还原型辅酶Ⅱ的抑制过度敏感。目前已鉴定出400余种生化变异型，新的变异型还在不断发现，是遗传性酶缺乏性溶血中最常见者。属X性联不完全显性遗传，遍布于世界各民族，而东南亚、非洲、地中海沿岸为高发区。正常G-6PD一般为B型（B＋）。中国人除B＋外，也有G-6PD同工酶D变异型，如台湾4型、广东2型、客家2型及类Panay型等。

①溶血机制：正常G-6PD B型体内半衰期为62天，活性随细胞老化而减低。由于G-6PD缺乏，通过磷酸戊糖旁路生成的对还原型辅酶Ⅱ不足，氧化型谷胱甘肽和谷胱甘肽-血红蛋白不能被谷胱甘肽还原酶还原，导致谷胱甘肽降低，红细胞的抗氧化能力下降，易受氧化剂损害导致血红蛋白变性，红细胞可变形性降低而遭破坏。

②引起G-6PD缺乏症溶血的药物：a.肯定能引起溶血的药物，如抗疟药（如伯氨喹啉、扑疟喹啉、戊胺喹）；磺胺类（如磺胺甲噁唑、磺胺吡啶、对胺苯磺酰胺、磺胺醋酰）；解热镇痛抗炎药（如乙酰苯胺）；其他药物（如呋喃妥因、呋喃唑酮、呋喃西林、硝基异山梨酯、亚甲蓝、硝咪唑）等。b.可能引起溶血的药物，如抗疟药（如氯喹、奎宁）；解热镇痛抗炎药（如对乙酰氨基酚、阿司匹林）；其他药物（如氯霉素、链霉素、维生素K、异烟肼、氯已定、秋水仙碱、氯苯那敏、对氨基苯甲酸）。

③G-6PD缺乏症的临床特点：大部分患者平时无任何症状，只有在应激状

态下发生溶血，所以贫血多为发作性，具有溶血性贫血共同的临床特点。某些G-6PD缺乏症的特殊变异型可导致先天性非球形细胞性溶血性贫血。这是此类溶血性贫血的共同表现。其特点为红细胞形态正常，盐水渗透脆性正常，血红蛋白无异常，抗人球蛋白试验阴性，红细胞寿命缩短，一般脾切除治疗无效。

同一种药物如氯霉素，对G-6PD缺乏程度不同的患者，是否引起贫血以及导致贫血的程度可以不同。另外，同一G-6PD变异型的不同患者，用同一种药物的反应也不同，一些患者可导致溶血性贫血，而另一些患者则表现正常。

由于氧化应激的情况不同，G-6PD缺乏症患者通常分为五种类型：药物性溶血、感染性溶血、蚕豆病、先天性非球形细胞性溶血性贫血和G-6PD缺乏所致新生儿黄疸。

2）其他遗传性酶缺乏疾病引起的氧化性溶血：如谷胱甘肽缺乏、谷胱甘肽过氧化物酶缺乏等，可表现为慢性非球形细胞性溶血性贫血，临床表现与G-6PD缺乏类似。

3）不稳定血红蛋白病：是由于珠蛋白肽链氨基酸序列突变，导致血红蛋白分子结构不稳定，发生变性、沉淀的一种异常血红蛋白。属常染色体显性遗传。

不稳定血红蛋白有百余种，所导致的临床表现差异很大，从重度贫血到全无症状。多数不稳定血红蛋白病由于骨髓红系代偿性增生而无贫血或仅有轻度贫血。当感染或用氧化剂类药物时，可诱发溶血急性发作，常因此而确诊。当诱因解除后，溶血即停止。少数患者不稳定血红蛋白试验阳性，而临床上并无溶血。

4）其他化学物质所致溶血性贫血：这些物质所导致的氧化物强度，超过了正常或病态红细胞（如G-6PD缺乏红细胞）的还原能力，引起氧化性溶血。主要包括以下两类。

①本身具有氧化作用的化学物质引起的溶血：此类物质有数十种，以磺胺类、呋喃类、水杨酸类、芳香族化合物多见。氯净化水后产生氧化作用很强的氯胺，可使血液透析患者发生溶血。高压纯氧的吸入也可能导致溶血。此类化学物质可通过自身的氧化作用或产生氧自由基、过氧化物等活性氧导致溶血。当氧化剂用量过大或因肾功能不全等原因使细胞内活性氧含量超过其最高还原能力时，血红蛋白产生变性，生成Heinz小体，红细胞膜损伤，导致氧化性溶血。此类溶血发生在血管外一肝脾等单核巨噬细胞系统，因而外周血的红细胞中不易见到Heinz小体，重症患者血片中可以见到。

②其他化学物质引起与氧化机制有关的溶血

铜：如Wilson病、误服大量硫酸铜、透析液碱性太强，使管道中的铜溶入血液等因素，使血铜浓度过高并进入红细胞，通过氧化作用损伤红细胞。同时还能灭活糖代谢中的酶（如G-6PD），使红细胞的还原能力下降。

砷：导致砷中毒的无色气体砷化氢在红细胞中被血红蛋白固定生成氧化砷，

与红细胞膜的巯基结合导致溶血。急性型接触砷后2～24小时发病。砷中毒主要有腹痛、恶心呕吐、贫血、黄疸、酱油尿等血管内溶血的表现，重者可发生急性肾衰竭。病死率可高达22.5%。可采用换血疗法治疗。慢性砷中毒（如冶金工人）有严重的溶血性贫血，停止接触后溶血性贫血可迅速消失。

铅：铅中毒可导致叶卟啉代谢紊乱，推测其尚可抑制红细胞能量代谢，从而改变红细胞膜的可变形性，导致溶血。

其他：手术中用大量蒸馏水冲洗患者创面或淡水中的溺水者，由于大量水进入血液循环可导致溶血。两性霉素B可与红细胞膜脂质结合，使膜通透性增加，钠离子进入细胞内，偶可引起溶血。低磷血症常由抗酸治疗、酗酒、长期营养不良、静脉或日服高营养而补磷不足引起。细胞内磷酸化减少，糖酵解重度受抑，红细胞内ATP及2,3-二磷酸甘油酸缺乏，氧与血红蛋白亲和力增加，可变形性降低而溶血。同时还可伴有乏力、厌食、感觉异常如日周或肢端刺痛等，重者可至昏迷。脑电图、肌电图也有相应改变。低磷血症纠正后溶血即可消失。

（2）药源性免疫性溶血性贫血：按免疫机制不同可分为四类，其溶血机制及临床表现不同。

1）自身抗体型：血清中的抗体可与自身红细胞作用，与药物存在与否无关。代表药物为甲基多巴。Worlledge于1966年首先报道，1969年综合文献后又提出，用甲基多巴后发生无症状的DAT阳性者几乎达15%，多为IgG，少见C3。DAT的阳性与用药总剂量无关，但每日剂量超过2.25g时更易发生。其机制可能为药物改变了红细胞膜上Rh抗原的蛋白结构，使之产生能与其交叉反应的抗体。在体外，从患者血清和红细胞膜上得到的抗体，在无药物存在的情况下，与自身免疫性溶血性贫血的特发性抗体相似，能直接与正常红细胞起反应。一般在甲基多巴用后3～6个月发生溶血，也有报道3年后才发现。停止用药后DAT转阴需6～12个月（有报道1～24个月不等），个别病例即使继续用药，DAT也可阴转。服用甲基多巴后发生溶血者仅为1%。发病缓慢，贫血多为轻度至中度。少数病例尚可引起抗核抗体与LE细胞阳性。前者阳性率为11%～15%，多为女性，后者5%，但患者多无系统性红斑狼疮的临床表现。

诱发自身抗体型药源性免疫性溶血性贫血的药物还有左旋多巴。甲芬那酸化学结构虽与甲基多巴无关联，但少数患者服用后也可引起DAT阳性及免疫性溶血性贫血。普鲁卡因酰胺偶可引起DAT阳性及轻度溶血。其他还有布洛芬、西咪替丁、甲苯乙基丙酰脲、氟苯丙胺、氯丙嗪等。

2）半抗原型：也称药物吸附型或青霉素型。1958年首先由Ley报道，至今已有数十例。青霉素是一种原型药，当使用大剂量（1200万～1500万U/d）并持续相当长的时间（曾有1例报告持续用药28天）后可发生溶血。青霉素被覆于红细胞表面，类似于半抗原，与红细胞膜及血清蛋白质形成全抗原，所产生的抗体（主要为

IgG）仅与吸附在红细胞膜上的药物发生反应，导致红细胞破坏，对正常红细胞无作用。氨苄西林、甲氧西林、头孢噻啶也可产生类似抗体，但效价很低。

临床有既往用药史，通常于用药7～10天后发病。也可发生于长期用药过程中。部分患者发生溶血前可能有发热、皮疹等药物过敏症状。一般溶血发生较快，为血管外溶血，所有患者DAT均呈强阳性。停药数日至数周后溶血停止，DAT也渐阴转。血常规除溶血变化外，少数患者可有球形红细胞及嗜酸性粒细胞增多。

3）免疫复合物型：1954年，Harri首例报道用stibophin后突发血管内溶血。此后报道引起类似溶血的药物多达十余种，如对氨基水杨酸、异烟肼、利福平、奎尼丁、奎宁、非那西丁、氨基比林、氯丙嗪、胰岛素、柳氮磺吡啶等。

①溶血机制：首次用药时，药物作为半抗原与血清蛋白结合成为完全抗原，刺激机体产生抗体（多为IgM，也可为IgG）。再次应用该药时，此抗原-抗体形成免疫复合物吸附于红细胞膜上，并激活补体，导致红细胞在血管内溶血。由于药物与抗体结合的亲和力超过了与红细胞膜的结合力，药物-抗体复合物易脱落后再与其他红细胞结合。因此，只需少量药物即可引起大量红细胞破坏，使血管内溶血持续进行。鉴于免疫复合物与细胞结合松散，此型溶血又称为无辜旁立受害者型。停用药物，溶血可很快消失，血常规2～3周恢复正常。有学者指出，引起免疫复合物型溶血性贫血的一些药物如对氨基水杨酸、奎尼丁、奎宁、非那西丁、柳氮磺吡啶等，有时也可引起免疫性血小板或粒细胞减少症，但同时引起免疫性溶血性贫血和血小板减少者罕见。

②临床表现：多为急性发作的血管内溶血。患者有寒战、高热、呕吐、腰痛，重者可发生急性肾衰竭、休克、弥散性血管内凝血。

4）非免疫性蛋白吸附型：也称头孢菌素型。头孢噻吩、头孢氨苄、头孢唑林等均能与红细胞膜牢固结合，使膜的抗原决定簇发生变化，从而能非免疫性地吸附蛋白质。在体外，被头孢菌素致敏的红细胞与正常血浆共同孵育，可见到此种红细胞吸附了大量血浆蛋白质，包括IgG、IgA、IgM、α_1抗胰蛋白酶、α_2巨球蛋白、C3、C4和纤维蛋白原等。由于球蛋白被吸附，导致红细胞抗人球蛋白试验阳性。

4.临床特点

（1）临床表现：药源性溶血性贫血均有与溶血相关的用药史或发病相关的家族史或既往史。其分型与其他溶血病相同，依病程缓急可分为以下几类。①急性型：起病急，病情重，病程短。常伴有寒战、高热、胸闷烦躁、头痛、背痛、身痛、恶心呕吐、腹痛、腹泻等。贫血重，进展快，常伴有明显黄疸。本期可导致休克、心功能不全，神志模糊乃至昏迷。因急性型溶血部位多在血管内，常有血红蛋白尿和含铁血黄素尿，尿呈深棕色或棕褐色，重至肾衰竭。肝脾大常不明显。②慢性型：起病缓，病情轻，病程长。全身症状轻，仅有苍白、乏力、头晕、气短。病程中常可因某些诱因导致溶血加重-溶血危象（再生障碍危象）。慢性型溶血多为血管外溶血，有明显的肝脾大。常无血红蛋白尿和含铁血黄素尿，贫血和黄疸也不如急性型明显。因长期高胆红素血症，可导致胆汁淤滞性肝硬化，胆结石，顽固的下肢溃疡。

（2）临床分期：可分为以下3期。①急性溶血期：7～12天，于用药后1～2天起病。出现头晕头痛、恶心呕吐，继之发热、黄疸、腰背痛，尿呈茶色至酱油色不等，同时出现进行性贫血，网织红细胞正常或增高。严重者出现少尿无尿，乃至肾衰竭而死亡。②恢复期：10～40天，贫血逐渐恢复，网织红细胞明显增高，黄疸消退，尿色变浅，然后网织红细胞逐渐恢复正常。③平衡期或抵抗期：临床恢复至溶血前状态。部分患者有自限性。衰老红细胞破坏后，由于新生红细胞的酶活性高，溶血终止，即使再用同样剂量的药物也不引起溶血。如果药物剂量增加，可再发溶血，但病情较第一次轻。

（3）实验室检查：确定有无溶血需有两方面证据。①红细胞破坏增加的证据。红细胞生存时间缩短，间接胆红素增高，尿胆原增加，尿胆红素阴性；血浆游离血红蛋白增加；血清结合珠蛋白降低或消失，出现高铁血红蛋白血症；血片出现异形红细胞，如球形、破碎红细胞等。②红细胞代偿性增生的证据。血常规：不同程度的贫血，血细胞比容下降，但网织红细胞明显增加；骨髓象：增生性贫血。红系明显增生，粒/红比例下降或倒置，出现红系增生群。红细胞有丝分裂多见。红系中以中/晚幼红细胞增生为主。

5.*诊断*　当患者出现贫血、黄疸及网织红细胞升高时应首先考虑溶血性贫血。在询问病史时尤其要关注用药史，仔细鉴别出可疑药物。同时需要与自身免疫性溶血性贫血、遗传性球形红细胞增多症以及红细胞代谢疾病引起的药物介导的溶血，如葡萄糖-6磷酸脱氢酶缺乏症等相鉴别。当高度可疑为药源性免疫性溶血性贫血时，如DAT阳性，即可与遗传性红细胞缺陷症患者相鉴别。

溶血性贫血和（或）DAT阳性患者应该详细询问其用药史。在临床表现上，与自身免疫性溶血性贫血一样，只是药源性免疫性溶血性贫血表现差异很大，其严重程度取决于溶血的速率。半抗原-药物吸附型和自身抗体型药源性免疫性溶血性贫血表现为轻至中度溶血，症状的潜伏期通常为数天至数月。相反，三元复合物型经常导致突发性严重溶血伴血红蛋白尿，曾有此类药物接触史的患者再次接触一个治疗剂量后即发生溶血，且重症患者可并发急性肾衰竭。

半抗原-药物吸附型和自身抗体型药源性免疫性溶血性贫血的实验室特征也与自身免疫性溶血性贫血相似，绝大多数患者表现为贫血和网织红细胞计数增加，DAT可为阳性，也可为阴性。三元复合物型介导的溶血可并发白细胞减少症和血小板减少症。

6.*治疗*　立即停用诱发溶血的药物，治疗措施与其他的溶血性贫血相同。除自身抗体型药源性免疫性溶血性贫血外，溶血可在停药后数天至数周内消失，预后多良好。

出现严重威胁生命的贫血时，应给予输血治疗。

二、老年人血液系统药源性疾病的危险因素

（一）机体因素

增龄导致老年人药动学和药效学特点的变化，是药源性血液系统疾病发生风险增高的重要因素。一是老年人肝脏的药物代谢酶活性下降，需在肝脏代谢的药物血药浓度升高或消除时间延缓，造成药物在体内蓄积，产生中毒。二是肾功能随年龄增长而减退，主要由于肾单位的数量和大小减少、肾小球滤过降低及肾小管功能减退，影响药物的排泄，使药物半衰期明显延长，造成主要经肾排泄的药物在体内蓄积而发生中毒。三是随着年龄增长导致的老年人药效学的改变比较复杂，有较大的个体差异，这与老年人个体的衰老进程、机体受损程度及药物治疗史有关。一般来说，老年人对药物的敏感性增加而耐受性降低。四是老年人多种疾病共存和多重用药，发生不良药物相互作用增多，增加药物不良反应和药源性疾病的发生率。

同时，增龄引起的老年人血液系统的功能变化，也是药物不良反应和药源性血液系统疾病风险增大的因素之一。随着年龄增长，骨髓会发生一些特征性改变。随年龄增长，造血干细胞数量也增加，并且在功能上也能够充分维持造血稳态。胸腺随年龄增长而退化，骨髓来源的T淋巴细胞和B淋巴细胞都受到影响。老年人对某些感染和疫苗的易感性增高，可见明显的免疫调节功能缺乏。

（二）药物因素

1.*药物的预期性反应*　药物血药浓度过高或用药总量过大，可引起剂量相关性反应，如抗肿瘤细胞毒药物。药物血液浓度过高可由用药量过大或药物在体内的代谢、排出障碍所致。少数药物在常规有效剂量下，也不可避免的出现某些反应。

2.*药物的非预期性反应*　一是药物不良反应仅发生在少数敏感个体上，这种超敏感性与药物的药理作用及其剂量无关。由于既往已被该药致敏，再次用药，即使极小剂量也可诱发不良反应或药源性疾病。二是遗传药理学反应，指由遗传因素所决定的代谢异常，通过特定药物的影响而表现出来的不良反应或药源性疾病。此型常与已知的药理作用有关，开始给药后即可发病。如6-磷酸葡萄糖脱氢酶缺乏所引起的药源性氧化溶血反应。

3.*特应性反应*　是指一些与药理作用无关且不可预测的反应，可能与下述

因素有关。①遗传因素：如类风湿因子阳性的女性患者和同种白细胞B27抗原（HLA-B27）表现型患者服用左旋咪唑后，极易引起粒细胞缺乏。②药物分布与代谢：每个药物在体内不同的组织器官中有选择性分布的倾向。同一剂量的药物在不同组织中浓度不同。某些药物或其代谢产物易在骨髓中达到中毒水平，从而引起粒细胞减少，如H_2受体拮抗剂。另一些药物（如氯霉素）、化学物质（如苯）在骨髓中的含量约为肝脏和其他组织中含量的20倍。骨髓也是一个参与药物生物转化的重要的单胺氧化酶代谢器官。如骨髓中此类酶系统有先天或获得性异常，则毒物在骨髓内的转化减少，蓄积增加，对处于不断增殖分裂中的造血干/祖细胞形成毒性作用，引起血细胞减少。

（三）给药方法

1.给药时间及剂量　给药时间与血液系统药源性疾病的发作时间不定，药源性粒细胞减少症、血小板减少症和一些溶血性贫血，常于给药后立即或数日后发病；而药源性再生障碍性贫血常于用药后数周或数月发病，潜伏期很少超过半年。药源性自身免疫性溶血性贫血起病隐匿，常于给药后数月甚至数年（平均18个月）才发病。

（1）短期给药：如遗传药理学反应和特应性患者，首程治疗超过7天即可发生超敏感型血液系统药源性疾病。

（2）长期给药：如保泰松诱发的再生障碍性贫血。

（3）大剂量给药：大剂量（＞1000万U/d）青霉素静脉滴注＞7天，易诱发免疫性溶血性贫血。许多β内酰胺类抗生素，使用大剂量长疗程后易引起粒细胞减少症。

2.给药途径　除常规口服、注射途径外，通过皮肤涂抹吸收，胸膜腔、腹膜腔内注射，直肠或阴道内给药，经由乳汁、胎盘进入婴儿体内，甚至眼、鼻、咽喉局部给药也可能诱发药源性血液病，如有报道氯霉素滴眼液引起再生障碍性贫血者。

第三节　用药预警

一、老年人血液系统药源性疾病的风险评估

（一）给药前评估

根据老年人的生理特点和疾病特点，给药前应尽可能注意了解患者病史、变

应性疾病史、药物不良反应的既往史、肝肾功能或病史等，尽可能尽早辨识发生血液系统药源性疾病的高风险人群。老年人、体重低、营养不良、肝肾功能不全者等患者应予以重点关注。

（二）用药中监测

临床用药中要密切观察病情，对药物可能诱发的不良反应/不良事件和药源性血液系统疾病要时刻提高警惕，尽可能及时发现和尽早识别，并进行有效的处置。

用药中要考虑患者的遗传与种族因素。药源性血液系统疾病既与年龄、性别、健康状况、环境因素有关，又与种族差异和遗传有关。如6-磷酸葡萄糖脱氢酶缺乏，在黑种人和地中海地区的人群中较为常见。

（三）初发与再发的预警

应定期化验血常规，开始治疗前，特别是高危者，应查其血常规，确定患者各种血细胞的基础值，以决定可否用药，并作为以后治疗的参考。治疗中观察血常规的动态变化较单次化验更有意义。同时关注对再发的预防，对可疑患者必须告知应避免使用某些对其可能有变应性或交叉变应性的药物。对确诊的患者，应在病历首页做出醒目标志，并给予患者警告。对有遗传倾向的血液系统疾病患者，建议对其亲属进行相应检查，一旦发现类似异常，也应予以同样警告。

二、老年人血液系统药源性疾病的风险防范

（一）了解血液系统药源性疾病特点有助于辨识可疑药物

血液系统药源性疾病的发生具有以下两种特点：一是一种药物可通过不同机制引起不同类型的药源性血液病，二是药物的交叉反应性。交叉反应性即指患者对某种药物发生变应性反应，同时可对其他化学结构相似的一种或多种药物也发生类似的变应性反应。引发致敏的第1种药物称为原发性变应原，结构类似的其他药物称为继发性变应原。如青霉素诱发的粒细胞减少或粒细胞缺乏症恢复后，再给其他β内酰胺类抗生素，如氨苄西林（或与酶抑制剂联用），即可造成再攻击，使用极少剂量也可再次诱发粒细胞减少或缺乏，应予以警惕。

了解变态反应的发作时间也有助于辨识药源性疾病并预警。变态反应可分为以下3类。①直接反应：发作时间为0～1小时，如低血压、喉水肿、荨麻疹、血管性水肿、哮喘等。②加速反应：发作时间为1～72小时，如荨麻疹、血管性水肿、喉水肿、哮喘、氧化性溶血等。③迟发反应：发作时间＞72小时，如麻疹样皮疹、间质性肾炎、免疫性溶血、再生障碍性贫血、纯红再生障碍性贫血、粒

细胞减少/缺乏、嗜酸细胞增多、血小板减少症、血小板病、铁粒幼红细胞性贫血等。

（二）定期血液学和其他实验室检查有助于确诊和治疗

定期进行血常规检查，开始治疗前、治疗中密切观察血常规的动态变化比单次的化验更有临床意义，还包括其他实验室检查，如放射变应原吸附试验、补体激活的测定、白细胞凝集试验、淋巴细胞转化试验、骨髓干细胞培养等。

（三）合理用药和个体化治疗有助于用药风险防范

根据老年人病理生理特点和用药特点合理选择药物和个体化治疗，并仔细观察和及时捕捉药物治疗中出现的非预期的临床反应和风险信号。通常情况下，血常规、凝血功能检查可以为明确血液系统药物不良反应提供必要的信息。对于化疗伴随的A型不良反应和发生频率较高的特发性不良反应（如氯氮平引起的白细胞减少），定期的血常规监测是必不可少的。而对一些较少见的B型不良反应，预防几乎不可能。比较实际的目标应是早期发现、及时干预。这种情况下，临床医生尤其应该对严重不良反应的前期表现有所认识、有所警惕。

（四）须关注的几个问题

1.临床症状与用药之间的关系　包括时间关系、既往用药及类似发作史、给药剂量及疗程、停药后的反应、发作时的症状，以及种族、年龄和家族史。

2.其他非预期的相关临床表现　药物不良反应/不良事件和药源性疾病除表现在血液学反应（全血细胞减少、溶血性贫血、粒细胞减少、血小板减少等）外，其他尚包括严重的过敏反应（喉水肿、低血压、支气管痉挛等）、皮肤反应（荨麻疹、血管性水肿、固定性药疹、瘙痒、斑丘疹样皮疹、多形红斑、结节性红斑、剥脱性皮炎、史-约综合征、光敏感反应等）、肺脏反应（间质性或肺泡性肺炎、肺水肿、肺纤维化等）、肝脏反应（胆汁淤滞、肝细胞损伤等）、肾脏反应（间质性/肾小球肾炎、肾病综合征等），其他尚有药物热、血清病样反应和淋巴结肿大等。

3.临床停药试验既是治疗又利于诊断　如疑是药源性血液病，应立即停药。一般临床症状、体征及血细胞计数常于数日至2～3周恢复。而涉及自身免疫的血细胞减少及再生障碍性贫血恢复较慢。对已确诊或高度怀疑的药源性血液系统疾病，再攻击试验及皮试均属禁忌。

第6章
神经和精神系统的药源性疾病

第一节　概　　述

一、老年人神经和精神系统功能特点

（一）老年性形态学变化

随着年龄的增长，神经系统发生老年性形态学变化，老年人大脑解剖学改变，包括脑萎缩、脑细胞数减少、脑室扩大及脑动脉硬化，导致血循环阻力增大，脑供血减少。一般认为，人出生后脑神经细胞即停止分裂，自20岁开始，脑细胞每年丧失0.8%，并且与脑细胞的种类、存在部位有关。60岁时大脑皮质神经细胞数减少20%～25%，小脑皮质神经细胞减少25%。70岁以上老年人神经细胞总数可减少45%。与此同时，脑内乙酰胆碱、多巴胺等多种神经递质出现增龄性减退。脑动脉粥样硬化和脑小动脉硬化也出现增龄性改变，脑卒中等脑血管性事件多发，进一步加重了脑萎缩、脑神经递质功能衰退对脑功能的损害。

（二）老年性生理功能变化

老年人脑生理功能的变化可从运动系统、认知功能和行为活动表现出来。老年人由于上述脑结构改变，脑神经突触数量退行性减少，神经传导速度减慢，造成老年人脑功能储备、认知储备减少，容易导致老年人对外界事物反应迟钝，动作协调能力下降。大脑高级功能也发生增龄性衰退，包括健忘，特别是近记忆减退明显，对新鲜事物不敏感，想象力衰退，出现认知障碍、注意力不集中、睡眠障碍、精神行为及性格改变、动作迟缓、震颤抖动，甚至痴呆等。情绪易波动，或情绪抑郁，对生活失去兴趣，加之体弱多病等改变都可使其产生自卑、无用感、思维判断能力减退，对防病、治病、康复的依从性差，进一步对健康造成危害。随着年龄的增长，自主神经变性功能紊乱，导致血压调整功能障碍，胃肠消化吸收与动力障碍，尿便障碍，从而影响体液循环、气体交换、物质吸收与排泄等内脏器官的功能活动的平衡失调。随着年龄的增长，老年人的触觉、本体觉、视觉、听觉的敏锐性均下降，味觉、嗅觉的阈值明显升高，向中枢的传导信号明

显减少，从而使老年人的劳动能力与感受能力下降，只能从事节律较慢的活动和较轻的工作，影响其正常的社会生活活动。

二、药物引起的神经和精神系统不良反应和药源性疾病

药物不良反应和药源性疾病可涉及人体多系统，发生在神经和精神系统的药源性疾病为其常见表现之一。神经系统分为中枢部和周围部。药物对神经和精神系统的危害是多方面的，既可危及中枢神经，也可侵犯周围神经，有神经症状，也有精神症状如精神病样发作，其损害程度可能是短暂可逆的，也可能是长期不可逆的器质性病变。

神经和精神系统的药物不良反应表现为神经毒性，即由于用药所引起的神经系统功能障碍，包括周围神经、自主神经、脑神经、听神经等损害，出现的一系列症状，包括头痛、发热、眩晕、耳鸣等。而惊厥、抽搐、情绪异常或抑郁、幻觉、颅内压升高、锥体外系反应，以及意识障碍、智力障碍、睡眠障碍和精神行为异常，是中枢神经系统不良反应的重要症状。

药物引起的神经精神损害，可分为药物对神经系统的直接毒性作用和继发于非神经系统的不良反应，不仅可加重原发病，而且易与其原有的症状相混淆，致使增加药物剂量或加用其他药物治疗，从而产生更为严重的机体损害。常见的神经精神系统药源性疾病包括大脑高级功能障碍、锥体外系损害、周围神经及骨骼肌系统受损等。镇静镇痛类药物、精神药物、抗菌药物、抗肿瘤药物和免疫抑制药物是最常见的致病药物。这些疾病部分可通过临床特征、影像学、电生理检查而获得诊断，有些疾病辅助检查并无特殊诊断意义，必须结合用药史和详细的临床观察来确诊。

药物所致神经和精神系统不良反应可分为：①特异性神经毒性反应，如胺碘酮，6%～10%的患者会出现周围神经病，与剂量无关。大剂量下70%会出现可逆性肢体震颤和共济失调，停药后逐渐恢复。②剂量依赖性不良反应，如抗精神病药物所致的肌张力障碍。③其他类型，有的药物有效浓度窗口过窄，易出现药物中毒；有的兼有药物代谢的相互作用，如碳青霉烯类会显著降低丙戊酸的血药浓度。

神经病学最明确的特点是每个系统的神经元都各不相同，都有其易感的特异性药物和有毒物质。特异亲和性理论解释了麻醉剂优先作用于在清醒状态下与具有弥散性联系的脑干上部网状结构的神经元。一种特异性物质不仅可以破坏某些神经元群，而且它们的功能及其结构的特定部位也发生了改变。药物可作用于神经元的轴突末梢、树突、神经纤维和神经元的突触前、后膜受体，也会以神经元的某种代谢活动为靶点，而神经元正是通过这种代谢活动来合成和释放神经递质或合成RNA、DNA及其他蛋白类物质来保持细胞的完整。因神经系统累及的部

位不同，其临床表现也多种多样，作用机制也存在差异。

药物所致神经和精神系统不良反应和药源性疾病特点如下。①可表现为急性或迟发性：急性不良反应如5-羟色胺综合征；迟发性如抗精神病药物所致的迟发型运动障碍。②轻重不同：较轻者如抗胆碱能药物引起的记忆减退，严重者会危及生命，比如恶性高热。③预后不同：有不可逆性损害，如链霉素所致的耳聋；有的停药后很快好转，如喹诺酮类药物导致的谵妄。

第二节　老年人神经和精神系统的药源性疾病

一、神经和精神系统药源性疾病类型

依受累部位，药源性神经和精神系统疾病主要包括大脑皮质高级功能障碍、小脑协调功能障碍、锥体外系损害、周围神经与自主神经障碍、神经肌肉接头及骨骼肌系统受损等疾病。主要分为以下六类。

（一）大脑皮质高级功能障碍

表现为意识模糊，妄想，幻觉，谵妄状态，记忆减退，认知障碍，定向障碍，判断力障碍，以及抑郁、焦虑、情绪不稳等情绪障碍，成瘾性、戒断反应或撤药综合征，或癫痫、抽搐、失眠、头痛、头晕等症状。如治疗头晕头痛的药物盐酸氟桂利嗪，长期服用可引起头晕、抑郁等症状。

（二）小脑协调功能障碍

表现为共济失调，步态不稳等症状，常见于氯硝西泮等苯二氮䓬类药物。

（三）锥体外系损害

表现为急性肌张力障碍，帕金森综合征，静坐不能，神经阻滞剂恶性综合征，迟发性运动障碍等疾病，或舞蹈动作，肌肉痉挛，抽动，不自主运动，吞咽困难，斜颈，震颤，僵直，运动迟缓，拖曳步态等症状表现。锥体外系损害常见于抗精神病药物。

（四）周围神经损害

因累及神经根、髓鞘、轴索，以及感觉或运动神经的不同，可表现为疼痛、麻木等感觉障碍或肢体无力、瘫痪等运动障碍，常见于异烟肼、乙胺丁醇、氯霉素、甲硝唑、呋喃妥因、呋喃唑酮等抗菌药物；依那普利、卡托普利可引起可逆性多发性周围神经病；卡托普利和单唾液酸神经节苷脂引起吉兰-巴雷综合征。自主神经损害可表现出少汗、多汗、腹泻、便秘、尿失禁、尿潴留、性功能障碍、直立性低血压等症状。

（五）神经肌肉接头及骨骼肌系统损害

可出现肢体无力、疼痛等症状，如他汀类药物引起肌病和周围神经病等。

（六）中枢神经系统障碍

药物引起的中枢神经系统障碍表现为头痛、意识障碍、智力障碍、睡眠障碍和精神行为异常等，这些是中枢神经系统不良反应的重要症状，这些症状也可归类为药物引起的其他“原发性”神经精神障碍。根据临床习惯，将发生在脑膜脊髓膜、血管、脑脊液等的一组综合征也归入中枢神经系统疾病。

二、老年人神经和精神系统药源性疾病的危险因素

（一）患者因素

1.年龄　不同年龄对药物的敏感性和耐受性不同。新生儿、婴幼儿由于肝、肾、脑结构尚未发育成熟，药物代谢酶活性不足，血浆蛋白与药物结合的能力较弱，容易出现神经系统药物不良反应。例如，小儿应用链霉素易致听神经和前庭功能损害，导致耳聋、眩晕和共济失调。老年人由于肝、肾功能减退，对药物的代谢能力下降，解毒能力不足；而且老年人脑神经元及其受体数目减少，神经递质的储存、释放减少且灭活减慢，易发生神经系统不良反应。例如，老年人服用利尿药易引起水和电解质紊乱，严重者甚至致精神错乱。

2.遗传因素　是药物作用个体差异的主要决定因素。药物代谢酶相关的遗传因子决定药物代谢酶的结构和功能，从而影响药物的代谢。异烟肼主要在肝脏经线粒体*N*-乙酰转移酶催化下灭活。乙酰化可分为快、慢两型，慢乙酰化者肝*N*-乙酰转移酶活性低，半衰期为120～270分钟。而快乙酰化者，半衰期仅为45～110分钟。慢乙酰化者在服用异烟肼时，容易发生周围神经病。不同种族，慢乙酰化型的比率不同，埃及人约为83%，美国白种人和黑种人约为50%，爱斯基摩人约为5%，黄种人为10%～20%（日本人约10%，中国人约22%）。

3.血脑屏障　限制了许多物质或药物进入中枢神经系统。但作用于中枢神经系统的药物通常具有通过血脑屏障的性能。药物作用于中枢神经系统，一方面发挥治疗作用，另一方面也可引起神经系统不良反应。在生理情况下，血脑屏障的发育与年龄有关。小儿血脑屏障发育不全，药物容易进入中枢神经系统，如儿童对吗啡敏感，易致神经毒性反应。

4.疾病状态　中枢神经系统发生病变或损伤时，如感染、缺血性或出血性病变及外伤，血脑屏障的通透性增高，药物治疗过程中容易发生不良反应和药源性疾病。有时中枢神经系统病变本身并不影响血脑屏障，而是疾病使患者对某些药物敏感性增高，如老年性痴呆患者对镇静剂敏感，即便使用常规剂量镇静药时也容易出现神经系统不良反应。肝肾功能障碍、低蛋白血症、心功能障碍、水电解质紊乱及内分泌失常等，也是引起药物神经精神系统损害的因素。

（二）药物因素

1.药物作用　药物引起的神经系统损害，可为药物本身对神经的直接毒性作用，也可为继发于非神经系统的不良反应。

（1）药物对神经的直接毒性作用：药物可通过血脑屏障或逆向轴突转动机制，引起直接神经毒性，当疾病引起血脑屏障损伤、通透性增高或无血脑屏的脑区如延髓极后区，药物可能大量入脑，引起直接神经毒性反应。药物还可以通过逆向轴转运而影响胞体，如将多柔比星注入三叉感觉神经末梢周围，多柔比星被轴突终末吸收，通过逆向轴突转运机制到达胞体，引起三叉神经节内的神经元变性、死亡。其机制如下。

1）干扰脑能量代谢：药物可能通过抑制ATP合成酶、解偶联和影响H^+离子来源的3条途径直接影响脑的能量代谢。ATP是机体内能量转移和利用的关键环节。在正常供氧的情况下，ATP主要通过氧化磷酸化在线粒体内合成，仅小部分源自糖原分解。人脑中糖原储备极少，即使在静息状态下，糖原分解产生的能量，最多只能维持5分钟，因此当ATP合成酶受到抑制的时候，就会造成脑的能源供应不足。寡霉素的毒性作用主要是通过抑制ATP合成酶而发生的。巴比妥类药物中毒引起的神经系统症状的机制与解偶联有关。机体内的H^+源于糖、脂肪、蛋白质的脱H^+过程（氧化），脑内的H^+主要源于糖。有些药物影响脑的H^+的来源。如胰岛素治疗中，有可能因诱发低血糖而影响脑的H^+来源，造成脑的能量代谢障碍，出现神经系统不良反应。

2）线粒体功能障碍：线粒体容易受到内、外源因素（如氰化物、CO）的影响而受损。齐多夫定在治疗艾滋病中可诱发线粒体肌病，与该药损伤线粒体功能有关。

3）代谢产物介导的神经毒性：如甲苯基四氢吡啶（MPTP）是代谢产物诱发介导神经毒性不良反应的极好例子。MPTP是合成哌替啶的副产品，现为制备帕金森病模型理想的工具药。MPTP本身对多巴胺能神经元并无毒性，它在胶质细胞中首先转化为甲苯基二氢吡啶（MPDP），经单胺氧化酶B（MAO-B）氧化，产生自由基MPP和MPP^+。随后被多巴胺能神经元摄取，并反复循环，同时产生超氧化物，MPP^+通过抑制线粒体的氧化磷酸化作用，使ADP不能转化为ATP，是产生毒性的主要原因。

4）胶质细胞增生：神经胶质细胞的功能除了为神经元提供支持外，还参与神经递质的摄取和分泌，缓冲细胞外环境中的离子，并可能在信息处理和储存中起作用。星状胶质细胞还参与转运机制。利用胶质纤维酸性蛋白检查法，在炎症、毒性物质损伤的早期，即可发现星状胶质细胞损害的证据。该证据也被认为是药物引起的神经毒性作用的直接机制。

5）神经递质代谢紊乱和受体敏感性改变：许多作用于神经系统的药物，如抗精神病药、抗抑郁药、抗帕金森病药、部分降压药，所引起的神经系统不良反应大多与神经递质代谢紊乱有关。药物通过影响神经递质的合成、储存、释放、灭活等环节导致神经递质代谢紊乱。如5-羟色胺（5-HT）再摄取抑制剂、三环类抗抑郁药抑制5-HT再摄取，影响5-HT的灭活，使5-HT能神经元突触间隙5-HT浓度提高而发挥改善抑郁症状的药理作用，同时也是诱发血清素综合征的原因。多巴胺受体激动剂与阻断剂是临床常用药物之一，前者如阿扑吗啡、左旋多巴，后者如吩噻嗪类、丁酰苯类、硫杂蒽类等抗精神病药物，主要通过作用于多巴胺受体而发挥治疗作用，同时也因此产生不良反应。长期使用这些药物，受体的敏感性可能会发生变化。长期服用左旋多巴、吩噻嗪类药物出现的运动障碍，可能与之有关。阿托品等抗胆碱药物的不良反应则与另一种重要的神经递质——乙酰胆碱及其受体有关。

有些药物引起的神经系统疾病的机制较为复杂，其中以左旋多巴最具有代表性。左旋多巴是治疗帕金森病的重要药物之一。帕金森病的发病主要是脑内多巴胺代谢失常引起的，左旋多巴治疗本病基本上是一种替代治疗。在治疗过程中，可见血压降低、呕吐、运动障碍、精神症状等不良反应。血压降低，是由于血中的左旋多巴被交感神经末梢摄取，并作为去甲肾上腺素的伪介质释放所致；呕吐则是药物作用于中枢呕吐化学感受区所致；运动障碍可能与黑质纹状体路径变性、多巴胺受体敏感性波动有关；精神症状常与剂量无关，可能与边缘系统多巴胺能受体敏感性改变有关。

（2）药物诱发的继发性神经系统损害：药物引起的非神经系统不良反应，有时也可引起神经精神障碍，这种神经精神障碍称为药物诱发的继发性神经系统损害，临床上并非少见。其主要原因为药物引起的水、电解质紊乱、维生素缺乏、肝损害、肾损害、呼吸及循环系统功能障碍或内分泌功能障碍等。药物引起的电解质紊乱常为利尿剂所致，低钾血症可诱发周期性瘫痪，钠丢失到一定程度，则可造成意识障碍。值得注意的是，在纠正低钠血症时，如果纠正速度过快，可能诱发脑桥中央髓鞘溶解症或脑桥外髓鞘溶解症而危及患者生命。有些药物影响维生素的吸收、利用，如异烟肼、H_2受体拮抗剂分别可引起维生素B_6、维生素B_{12}缺乏症而出现神经系统受累。药物诱发的哮喘、心律失常、血压改变、肝肾功能障碍，临床上也不罕见，严重者也可出现继发性神经精神障碍。

2.药物相互作用　合理的联合用药会给患者的治疗带来益处，但药物相互作用可导致药理或理化性质变化，引起不良反应和药源性疾病。联合用药种类越多，出现药源性损害的风险越大。其原因如下。

（1）影响药物吸收：某些药物具有改变胃肠动力、pH或菌群的作用，可影响同时服用的其他药物的吸收。如促胃肠动力药，使其他药物进入小肠速度加快，从而导致药物吸收加快。

（2）竞争血浆蛋白结合点：不同药物与血浆蛋白的结合率和结合力不同，两种或两种以上药物进入体内，会竞争血浆蛋白结合点。这样亲和力强的药物与血浆蛋白的结合率较高，亲和力弱的药物与血浆蛋白的结合率较低，后者血浆中游离型药物浓度较高，容易出现不良反应。如服用华法林（血浆蛋白亲和力弱）的患者，服用保泰松（亲和力强）后，可将华法林从占据的血浆蛋白位点置换下来，血浆中游离型华法林浓度增高，导致华法林的抗凝作用增强，增大了发生出血的可能性。

（3）酶诱导和酶抑制：药物主要在肝脏中被肝药酶催化而代谢，联合用药时，一种药物可能抑制或加强另一种（或几种）药物的代谢酶的活性，从而发生不良反应。巴比妥类药物多为肝药酶诱导剂，服用苯妥英钠的癫痫患者，加用巴比妥类药物后，苯妥英钠代谢加快，癫痫发作次数反而增加。雷尼替丁具有抑制双香豆素肝药酶的作用，可导致双香豆素血药浓度增高，抗凝作用增强而诱发出血。一些药物在机体内通过各自相应的灭活酶灭活而被代谢。如果这些灭活酶被抑制，相应药物的作用将会增强，甚至在摄入某些食物时都可能发生严重的不良反应。服用单胺氧化酶抑制剂的患者，在进食大量含有酪胺的食物或饮料后，有诱发高血压脑病或高血压危象的可能性。这是由于患者肝肠中的单胺氧化酶被抑制，食物中的酪胺吸收后未被灭活，肾上腺素合成、释放、分泌增加所致。因此服用单胺氧化酶抑制剂的患者需要严格控制含酪胺丰富食物或饮料（如奶酪、红葡萄酒等）的摄入，与其他影响单胺类物质代谢的药物配伍时也应格外注意。

（4）传递系统阻断：有些药物，如溴苄铵、胍乙啶等，通过神经系统主动摄取系统摄入神经元，经过传递系统集中在突触前末梢，通过竞争结合肾上腺素受体或抑制神经递质释放而发挥作用。一些药物，如三环类抗抑郁药，可阻断主动运转系统，影响溴苄铵、胍乙啶等肾上腺素能神经阻断剂的药理作用，引起血压升高。

3.制剂因素　一些药物引起的神经系统不良反应与药物制剂中主药以外的杂质或辅料相关。如早期链霉素由于制剂不纯，常引起口周及手足麻木等神经系统反应。该反应与其所含杂质如二链霉胺、链霉胍等有关。

4.药物使用因素

（1）剂量和疗程：用药剂量过大或疗程过长，可使药物神经系统毒性反应的发生率增高。卡那霉素在常规剂量疗程不超过2周时，耳毒性发生率为1%，但采用大剂量并延长疗程时神经毒性反应的发生率增高。

（2）给药途径：不同的给药途径对药物的吸收、分布、代谢和排泄有较大影响。一般口服用药引起神经系统毒性反应比静脉注射少。一些药物鞘内注射易致神经系统毒性反应，如青霉素鞘内注射可引起头痛、恶心、呕吐等脑膜刺激症状，甲氨蝶呤鞘内注射可致截瘫和脑病。

（3）给药速度：有时给药速度过快可引致严重不良反应，如庆大霉素的神经肌肉阻滞作用与血药浓度有关。庆大霉素通常为肌内注射或静脉滴注，如果采用静脉推注，血药浓度迅速增高，引起呼吸抑制。

（4）给药间隔时间：美多巴治疗帕金森病时，当给药间隔过长出现剂末现象，间隔时间过短（尤其是剂量较大时）出现开关现象，迟发性多动症等。

（5）停药时机：一些药物在长期应用后突然停用，会再现撤药综合征，使病情复发或加重。例如：巴比妥类长期应用后突然停用会再现不安、精神错乱、惊厥等症状。抗精神病药突然停用可引起锥体外系症状，致原病加重。

三、老年人常见的神经和精神系统药源性疾病

（一）药物引起的锥体外系反应

药物引起的锥体外系反应在临床中较常见，主要包括药物引起的异动症、肌张力障碍、药源性帕金森综合征、静坐不能及迟发性运动障碍等。

1.药物引起的肌张力障碍　是一种急性运动障碍，通常在给予单剂相关药物治疗后的数小时内出现（尤其是经静脉给药后），但也可能会几天后出现。95%的病例都在相关治疗后5天内出现。儿童和年轻患者更多见，且容易发生全身性肌张力障碍，而药物引起的肌张力障碍在45岁以上者相对少见。

药源性肌张力障碍确切发病机制目前尚未清楚，可能与相关药物阻断多巴胺D_2受体后，促使多巴胺合成增多，而过多的多巴胺激活未被阻断的多巴胺D_1受体有关。

（1）危险因素：药物引起的肌张力障碍的危险因素如下。①患者因素。高危人群包括年轻人，男性，黑种人，既往有肌张力障碍史，有肌张力障碍家族史，药物滥用，情绪障碍，低钙血症，甲状旁腺功能减退，甲状腺功能亢进和脱水等。②药物因素：相关药物的剂量，效价和给药速度都与肌张力障碍的发生有关。中至高剂量的第一代抗精神病药（FGA）更容易发生肌张力障碍，反之较低剂量或非常高剂量发生则较少。具有较弱的多巴胺拮抗作用和显著抗胆碱能作用（特别是抗毒蕈

碱）的抗精神病药物能够减少发生风险，而较新的第二代抗精神病药物（SGA）与此类似。高效价的氟哌啶醇比SGA引起肌张力障碍的风险增加4倍以上，而较低效价的FGA，如奋乃静肌张力障碍总体发生率仅为0.4%，与SGA进行比较无差异。在老年慢性精神症状治疗中，使用适当剂量较低效价的FGA发生肌张力障碍的风险与SGA相当。如果给予FGA的同时预防性给予抗胆碱能药物，那么SGA相对于FGA减少肌张力障碍发生风险的优势将进一步降低。需要注意预防性应用抗胆碱药也是存在风险的，如口干、便秘甚至心动过缓等，需要结合患者具体情况，特别是在老年人群中。但在年轻患者或其他高风险人群中，给予胃肠外高效抗精神病药物，或偏执患者中预防性应用抗胆碱药获益大于潜在的风险。

（2）临床表现：为短暂持续或间歇性的肌肉收缩导致身体出现扭曲动作或姿势。药物引起的肌张力障碍通常是局灶性的，可累及任何肌肉群，多见于头部、颈部、下颌、眼部和嘴部，导致痉挛性斜颈、颈背屈或前屈，张口困难，做鬼脸，眼睑痉挛，咬舌，吐舌或舌扭曲；也可表现为眼部危象，或其他强迫性的眼球动作。如果咽喉部肌肉受累，可表现为构音障碍、吞咽困难、喘鸣等。很少情况下会影响身体纵轴躯干或肢体运动，导致躯干前屈、侧屈（比萨斜塔综合征）或角弓反张。患者可出现焦虑，肌肉疼痛，下颚紧绷感，舌头肿胀等主观症状，这些主观症状可以在肌张力障碍之前发生，也可单独发生。需要注意肌张力障碍是可以随患者的情绪波动而出现上述症状。

虽然肌张力障碍最常见于相关药物开始应用时，但也可能会发生于增加药物剂量，加用第二种抗精神病药物，长效抗精神病药静脉应用后数天，加用另一种可抑制抗精神病药物代谢的药物，或停用抗帕金森病药物等情况下。病程可持续数秒或数小时，或更长时间，症状可能是波动性的或发作性的。停药后通常会在24～48小时缓解。部分患者可表现为迟发性肌张力障碍，在停用抗精神病药时开始出现或症状恶化。

（3）诊断：药物诱导的肌张力障碍的诊断依据如下。服用过相关的药物，无家族史，局灶性和非进展性病程，以及缺乏神经系统功能障碍的体征。需要注意与原发性遗传性疾病（如原发性扭转性肌张力障碍）和继发于神经退行性疾病（如帕金森病）、大脑的结构异常（如脑卒中后）和代谢中毒性因素（如一氧化碳中毒）等导致的肌张力障碍相鉴别。

（4）治疗原则：应用胃肠外抗胆碱能药或抗组胺药物（苯扎托品、苯海拉明等）可在10～20分钟改善肌张力障碍症状。苯二氮䓬类药物在某些病例中有效。如果没有改善，应该寻找潜在的原因或考虑存在迟发性肌张力障碍。肌张力障碍症状得到控制后，口服抗胆碱药需在停用抗精神药后持续应用24～48小时。如果抗精神病药物需要逐渐减量后停用，那么抗胆碱药需持续应用数天防止肌张力障碍复发。对于既往有肌张力障碍病史者，存在特别严重的肌张力障碍反应者，高危患者（如年轻人和男性患者中）可能需要持续预防性应用抗胆碱药（苯扎托品或苯海拉明）治疗。

2.药源性帕金森综合征　是一种表现为帕金森病症状的亚急性综合征。15%～40%接受第一代抗精神病药治疗的患者可能会发生帕金森综合征，是除原发性帕金森病以外导致帕金森综合征的第二大常见原因。震颤与帕金森综合征震颤是指躯体或肢体的一个或数个的节律性的不随意的摆动，根据其临床特征分为3型：静止性震颤、动作性震颤和位置性震颤。

尽管给药后数小时内就会发生多巴胺受体阻断作用，但帕金森综合征的发病可能会延迟数天至数周，50%～75%病例发生在1个月内，90%发生在3个月内。在原有药物剂量增加，加用第二种抗精神病药，抗胆碱能药物停用，添加另一种可导致多巴胺活性降低或抗精神病药物的血浆浓度增加的药物等情况下也可出现药源性帕金森综合征。

帕金森综合征以肌强直、运动障碍和震颤为主要特征。

（1）危险因素：发病与年龄，女性，患有痴呆，HIV感染，之前有锥体外系疾病或帕金森病家族史等因素有关。

（2）发病机制：药源性帕金森综合征的发病机制与原发性帕金森病相似。抗精神病药物等在纹状体中通过阻断多巴胺受体，诱导功能性多巴胺缺乏，导致药源性帕金森综合征。

虽然药源性帕金森综合征与抗精神病药的剂量、效价、抗胆碱能活性降低等有关，但由于个体之间的差异性，剂量反应关系并不是非常清楚。虽然与第二代抗精神病药物相比，氟哌啶醇发病风险高2～4倍，但应用奋乃静的发病风险并无明显增加，提示低效价的第一代抗精神病药物与第二代抗精神病药物发生帕金森综合征的风险相当。在敏感个体中即使第二代抗精神病药物（除氯氮平和喹硫平外）也可能引起严重的帕金森综合征。需注意路易体痴呆患者存在神经安定剂敏感综合征，在暴露于第一代和第二代抗精神病药时，会出现锥体外系症状加重，还可能有意识模糊、镇静、姿势不稳等表现。

（3）临床表现：患者最初可能仅表现为疲劳、虚弱、认知减退或抑郁等非特异性症状。随后出现运动迟缓、面具脸、瞬目减少、上肢协同摆动减少、运动起始困难、构音障碍等。颈部，躯干和四肢出现双侧对称性的肌强直，齿轮样或铅管样肌张力增高。全身对称性的姿势或动作性震颤，偶尔会累及口周肌肉。还可见到自主神经功能紊乱，与吞咽困难相关的流涎、姿势改变（躯干过度伸展，即僵直性直立性后倾）、步态异常（如慌张步态、冻结步态、起步和停止困难）等。大多数情况下症状是可逆的，症状在几天或几周内缓解。少数情况下，特别是在老年人或长期使用抗精神病药的患者可持续存在数月。约有15%患者停用抗精神病药后症状仍持续存在，提示这类患者既往可能存在未被诊断的原发性帕金森病。

（4）诊断：药源性帕金森综合征重点需与精神分裂症的阴性症状、抑郁症相关的精神运动迟缓相鉴别。有时与原发性帕金森病也难以区分。原发性帕金森病起病多不对称，缓慢进展，突出表现为肌强直、运动迟缓、静止性震颤和姿势异常，在用药之前就已经出现相应的表现，停用抗精神病药后仍持续不缓解，多巴胺转运蛋白扫描显示黑质纹状体变性，碘-123碘代苄基胍心脏闪烁扫描检查可见交感神经失调。通过上述特点可资鉴别。还需与一氧化碳中毒、脑血管病等其他原因引起的帕金森综合征相鉴别。

（5）治疗与预防：使用抗胆碱能药物（如苯扎托品）预防药源性帕金森综合征的作用不如肌张力障碍好，并且会显著增加出现抗胆碱能毒性的风险。考虑到药源性帕金森综合征发病延迟，应密切监测帕金森症状，及时降低剂量或改用低风险的抗精神病药物。如果一个给定的抗精神病药物是有效和不能替换的，药源性帕金森综合征持续存在，可给予抗胆碱能药物或金刚烷胺进行治疗。特异性多巴胺能治疗无效，由于药物诱导的多巴胺受体阻断持续存在，也会增加精神病症状恶化的风险。一旦患者维持抗帕金森病治疗3～6个月，需尝试逐渐减量治疗。然而一些研究表明，62%～96%的患者停用抗帕金森病药物后可能会出现症状恶化。

临床常见的可诱发帕金森综合征的药物有丁酰苯类、吩噻嗪类、甲基多巴、抗抑郁药、锂剂、利血平等；也见于一氧化碳、二氧化硫、重金属、氰化物、甲醇、乙醇等中毒。药物可引起震颤，也可使原有的震颤加重。苯丙胺、丙戊酸、芬氟拉明、氟桂利嗪、甲基多巴、咖啡因、抗抑郁药、锂剂、利血平、麻黄碱、西咪替丁、甲氧氯普胺、肿瘤坏死因子等药物可使原有的震颤加重。在停药后可引起震颤的药物有阿片类制剂、巴比妥类、苯二氮䓬类、β受体阻滞剂。

3.药物引起的静坐不能　静坐不能是一种常见的锥体外系反应，指不能保持坐着或卧着，有坐立不安或需要运动的感觉，为抗精神病药引起的最常见的运动障碍，多发生在开始抗精神药物治疗后几天内，发生率通常随着治疗持续时间的延长而增加。

（1）临床分型：药物引起的静坐不能可分为4个基本类型。①急性型：在开始用药后或增加药物剂量后数小时至数日内发生；②迟发型：在连续用药3个月后发生；③撤药型：在停药6周内发生；④慢性型：停药后静坐不能持续3个月以上。慢性型可进一步分为假性静坐不能和认知性静坐不能。前者有静坐不能的客观运动，而无不安的主观感觉，后者与之相反。

（2）危险因素：包括高龄，女性，阴性症状，认知功能障碍，缺铁，有静坐不能病史，合并存在帕金森综合征和情绪障碍等。

（3）发病机制：药物引起的静坐不能的发病机制仍然不清，涉及2种假说：多巴胺能系统受累假说和中枢多巴胺能和去甲肾上腺素能系统失衡假说。前者是根据静坐不能与多巴胺受体拮抗剂（抗精神病药）的关系推测，后者则是根据肾上腺素β受体阻滞剂治疗静坐不能有效而提出。具有多巴胺拮抗作用的抗精神病药能引起静坐不能，而与静坐不能有关基因位点与下肢不宁综合征也相关，下肢不宁综合征应用多巴胺激动剂治疗有效，都提示静坐不能的发病存在多巴胺依赖性机制。静坐不能对β肾上腺素能和5-羟色胺能阻滞剂也有治疗反应，表明其他神经递质也参与发病过程。

（4）临床表现：静坐不能需要依靠主观症状和客观体征进行诊断，多见于下肢受累，且药物治疗效果通常不好。主观上，患者通常自述内心紧张、躁动、焦虑、动作冲动、无法静坐。客观体征的特点是复杂性、半目的性和重复性，包括足部拖曳、脚尖点地、移动重心、摇摆、不停走动甚至跑步等。虽然这些症状的严重程度随精神压力和觉醒程度发生改变，但患者可能会变得无法忍受，并可能会导致暴力和自杀。在停药后通常后缓解，但是可能会短时恶化，也可能会持续或以迟发形式出现。

（5）诊断与治疗：急性的药物引起的静坐不能需要与迟发性静坐不能、神经变性疾病等相鉴别。药物引起的静坐不能容易误诊为下肢不宁综合征，但后者通常发生在放松、休息或睡眠期间，夜晚更多见。应避免给予多巴胺受体激动剂，后者将加重精神病症状，导致抗精神病药物剂量增加，并可能会进展为复杂性静坐不能。静坐不能还要注意与激惹和焦虑的鉴别。

由于静坐不能通常是亚急性发作，密切观察早期表现是最好的预防措施。一旦发生静坐不能，则需要重新评估抗精神病药物疗法，减少剂量，停药或改为使用低效价多巴胺拮抗剂，但都将导致原有精神病恶化或复发。一些小型临床研究表明，亲脂性β肾上腺素能受体阻滞剂（如普萘洛尔）对于治疗静坐不能可能是有效的，但是在低血压，心动过缓和存在医学禁忌证时被限制使用。传统上使用抗胆碱能药物（如苯扎托品）进行治疗，但其证据有限，没有循证医学的证据支持。苯二氮䓬类药物（如劳拉西泮）治疗也能减轻静坐不能症状，由于后者会引起镇静、戒断性癫痫发作、潜在成瘾性和耐受性，患者应使用缓解静坐不能的最低剂量。新近的研究表明，5-羟色胺2A受体拮抗剂（米氮平），也可用于治疗静坐不能，且耐受性较好。

不同药物引起静坐不能的发生率不同。如氟哌啶醇1周内发生率为75%；氟奋乃静发生率为18%；氟西汀发生率为9.8%～25%。有报道指出静坐不能与氟西汀引起的自杀有关。常见引起静坐不能的药物有抗精神病药，如奋乃静、氟奋乃静、氟哌啶醇、氯丙嗪、氯普噻吨、三氟拉嗪等；抗抑郁药，如丙米嗪、地昔帕明、氟西汀、去甲替林、舍曲林、曲唑酮等；抗躁狂药锂剂；抗焦虑药，如丁罗环酮、苯二氮䓬类；此外卡马西平、左旋多巴也可引起静坐不能。在大多数临床试验中，服用第二代抗精神病药物的静坐不能发病率显著低于第一代抗精神病药物。氟哌啶醇治疗者发生率为15%～40%，高于应用第二代抗精神病药物

（0 ～ 12%），但奋乃静的发病率与第二代抗精神病药物没有差异。

4. *药源性迟发性运动障碍* 与药物治疗相关的迟发性运动障碍称为药源性迟发性运动障碍。迟发性运动障碍是典型抗精神病药长期治疗或撤药时出现的最严重的锥体外系不良反应，表现为口面部、肢体、躯干不自主性运动，症状常不可逆转。迟发型运动障碍的发生率为20% ～ 30%。在首次发生患者中，迟发型运动障碍的发病率在服药后第一年为6% ～ 12%，治疗1年以上的年发病率为15% ～ 30%，患病率高达50% ～ 60%（45岁以上患者）。最常见的表现类似舞蹈症。此外尚有一些变异型，如迟发性肌张力障碍、迟发性静坐不能、迟发性抽动秽语综合征、迟发性肌阵挛、停药运动障碍等。此外文献中尚有地西泮、舒必利及甲氧氯普胺（胃复安）诱发迟发性运动障碍的报道。

（1）危险因素：包括年龄增长，女性，非洲裔人种，患有精神疾病，抗精神病药使用时间，合用药物，脑器质性疾病，阴性症状和思维障碍疾病，痴呆，急性锥体外系反应，药物滥用和糖尿病等。

（2）发病机制：有3种主要的学说，分别为多巴胺受体超敏学说、γ-氨基丁酸不足学说和抗氧化防御系统损伤学说。此外尚有去甲肾上腺素过度活跃、5-羟色胺能、神经毒性和纹状体结构异常等假说。近年国外发现还与多巴胺D2、D3、5-HT2A、5-HT2C、MnSOD、CYP2D6、CYP1A2、CYP17α羟化酶受体基因多态性等相关，但目前尚不能确定具有特异性影响的多态性位点也不排除多个基因多态性的联合作用。

（3）临床表现：主要表现为形式各异的不自主运动障碍：特征性运动如下：吸吮、咂嘴；舌头的舞蹈手足徐动症样运动；做鬼脸；颌的侧向运动；四肢和（或）躯干某些部位的舞蹈症样或手足徐动样运动。药源性迟发性运动障碍在情绪紧张时加重，睡眠、放松、分散注意力时减轻，导致其症状存在波动性，因此需要反复观察才能可靠评估疾病的严重性和持久性。

药源性迟发性运动障碍隐袭起病，在抗精神药物治疗3个月或更长时间才逐渐出现，其症状可以被持续的抗精神病药治疗所掩盖，当抗精神药治疗减量，转换或停药时症状会变得明显。在持续抗精神病药物治疗过程中，约50%患者症状持续存在，10% ～ 30%症状会改善，10% ～ 30%症状会逐渐加重。长期研究表明，在用第一代抗精神病药物治疗期间有2% ～ 23%的患者可观察到迟发性运动障碍症状的缓解。服用第二代抗精神病药物的研究发现，随着时间的推移迟发性运动障碍的严重程度会减轻。

（4）诊断：对新发的药源性迟发性运动障碍需进行神经学评估，包括采集家族史、起病方式（突然发病或进展过程）、神经系统查体等。症状和体征可以是对称的或单侧的。鉴别诊断包括神经系统退行性疾病、大脑器质性疾病、代谢性和中毒性脑病。持续性药源性迟发性运动障碍需要与急性锥体外系症状、短暂性戒断性运动障碍或与精神分裂症和衰老相关的自发性运动障碍相鉴别。

（5）治疗与预防：药源性迟发性运动障碍尚无有效治疗方法，通过预防将风险降至最低非常重要。预防原则为使用保守剂量，选择较低效价的药物，告知患者和护理人员风险，定期评估发现初期征象，一旦出现症状需要考虑药物治疗方案等。正在使用抗精神病药物的患者应定期评估是否有药源性迟发性运动障碍，至少一年1次。使用已知高风险药物的患者应每6个月评估一次。老年患者发生风险更高，更应该频繁的评估。

一旦出现症状，首先需要考虑调整抗精神药治疗。在没有潜在精神病的药源性迟发性运动障碍患者中，如应用多巴胺拮抗剂如甲氧氯普胺治疗引起的患者，可以停药。对于需要进行抗精神药物治疗患者，可以选择将抗精神药物减量，告知患者可能出现的风险，并密切监测病情进展。在大多数情况下，持续抗精神病药物治疗不会导致药源性迟发性运动障碍进展，但在某些情况下可能会出现症状恶化。另一种方法是更换为风险较低的抗精神病药物（如喹硫平或氯氮平），特别是在迟发性肌张力障碍变异型患者中。

5.引起锥体外系反应的高风险致病药物　一般而言，抗精神病药所致的锥体外系反应发生率最高，并且与药物的品种、剂量、疗程和个体有关。临床常见的可引起锥体外系反应的药物还包括消化系统用药、循环系统用药、抗抑郁药等。

（1）抗精神病药：第一代抗精神病药（FGA）又称传统抗精神病药，引起锥体外系反应的发生率高，包括肌强直、运动徐缓、震颤、静坐不能、迟发性运动障碍等。FGA对大脑皮质和纹状体区域的多巴胺D_2受体具有强拮抗作用，而这些药物与多巴胺结合的非特异性部位与它们的运动障碍风险相一致。虽然FGA对多巴胺D_2受体具有强阻断作用，但每种药物对其他受体（5-HT2a受体、α_1受体、组胺和毒蕈碱受体）的作用各不相同，所以各自的不良反应也不尽相同。

根据FGA和多巴胺D_2的结合的强弱又分为高效价和低效价药物。高效价抗精神病药，如氟哌啶醇，镇静和抗胆碱能的作用微弱，但是比低效价抗精神病药引起锥体外系作用的风险更高。其他高效价药物包括氟哌利多、氟奋乃静、洛沙平、奋乃静、匹莫齐特、三氟拉嗪和替沃噻吨。低效价抗精神病药，镇静和抗胆碱能作用强，但发生锥体外系反应风险约是高效价药物的50%，并且与某些第二代抗精神病药大剂量应用时导致的风险重叠。其他的低效价药物包括硫利达嗪和美索达嗪。

第二代抗精神病药（SGA）又称不典型抗精神病药，与FGA相比其引起锥体外系反应和迟发性运动障碍的风险通常较低。多数SGA的药理学特点包括与5-羟色胺2受体结合的亲和力大于与多巴胺D_2受体的亲和力，与D_2受体结合“松散”且解离速度快，药物优先与脑边缘区和皮质区（而非纹状体区）的受体结合，这些药理学特点与此类药物锥体外系反应风险低相关。在SGA中利培酮的锥体外系反应风险最高（在成人中为8%～25%）。其他还有阿立哌唑、阿塞那平、卡利拉嗪、鲁拉西酮和帕利哌酮等。如果患者发生锥体外系反应的风险高，包括已知其他原因导致运动障碍的患者，应首选喹硫平、伊潘立酮、哌马色林、氯氮平进行治疗。对于使用SGA的患者，基线时及剂量增加期间每周应询问其有关躁动、运动缓慢、震颤和肌强直的情况。并可以应用Barnes静坐不能评定量表和Simpson-Angus量表评估静坐不能和帕金森综合征的情况。

抗精神病药物的锥体外系症状和中枢神经系统的不良反应见表6-1。

表6-1 抗精神病药物的锥体外系症状和中枢神经系统的不良反应

药品名称	锥体外系症状/迟发性运动障碍	镇静	抗胆碱能
第一代抗精神病药			
氯丙嗪	+	+++	+++
氟奋乃静	+++	+	−/+
氟哌啶醇	+++	++	−/+
洛沙平	++	++	+
奋乃静	++	++	+
匹莫齐特	+++	+	+
硫利达嗪		+++	++++
替沃噻吨	+++	+	+
三氟拉嗪	+++	+	+
第二代抗精神病药			
阿立哌唑	+	+	−
阿塞那平	++	++	−
Brexpiprazole	+	+	−/+
卡利嗪	++	+	−/+
氯氮平	−/+	+++	+++
伊潘立酮	−/+	+	+
鲁拉西	++	++	−
奥氮平	+	++	++
帕潘立酮	+++	+	−
Pimavanserin	−/+	+	+
喹硫平	−/+	++	++
利培酮	+++	+	+
齐拉西酮	+	+	−

注：本表摘自Stephen Marder，T. Scott Stroup，Pharmacotherapy for schizophrenia：Side effect management，UpToDate临床顾问

（2）消化系统用药：以甲氧氯普胺最为常见，其他如拉米夫定、多潘立酮、莫沙必利、西沙必利、法莫替丁、西咪替丁、乳酸菌素等均可引起锥体外系反应。甲氧氯普胺所致锥体外系反应的发生率约占药源性锥体外系反应的50.2%，主要与用药剂量和时间有关，如小剂量（30mg/d以下）短期用，发生率显著减少；大剂量用药时发生率可达25%。引起锥体外系反应的机制与其阻断延髓催吐化学敏感区的多巴胺受体有关。以急性肌张力障碍为主要症状，多见于儿童与青年人，老年人以帕金森综合征和迟发性运动障碍多见。

（3）循环系统用药：硝苯地平、桂利嗪、氟桂利嗪等可引起以帕金森综合征为主的锥体外系反应。利血平、甲基多巴由于干扰脑内多巴胺代谢，大剂量长期应用时可引起轻度僵硬、共济失调性运动障碍、帕金森综合征等锥钵外系反应。

（4）抗抑郁药：研究表明，短期和长期使用抗抑郁药，如选择性5-羟色胺再摄取抑制剂（SSRI）、5-羟色胺-去甲肾上腺素再摄取抑制剂（SNRI）和去甲肾上腺素-多巴胺再摄取抑制剂（NDRI）可能导致锥体外系反应，包括静坐不能、异动症、肌张力障碍、帕金森综合征、震颤及迟发性运动障碍等，包括度洛西汀、舍曲林、依他普仑、氟西汀和安非他酮。三环类抗抑郁药阿莫沙平可阻断多巴胺受体，具有神经阻滞作用，有导致神经阻滞剂恶性综合征和迟发性运动障碍等罕见病例的报道。

（5）其他药物：长期应用左旋多巴，约40%的患者可出现迟发性运动障碍。抗组胺药（如异丙嗪等）及降糖药也可引发迟发性运动障碍。其他如卡马西平、枸橼酸喷托维林、维生素E、奎宁、乙胺丁醇、哌嗪、西咪替丁等药物，也可不同程度地引起锥体外系反应。临床应用应随时注意观察。

（二）药源性认知障碍

药物引起的相关认知障碍称为药源性认知障碍，主要包括谵妄（急性认知混乱状态）和痴呆（慢性认知障碍状态）两类综合征。需要注意的是，这两类综合征之间可能存在重叠，如有的老人急性谵妄得以控制后，认知障碍的恢复比较缓慢或长期存在。因此，一是要及时发现可能的致病药物并及时去除药物因素，症状可逐渐恢复，尤其是谵妄恢复明显快于痴呆症状。二是要需排查潜在的、合并存在的引起谵妄或痴呆表现的器质性疾病。如老年人此前已经存在轻度的记忆减退，在使用抗胆碱能药物后症状明显加重，停药后记忆障碍并不可能完全好转。

1.老年人药源性认知障碍的危险因素　可分为易感性和促发性两类。①易感性危险因素：高龄、既往潜在的认知障碍、脑损伤及严重的慢性疾病或功能障碍等。②促发性危险因素：药物、感染、代谢紊乱、脱水、急性尿潴留、营养不

良、酒精戒断及环境和社会心理因素等。

高龄是药源性认知障碍的重要危险因素。老年人群许多因素可能会增加药物引起的认知障碍，包括神经递质（如乙酰胆碱）的不平衡，年龄相关的药动学和药效学的变化，以及多种药物的联合使用等。研究发现，年龄相关的胆碱能功能变化可导致老年患者对药源性认知障碍敏感性增加。抗胆碱能药物是老年人认知障碍的主要致病药物之一，其他许多类药物也具有抗胆碱能特性，包括三环类抗抑郁药、抗精神病药、组胺H_1受体拮抗剂和抗心律失常药等。此外，其他神经递质如多巴胺、5-羟色胺、肾上腺素被认为都可能参与药物诱导的认知障碍。

年龄相关的药动学和药效学变化使老年人的药源性疾病风险增大。高龄患者，许多主要经过肝脏氧化代谢的药物（如苯二氮䓬类、三环类抗抑郁药和抗精神病药）和通过肾脏排出的药物（如地高辛、吗啡、哌替啶和H_2受体拮抗剂）其清除率降低。如果没有针对这些与年龄相关的药动学变化适当调整药物，则可能出现血药浓度和药物毒性增加的情况。老年人可能对某些药物更加敏感，反映了与年龄相关的药效学改变。例如，与年轻患者相比，老年人使用东莨菪碱记忆受损害较大。可能因为老年人对药物诱导的胆碱能传递减少更敏感。有证据表明，苯二氮䓬类药物和阿片类药物随着年龄的增长，对药物敏感性也逐渐增加。

药物引起认知障碍的风险随着处方药物的数量而增加。多种药物同时使用也会增加药物相互作用和错误服用药物的可能性。因此，老年人应该将非必需药物的使用保持在最低限度。

2.临床表现　药源性谵妄为急性发作和病程的波动。相比之下，药物所致痴呆的认知障碍通常是亚急性或隐袭起病，进展比较缓慢，并且通常不会在一天中波动。药源性痴呆的临床表现类似于阿尔茨海默病所致的痴呆。认知损害累及感知、注意力、记忆力、学习、思维、语言能力、解决问题能力和运动表现等诸多方面。药物可能影响到其中的一个或多个过程。临床表现出记忆减退，丢三落四，经常忘记服药，严重者外出迷路，购物、做家务、准备饭菜等能力明显减退，甚至穿衣服，使用厕所，保持个人卫生等能力也明显受到影响。

3.诊断与治疗

（1）确定可疑药物：在临床中，抗胆碱能药物是最易于产生认知障碍的一类药物。需要对患者使用的所有药物进行审查，包括这些药物单独或协同导致的认知损害。这一过程对于发生谵妄的急性病患者来说尤其困难，在这类患者中通常很难确定哪些药物是产生谵妄的原因，而将单一致病药物分离出来则更加困难。

（2）停药：停止使用某种药物，或哪种药物首先停药，与该药物引起认知障碍的可能性相关，同时考虑该药物治疗疾病的临床意义及替代药物的可用性。通常导致药源性认知障碍的药物主要是抗胆碱能药和抗精神病药，这两类药物应该首先停用。

（3）对停药后的认知效果进行评估，可通过连续使用简短认知测试来评估患者的认知状态；即使认知状态没有明显改变，患者也可能从停用适应证不明确的药物中获益。对于谵妄患者，通常应立即停止尽可能多的药物治疗，可能有助于及时减轻患者的临床症状。

（4）其他因素：除药物因素外，还需要鉴别排除潜在的导致谵妄和痴呆的躯体疾病，如心力衰竭、感染、疼痛、骨折、睡眠剥夺、体内酸碱平衡及电解质紊乱等。

4.药源性认知障碍的高风险致病药物

（1）抗胆碱能药物：常用抗胆碱能药物包括阿托品、东莨菪碱、苯海索等。研究显示，随着年龄增长，胆碱能神经传递明显下降。老年人肝肾功能降低，中枢神经系统对药物的敏感性增加，更容易罹患抗胆碱能药物相关的认知障碍。有报道称20%～50%的药物具有抗胆碱能活性。抗胆碱能药物能选择性地阻断乙酰胆碱与脑内的毒蕈碱受体相结合，减弱乙酰胆碱的作用，而乙酰胆碱对于人的学习及记忆功能至关重要。越来越多的证据表明抗胆碱能药物在老年人中渗透血脑屏障的概率更大。抗胆碱能药物易对记忆和注意力产生影响。抗胆碱能药物引起的急性谵妄常伴有激越行为和栩栩如生的视幻觉。抗胆碱能药物引起的慢性认知障碍则类似阿尔茨海默病的临床表现。

（2）镇静催眠药物：苯二氮䓬类药物（如地西泮、奥沙西泮、艾司唑仑、劳拉西泮、咪达唑仑等）的镇静、催眠及抗焦虑作用明显，目前仍广泛使用。该类药物长期、高剂量应用可引起认知功能障碍。在一项对老年患者的前瞻性研究中发现，谵妄的发生与苯二氮䓬类药物的使用关系密切。此外，苯二氮䓬类药物也可引起痴呆，可能与对ω1受体的作用有关，也可能与镇静类药物降低谵妄或痴呆发生的阈值有关。突然停用短效苯二氮䓬类药物是老年患者出现谵妄的常见原因，提示可能是戒断综合征的表现。

（3）抗精神病药物：研究表明，抗精神病药物是老年患者发生谵妄的独立危险因素。这可能与部分抗精神病药物具有抗胆碱能活性有关，包括新的非典型抗精神病药氯氮平、甲硫哒嗪和氯丙嗪等。较新的抗精神病药物如利培酮，对5-羟色胺和多巴胺受体具有高亲和力，但没有显著的抗胆碱能活性，其谵妄发生率明显低于氯氮平等。有研究证实使用抗精神病药物的老年期痴呆患者，其认知能力下降速度是对照组老年期痴呆患者的两倍，表明抗精神病药物与加速认知衰退之间存在着密切联系，提示在老年患者中使用具有显著抗胆碱能活性的抗精神病药物可能与急性和慢性认知障碍的发生密切相关。

（4）抗抑郁药物：导致的认知障碍常见于具有显著抗胆碱能作用的三环类抗

抑郁药。在一项超过15 000名精神科住院患者的药物不良反应调查中，三环类抗抑郁药诱导的谵妄发生率为1.2%。高龄患者血浆中三环类抗抑郁药的浓度是谵妄发生的重要危险因素。其中，阿米替林对人脑毒蕈碱受体具有最强的亲和性，与谵妄的关系最为密切。其他抗抑郁药物如选择性5-羟色胺再摄取抑制剂（SSRI）和单胺氧化酶抑制剂（MAOI）很少引起严重的认知障碍或谵妄。但是，当SSRI与MAOI联合使用时，可发生5-羟色胺综合征。此外，有研究表明谵妄有时也可能由SSRI诱导的低钠血症引起。

（5）抗癫痫药物：传统抗癫痫药物包括苯妥英钠、苯巴比妥、卡马西平和丙戊酸钠等，新型抗癫痫药物包括加巴喷丁、拉莫三嗪、托吡酯、左乙拉西坦和奥卡西平等。目前，对抗癫痫药物导致认知功能损害的神经生物学机制仍知之甚少，抗癫痫药物引起认知功能损害的机制可能是其通过增强γ-氨基丁酸（GABA）对神经传导的抑制作用，从而降低神经元的高度兴奋性。此外，抗癫痫药物也会影响神经元的正常兴奋性、神经递质的释放及酶的作用。不同的抗癫痫药物对认知功能的影响不同。一般而言，传统抗癫痫药物较新型抗癫痫药物对认知功能的影响更大。多项研究显示，抗癫痫药物对认知功能的影响主要集中于注意力、精神运动速度、感知觉和记忆力的改变。多药联合、高剂量用药将显著增加抗癫痫药物对认知的影响。低剂量、缓慢逐渐增至适合的治疗剂量可降低抗癫痫药物对认知的损害风险。

（6）组胺H_2受体拮抗剂：引起认知损害的确切机制尚不清楚，可能包括：组胺H_2受体拮抗剂使用相关的维生素B_{12}缺乏和一些组胺H_2受体拮抗剂的潜在抗胆碱能作用。某些组胺H_2受体拮抗剂，如雷尼替丁和西咪替丁，具有抗胆碱能活性，可导致谵妄和其他认知障碍的发生。胃酸是从膳食蛋白质来源中摄取维生素B_{12}所必需的，而组胺H_2受体拮抗剂可抑制胃酸的分泌，进而影响维生素B_{12}的吸收。因此，组胺H_2受体拮抗剂可导致维生素B_{12}缺乏，从而导致认知损害。由于身体含有足够的维生素B_{12}储存，长期高剂量的组胺H_2受体拮抗剂使用才会导致维生素B_{12}的缺乏。研究表明，持续使用组胺H_2受体拮抗剂的患者其认知障碍的发生率显著增加。

（7）皮质类固醇：与皮质类固醇治疗相关的中枢神经系统的不良反应包括谵妄和慢性认知障碍。据报道，皮质类固醇治疗可影响注意力和记忆。作为应激反应的一部分，高皮质激素血症被认为与非药物相关谵妄和痴呆的发病及年龄相关的认知功能减退有关。短暂暴露于高水平的皮质类固醇会导致海马神经元的可逆性功能障碍。海马区对记忆功能特别重要，长时间高水平的皮质类固醇接触会导致永久性的海马损伤，进而引起痴呆等慢性认知障碍。

（8）心血管药物：心血管药物，特别是具有中枢神经系统生物活性的药物，如抗心律失常药（如异丙吡胺，奎尼丁）、强心苷类药（如地高辛）和交感神经抗高血压药（如可乐定、普萘洛尔及利血平），与临床认知障碍的发生有关。其认知损害表现包括急性的谵妄和慢性的痴呆。心血管药物导致认知障碍的可能机制如下：由于心排血量减少导致脑血流量减少；出入量、电解质和酸碱不平衡；中枢乙酰胆碱受体的拮抗作用；中枢神经系统中的神经传递不平衡；神经细胞Na^+-K^+-ATP酶的生理功能被破坏。

（9）抗菌药物：与谵妄的发生密切相关。其风险因素包括高龄、高剂量和鞘内或静脉内给药、肾脏功能减退、血脑屏障渗透性的增加、既往认知障碍、严重的内科疾病等。不同品种的相对神经毒性很难比较，但既往报道涉及青霉素类、头孢菌素类和喹诺酮类较多。抑制γ-氨基丁酸的神经传递被认为是青霉素和喹诺酮类引起谵妄的致病机制。

5.药源性谵妄　谵妄是一种以觉醒水平和认知功能紊乱为主要特点的认知功能障碍，常见症状包括意识障碍、激动、幻觉、思维紊乱、定向障碍和记忆障碍等，其特点是急性发病和波动性病程，临床表现为活动过渡型、活动减退型及混合型3种类型。谵妄是与药物毒性最明显相关的认知障碍，是一种高级脑功能的急性器质性紊乱，与适应环境能力受损有关。通常起病很快，并且症状在一天中波动。药源性谵妄是较常见的药源性疾病，显著增加治疗费用、延长患者住院时间甚至增加患者病死率。当服用药物时，老年人更容易出现认知障碍，与老年人群在面临诸如急性疾病时，年龄和疾病相关的脑神经化学变化等应激时其稳态调节能力的下降有关。

（1）药源性谵妄的危险因素：老年、肾功能不全、神经系统疾病、外科手术和危重症等患者，应用易诱发谵妄的药物，应注意药源性谵妄的发生。用药时应酌情减量，避免长期大量使用或突然增减剂量及停药，同时应注意联合用药的药效叠加情况。

（2）临床表现：谵妄典型的临床特征为定向力障碍，注意障碍，短期记忆力减退和意识水平的改变。其他常见特征为睡眠/觉醒周期的紊乱、幻觉、妄想和精神运动障碍等。精神运动障碍既可表现为兴奋多动性症状，通常与行为障碍和幻觉有关，也可表现为昏睡少动性症状。既往文献报道的患者由于药物毒性而出现定向力障碍，意识模糊或精神兴奋性症状，其实通常是谵妄的表现。据统计，药源性谵妄可能占所有谵妄病例的12%～39%。谵妄患者预后差，死亡率增加。许多躯体疾病本身，如心力衰竭、骨折、肺炎、尿潴留等极易出现谵妄，针对引起谵妄的原发病的治疗是谵妄临床处置的重点。

目前认为谵妄是脑氧化代谢和神经传递受到弥漫性可逆性损伤后的临床表现。因此，任何干扰脑内细胞代谢和神经递质功能的药物都可引起谵妄。中枢胆碱能通路对代谢和毒性损伤高度敏感，并且参与注意力、记忆和睡眠的调节。因此，有学者提出受损的胆碱能神经传递可能是谵妄发展的最终共同途径。但是其他神经递质，包括5-羟色胺、去甲肾上腺素、多巴胺和γ-氨基丁酸也被证实与谵妄的发病机制有关。

（3）药源性谵妄的病理生理机制：①药物因素。中枢神经系统中的神经递质如乙酰胆碱、多巴胺、去甲肾上腺素、5-羟色胺、γ-氨基丁酸、组胺、内啡肽等控制人类的认知功能、行为和情绪，其合成、释放和代谢失调可能导致神经功能紊乱。药物的药理作用如果影响上述神经递质的平衡，则可诱发谵妄。例如，抗胆碱药可通过竞争性拮抗M_1、M_2胆碱受体，阻止乙酰胆碱与受体结合；胆碱酯酶抑制剂可通过对乙酰胆碱酯酶的可逆性抑制，使乙酰胆碱在突触的积累时间延长，作用增加；抗帕金森病药可通过拟多巴胺作用或抗胆碱作用增强多巴胺功能；单胺氧化酶B 抑制剂可减少纹状体内多巴胺降解，抑制突触的多巴胺再摄取；组胺H_1受体阻断剂可产生阿托品样的抗胆碱能效果；苯二氮䓬类药可促进中枢抑制性递质γ-氨基丁酸的突触传递。上述药物均有引起谵妄的风险，其中以抗胆碱药和拟多巴胺药多见。②患者因素。老年患者，尤其是合并多种基础疾病的重症患者及老年患者。③联合用药。联用多种影响神经递质功能的药物，由于药理作用叠加，更易诱发谵妄。如应用胆碱酯酶抑制剂加兰他敏治疗的阿尔茨海默病患者若合并尿失禁而同时联用抗胆碱药托特罗定，则易导致谵妄发生。多种抗精神病药联用或服用高效价抗精神病药易致锥体外系反应，可发展为谵妄。选择性5-HT 再摄取抑制剂、5-HT受体激动剂与单胺氧化酶抑制剂等抗抑郁药联用可增加5-HT综合征（即中毒性5-HT能亢进状态）的风险，主要表现为精神状态改变、激越、肌阵挛、反射亢进、发热、寒战、震颤、腹泻及运动失调等，加重抑郁，也可能发展为谵妄。具有单胺氧化酶抑制作用的抗菌药物利奈唑胺、呋喃唑酮和解毒药亚甲蓝，与5-HT抗精神病药物合用时可致严重的中枢神经系统毒性，也有发生5-HT综合征的风险，因此上述药物禁止联合使用，如需更换治疗方案应至少间隔2周。苯二氮䓬类药物突然撤药或更换药物也可诱发谵妄。

（三）药源性癫痫

癫痫是一组临床综合征，是指脑部神经元反复放电，导致暂时性脑功能失调，临床表现为患者或观察者能察及的、大脑神经元的阵发性放电所致的各类癫痫发作，一般呈多次发作。不同的癫痫发作表现各不相同，可表现为持续时间较短的精神、运动、感觉、意识和（或）自主神经功能障碍，应与癔症鉴别。以往将单次癫痫发作称为痫性发作。国际抗癫痫联盟发表的最新癫痫发作和癫痫综合征分类方案，列举了可以不诊断为癫痫的癫痫发作（新提出的概念）情况，药物或其他化学物质诱发的癫痫属于本列。药物诱发的脑病也可出现痫性发作，此时的痫性发作属于脑病症状。随着临床用药种类的不断增加，药源性癫痫样发作呈上升趋势，严重影响患者的健康。

药源性癫痫包括既往无癫痫病史而由药物诱发的癫痫样发作，也包括既往有癫痫病史，药物诱发或者加重了原有的癫痫发作；而有的药物（特别是抗癫痫药物）是在治疗过程中使患者产生了新的发作类型。按照发生时机，分为给药过程中发生的和撤药引起的痫性发作。国外有报道，在12 617名内科住院患者中，药源性癫痫发生率约为0.13%，6%的新发癫痫与药物有关，15%的已登记的与药物相关的癫痫患者会发展成癫痫持续状态。

1.药源性癫痫的危险因素　老年、中枢神经系统感染和紊乱、肾功能不全、超剂量给药、血脑屏障损害及合用神经毒性药物或降低癫痫阈值的药物如茶碱或环孢素是发生药源性癫痫的危险因素。主要与下列因素有关。

（1）药物的用法用量：青霉素诱发癫痫样发作与剂量有关，当人体脑脊液中青霉素浓度达10U/ml时，便可使大脑皮质兴奋性增加，导致癫痫，甚至死亡。一般大剂量青霉素（1000万U/d）或严重肾功能不全患者给予常规剂量，24～72小时可出现青霉素脑病伴癫痫持续状态，儿童和老年人应减少给药剂量。氯丙嗪用小量到中等剂量（400～800mg/d）时其癫痫发病率少于0.5%，大剂量（1000～2000mg/d）可达10%。普萘洛尔、去氧麻黄碱、地高辛大剂量应用时也有诱发癫痫的报道。

（2）药物的联合应用：氯丙嗪、氯氮平合用能抑制细胞色素P450酶的活性，而影响氯米帕明、利培酮的代谢，使其血药浓度升高，易诱发癫痫样发作。静脉滴注环丙沙星合用青霉素可使大脑皮质兴奋性增加，增加了癫痫样发作风险。青霉素与氨苄西林不合理联用，也会增加诱发癫痫样发作风险。用氨茶碱后使用氯氨酮麻醉易诱发癫痫，各自单独应用时并不降低发作阈值。大剂量甲状腺素能降低惊厥阈值，同时应用大剂量普萘洛尔可激发痫性活动。

（3）脑部病变：大多数药物在有脑部损伤，或有癫痫病史者更易诱发癫痫。氨氟醚、美索比妥在低惊厥阈值的患者才诱发癫痫。

（4）基础疾病：机体内环境的稳定是保证正常生理活动的重要因素，内环境紊乱可促进癫痫发生。有报道称顺铂诱发的癫痫中有不同程度的尿素氮及电解质异常，也有直立性低血压及缺氧存在。这些因素与顺铂诱发癫痫明显有关。使用头孢他啶的慢性肾功能不全的患者，因该药主要以原型从肾脏排泄，药物清除率下降，易在体内蓄积而诱发癫痫样发作。

（5）年龄：老年人肝肾功能减退，药物消除减慢，容易发生药物蓄积，同时对药物耐受性也降低，是药源性癫痫的高风险人群。药物致癫痫样发作的患者中≥60岁者约占35%。氟喹诺酮类致癫痫样发作患者中年龄≥60岁者约占70%。地高辛诱发的癫痫在老年人中更易发生。

（6）个体差异：对某种具有致痫性质的药物高敏者易发生癫痫，如抗精神病药、戊四氮、胰岛素诱发癫痫时，患者对药物过敏常是重要因素。

2.药源性癫痫的临床特征　药源性癫痫类型：不同药物可引起不同类型的癫痫发作，同一药物也可有多种癫痫发作形式。其类型可见：①全面强直阵挛发作，是最常见的发作类型，普萘洛尔、去氧麻黄碱主要引起这种类型的发作。②局灶性发作，麻疹疫苗、流感疫苗、安氟醚、顺铂可引起局灶性发作。③失神发作、肌阵挛发作，如卡马西平可引起。④引起癫痫持续状态，发作时间主要发生在用药后3分钟至6个月不等，发生在7天以内者占78%。安氟醚、氯氨酮、美索比妥多在用药中或用药后数分钟内发生，免疫接种剂可在用药后1～10天出现。顺铂发生在用药后6小时到3个月内。有学者发现在用电休克、戊四氮、胰岛素对精神病患者进行抽搐治疗时，其癫痫发作甚至可出现在1年以后。癫痫出现的时间与预后明显有关。潜伏期越长，癫痫复发的可能性越大。在终止治疗2周内出现的癫痫仅25%的人有可能再发癫痫。超过2周其发病率就急剧上升。

药源性癫痫的脑电图（EEG）变化：因发作类型不同而异，可有棘波、棘慢波、尖波、尖慢波及慢波，可弥散性或局限性出现，持续性或阵发性，也可为正常脑电图。癫痫发作和EEG异常出现的时间因药物不同而异，多数药物停药后癫痫发作就停止，EEG恢复正常。抗精神病药引起EEG上广泛的弥散性慢活动，并不认为是一种病理现象，因其常不伴有临床发作，也不是停药的指征，如有其他异常波形，方有临床意义。脑电图异常多数与用药剂量有关，并且是可逆性的，重度异常或出现癫痫样放电时应减量或停药，或加用抗癫痫药物。因此脑电图可为临床调整药量和决定停药提供信息，可作为抗精神病药物治疗药物不良反应的监测指标之一，对调整用药有一定的意义。但EEG的变化与个体差异有关，缺乏预后价值。

3.药源性癫痫的发病机制　药物导致癫痫的发病机制因药物不同而异，主要通过以下途径引起癫痫发作：①直接损伤脑组织。咖啡因、氨茶碱可迅速通过血脑屏障进入中枢神经系统，影响星形胶质细胞的功能。异常的胶质细胞在癫痫的产生中起一定的作用。另外，这些药物还可增加环磷酸腺苷（cAMP）的含量，而cAMP有致痫作用。②影响脑组织代谢。如利多卡因可选择性地引起脑组织局部糖代谢率和氧代谢率降低，普萘洛尔、去氧麻黄碱可使血压降低和升高，导致癫痫的发生。③干扰脑组织神经元的正常生理活动。地高辛可以透过血脑屏障直接抑制Na^+-K^+-ATP酶的活动，干扰包括神经元在内的电兴奋组织的功能诱发癫痫。咖啡因、氨茶碱可影响单胺氧化酶神经元的活动，造成生理功能的紊乱而导致癫痫的发生。④降低惊厥阈值。用诱发癫痫最低电量测定癫痫阈值的方法发现氯氨酮、氨茶碱联合应用有明显降低惊厥阈值的作用。有学者发现顺铂、甲状腺素也能降低惊厥阈值诱发癫痫。⑤特殊受体的作用。吗啡可通过脑内特异的阿片受体诱发癫痫，也可通过其他非阿片机制发挥效应。普萘洛尔阻滞β受体也可引起癫痫发作。

4.药源性癫痫的高风险致病药物　诱发癫痫样发作的药物中，以抗微生物药物及抗精神病药物最为常见，约占70%。

（1）抗菌药物：根据国际抗癫痫联盟规定，与抗菌药物相关的癫痫发作被归类为急性症状性癫痫发作。这种发作通常是孤立的，但在诱导药物持续存在的情况下，可能会发展为癫痫持续状态或者复发。高达10%的癫痫持续状态患者与抗菌药物的使用存在时间的关联性。主要包括β内酰胺类、喹诺酮类药物，尤其是高剂量，或者肾功能不全、脑损伤或已知癫痫病史的患者。

1）β内酰胺类：青霉素、氨苄西林、羧苄西林、头孢唑林等可引起抽搐发作，其发生机制与β内酰胺环对γ-氨基丁酸受体的阻滞作用有关。

自青霉素首次临床应用以来，人们就认识到β内酰胺类诱发癫痫的潜在风险。动物模型实验表明，癫痫发作可能源于青霉素与抑制性神经递质γ-氨基丁酸的相互作用，导致γ-氨基丁酸抑制降低，从而导致兴奋性皮质传入物触发癫痫样发作。在来自各医院的12 617名医疗住院患者中，每1000名接受青霉素或苯唑西林静脉注射的患者中有3.2人发生癫痫。另外还有阿莫西林/克拉维酸及哌拉西林/他唑巴坦诱发的癫痫和癫痫持续状态的病例报道。与青霉素或苯唑西林相关癫痫的病例报道和病例系列相似，所有患者均有高剂量青霉素、肾损害或两者兼有。青霉素类抗生素经口服或静脉注射后，广泛分布于组织和体液中，其中40%～95%与血浆蛋白结合，10%～50%在肝内代谢，通常被肾脏迅速清除，约20%由肾小球排出，60%～90%由小管排出。对于青霉素，肾脏清除率接近总肾血浆流量。肾功能受损可显著降低排泄率，是导致癫痫发作的最常见因素。

第一代头孢菌素头孢唑林被认为是最常见的引起头孢菌素类症状性癫痫发作的药物。脑内或脑脊液中高浓度的头孢菌素通过剂量依赖性机制对γ-氨基丁酸A受体的竞争性对抗降低了癫痫发作阈值。在肾衰竭时，有毒有机酸的积累与头孢菌素竞争，使其从脑脊液向血液主动外输，增加头孢菌素浓度。美国食品药品监督管理局报道了近60例头孢吡肟相关非惊厥性癫痫持续状态的不良事件，除了与头孢吡肟神经毒性相关的症状性癫痫发作外，还报道了脑病性脑电图的变化，如周期性癫痫样放电和三相波。应用上述药物，特别是在肾功能不全的情况下，存在癫痫发作和癫痫持续状态的风险。

碳青霉烯类主要包括亚胺培南、美罗培南等，可穿透血脑屏障，用于治疗中枢神经系统感染。碳青霉烯类最突出的不良反应是诱发癫痫，报道最多的是亚胺培南，其致癫痫发生率0.2%～3%，其他碳青霉烯类致癫痫的发生率均低于1%，美罗培南的致痫作用低于亚胺培南，为0.7%～0.8%，厄他培南0.18%，多利培南1.2%。可能由于β内酰胺环与γ-氨基丁酸神经递质的结构相似，使得碳青霉烯类能够在γ-氨基丁酸受体处相互作用并充当拮抗剂。

1997年，Nagai首次报道了帕尼培南会显著降低丙戊酸的血药浓度。2010年欧洲药品管理局（EMA）提示，碳青霉烯类和丙戊酸之间确实存在相互作用，这种相互作用导致丙戊酸血清浓度大约在2天内降低60%～100%。建议临床应避免两药合用，如有合用，需密切监视丙戊酸血药浓度并联合其他抗癫痫药物加强治疗。丙戊酸治疗癫痫的有效血药浓度范围为50～100mg/L，在加用碳青霉烯类后可使之血药浓度降至2.89～5.29mg/L，下降幅度高达29%～95%。其中美罗培南降幅最大（80%～90%），帕尼培南次之（70%），多立培南降低66%，厄他培南降低60%，亚胺培南降幅最小（30%～40%）。随着年龄增长，丙戊酸血药浓度在治疗窗内的构成比逐渐降低，80岁以上组与60～69岁组相比血药浓度降低。

碳青霉烯类影响丙戊酸血药浓度的机制比较复杂，两者间的相互作用可发生在吸收、分布、代谢、排泄各个方面。主要机制可能是碳青霉烯类抑制了丙戊酸-葡糖苷酸的水解。一方面前者可以促进丙戊酸代谢为葡萄糖醛酸结合型丙戊酸，并且抑制其水解，另一方面增加排泄，加快丙戊酸的清除，从而降低药物在血浆中的水平。碳青霉烯类通过抑制肠内细菌产生，抑制丙戊酸的肠肝循环，抑制药物经小肠上皮细胞基底膜侧的吸收。碳青霉烯类能够增加丙戊酸从血浆向红细胞转运，并且抑制从红细胞流向血浆的多药耐药相关蛋白的活性，减少血浆中丙戊酸浓度。

碳青霉烯类影响丙戊酸血药浓度的药动学特点：①作用迅速，应用碳青霉烯类24小时内即可降低丙戊酸血药浓度，平均下降74%。②恢复时间长，停用碳青霉烯类7天后，丙戊酸血药浓度回升，14天后血药浓度达到稳态。③下降幅度明显，呈非剂量依赖性，联合使用碳青霉烯类期间增加丙戊酸的剂量并不能提升其血药浓度，两者不存在剂量依存关系。④个体差异大，两药合用时临床表现存在个体差异。

老年人因身体功能减退、基础疾病较多，易发生感染，因而碳青霉烯类和丙戊酸合用的病例增加。临床医生在患者入院时应询问癫痫史，根据是否存在既往癫痫史、合并中枢神经系统损害，以及急、慢性肾功能不全、药物剂量、滴速过快等危险因素，及早做出病因诊断。目前尚无规范的治疗方案。在使用碳青霉烯类时，应按推荐日剂量及滴定速度给药，对特殊人群进行重点监护，若患者出现烦躁、兴奋、幻觉等前期精神异常时，应及早停药，并作神经病学检查和评估。

2）喹诺酮类：这类药物抗菌谱广抗菌作用强，临床应用广泛。喹诺酮类诱发癫痫样发作的发生率＜0.15%，主要是个案报道。环丙沙星可诱发谵妄、幻觉和癫痫发作，多发生在肾功能不全、精神疾病、有癫痫病史，尤其与茶碱合用时。喹诺酮类诱发癫痫呈剂量依赖性，且多为可逆性。氟喹诺酮类因其脂溶性强，易透过血-脑脊液屏障进入脑组织，通过在特定结合部位阻断脑内γ-氨基丁酸受体来抑制γ-氨基丁酸的传播，使中枢神经元兴奋性增强，从而导致癫痫样发作。诺氟沙星及左氧氟沙星对中枢神经系统的毒性很低，可能与其有限的中枢神经系统穿透性有关。

喹诺酮类可抑制肝微粒体细胞色素P45O（CYP450）同工酶，可与许多经P45O同工酶代谢的药物发生相互作用。抗癫痫药大部分经肝脏代谢，这两类药物的相互作用不容忽视。同时应用苯妥英和环丙沙星时可引起苯妥英血浓度显著降低，甚至诱发癫痫发作。对接受苯妥英治疗的癫痫患者联合应用喹诺酮类药物，尤其是环丙沙星时，苯妥英剂量要相应增加，停药后及时调整剂量，以免患者在联合用药期间出现癫痫发作，而停药后又引起苯妥英中毒反应。

3）大环内酯类：可抑制肝脏微粒体CYP450同工酶系统，对其他通过CYP450代谢的药物产生影响，降低药物的清除率。很多抗癫痫药经肝脏CYP450酶系代谢，当抗癫痫药与大环内酯类联合应用时，可能引起抗癫痫药血药浓度的急剧上升，出现毒性反应。红霉素、螺旋霉素、克拉霉素，通过抑制CYP3A4，显著升高卡马西平的血浆浓度，增加卡马西平过量导致的发作或癫痫持续状态风险。阿奇霉素因为不抑制CYP3A4而与癫痫诱导作用无关。大环内酯类可与很多抗癫痫药（苯妥英、卡马西平等）发生严重的药物相互作用，若联合应用时应进行抗癫痫药的血药浓度监测。

4）氨基糖苷类：新霉素可以阻碍劳拉西泮的肠肝循环，健康人劳拉西泮的清除率提高约63%，加速劳拉西泮的清除，降低其血浓度。妥布霉素可降低苯巴比妥的血清蛋白亲和系数，当苯巴比妥与妥布霉素合用时可增加苯巴比妥的游离血浓度，但应注意苯巴比妥的毒性反应。

5）抗结核药：异烟肼用于抗结核药时，可引起周围神经病变、精神病、癫痫发作，很少出现癫痫持续状态。异烟肼致痫的机制是磷酸吡哆醛的失活水合作用，磷酸吡哆醛是谷氨酸脱羧酶从谷氨酸形成γ-氨基丁酸的必需辅酶，导致γ-氨基丁酸形成不足和谷氨酸积累，导致神经抑制、兴奋和癫痫发作。异烟肼是一种肝药酶抑制剂，可抑制许多药物的体内代谢。早期研究证实，异烟肼可明显升高卡马西平、苯妥英、乙琥胺、扑米酮的血浆浓度，甚至出现抗癫痫药的毒性反应。因此，当异烟肼与抗癫痫药合用时，应监测抗癫痫药的血药浓度。

利福平，口服生物利用度好，入血后75%～80%与血浆蛋白结合，在肝脏内脱乙酰化，大部分通过胆汁排泄。利福平可促使肝内质网增生和CYP450增加，具有酶促作用，当它与某些通过肝酶代谢的药物联合应用时，可影响这类药物的代谢。苯妥英为CYP450同工酶CYP2C9的底物，而利福平可诱导CYP2C9的活性，因而两药合用时可增加苯妥英的代谢和消除。两药合用时应适当增加苯妥英的量。利福平也可缩短苯巴比妥的平均半衰期，增加其代谢清除率，同时，苯巴比妥可使利福平血浓度降低，因此当这两种药合用时应增加剂量。

由于感染和伴随的发热本身可能通过促排卵趋化因子、细胞因子和微生物蛋白降低癫痫发作阈值而诱发癫痫，症状性癫痫发作与感染期间使用抗菌药物之间的关系可能是纯粹的关联性而不是因果关系，故抗菌药物与症状性癫痫之间相关性的证据等级较低，需要进一步研究证实。

（2）精神药物：引起的癫痫与药物种类、起始剂量、给药速度、途径、剂量及用药前躯体状况有关。

1）抗精神病药物：几乎所有的临床常用的抗精神病药都可诱发痫性发作，发生率约为1%。抗精神病药引起痫性发作的危险因素有：①有药物诱发痫性发作史；②癫痫病史；③脑电图异常者；④头部外伤、手术史；⑤突然改变抗精神病药剂量，大剂量抗精神病药治疗；⑥多种抗精神病药与抗癫痫药共用；⑦器质性脑病；⑧电休克或胰岛素休克治疗。抗精神病药诱发痫性发作可能与其对神经递质系统的作用有关。

抗精神病药物诱发癫痫发作国外报道发生率0.56%～1.5%，也有高达14%的报道，发作形式以强直阵挛性发作为多。高效价、强镇静作用的药物较易发生，发作居前3位的分别为氯氮平、利培酮和氯丙嗪。氯普噻吨、奥氮平、阿米替林、氟哌啶醇、舒比利等引起的癫痫样发作均有病例报道。抗精神病药物剂量改变过快及突然停药易诱发癫痫样发作，对于长期使用抗精神病药的患者，停药原则是逐渐减至最小有效维持量，不可突然停药。

A.氯氮平：是二苯氧氮平类衍生物抗精神病药物，可抑制脑干网状结构上行激活系统，干扰大脑皮质电活动，并可直接作用于边缘系统，还可降低痉挛阈值，引起杏仁核自发性电活动显著增强，因而诱发或加剧癫痫发作。发作以全身强直阵挛发作多见。脑电图可表现为频率变慢，出现高波幅θ、δ活动，少数合并癫痫样放电。氯氮平致癫痫样发作与用药量增加过快，用量过大及患者个体耐受性等方面有关。

B.利培酮：是苯并异恶唑衍生物抗精神病药物，是一种具有独特性质的多巴胺、5-羟色胺受体阻断剂，而多巴胺、5-羟色胺本身均为神经突触传递中的重要递质，且广泛分布于皮质、中脑、边缘系统，若该类递质被大量阻滞而耗竭，将会影响突出电位产生去极化阻滞引起多巴胺神经元失活而影响脑电活动。

C.氯丙嗪：是吩噻嗪类抗精神病药物，抑制上行网状激活系统对大脑皮质放电的异步化作用，从而导致皮质放电的过度同步化，引起癫痫发作。还有报道，精神药物可致γ-氨基丁酸的活性不足或含量下降，使抽搐阈值降低，使大脑皮质γ-氨基丁酸系统能阻滞多巴胺对癫痫放电的抑制作用。

药物导致癫痫的发病机制如下。与用药量增加过快、用量过大及患者个体耐受性等因素相关。有些患者在用药较长时间且用药量保持相对稳定，其剂量在一般有效治疗范围时发生癫痫，可能是这些药物抑制传入冲动的上行激活系统，引起皮质放电的过度同步化，患者痉挛阈值降低，因而激发或加剧抽搐发作。服用此种药物患者脑电图可表现为频率变慢，出现高波幅θ、δ活动，大剂量可引起广泛阵发性慢波和尖波发放而引起癫痫发作。抗精神病药物（尤其氯氮平）导致脑电图异常，甚至癫痫临床发作，具有可逆性，减药或停药后癫痫发作停止，脑电图可获改善以至恢复正常。

2）抗抑郁药与抗躁狂药：以往认为抗抑郁药很少引起痫性发作，发生率约为0.1%，但一旦发生即十分严重。近年来有学者提出，氯丙米嗪、马普替林、安非他酮均有引起痫性发作的高危倾向。有文献报道称米安色林、诺米芬新、氟西汀等也可诱发痫性发作。

抗抑郁药诱发痫性发作的危险因素：①癫痫史及癫痫家族史；②智力障碍；③脑电图异常；④脑退行性疾病；⑤老龄；⑥停撤镇静药；⑦电休克治疗；⑧抗抑郁药剂量过高或血浓度过高。

（3）中枢神经系统兴奋剂：对中枢神经系统具有兴奋作用，包括苯丙胺、茶碱、咖啡因、麻黄碱、哌甲酯、戊四氮、印防己毒素等。这些药物曾被用以诱发癫痫发作治疗精神病。

（4）其他药物：如氯胺酮、利多卡因，抗抑郁药物如西酞普兰、氟西汀，呼吸系统用药如氨茶碱，抗肿瘤药、免疫调节剂、疫苗等。

5. 药源性癫痫的诊断、治疗和预防

（1）诊断：①根据患者是否存在既往癫痫史、高龄或低龄、急慢性肾功能不全、药物剂量偏大、滴速过快等危险因素，及早做出病因诊断。②脑部有病变和有癫痫病史者，尽可能不用有致痫性的药物，而代之以相同功效致痫作用较小者。必须使用时要调整抗痫药物剂量，避免大剂量使用具有致痫性质的药物和不必要地延长疗程，尽可能控制那些能降低癫痫阈的因素，如低血糖、高热、衰弱等。③无脑部病变和癫痫史者，在使用抗精神病药物时要避免突然改变剂量，治疗初期密切观察，注意癫痫的发生。在使用地高辛、普萘洛尔、去氧麻黄碱时定期监测血浓度可有效地预防，特别是老年患者。④停药：是消除药源性癫痫的主要措施，多数情况下停药后癫痫发作可停止，如卡马西平在用药中出现失神发作即换药指征。少数发作频繁者可选用合理抗癫痫药物。大多数药物诱发的癫痫为自限性，但如果发作时间长或者反复发作，会导致低氧、吸入性肺炎、酸中毒、横纹肌溶解等严重并发症。

（2）治疗：癫痫样发作一旦发生应立即停药，吸氧，保持呼吸畅通，如果出现癫痫持续状态一线药物为苯二氮䓬类，如地西泮、咪达唑仑、劳拉西泮等药物迅速控制发作，如发作无控制，二线用药为苯巴比妥和丙泊酚，苯妥英钠无效。同时监测脑电图变化。酌情给予血液透析、解毒剂等，如异烟肼毒性引起的癫痫发作首选药物为吡哆醇。

（3）预防：应重视药源性癫痫的易发因素，如用药前患者的躯体状况、有无脑损害史及癫痫病史。老年人是药物诱发癫痫的危险因素，肾功能不全的患者血药浓度增加及脑膜渗透性增加，更易发生不良反应，危重患者应视肾功能情况实施个体化给药。对敏感患者宜选用致痫作用较弱的药物，增加剂量的速度不宜过快，少用静脉或肌内给药，必要时可在用精神药物的同时并用抗癫痫药，对原已服用抗癫痫药物的患者可适当增加抗癫痫药的剂量。

（四）药源性耳聋

药源性耳聋是指使用某些药物或接触某些化学制剂所引起的听神经中毒性损害而产生的听力下降、眩晕甚至全聋。

目前已知有耳毒性的药物有150多种，包括氨基糖苷类、糖肽类和大环内酯类抗菌药物，以及铂类药物、利尿剂、奎宁、水杨酸镇痛药等。氨基糖苷类抗生素和铂类药物是最常见的导致听力下降的药物。药源性耳聋被破坏的并不是外耳和中耳的声音传导系统，而是感知声音最重要又最脆弱的部位耳蜗毛细胞。药源性耳聋的临床表现不一，除耳聋外，可伴有耳鸣、眩晕和共济失调等，伴随症状可先于或者后于耳聋出现，由此导致听力损失程度的差异也很大，重者可致全聋，这种聋属于感音神经性聋，很难治愈。因此，预防耳聋发生比治疗更关键。

1.药源性耳聋的危险因素

（1）遗传易感性：氨基糖苷类及铂类抗肿瘤药物的耳毒性机制研究发现，部分患者有家族遗传易感性。母系遗传的基础为线粒体遗传，已发现的可能与耳毒性药物相关性聋相关的线粒体DNA（mtDNA）突变有961delT/insC（n）、T1095C、C1494T、A1555G、A827G、T1005C、A1116G、G7444A。其中C1494T、A1555G突变与耳毒性药性聋的相关性比较明确，961delT/insC（n）突变与药源性耳聋的相关性尚存争议。多数氨基糖苷类药物致聋的分子基础是线粒体DNAA1555G突变，存在这一突变的个体对氨基糖苷类药物高度敏感，导致临床上常见的“一针致聋”现象。氨基糖苷类药物导致的感音神经性耳聋目前没有有效的治疗方法，可以利用分子生物学手段准确检测出敏感个体，进而根据线粒体疾病的母系遗传规律明确先证者家族内未发病的母系家庭成员作为宣教对象，通过严格禁止母系家族成员应用氨基糖苷类药物来预防药源性耳聋是一种有效的预防方法。

（2）用药剂量、时间和给药途径：上海医科大学曾对4年间用过庆大霉素的175例6个月至8岁的儿童进行电测听检查，发现都有不同程度的听力损害，严重耳聋121例，2岁以前的损害尤其严重，损害程度与用药总量、给药途径和疗程长短有密切关系。日剂量越大，用药时间越长，产生毒性的概率越高。顺铂累积剂量＞$400mg/m^2$时容易出现耳毒性。

给药途径以椎管内给药最危险，其次为静脉和肌内注射。中耳炎局部用药时，药物也可通过圆窗膜及经中耳血管进入内耳发生中毒。

（3）联合用药：两种或两种以上的耳毒性药物联合使用，发生中毒的概率比单用药物高，所以应避免耳毒性药物联合应用，严格按《常用耳毒性药物临床使用规范》使用这类药物。

（4）特殊人群：资料表明，婴幼儿、妊娠女性及老年人在使用具有耳毒性药物时风险性更高；绝大多数耳毒性药物经肾脏排泄，肾功能不全或在用药过程中肾功能受到损害，药物的排泄发生障碍，可因蓄积而致耳毒作用。老年人是药物耳毒性的高风险人群；有报道称在氨基糖苷类药物依替米星和异帕米星引起耳毒性的患者中，超过60岁者分别占到44.4%和42.9%，这与老年患者中血药浓度增高有关。

妊娠期：耳毒性药物也可经胎盘进入胎儿的血循环，引起胎儿耳蜗螺旋器损害，尤其是3个月内的妊娠早期更为明显。

2.药源性耳聋的临床表现　最易受到耳毒性药物损害的部位是耳蜗、前庭及血管纹。主要表现为听觉系统的慢性中毒，以耳聋、耳鸣为主，多在用药后1～2周出现症状，多双侧对称，以高频听力下降开始，逐渐向低频扩展，部分会恶化致全聋。部分患者表现为前庭功能失调如眩晕、恶心、呕吐，不敢活动，严重时可导致平衡功能障碍、步态不稳等。不同的药物导致的耳毒性损害有一定区别。

3.药源性耳聋的高风险致病药物

（1）抗菌药物

1）氨基糖苷类：有不同程度的耳毒性，新霉素、链霉素及阿米卡星主要侵犯耳蜗螺旋器；链霉素及庆大霉素、妥布霉素、卡那霉素、阿米卡星、依替米星主要累及前庭。耳局部用药也有导致耳毒性可能，但报道较少。该类药物表现为先出现4kHz以上高频听力下降，患者常不易察觉，其耳毒性呈持久性、不可逆性，且该类药物有明显的家族易感性，用药量与中毒程度极不相称，少量用药即可导致不可逆的重度聋。部分患者耳蜗损害前有先兆表现，如耳闷感、头晕、耳鸣等。

此类药物的耳毒性机制尚未完全清楚，通常认为是通过损伤内耳毛细胞致病，内耳基底部的外毛细胞首先受到影响，导致高频听力损害，逐渐进展到其他毛细胞，导致语频听力损害，患者出现听力下降症状。药物通过内淋巴液渗透进入内耳毛细胞，通过形成氨基糖苷类-铁复合物和多磷酸肌醇肌脂相互作用，增加细胞膜的通透性，进而增加花生四烯酸的氧化作用，释放活性氧增加导致毛细胞的死亡，引起耳毒性，这是较为经典的氨基糖苷类药物的发病机制。目前研究较多的为氨基糖苷类药物和线粒体基因的关系，越来越多的研究支持存在线粒体基因12SrRNA A155G与C1494T突变的个体对氨基糖苷类药物的耐受性降低，远低于正常人群中毒剂量的药物即可引起这些突变个体出现严重耳毒性反应，且出现时间更早，目前认为这种突变导致mtDNA编码的12SrRNA更容易和氨基糖苷类药物结合，从而抑制参与线粒体氧化磷酸化过程中的呼吸链蛋白的合成，引起耳毒性。

2）糖肽类：医院感染中，凝固酶阴性葡萄球菌、金黄色葡萄球菌和肠球菌位于医院血行感染病原菌第1～3位，去甲万古霉素与万古霉素为治疗此类重症感染的首选药物。两者小剂量不产生耳毒性，但大剂量和长期使用时可能出现一定程度的剂量依赖性耳鸣、听力减退和不可逆的听力损害。

糖肽类的耳毒性机制尚不清楚，万古霉素与庆大霉素合用时可以增加庆大霉素在血浆和外周淋巴液中的浓度从而增强其耳毒性。推测万古霉素可能增加了毛细胞对庆大霉素的通透性并促进它在毛细胞内选择性的聚积。万古霉素及去甲万古霉素的耳毒性多发生于原有肾功能不全或合用耳毒性药物的患者中。

3）四环素类：具有耳毒性的四环素类药物主要包括四环素、金霉素、土霉素，以及半合成的四环素类如多西环素、美他环素和米诺环素。此类药物耳毒性的药物剂量依赖性明显，剂量过大或用药时间过长会造成听力损害。抗生素或消毒药做滴耳剂外用也会产生耳毒性。

4）大环内酯类：可引发耳鸣及听力障碍，琥乙红霉素能产生与剂量有关的可恢复的双侧听力损害，通常还伴有耳鸣，乙酰螺旋霉素的耳毒性似乎与年龄、药物剂量、服药时间长短、肝肾功能无关，其耳毒性是可逆的，停药后症状可缓解，听力逐渐恢复。

5）β内酰胺类：有资料表明，氨苄西林、氯唑西林等青霉素类，头孢唑林、头孢拉定等头孢菌素类也具有耳鸣或听力减退的不良反应，尤其是肾功能不全患者在较高剂量用药后更易发生。停药后症状通常可缓解。但该类抗菌药物的耳毒性的发生机制尚待进一步研究。

动物实验显示：头孢唑林耳毒性作用可能与用药剂量有关。大剂量头孢唑林在铁缺乏条件下可造成动物耳蜗内、外毛细胞静纤毛不同程度损伤。临床中也注意到，一些患铁缺乏症的婴幼儿或儿童在大剂量应用头孢唑林后出现感音神经性聋。推测大剂量头孢唑林在铁缺乏等特定条件下可能存在耳毒性。

6）酰胺醇类：氯霉素作为滴耳液有引起听力下降的报道，其耳毒性近十几年才引起关注。实验证实氯霉素液可使螺旋器基底周的听毛细胞、支持细胞和血管纹明显破坏。

7）氟喹诺酮类：是近年来广泛应用的人工合成抗菌药物，临床常用有诺氟沙星、氧氟沙星、左氧氟沙星、环丙沙星和莫西沙星等。口服或静脉给药均有耳毒性的报道，停药后症状多缓解或消失。有报道左氧氟沙星联合替硝唑后患者出现头晕、耳鸣、听力下降，停药1个月后听力恢复。

8）其他：多黏菌素B、异烟肼、甲硝唑等在临床应用时也有产生耳毒性症状的报道。

（2）抗肿瘤药物：导致耳毒性的抗肿瘤药物主要有铂类化合物，包括顺铂、卡铂及奥沙利铂。顺铂是第一个铂类药物，由于其对某些实体肿瘤的疗效确切，在抗肿瘤治疗中仍有不可替代的地位。顺铂的耳毒性较卡铂、奥沙利铂强。卡铂对耳蜗和前庭都有损害，其耳毒性是不可逆的。奥沙利铂一般对耳蜗毛细胞没有毒性，但可引起明显的听神经变性。顺铂引起感音神经性听力下降。听力损伤通常在治疗后几天到几周开始，大多是双侧的，高频范围首先受累，如继续用药，则进展到较低的频率，并最终导致明显耳聋，除听力障碍外，还可出现耳鸣、眩晕、恶心等症状。

顺铂引起的耳毒性和氨基糖苷类引起的耳毒性临床表现相似，最初也为高频区听力的丧失，随后逐渐过渡为全部听力的丧失，推测其原因可能和其最初损伤位于蜗底的外毛细胞此后逐渐转至蜗顶相关。病理研究发现，顺铂主要是通过影响血管纹、耳蜗毛细胞和螺旋神经节引起耳毒性，它能引起DNA损伤，抑制蛋白质合成，产生活性氧，导致外毛细胞炎症和凋亡，导致永久性听力丧失。个体对顺铂诱导耳毒性的易感性存在遗传变异，许多基因参与介导顺铂的作用、耐药和解毒，这些基因的遗传变异可能对顺铂诱导的耳毒性有不同的影响。

具有耳毒性的抗肿瘤药物还有氮芥、6-氨基烟酰胺、长春新碱、米索硝唑等。这些药物引起的耳聋都是不可逆的，且与用药量和用药时间有关。氮芥可损害耳蜗螺旋器毛细胞，致感觉神经性耳聋，局部灌注给药耳毒性更常见。博来霉素全身或局部大剂量应用都有耳毒性。长春新碱可致感觉神经性耳聋。动物实验表明，紫杉醇引起听功能的明显下降，临床中报道较少可能是因为紫杉醇经常同铂类药物合用，其耳毒性被掩盖。

（3）袢利尿剂：有呋塞米、布美他尼、托拉塞米、依他尼酸，所致耳聋多为一过性，少数呈持久性，典型的表现为在静脉用药后的短时间内出现耳鸣、耳聋、眩晕等类似梅尼埃病的表现，通常在停药数小时内恢复。

袢类利尿剂通过作用于髓袢升支上皮细胞抑制Na^+-Cl^-的重吸收起到利尿作用，然而这种对Na^+-Cl^-重吸收的干扰同时也干扰了位于血管纹上的Na^+-K^+泵，阻碍Na^+-K^+交换，引起细胞内的水钠潴留，导致内淋巴液内离子浓度失衡，细胞间隙水肿，血管纹受损，血管纹功能的失调，血流量的减少还会暂时损害内皮细胞的屏障功能，因此当这类利尿剂和耳毒性药物共用时，将增加后者在内淋巴液的蓄积量，增加其对内耳毛细胞损伤。

（4）水杨酸盐类：大剂量阿司匹林可引起耳鸣、眩晕、听力下降等症状，与血药浓度有关，药物血浆浓度达到20～25mg/dl，可导致＞30dB的听力下降，低于此血浆浓度对听力没有损害，用药的剂量大小与听力下降水平呈线性关系。水杨酸所致耳毒性通常不严重，多数停药24～72小时可完全恢复，仅少数患者恢复迟缓或不完全。

水杨酸盐通过抑制环氧化酶，导致前列腺素的减少和白三烯的增加，使血管收缩，减少耳蜗血流量，降低了外毛细胞的流动性。

（5）抗疟药：奎宁、氯喹和乙胺嘧啶等均有耳毒性，但临床特点不同。奎宁口服后可在短期内出现听觉症状，最初为耳鸣，听力丧失主要发生低频区，停药后多数患者可恢复。氯喹则浓集于血管纹细胞并致内淋巴成分异常而引起毛细胞损害。临床长期大量应用抗疟药可造成不可逆的听力损害。

虽然奎宁不能抑制环氧化酶，但它和水杨酸盐一样，会引起豚鼠耳蜗血管收缩，降低耳蜗血液流量，并引起外毛细胞的可逆改变。听力阈值的升高也可能与机械门控离子通道的可逆性抑制及毛细胞活力的降低有关。

（6）其他：灰黄霉素、普拉洛尔、普萘洛尔、吲哚美辛、萘普生、溴隐亭、奎尼丁、利多卡因、丙硫氧嘧啶、巴比妥类、阿托品、咖啡因、麦角碱、吗啡、普鲁卡因、士的宁等，也有耳毒性的报道。

4.药源性耳聋的诊断、治疗和预防

（1）诊断：目前尚无明确的临床诊断标准。临床上，耳毒性是通过比较使用耳毒性药物前后的听力测试结果来诊断的。对于应用耳毒性药物的患者，尤其是氨基糖苷类及铂类药物的患者，详细询问相关病史，包括耳科疾病、合并症、噪声暴露、耳部疾病家族史/耳毒性药物遗传易感性及先前是否使用耳毒性药物。定期进行听力跟踪测试。美国语言与听力协会建议，终止耳毒性治疗后1个月、3个月、6个月进行听力评估，如果出现明显的听力变化，则需要采取适当措施防止进展和不可逆的损害

美国听力语言协会和美国听力评估和临床实践指南制定的诊断标准，旨在在患者出现明显的交流障碍前发现耳毒性。纯音气导测听阈值必须满足以下至少一项标准：与基线测量比较，在任何一个测试频率上降低20dB以上；在任意两个相邻频率下均减小至少10dB；在之前获得响应的连续三个频率上的响应缺失。且必须通过24小时内重复测试来确认。上述诊断标准仅用于早期发现耳毒性损害，不包含耳毒性的程度评估。目前，国外用于临床试验的耳毒性听力损害分级采用美国卫生及公共服务国立卫生研究院国家癌症研究所的常见不良反应事件评估标准。

耳毒性监测方法：与药物类型有一定相关性，氨基糖苷类药物及铂类药物耳毒性较大，首先损害高频区域，这些药物的耳毒性要注意高频变化的早期检测。利尿剂、水杨酸盐等其他药物的耳毒性相对小，但引起听力损害类型不清楚，应首先确定药物是否引起在常规频率范围内（0.25 ～ 8kHz）的听力下降，此频段主要与人类的沟通有关，如果有听力下降，这些听觉变化是否达到不良事件的标准。

评估耳蜗听力的方法主要包括基础听力学评估、高频听力评估及耳声发射检查。基础听力检查包括耳镜检查，纯音测听（250 ～ 8000Hz），高频听力测试（9000 ～ 20 000Hz）。

高频听力测试对耳毒性损害早期比较敏感，个体差异较大，无正常范围，主要是通过个体自身对比，早期发现听力下降。耳声发射检查不需要患者的配合，可以准确客观地反映听力下降情况，更适合无法配合的老年人。临床工具如头晕障碍量表和耳鸣障碍量表可用来衡量眩晕和耳鸣对日常生活的影响。

（2）治疗：药物性耳聋目前尚无理想的治疗方法，早期发现、早期治疗至关重要。国内外学者对此进行了大量研究，报道了一些可减轻药物耳毒性的药物，主要包括神经营养因子、白介素-1、高压氧、抗氧化剂、激素及中草药等。针对耳毒性抗菌药物可使内耳的毛细胞代谢障碍这一特点，治疗多采用改善细胞代谢、供给能量和促进细胞氧化还原的药物，如ATP、辅酶A、维生素C、细胞色素C等。此外，还可应用维生素A、B族维生素、复方丹参等，在早期可挽救一部分变性的毛细胞。铁螯合剂甲磺酸去铁胺、地塞米松可拮抗庆大霉素的耳毒性作用。动物实验表明，阿司匹林可有效降低氨基糖苷类耳毒性且不影响其抗菌活性。硫代硫酸钠、*N*-乙酰半胱氨酸、阿米福汀、维生素E、地塞米松均用于抗顺铂类药物耳毒性的临床试验中。有条件也可用高压氧治疗，高压氧可改善耳蜗的微循环，有一定疗效。中药如丹参、黄芩苷等也有一定拮抗药物耳毒性的作用。

（3）预防

1）严格掌握药物适应证。存在用药指征的肾功能不全患者、老年人或原有内耳疾病的患者应个体化给药，根据肝肾功能检查结果调整剂量，以减少听力损伤的发生。对于有遗传性耳聋家族史的患者，应选用无耳毒性的抗菌药物，若病情确实需要，应使用最低有效量，并尽可能缩短用药时间。同时给予对听神经有一定保护作用的药物。尽量减少耳毒性药物的药物联用，如需联合用药则应严格掌握用药指征。

2）注意给药途径。椎管内给药最危险，其次为静脉注射和肌内注射。用药期间，应注意观察患者有无耳鸣、耳胀、头晕、走路不稳等耳毒性症状。氨基糖苷类药物和铂类药物等明确容易引起听力损害者或其他药物的长期用药者要做好用药前后的听力监测，高频区出现听力下降时应考虑停药并对症处理。避免应用耳毒性药物过程中出现脱水。

3）筛查高危人群。对于特定高危人群，如听力残疾人群体、有耳聋家族史、结核患者或明确为线粒体DNAA1555G突变致聋的家系，在用药前应进行耳聋基因筛查和防聋宣教，正确应用或避免应用耳毒性药物。

（五）药物引起的其他神经精神综合征

老年人在药物治疗时，可诱发其他一些后果较为严重甚至危及生命的药源性神经精神系统疾病，主要包括5-羟色胺综合征、恶性综合征和恶性高热等，这类药源性疾病发病率不是太高，在临床表现有很多相似之处，但各自又有不同特点，需根据用药史和临床症状鉴别，及时给予对症处置，以避免发生致命的后果。

1. 5-羟色胺综合征　5-羟色胺（5-HT）是中枢神经系统的重要神经递质，参与调节情绪、情感和睡眠等多种生理过程。它由饮食中的L-色氨酸经羟化和脱羧后生成，转运到突触前膜后由囊泡释放进入突触间隙，与突触后膜的5-HT受体相结合并产生生理作用。或由突触前膜的5-HT转运体重新摄取，而后被单胺氧化酶降解。

5-HT综合征是因神经系统5-HT功能亢进引起的一组症状和体征，是一种中毒性5-HT能亢进状态，主要表现为精神状态的改变、激越、肌阵挛、反射亢进、出汗、寒战、震颤、腹泻、运动失调及发热等。因5-HT也被称为血清素，故本病也称为血清素综合征。本病临床表现多样，极易被忽视及误诊，症状严重者可致命。老年患者肝肾功能减退，药物代谢缓慢，对疾病反应缓慢和隐匿，且联合用药多，故早期症状往往不明显，需高度警惕。

对5-HT综合征的早期报道可追溯至20世纪50年代，当时将其描述为5-HT能药物的不良反应而未定义为一种特殊的综合征。近年来，随着5-HT能药物的广泛应用，其发病率有所上升。本病可发生于从婴幼儿到老年的所有年龄段，确切的发病率尚不清楚。回顾性研究显示其发病率在0.07%～0.23%。另有报道称，在选择性5-HT再摄取抑制剂（SSRI）过量的患者中，14%～16%的患者可出现本病。随着可影响5-HT的药物（如抗抑郁药物、阿片类镇痛药等）在临床使用的不断增加，本病的发生风险也存在升高的可能。

（1）危险因素：任何可导致中枢5-HT能神经传递增加的药物或联合用药均有引起5-HT综合征的潜在风险。5-HT综合征还可发生于更换药物治疗时，如由单胺氧化酶抑制剂（MAOI）换为氯丙米嗪，氟西汀换为舍曲林或文拉法辛，司来吉兰换为文拉法辛等。5-HT综合征发生于药物过量时少见，但常是致命的，已有多例致死的报道。

联合用药是5-HT综合征的危险因素。另据报道，某些导致肝脏CYP2D6酶活性下降的基因表型也可增加罹患本病的风险。

（2）病理生理机制：5-HT综合征是过度刺激脑干和脊髓内5-HT1A受体或5-HT2A受体的结果。MAOI与SSRI联用5-HT能毒性极大，可能与SSRI阻断5-HT再摄取、MAOI抑制5-HT降解、不能控制突触的5-HT浓度有关。

（3）临床特征

1）临床表现：本病起病往往比较迅速，通常出现在用药或调整剂量后的24小时内，60%以上的病例出现在6小时以内。典型的临床表现为三联征，即认知/精神/行为改变（焦虑、激越性谵妄、躁动和定向障碍）、神经肌肉异常（震颤、肌强直、肌阵挛、反射亢进和巴氏征阳性，这些表现及肌强直常在下肢更明显）和自主神经障碍（出汗、心动过速、过热、高血压、呕吐和腹泻）。但这三组症状可能并不会同时出现。其临床表现通常多变且缺乏特异性，因此易误诊和漏诊。

2）实验室检查：因血清5-HT浓度与临床表现没有相关性，故不能根据实验室检查确诊，而且目前也没有方法可检测其浓度。患者可出现血白细胞、肌酸磷酸激酶升高和血清碳酸氢盐浓度下降，病情严重者可出现弥散性血管内凝血、横纹肌溶解、代谢性酸中毒、肾衰竭、肌红蛋白尿、癫痫及急性呼吸窘迫综合征等严重并发症。

（4）诊断与鉴别诊断：由于缺乏可靠的实验室诊断指标，5-HT综合征仍根据临床表现来诊断。详细的病史和体格检查对诊断本病至关重要，特别是应询问患者详细的服药情况，包括医院开具的处方药、非处方药物及食品补剂。目前多采用2003年Dunkley等提出的Hunter诊断标准，其敏感性和特异性均较高（分别为84%和97%）。具体内容包括患者已应用了5-HT能药物，并且出现下列情况之一：①自发性阵挛；②诱导性阵挛伴激越状态或出汗；③眼阵挛伴激越状态或出汗；④震颤伴腱反射亢进；⑤肌张力过高伴体温＞38℃，再加上眼阵挛或诱导性阵挛。

本病主要应与神经系统恶性综合征、抗胆碱能药物中毒和恶性高热相鉴别。上述疾病均可出现精神状态改变、高热和自主神经不稳症状，但起病时间和其他症状有所不同。酒精戒断患者也可出现类似于5-HT综合征的症状，但无发热，症状常在停止酒精摄入后48～72小时出现。本病还应与拟交感神经药物中毒和脑膜炎、脑炎等中枢神经系统感染性疾病相鉴别，但拟交感神经药物中毒或中枢神经系统感染患者缺乏神经肌肉激活的体征，如下肢的震颤、反射亢进和肌张力增高等。

（5）治疗与预防

1）治疗原则：首先应立即停用所有5-HT能药物，同时应予以吸氧、补液等支持治疗以维持生命体征平稳，发热者应予以物理降温，体温过高者（＞41.1℃）提示病情危重，常需要肌肉松弛剂和气管插管。对于激越症状明显的患者，可给予苯二氮䓬类药物镇静（如地西泮5～10mg静脉注射），但不建议给予物理约束，因其可加重乳酸酸中毒和发热。同时也应避免使用苯丁酮类药物如氟哌利多和氟哌啶醇，因此类药物具有抗胆碱能作用，会抑制出汗和身体散热，从而加重症状。此外，中重度或症状持续不缓解的患者，可考虑应用5-HT受体拮抗剂，目前较多使用的是赛庚啶，推荐剂量为起始12mg口服，之后每小时给予2mg直到起效，维持剂量为每6小时8mg，但其有效性仍有争议。另有个案报道认为右美托咪定也有一定效果。

2）预后：本病总体预后较好，70%的患者在停用5-HT能药物并开始治疗的24小时内得到缓解，但作用持续时间较长或具有活性代谢产物的药物可引起较长时间的症状。关于该病的死亡率目前尚无相关报道。

3）预防：即使是常规药物的治疗剂量也会导致本病，因此预防较为困难。遇到可疑患者时，应详细询问其用药史，包括近期是否服用过影响5-HT代谢的药物及剂量是否有调整。同时要做到合理用药，熟悉药效学和药动学知识，严格掌握用药指征，特别是在需要联合用药时，应尽可能避免联用多种5-羟色胺能药物，特别是需要避免MAOI与SSRI、SNRI等药物联合应用，必要时可筛查CYP2D6基因型。如需换药则应间隔一定的时间，一般至少间隔2～3周，而氟西汀因半衰期较长，建议至少停用5～6周后再应用MAOI。用药过程中加强监测，及时发现药物反应并予以处置。

（6）高风险致病药物：临床常用的抗抑郁药物包括5-羟色胺再摄取抑制剂（SSRI）、5-HT和去甲肾上腺素再摄取抑制剂（SNRI）等均可抑制突触前膜的5-HT转运体对5-HT的摄取，从而显著增加突触间隙5-HT水平。单胺氧化酶抑制剂（MAOI）代表性药物有司来吉兰和雷沙吉兰，通过减少对5-HT降解也可增加5-HT水平。以上机制均可导致突触间隙的5-HT过量，过度激活突触后膜上的5-HT受体（目前认为5-HT2A与本病关系最为密切），从而导致5-HT综合征的发生。尽管一般认为5-HT综合征是由5-HT受体过度激活所致，但事实上机制可能更为复杂，涉及多种神经递质如去甲肾上腺素、γ-氨基丁酸等。

该病常与同时使用2种5-HT能药物有关，但也可见于单独应用一种5-HT能药物或增加剂量之后。不可逆、非选择性的MAOI通常与严重病例密切相关，尤其是当这些药物与SSRI等联合使用时。理论上所有增强5-HT能的药物都有可能引起5-HT综合征，如曲普坦类、阿片类、利奈唑胺等均有相关报道。与5-HT综合征有关的药物见表6-2。

表6-2　与5-羟色胺综合征有关的药物

作用机制	药　　物
增加5-HT合成	膳食补充剂：L-色氨酸
增加5-HT释放	精神兴奋药：摇头丸（MDMA）、苯丙胺、可卡因 抗抑郁药：米氮平 阿片类药物：哌替啶、羟考酮、曲马多 镇咳药：右美沙芬
减少5-HT摄取	精神兴奋剂：苯丙胺、MDMA、可卡因 抗抑郁药：曲唑酮、文拉法辛、度洛西汀、西酞普兰、艾司西酞普兰、氟西汀、氟伏沙明、帕罗西汀、舍曲林 阿片类药物：哌替啶、美沙酮、曲马多 镇咳药：右美沙芬

续表

作用机制	药　物
减少5-HT代谢	单胺氧化酶抑制剂（MAOI）、呋喃唑酮、异卡波肼、利奈唑胺、亚甲蓝、苯乙肼、司来吉兰、雷沙吉兰 抗焦虑药物：丁螺环酮
抑制细胞色素P450微粒体氧化酶	CYP2D6：氟西汀、舍曲林、右美沙芬、羟考酮、利培酮、曲马多 CYP3A4：环丙沙星、利托那韦、美沙酮、羟考酮、文拉法辛 CYP2C19：氟康唑、西酞普兰
激活5-HT受体	致幻剂：麦角二乙酰胺（LSD） 抗焦虑药：丁螺环酮 抗抑郁药：曲唑酮 阿片类药物：芬太尼、哌替啶 心境稳定剂：锂盐

2.神经阻滞剂恶性综合征　是指与应用神经阻滞药物相关的一种可危及生命的神经系统急症，常发生于应用多巴胺受体拮抗剂或突然停用多巴胺受体激动剂后。

恶性综合征于1960年由法国学者Delay首次报道，1968年被Delay与Deniker在《临床神经病手册》中首次将其描述为抗精神病药所致恶性症状群。服用抗精神病药的恶性综合征发病率为0.02%～3.00%，诊断不及时或处理不当可致死，尤其是老年人，病死率可达10%。近年来病死率有明显下降，与早期诊断及干预有关。

20世纪八九十年代的多项研究显示，恶性综合征发病率约为0.2%，2007年的一项研究报道称，在接受抗精神病药物治疗的个体中，发生率为0.01%～0.02%。

（1）危险因素

1）药物因素：恶性综合征在药物治疗的任何阶段都可发生，多数发生在治疗的起始数月或者剂量更改之后，常见危险因素包括药物剂量过大及剂量增加过快、通过肌内注射或静脉给药、应用高效价及油性长效贮库型抗精神病药、联合用药等。此外，第一代抗精神病药物较第二代抗精神病药有更高的致病风险。

2）患者因素：虽然各年龄段均可出现，但青年男性发病率似乎最高。高发年龄为20～30岁，男性比例明显高于女性，可能原因如下：男性肌肉组织多，容易出现肌肉强直及产热；男性汗腺对温度更敏感，出汗更明显；男性精神障碍患者更多，更容易暴露于抗精神病药；男性取得相同的疗效所需要的抗精神病药剂量较大或者加量较快。

一般躯体状况差，有多种合并症患者，伴有兴奋躁动、拒食、拒饮、脱水、多发创伤、感染、手术患者，既往发生过恶性综合征或紧张症患者，身体约束、处于高热环境的患者更容易出现。恶性综合征具有遗传倾向。

有器质性脑病、智力障碍、精神运动性躁动者及通过肠外给药、给予快速剂量滴定和每日药物总剂量较高者均与恶性综合征风险增加有关。其他的系统性危险因素包括耗竭状态和营养不良等。先前病史也是一个很强的危险因素，有报道称17%～30%的患者在接受抗精神病药物再刺激后，会发展成随后的恶性综合征。

（2）临床特征

1）典型的临床表现：发热、肌强直、精神状态改变及自主神经不稳四联征，症状通常在1～3天逐渐出现，但也有少部分患者于抗精神病药起始治疗后的24小时内或1周后出现。82%的患者以精神状态改变为首发症状，可表现为谵妄及意识水平下降，严重者可出现昏迷，有的患者可出现类似于紧张症性昏迷的表现，看上去很警觉，实际上却茫然无措，对外界无应答。

2）另一个核心特征：广泛性的肌强直，而且通常较严重，常表现为“铅管样强直”，并可能伴有其他神经系统阳性体征如震颤、流涎、构音障碍、吞咽困难、运动不能、肌张力异常、牙关紧闭等。

3）自主神经系统症状：包括发热、大量出汗、尿潴留、心动过速、血压不稳和呼吸过速，还可出现心律失常。大部分病例均出现了上述四联征，其中超过70%的病例遵循精神状态改变→肌强直→发热→自主神经功能紊乱的顺序，这种标志性的先后顺序可能对早期诊断有一定帮助。

4）实验室检查：实验室及辅助检查无特异性，常见包括肌酸激酶升高（常高于1000U/L）、白细胞升高、电解质紊乱和代谢性酸中毒，横纹肌溶解可导致肌红蛋白尿性急性肾衰竭。腰穿及神经影像学检查结果通常无异常，脑电图可呈广泛性慢波改变。

（3）诊断与鉴别诊断：2011年，一个国际多学科专家组提出了恶性综合征的诊断标准，该标准将症状和体征对诊断的重要性进行了优先级评分，但其有效性仍需验证。其内容包括以下几点。

1）症状出现前72小时内曾应用多巴胺受体拮抗剂或停用多巴胺受体激动剂。

2）至少2次体温检测提示发热（口腔温度≥38℃）。

3）肌强直。

4）精神状态改变，包括意识水平下降或波动。

5）肌酸激酶升高并超过正常上限的4倍。

6）交感神经系统功能不稳定，包括下列至少两项症状：①血压升高，收缩压和（或）舒张压较基线升高≥25%；②24小时内血压波动显著，收缩压波动≥25mmHg或舒张压波动≥20mmHg；③大量出汗；④尿失禁。

7）代谢亢进：心率较基线升高≥25%，以及呼吸频率较基线升高≥50%。

8）无其他潜在病因，包括感染、中毒及代谢或神经系统疾病。

由于无特异性实验室检查结果，目前恶性综合征实际上是一种排除性诊断。在诊断前必须首先排除其他疾病和药物所导致的高代谢状态，特别是5-羟色胺综合征、恶性高热等急性自主神经功能障碍疾病。此外还应与热射病、中枢神经系统感染、内分泌系统疾病和自身免疫性疾病相鉴别。精神分裂症或心境障碍患者可出现恶性紧张症，该病罕见，与恶性综合征难以鉴别。但有研究认为恶性紧张症常有数周的行为性前驱症状，表现为精神病性症状、激越和紧张性兴奋。与恶性综合征相比，其运动症状也有更多的肌张力障碍、蜡样屈曲和刻板性重复动作等阳性表现，实验室检查结果更多为正常。

（4）治疗与预防

1）治疗原则：应根据患者症状严重程度给予不同的治疗方案，包括停用药物、对症支持和特异性治疗。①停用相关药物：包括可能促进恶性综合征的药物如锂剂、抗胆碱能药、5-羟色胺能药等，如停用多巴胺能治疗是诱发因素，则应重新启动该治疗；②支持治疗：包括持续心电监护、补液、降压、纠正电解质紊乱、物理降温、碱化尿液等，积极治疗各种并发症等；③特异性治疗：包括药物治疗和电休克治疗。

2）药物治疗：药物治疗基于病例报道和专家推荐，其有效性尚存争议，常用的包括溴隐亭、金刚烷胺、丹曲林和苯二氮䓬类药物。溴隐亭和金刚烷胺均属于多巴胺能药物，可用于恢复受损的多巴胺能活性。溴隐亭通常以2.5mg bid或tid起始，必要时可加量至45mg/d。金刚烷胺的推荐剂量为200～400mg/d，分次口服。丹曲林是一种肌松剂，可用于治疗严重高热及肌强直的恶性综合征患者，一般1～2.5mg/kg起始，静脉给药，若首次给药后症状改善，则每6小时追加1mg/kg，最大剂量为10～20mg/（kg·d）。有专家建议在症状缓解后仍继续应用溴隐亭或丹曲林10天，以防止症状复燃。需注意溴隐亭可能恶化精神病性症状，并导致低血压及呕吐。丹曲林的不良反应包括呼吸功能及肝功能损害，可与苯二氮䓬或多巴胺激动剂联用，但不宜与钙通道阻滞剂联用，以免诱发心力衰竭。苯二氮䓬类药物有助于缓解症状及加速恢复，尤其是相对较轻的病例，一般推荐每4～6小时静脉给予劳拉西泮1～2mg，或静脉注射地西泮10mg，每8小时1次。

电休克对本病也有一定效果，尤其是在药物治疗失败的严重病例中可考虑。一般需要6～10次治疗，需密切监测肌肉损伤及高钾血症。

3）预后：停用抗精神病药后，大多数患者的症状都能够自行缓解，平均病程为7～10天，但如果患者使用的是长效制剂，则病程可能会有所延长。大多数患者不会出现神经系统后遗症，部分患者可能残留有紧张症或帕金森样症状，持续数周至数月不等。既往恶性综合征的死亡率曾高达30%以上，但近年来已显著下降，死因通常为心力衰竭、吸入性肺炎、肺栓塞、肾衰竭或弥散性血管内凝血。高龄是预后不良的重要预测因素，其他还包括急性肾损伤、呼吸衰竭和癫痫。

4）预防：在给予患者抗精神病药物治疗之前，应明确是否有确切的恶性综合征病史，并充分评估风险，将脱水、激越和其他躯体疾病等高危因素控制在最低限度。症状缓解后如需再次启动抗精神病药物治疗，建议先观察2周，随后再重新使用抗精神病药，有助于降低复燃风险。可首先尝试性地单次给药，随后使用低效价的药物，并缓慢加量，密切监测有无恶性综合征的早期征象，如仍使用原先药物且至少4周未出现早期征象，则再次发作的风险较低。

（5）高风险致病药物：几乎所有的抗精神病药均可导致恶性综合征，特别是第一代抗精神病药（如氯丙嗪、氟哌啶醇、氟奋乃静等）诱发的风险似乎更高，但这一观点仍有待证实。第二代抗精神病药（如氯氮平、利培酮、奥氮平、喹硫平、齐拉西酮、阿立哌唑等）及部分止吐药（如甲氧氯普胺、异丙嗪）也可诱发恶性综合征。因帕金森综合征服用左旋多巴或多巴胺受体激动剂，在停药、降低药物剂量和更换药物时也可发生，但这可能被认为是一种不同于恶性综合征的疾病，有时被称为帕金森高热综合征。

恶性综合征的发病机制尚不明确，目前有两种假说。①中枢多巴胺受体阻滞：其分子基础是多巴胺活动的急剧减低。可能是由于多巴胺能因子的撤除或者剂量的减少，也可能是抗精神病药或其他多巴胺拮抗剂拮抗了多巴胺受体。在下丘脑体温调节中枢，多巴胺神经传导对体温的调节起着关键作用，因此抗精神病药阻滞了体温调节中枢的多巴胺受体信号转导可导致体温调节的失调，阻滞纹状体多巴胺受体可引起锥体外系反应，阻滞基底节多巴胺受体可引起肌肉震颤和强直，阻滞脑干、脊髓和下丘脑的多巴胺受体可引起自主神经症状如血压心率的变化、多汗等。治疗帕金森的左旋多巴属于多巴胺能药物，突然停用可以导致恶性综合征；治疗呕吐的胃复安具有抗多巴胺效应，也可导致恶性综合征。②骨骼肌纤维毒性假说：神经阻滞剂可能影响患者肌细胞钙的运转，造成高热、肌强直、横纹肌溶解，也有研究认为基因缺陷参与恶性综合征的发生，可能与自主交感神经元内钙调节酶的合成缺陷相关。

3.恶性高热　是一种罕见的药物相关性遗传性疾病，当易感个体暴露于挥发性吸入麻醉剂或琥珀胆碱时，出现高碳酸血症、咬肌和（或）全身性肌肉强直、酸中毒、心动过速、高钾血症及高热等异常高代谢状态。本病是麻醉中最严重的并发症，若治疗不及时可能致命，随着全外显子测序等基因检测技术的不断进步，已发现越来越多的本病相关基因变异型。

恶性高热是常染色体连锁的遗传性肌肉系统疾病，由临床常用的卤素类吸入麻醉剂和去极化肌松剂（琥珀酰胆碱）所诱发，接受全身麻醉的患者中发病率为

1/100 000 ～ 1/15 000。

由于流行病学资料难以收集，本病的发病率仍有争议。国外文献报道的数据从1/100 000 ～ 1/15 000次麻醉剂给予之间，从新生儿到老年人均有报道，平均发病年龄为18.3岁，男性多于女性，儿童高于成人。本病在一些先天性疾病如特发性脊柱侧弯、斜视等患者中多见。

（1）危险因素：本病主要是常染色体显性遗传，大多数与恶性高热相关的变异出现在编码骨骼肌兰尼碱受体Ⅰ型蛋白的*RYR1*基因中，然而在700个基因变异中只有35个已经被证实为与恶性高热易感性相关，但阴性结果并不能除外易感性，有RYR1相关肌病易患本病，遗传异常者的估计患病率可能高达1/3000 ～ 1/400。

（2）发病机制

1）病理生理机制：目前公认，恶性高热属于肌肉系统的代谢性疾病，主要机制为在特异性药物触发下，骨骼肌细胞质中Ca^{2+}浓度失控性升高，触发肌纤维持续强直性收缩，并随之出现产热量大量增加、组织缺氧、酸中毒，以及肌肉细胞坏死、弥散性血管内凝血、心血管功能崩溃等表现。细胞质中Ca^{2+}主要来源于肌浆网，系由于离子通道缺陷导致大量Ca^{2+}从肌浆网释放所致。此外，钙池操纵的细胞外Ca^{2+}内流也可能参与了恶性高热的发作。有研究证实，患者在疾病非发作期，其骨骼肌细胞质中Ca^{2+}水平也高于正常人，这可能暗示恶性高热患者在正常情况下也可能存在较高的Ca^{2+}跨膜背景流动。

2）分子机制：已经发现数种大分子与疾病发作有关，以兰尼碱受体1（RYR1）最为重要，与恶性高热发作有关的大分子物质是二氢吡啶类Ca^{2+}通道和肌肉型烟碱乙酰胆碱受体。

3）基因机制：受体或离子通道功能异常主要受基因突变所控制。目前比较肯定的与恶性高热发作有关的基因主要包括*RYR1*基因和*CACNA1S*基因。

（3）临床表现：恶性高热的临床表现差异很大，根据所用药物及患者的易感性而不同，可在麻醉期间或术后早期发生，围术期出现的临床体征有以下几种可能的模式：①暴发型：在手术和麻醉中任何阶段均可出现，表现为突然发生的高碳酸血症、高钾血症、心动过速、严重缺氧和酸中毒、体温急剧升高和肌肉强直，多数患者在数小时内死于顽固性心律失常和循环衰竭。即使早期抢救成功，患者也常死于严重的弥散性血管内凝血和继发性肌红蛋白尿引起的肾衰竭。在发病的24 ～ 36小时，上述症状可能再次发作。②咬肌强直型：麻醉诱导后出现咬肌僵硬，肌酸磷酸激酶可发生变化。③晚发型：不常见，在全身麻醉结束不久才出现（通常在术后1小时之内）。④孤立性横纹肌溶解：术后24小时内出现，肌肉的坏死程度超过预期的伴随疾病的严重程度，缺乏经典的恶性高热临床体征。

（4）诊断与鉴别诊断

1）诊断：主要是基于临床表现和实验室检测，其主要临床特征是无法解释的呼气末CO_2浓度升高、肌肉强直、心动过速、酸中毒、体温过高和高钾血症，但症状出现的顺序和时间的变化通常使临床诊断相当困难。一般来说，吸入麻醉开始10分钟内就出现典型症状体征的患者需高度怀疑本病，但症状偶尔也发生在吸入麻醉开始数小时后。最可靠的体征是通过增加患者的每分钟静息通气量而不能纠正的高碳酸血症，伴混合性的代谢性和呼吸性酸中毒。其他显著的早期临床体征包括窦性心动过速和肌肉强直。高热常是恶性高热的后期体征，并且在最初怀疑诊断时患者可无高热。

除典型的临床表现外，还可通过氟烷收缩试验、咖啡因收缩试验和基因检测进行诊断。目前，临床上最常用的诊断标准为北美和欧洲采用的Clincal高热评分。基因诊断的临床价值尚有待于进一步开发。

2）鉴别诊断：本病首先需要与5-羟色胺综合征和神经阻滞剂恶性综合征相鉴别。麻醉或镇痛不足的患者也可出现肌张力增高、心动过速、高血压和呼吸过速（有自主呼吸时），但无咬肌强直、高热和横纹肌溶解。过敏反应也可出现心动过速和二氧化碳分压升高，但无不能纠正的高碳酸血症。围术期感染也可引起高热，但很少在麻醉诱导后就出现高热，也无全身肌肉强直。此外，还应与围术期的甲亢危象、嗜铬细胞瘤危象及输血反应等相鉴别。

（5）治疗

1）治疗原则：包括停用诱发药物、对症支持治疗和特异性治疗。①立即停用挥发性麻醉剂等诱发药物并应尽快终止手术，如手术无法中断，则应在使用非诱发药物（最常为丙泊酚）进行的静脉麻醉下完成手术。②积极给予对症支持治疗：包括增加通气量及吸氧浓度，尽快改善高碳酸血症；出现高热时快速物理降温；监测血气分析和电解质指标，纠正高钾血症和代谢性酸中毒；监测凝血指标，积极治疗弥散性血管内凝血；监测尿液颜色、利尿和碱化尿液以防止肌红蛋白尿；必要时可给予血液滤过和血浆置换治疗。③特异性治疗：丹曲林是目前唯一已知的恶性高热解救药，其作用机制是通过抑制肌浆网内钙离子释放，在骨骼肌兴奋收缩耦联水平上发挥作用并使骨骼肌松弛。给药方法为先静脉给予2.5mg/kg的负荷剂量，随后每5分钟可重复该剂量直到症状体征缓解。最大剂量可达10～20mg/kg。大多数情况下，丹曲林可在数分钟内逆转急性的代谢亢进过程，如果未见到患者对丹曲林的快速反应，就应怀疑诊断是否正确。

恶性高热的救治关键在于及早发现症状体征，并积极给予特异性药物治疗和对症治疗，但我国目前无丹曲林。2018年的中国防治恶性高热专家共识建议尽早给予血液净化治疗，同时加强对症治疗和恢复期的监测，防止再次发作。

2）预后：随着对本病认识的不断深入，目前死亡率已显著下降，国外文献报道目前在5%～10%，但据国内近年来报道死亡率仍较高（73.5%）。体温过高、高龄、有其他共患疾病、肌肉发达体型和弥散性血管内凝血是死亡风险增高的危险因素。

（6）预防：恶性高热的主要预防措施是识别遗传易感个体，这样可以避免对其应用诱发麻醉剂。对于有RYR1相关肌病、可疑家族史或既往全身麻醉时出现过不典型表现的高危人群，推荐其进行易感性检查。咖啡因氟烷挛缩试验（CHCT）目前是国际公认的诊断恶性高热易感性的金标准，在欧洲被称为体外挛缩试验（IVCT），其敏感性和特异性非常高（分别为97%和100%），但需要取患者肌肉进行活检。基因检测可作为补充方法，但由于存在多种突变，其敏感性有限（约30%），而特异性较高。如果存在有与全身麻醉相关的、类似恶性高热表现的个人史（或家族史），且同时存在RYR1、CACNA1S或STAC3等基因相关变异的，应被认定为易感个体，除非CHCT证实为阴性。在发现与恶性高热易感性无关的变异之前，未被基因型表征的相关表型患者也应被视为易感性患者。已证明存在相关突变的患者则无须行CHCT。为预防本病，建议采取以下措施。

1）详细询问病史，特别注意有无肌肉病、麻醉后高热等个人及家族史。

2）对可疑患者应完善基因检测，如阴性则应尽可能地完CHCT以明确诊断，指导麻醉用药。

3）对可疑患者如有可能首选局部和区域阻滞麻醉、全身麻醉，如必须全身麻醉则应避免使用诱发恶性高热的药物。

4）长程麻醉（＞30分钟）过程中应监测呼气末CO_2及核心体温，密切观察患者病情变化，如无异常术后至少观察3小时。

5）告知恶性高热患者家属完善基因检测或CHCT的意义，并建议其在未来接受麻醉时主动告知麻醉医生。

（7）高风险致病药物：容易激发恶性高热的药物主要为挥发性麻醉剂乳氟烷、异氟烷、七氟烷、地氟烷等，去极化肌松药琥珀胆碱也可引起本病，一般来说患者发病前大都有过相关药物接触史，但也有第一次接触即出现症状者。

恶性高热的发病机制目前尚不完全清楚，推测可能是由于本病易感者骨骼肌细胞存在异常，钙离子调节障碍，在触发因素作用下，出现骨骼肌肌浆网钙异常外流，导致细胞内钙离子水平异常升高，引起持续的肌肉收缩、三磷酸腺苷的消耗和肌肉细胞死亡，从而引发一系列高代谢症状。

（六）药源性周围神经病变

药源性周围神经病变是药物直接或间接导致周围神经系统结构或功能损伤所致的疾病，主要表现为受累神经支配范围内的感觉、运动、自主神经功能异常，多可在停药后恢复，但也可发展为不可逆的损伤或在停药后反复发作。药源性周围神经病变可能会延长原有疾病的治疗周期、影响原有疾病的治疗效果，降低患者生活质量。因此，早期发现、诊治和预防具有重要临床意义。

1.*流行病学*　有文献报道，周围神经病变的发生率为2.4%～7.0%，2.0%～4.0%的周围神经病变由药物引起。国家食品药品监督管理总局近6年发布的国家药品不良反应监测年度报告显示，药源性神经系统损伤在年度不良反应报道占比排序中均位于第4位，分别为2014年的8.4%、2015年的9.1%和2016年的9.0%。

引起药源性周围神经病变的药物构成比：抗肿瘤药（27%，64种）、抗感染药（16%，38种）、抗HIV药（7%，17种）、解热镇痛抗炎药（7%，17种）和心血管系统用药（5%，12种）。顺铂、紫杉醇、长春新碱、沙利度胺等抗肿瘤药物是最常见的引起药源性周围神经病变的药物，其发生率多＞50%。抗感染药物所致药源性周围神经病变发生率较低，干扰素、呋喃妥因和核苷（酸）类抗病毒药物等仅有个案报道，来氟米特和英夫利昔单抗等免疫调节剂也可诱发周围神经病变。还有他汀类调脂药、抗帕金森药物左旋多巴及曲美他嗪致周围神经病变的报道。

2.*危险因素*　除药物本身及用法用量等因素外，周围神经的生理特性、患者年龄、性别及病理状态等因素同样影响药源性周围神经病变的发生发展过程。

（1）生理因素

1）周围神经特性：周围神经依赖非自我调节血液供应，因神经外膜与血管间的连接不紧密，且血-神经屏障功能较差，又缺乏淋巴液和类似脑脊液的洗涤作用，因此药物对周围神经的亲和力较强，周围神经对药物也更敏感。很多化疗药物，尤其是铂类药物、紫杉烷、沙利度胺和硼替佐米等难以通过血-脑脊液屏障，但易通过血-神经屏障，并在背根神经节蓄积，导致其感觉神经元最先出现损伤。

2）年龄与个体差异：老年人与婴幼儿患者药源性周围神经病变发生率稍高于青壮年，这可能是由于老年患者肝肾功能减退，酶活性与血浆蛋白水平下降，使神经递质储存/释放减少、灭活减慢；而婴幼儿患者由于肝肾发育尚不完全，与药物代谢相关的酶活性不足，血浆蛋白与药物结合能力有限。上述因素使药物在老年与婴幼儿患者体内的吸收、分布、消除过程有别于青壮年，可能会增加药源性周围神经病变的发生率。呋喃类药物致周围神经病变机制与该药的剂量、组织浓度和患者肾功能可能有关，原有肾功能减退者服用呋喃类药物后易发生。此外，男性与女性体内酶的活性存在差异，女性体内CYP3A4的活性比男性高40%～50%，这可能导致相同药物在诱导周围神经病变发生率上出现性别差异。同时，吸烟、饮酒等生活习惯也会导致酶活性的变化，均会改变药物在体内的代谢排泄过程，改变血药浓度，诱发周围神经病变。例如，饮酒史是来氟米特致周围神经病变的高危因素。与药物代谢相关酶的结构和功能由相关遗传因子决定，遗传多态性的差异使药物在不同个体的代谢有异。例如，异烟肼的代谢分为快乙酰化和慢乙酰化过程，异烟肼易在慢乙酰化者体内聚集，慢乙酰化者更易发生。

（2）病理因素：肝肾功能异常、低蛋白血症、内分泌失调、原发神经系统疾病及其他原发疾病的状态下，血-神经屏障的通透性、周围神经对药物的敏感性及血药浓度均可增加。例如，糖尿病患者和艾滋病患者易发生周围神经病变，使用药物后更易出现周围神经病变症状。

（3）药物因素

1）药物作用：药物本身对周围神经具有损伤作用。除上文提及的3种机制外，药物还可通过影响维生素的吸收、利用和拮抗叶酸的作用，导致周围神经病变。例如，异烟肼与合成神经递质的维生素B_6竞争，干扰周围神经的吡哆醇磷酸化代谢，使酶的活性降低，导致周围神经病变；左旋多巴导致的周围神经病变与其累积剂量相关，甲基丙二酸和高半胱氨酸水平随左旋多巴累积剂量的增加而增高，维生素B_{12}水平则随左旋多巴累积剂量的增加而降低，导致周围神经病变。联合应用某些药物时，其周围神经毒性增加。例如，单独使用替比夫定时，周围神经病变的发生率为0.02%～0.03%，但联合应用替比夫定与干扰素时，周围神经病变的发生率高达16.7%。

2）用法用量：大部分药物致周围神经病变的发生率及严重程度与其剂量、用药时间、给药途径有关。例如，顺铂累计剂量达500～600mg/m^{2}时，几乎所有患者都出现四肢麻木、疼痛等周围神经病变症状。有文献报道，来氟米特的剂量与周围神经病变的发作时间与恢复时间无关，但在出现症状30天后继续服药的患者会出现明显加速的轴突死亡，此时即便停药，有关症状改善/痊愈的时间也会延长，平均时间为755天。奥沙利铂除出现与顺铂类似的剂量依赖性周围神经损伤外，其代谢物草酸盐可与钙螯合，使脱抑制的周围神经电压门控钙依赖性钠通道一过性激活，兴奋性的过度提高可导致周围神经麻木、麻刺感和假性喉痉挛等急性症状，减慢该药的输注时间可降低这种急性症状的发生率。

3.*发病机制* 发生药源性周围神经病变的机制包括：药物对周围神经直接损伤、药物介导的免疫性神经损伤及神经滋养血管炎性/缺血性损伤。

（1）直接神经损伤

1）诱导周围神经细胞凋亡：药物对周围神经的直接损伤可能与药物诱导细胞凋亡有关。例如，铂类药物可通过与细胞DNA形成链内加合物和链间交联，改变DNA的三级结构，导致受累细胞重新进入有丝分裂细胞周期，诱发细胞凋亡；替比夫定可干扰线粒体DNA复制，导致线粒体结构改变或破坏，发生细胞凋亡，与干扰素联合应用时“叠加”线粒体毒性，导致周围神经病变；硼替佐米可引发与内质网分泌途径相关的蛋白分泌，使内质网释放Ca^{2+}增多，激活与细胞死亡相关的依赖Ca^{2+}酶，导致细胞死亡，线粒体Ca^{2+}内流导致细胞色素C释放增多，激活半胱天冬酶诱导凋亡，导致周围神经病变。

2）干扰轴索、髓鞘发育：某些药物可导致蛋白质合成障碍，影响轴索和髓鞘发育，诱发周围神经病变。例如，呋喃妥因可与焦磷酸硫胺素竞争干扰丙酮酸盐氧化，抑制乙酰辅酶A，干扰神经细胞碳水化合物代谢，导致蛋白合成障碍，影响轴索和髓鞘的生长发育。

3）干扰轴突运输：某些药物能够影响轴突运输，诱发周围神经病变。例如，紫杉烷类药物可通过抑制微管蛋白解聚和干扰微管形成，影响轴突电信号传导；长春碱类药物可与微管蛋白结合，抑制微管形成，导致微管缺失，使神经纤维的长度、分布发生改变，轴突信号运输障碍，诱发周围神经病变。

（2）免疫性神经损伤（炎性反应脱髓鞘）：药物可通过诱发细胞免疫和体液免疫反应导致周围神经损伤。有证据表明，T细胞激活后可通过血-神经屏障，攻击髓鞘磷脂。例如，肿瘤坏死因子-α抑制剂可激活T细胞或诱导产生自身抗体；英夫利西单抗导致的药源性周围神经病变可能与其激活的免疫球蛋白和补体在有髓鞘神经纤维中沉积，诱导传导阻滞，导致周围神经损伤有关。

（3）神经滋养血管炎性/缺血性损伤：药物诱导产生的免疫复合物沉积在血管内壁，激活单核细胞释放促炎性反应细胞因子，刺激中性粒细胞迁移至损伤部位释放自由基，导致周围神经病变。抗肿瘤坏死因子药物可能会激活细胞毒性T细胞，导致促炎性反应细胞因子、细胞黏附分子等炎性反应介质的产生，最终导致中性粒细胞和淋巴细胞黏附至内皮细胞，造成内皮细胞损伤。上述炎性反应导致神经滋养血管闭塞，造成神经组织缺血性损伤。

4.临床特征

（1）潜伏期：由于药物不同，周围神经损伤可在用药后任意时间出现，既可出现在给药初期（给药1周内），也可出现在治疗期间，甚至可能发生在停药后数月内。例如，静脉滴注紫杉醇24小时内即可出现指（趾）尖急剧刺痛，其严重程度可随紫杉醇的剂量和治疗周期的增加而提高；呋喃妥因导致的周围神经病变最早在用药后5天、最迟在用药后第13个月出现；来氟米特导致的周围神经损伤症状可在用药后20个月开始出现；顺铂引起的周围神经病变甚至可在停药后才开始出现。

（2）临床表现：药源性周围神经病变与其他病因导致的周围神经病变的临床表现类似，以感觉神经损伤表现为主，也可见运动神经受累的表现，一般较少累及自主神经。由于受累神经不同，临床表现包括远端皮肤感觉异常、麻木感、触觉降低、疼痛（烧灼感、针刺感）、反射减弱（上述异常呈对称性）、四肢远端为主的迟缓型不全瘫痪、肌张力减低、腱反射减少或消失，严重者可有肌萎缩、腹泻、便秘、直立性调节障碍和不规则心跳。铂类药物所致周围神经病变表现为与累计剂量相关的远端感觉异常，如四肢麻木，疼痛，腱反射消失、肌肉痉挛等症状；紫杉醇类药物则以肢端手套-袜套样麻木、局部灼热感和刺痛等症状为主；核苷（酸）类抗病毒药物如司坦夫定、替比夫定等除可致肢体麻木、感觉异常、下肢疼痛外，还表现为四肢轻瘫、呼吸困难；呋喃类药物可由早期的感觉异常，持续发展至肌力减退、肌萎缩。尽管药源性周围神经病变累及自主神经较为少见，但约1/3应用长春碱类药物的患者可出现便秘、腹痛、尿频、性功能障碍等自主神经损伤症状。

一般来说，上述症状可在停药后缓解，但也有患者在停药后继续进展，或成为不可逆的周围神经损伤。伊沙匹隆、呋喃妥因等药物所致周围神经病变多可逆，停药后有关症状多可消失；顺铂所致周围神经损伤症状在停药后可持续存在，甚至继续加重；长春碱类药物所致周围神经损伤症状在停药后的前几个月出现滑行现象，表现为症状先持续存在或加重之后逐渐缓解；接受紫杉醇治疗的患者也有可能进展为治疗相关性神经性疼痛综合征。氟喹诺酮类药物如环丙沙星、左氧氟沙星和莫西沙星引起的周围神经病变可成为永久性损伤，美国FDA于2013年更新了氟喹诺酮类药物的警示，2016年5月又发布了安全性通知，严格限制氟喹诺酮类的使用，警告使用该类药物可能很快引起周围神经病变，产生持续的损伤，并可能致残甚至并发多种永久性不良反应。

（3）病理改变：药源性周围神经病变的病理改变主要为节段性脱髓鞘和髓鞘再生，如施万细胞的“洋葱头样”改变或轴索变性，以及在神经膜细胞内可观察到的致密颗粒和空泡等病理改变。动物实验结果显示，硼替佐米导致的周围神经病变可表现为轻中度神经膜细胞和髓鞘病变，严重者可见神经膜细胞内出现由明显受损的线粒体和肿胀的内质网组成的空泡，可出现与神经膜细胞病变相似的卫星细胞质内空泡。替比夫定与干扰素导致的周围神经病变使有髓神经纤维形成膜性包裹的破碎髓鞘结构及膜性空泡，部分致密颗粒内出现空泡，有髓神经纤维成簇排列。此外，药源性周围神经病变的病理改变还表现为不同程度的间质水肿和神经内膜炎性反应细胞（包括淋巴细胞和巨噬细胞）浸润。神经滋养血管炎性损伤导致的药源性周围神经病变除可见血管壁炎性细胞浸润伴血管受损外，还可见由于缺血导致的轴索变性、节段脱髓鞘和Wallerian变性。

5.诊断　药源性周围神经病变的临床表现与其他疾病或原因导致的周围神经病变类似，目前尚无明确的诊断标准，给早期诊断和治疗带来困难。

（1）诊断依据：①药物暴露史及与之相一致的潜伏期，潜伏期可因药物不同而不同，紫杉醇致急性周围神经病变可在用药24小时内出现，呋喃妥因则在用药后3～5天才开始出现症状。②多表现为长度依赖性损伤，即以四肢远端末端最先发病并逐渐向上延伸，但也可出现非长度依赖性损伤；麻木、感觉异常、感觉过敏、感觉迟钝、疼痛及轻度运动神经受累等表现具有对称分布的特点。③多数症状在停药后可有所改善，但也有停药后症状持续存在或加重的情况。④能排除酒精、病毒及其他原因或疾病所导致的周围神经损伤。⑤神经电生理检查结果异常。⑥药物激发试验阳性。⑦免疫学检查结果示与药源性周围神经病变相关的炎性因子和抗体呈阳性。

（2）药物与周围神经病变因果关系判断：诊断时需要评价周围神经病变与药物的因果关系。目前尚无明确的药物与周围神经病变关系的评估标准，有学者采用Naranjo法进行周围神经病变与药物关联性判断。但需要注意的是，对于通过免疫介导性损伤机制诱导周围神经病变的药物如肿瘤坏死因子-α抑制剂不表现剂量依赖性。

6.治疗与预防　目前尚无能够明确预防或逆转药源性周围神经病变的药物，但可通过干预可疑药物的作用机制预防发病。

（1）停药及治疗原发病：出现症状后，应立即停用相关的可疑药物，大部分病例在停药后症状能有所改善，但也有停药后症状加重并持续数月的报道。停药同时，积极治疗原发疾病，并及时更换与导致周围神经病变药物不同作用机制的治疗原发疾病的药物。

（2）治疗

1）对症处理：对于药源性周围神经病变导致的神经性疼痛，可给予抗惊厥、抗抑郁药物治疗，如疼痛严重无法忍受，可使用阿片类药物和局部麻醉药。有文献报道，口服普瑞巴林（150mg/d）可有效改善神经疼痛，乙酰左旋肉碱可改善感觉/运动神经症状，但不推荐用于由紫杉醇导致的周围神经病变。此外，联合应用巴氯芬、阿米替林和氯胺酮可达到镇痛的作用，但临床试验结果提示，含2%氯胺酮和4%阿米替林（不含巴氯芬）的乳膏并不能减轻抗肿瘤药物所致周围神经病变的疼痛程度。针灸和射频消融可改善患者的疼痛和感觉异常症状，但尚无大样本的数据提供支持。由于药源性周围神经病变表现出感觉异常、感觉缺失及运动障碍，应提醒患者在日常生活中注意防跌倒、防烫伤。

2）神经损伤保护剂：使用亲脂抗氧化剂可改善感觉异常、感觉迟钝和疼痛等症状。有文献报道，静脉滴注α-硫酸锌600mg/d，3～5周后序贯口服硫酸锌1800mg/d，持续6个月后神经症状可恢复。动物实验结果显示，二甲双胍有助于防止顺铂导致的表皮内神经纤维密度下降，降低药源性周围神经病变模型小鼠的疼痛和触觉功能丧失程度，但尚无临床数据支持。

（3）预防：用药前应仔细询问患者既往病史、既往用药史及生活习惯等，选择合适的药物。同时使用多种具有周围神经毒性的药物，毒性作用可能叠加；长期饮酒也会增加药物致周围神经病变的概率。因此，对存在可能会诱发周围神经病变或增加周围神经敏感性的高危患者，应尽量避免使用神经毒性药物或减量服用。

有文献报道，静脉滴注钙、镁制剂可预防铂类药物导致的急性周围神经损伤，降低药源性周围神经病变发生率和强度，延长化疗耐受性。但也有学者认为，补充钙、镁制剂无任何获益，不建议将其用于接受奥沙利铂治疗的患者。有学者报道，联合应用谷胱甘肽、谷氨酰胺、奥卡西平和维生素E可以降低发生率，减轻症状，其机制可能与促红细胞生成素的氨基甲酰化衍生物能改善感觉神经传导速度和增加表皮内神经密度有关。神经类固醇如别孕烯醇酮可预防铂类药物和长春新碱导致的周围神经病变，但促红细胞生成素和神经类固醇间的相互作用可降低药物的安全性，不推荐该2种药物作为预防用药。此外，还可采用神经电生理学检查的方法，监测使用可能导致药源性周围神经病变药物者的周围神经功能，若出现神经功能改变，及时停用可疑药物或将其减量。

（七）药物引起的中枢神经系统障碍

药物可引起头痛、意识障碍、智力障碍、睡眠障碍和精神行为异常，这些都是中枢神经系统不良反应的重要症状，可归于药物引起的其他“原发性”神经精神障碍。脑病、脑脊髓病和脊髓病变是指非病原微生物直接侵犯所引起的脑和（或）脊髓功能障碍为特征的临床综合征。药物引起的脑病、脑脊髓病和脊髓病常与中毒、化学刺激和免疫反应有关。

1.药物诱发的脑病　有广义和狭义之分。广义脑病指病变累及灰质和白质。狭义脑病以脑灰质受累为主。本文所涉及的脑病指狭义的脑病，以精神障碍、意识障碍、智能障碍、抽搐、肌痉挛等临床表现为主要特征。根据发病缓急分为急性、亚急性和慢性三种。不同的药物，由于诱发脑病的机制不同，临床表现也不同。

（1）铋剂：诱发的脑病以亚急性发病和肌阵挛为特征，可有共济失调、震颤、抽搐、智力障碍等症状和体征。临床分为三期：①前驱期，至少持续2～6周，表现为步态障碍和认知能力下降。②临床期，表现为肌痉挛、意识浑浊及构音障碍。③恢复期，停药以后患者症状逐渐好转，直至消失，历时4～6周。

（2）抗癫痫药：氨己烯酸、苯妥英钠、丙戊酸类、卡马西平有可能诱发脑病。氨己烯酸主要用于治疗顽固性部分性癫痫，尤其适用于儿童顽固性癫痫。

苯妥英钠诱发脑病常发生在长期服药的患者，其发生机制不清。

丙戊酸类诱发的脑病，多发生在同时服用其他抗癫痫药物或有血氨升高的儿童，部分成年患者也可发生脑病。丙戊酸类诱发的脑病常发生在服药早期，停药可使症状消失。临床表现为癫痫发作加重，或由局灶性癫痫发展为癫痫大发作。丙戊酸类诱发的脑病的机制可能与其对脑的毒性作用、血氨升高和肝功能损害有关，也可能与其抗抽搐机制有关。本类药物可抑制γ-氨基丁酸降解过程，使脑内γ-氨基丁酸升高，从而控制抽搐。

卡马西平诱发的脑病主要见于接受大剂量治疗的患者，发生机制不清。

（3）茶碱：可诱发癫痫发作。如发生癫痫持续状态则可能为茶碱脑病。持续长时间的、严重的脑皮质水肿是茶碱脑病的特征性CT所见。

（4）环孢素：是应用最为广泛的抗宿主排斥反应药。Menegaux报道了一组使用该药和抗排斥药他克莫司的患者，46%发生了脑病。

（5）巴氯芬：治疗剂量就可引起急性脑病，临床表现为意识障碍、抽搐、呼吸抑制、肌张力降低等症状和体征。长期使用该药可发生慢性中毒，患者可出现幻觉、紧张、躁狂、记忆力障碍等症状。中毒者可见脑电图改变，为周期性爆发性三相波。

（6）磺胺类：诱发脑病的报道并不多。部分磺胺类药物，如复方磺胺甲噁唑、柳氮磺吡啶引起的脑病与过敏有关。

（7）青蒿素及其衍生物：常见的与神经系统相关的不良反应为头痛。该类药物有诱发脑病的潜在危险。已有数十篇动物研究报道指出肠道外大剂量给药有神经毒性。

2.*药物诱发的白质脑病*　是指药物引起的损害以累及大脑白质为主的脑病。其临床上也可表现为精神障碍、意识障碍、智能障碍、运动障碍、共济障碍，由于是以白质受累为主，因此抽搐少见。根据发病缓急，分为急性、亚急性和迟发性三种。诱发白质脑病的常见药物为抗肿瘤药、肾上腺皮质激素、环孢素、两性霉素、含砷药物、氨己烯酸等。

药物诱发的白质脑病易误诊为多发性脑梗死与多发性硬化，应注意鉴别。

（1）顺铂、阿糖胞苷、氟尿嘧啶、甲氨蝶呤、左旋咪唑、干扰素α、白介素-2等均可诱发白质脑病。国内报道引起白质脑病较多的药物是左旋咪唑。一般认为，药物诱发白质脑病与其神经系统毒性有关。神经系统毒性反应又与个体差异、剂量、药物通过血脑屏障的能力有关，还与是否使用佐药、放疗及肿瘤类型，以及是否有脑转移、血脑屏障受损等有关。近期报道较多的可逆性后部白质脑病综合征也可为免疫抑制剂所诱发，神经影像学以可逆性白质异常病变为特征，多数位于半球后部白质。其致病机制可能系免疫抑制剂损伤了血管内皮细胞，导致脑毛细血管渗漏、白质水肿。后部白质病变多见可能是因为大脑后部血管交感神经支配相较少。

（2）两性霉素B：诱发的白质脑病以大脑半球前部（额叶）为主，可为致死性的，病理改变为弥漫性非炎性白质脑病，血脑屏障受累可能是该药诱发白质脑病的病理基础。

（3）肾上腺皮质激素：糖皮质激素类药物易诱发白质脑病。该类药物可诱发精神障碍，尤其是在患有慢性消耗性疾病或既往有精神病史的患者。值得注意的是该药可用于治疗白质脑病，但与其他免疫抑制剂（如硫唑嘌呤）合用治疗某些结缔组织病时可诱发进行性多灶性白质脑病。实验证明本类药物与白质脑病的关系取决于机体状态，发生脑病后给药可减轻症状，反之可诱发白质脑病。

（4）环孢素：该药可诱发进行性多发性白质脑病。此外尚可致迟发性白质脑病。该药诱发白质脑病的机制不清。

3.脑桥中央髓鞘溶解症　是脑桥非炎症性脱髓鞘疾病。一般继发于酗酒或严重的电解质紊乱，特别发生在低钠血症快速补钠后，属于给药速度不当引起的不良反应。本病由Adma首先报道（1959年），病变位于脑桥中央，呈对称性分布，病理特点为髓鞘脱失。

脑桥中央髓鞘溶解症发病机制尚不确切，但较多文献均认为与中枢神经系统血浆渗透压的快速升高，脑组织不能承受较大的渗透压梯度有关。

脑桥中央髓鞘溶解症临床特征是双相病程，即随着低钠血症的逐渐纠正，患者的症状逐渐改善，但1天至数天后患者神经症状复又恶化，出现脑干受损的症状和体征。症状轻重不一，可仅为轻度的神经功能缺损表现，也可为四肢瘫痪、延髓麻痹、昏迷甚至死亡。

头颅磁共振对本病早期诊断有重要意义。脑干诱发电位可辅助诊断。

4.接种后脑脊髓炎及药物诱发的脑脊髓病　接种后脑脊髓炎是指接种疫苗后发生的以中枢神经系统为主的急性脱髓鞘性疾病，多见于儿童及青壮年。临床表现为急性起病的进行性多灶性神经系统障碍，多在接种后10～12天发病，个别患者可提前或推后发病，但潜伏期很少低于2天或超过25天。通常在疫苗接种反应高峰几天后，患者突然或再度发热，伴有头痛、头晕、乏力、全身酸痛、背部僵直。如果患者脑膜受累则出现呕吐。随后出现脑及脊髓实质受累的症状，如意识障碍、肢体瘫痪、共济障碍、直肠膀胱功能障碍。脑脊液检查压力正常或稍高，白细胞增高，蛋白正常或稍高，糖及氯化物正常，部分患者可见髓鞘碱性蛋白。如果脑脊液蛋白显著升高提示脊神经根受累或脊髓显著水肿。脑电图广泛性中、重度异常；主要为弥漫性慢波活动。

可诱发接种后脑脊髓炎的疫苗为狂犬病疫苗、麻疹疫苗、水痘疫苗、乙脑疫苗、流感疫苗、脊髓灰质炎疫苗、乙肝疫苗、百白破疫苗等。接种后脑脊髓炎发病率较高的疫苗是狂犬病疫苗（2.9～33.3/10万）、百白破疫苗（0～1/10万）、乙脑疫苗（＜0.1/10万）。脊髓灰质炎疫苗接种后脑脊髓炎多发生于免疫缺陷者，发病率为1/10万。

除疫苗外，个别药物也可引起脑脊髓损害。如有应用胸腺肽预防SARS诱发中枢神经系统脱髓鞘病的报道。新型利尿剂莫唑胺可引起肾衰竭者发生致死性脑脊髓病，推测其发生与该药的代谢产物有关。该致死性脑脊髓病易发生在未接受透析的患者，提示其代谢产物是可透析性的。

5.伴有脑病表现的综合征　药物诱发的伴有脑病表现的综合征中，最为人们所熟悉的是Reye综合征。Reye综合征又称Reye-Johnson综合征，由Reye和Johnson于1963年同年分别报道的一种伴有内脏脂肪变性的急性脑病。主要见于儿童，是肝、脑等多器官线粒体受损所致的全身性疾病，但近年成人病例报道增多。我国首例报道于1978年，目前国内相关报道百余篇，350余例。

本综合征的病因尚不明确，早期认为与病毒感染有关，部分发生在接种疫苗后。阿司匹林或水杨酸盐诱发本病的报道也可见到。学者认为其发病可能与病毒感染（如流感病毒、水痘病毒）、外源性毒素（如黄曲霉素）、水杨酸盐（如阿司匹林）、内在代谢缺陷等有关。多数患者先有上呼吸道或消化道感染征象，如发热、咳嗽、流涕、咽痛、头痛、腹泻等。常在发病后数小时至10天，出现高热、反复呕吐、头痛、烦躁不安、谵语，当有神经系统受累时，可出现惊厥、昏迷、颅内压增高症，直至死亡。实验室检查肝功能、心肌酶、血氨均升高，凝血酶原时间延长，血糖降低，部分患者存在肾脏功能损害的证据。本病死亡率高（30%～100%）。早诊断及早治疗有恢复的可能，但常有神经系统后遗症。临床表现是脑病，生化改变是肝病，曾服用阿司匹林，不能用其他原因解释者，应考虑Reye综合征。阿司匹林应禁用于12岁以下患者，因为可增加Reye综合征风险。

6.药物引起的继发性脑病　很多药物可造成严重的肝脏损害而诱发肝性脑病。肝硬化患者在应用某些药物后也可诱发肝性脑病，如奥美拉唑、丙硫氧嘧啶、丙戊酸、碘造影剂、磺胺类、利多卡因、普萘洛尔等。

（1）低血糖性脑病：有些药物可使血糖降低，其临床表现为交感神经过度兴奋和脑功能障碍，严重者可发生低血糖性脑病。常见诱发低血糖性脑病的药物为：降糖药物、β受体阻滞剂、丙吡胺、磺胺类、卡托普利、口服避孕药、锂剂、水杨酸盐等。

（2）低钠性脑病：严重的低钠血症可出现昏迷、抽搐，甚至死亡。常见诱发低钠性脑病的药物有：利尿剂、脱水剂、多巴胺拮抗剂、复方磺胺甲噁唑、抗抑郁剂、抗癫痫药、抗精神病药、抗肿瘤药、唑类抗真菌药物、垂体后叶素、血管紧张素转化酶抑制剂、镇静药等。

（3）高血压脑病：诱发高血压脑病的药物主要为具有升压作用的血管活性药物，其次是肾上腺糖皮质激素。应用单胺氧化酶抑制剂时尤应注意，它们不仅与间羟胺（阿拉明）、麻黄碱、哌甲酯、左旋多巴等合用易发生高血压危象甚至高血压脑病，即使是进食含酪胺的食物或饮料也会诱发高血压脑病。此外，三环类抗抑郁药丙米嗪、阿米替林、曲米帕明等与胍乙啶、异喹胍、倍他尼定等合用也可能诱发高血压脑病。

7.药物引起的脊髓病　较药物引起的脑病少见，临床表现可多种多样，如双下肢或四肢无力、肌肉萎缩、疼痛、感觉减退、直肠膀胱功能障碍等。根据给药方式不同，可分为椎管内给药和全身给药引起的脊髓病。椎管内给药可引起脊髓病的药物为阿糖胞苷、巴氯芬、甲氨蝶呤、利多卡因、吗啡、椎管造影剂、糜木瓜酶等。当椎管内给药后发生急性脊髓损伤时，应注意有无椎管内出血。全身给药可能引起脊髓病的药物有阿糖胞苷、环孢素、青霉素、顺铂、脊髓灰质炎糖丸疫苗、狂犬病疫苗、乙型肝炎疫苗、一氧化氮等。

第三节　老年人神经和精神系统药源性疾病的风险预警

一、提高对老年人神经和精神系统药源性疾病的认知

1.用药过程中和停药后中都可出现药源性神经精神障碍。

2.关注联合用药风险，尤其是高危药物的联合用药，如降脂药物联用、抗抑郁药物联用、单胺氧化酶抑制剂与抗抑郁药或儿茶酚胺类激动剂联用，尤须谨慎。

3.关注特殊人群病理生理状态，加强对老年人、肝肾功能不全者、有神经精神疾病史的用药监测。

4.关注食物、酒精等对神经和精神系统药源性疾病的影响，如降糖药、抗菌药物的“戒酒硫样反应”。

二、充分了解药物作用特点和患者个体因素

1.用药前的个体风险因素评估是预防药物诱发的神经精神疾病的重要环节。

2.有些药物不良反应和药源性疾病只发生在特定的个体人群中，个体因素是神经和精神系统药源性疾病的重要影响因素，如遗传因素、年龄、性别和病理因素。

3.遗传因素能恒定地影响药物疗效和治疗中非预期的不良反应。主要表现在：①药动学缺陷，表现为血药浓度异常。②药效学缺陷，患者出现“不可预期”的药效异常如恶性高热。③免疫反应异常，患者出现自身免疫性疾病如接种后脑脊髓炎。

4.围绕患者现病史，追溯既往史、个人和家族病史、既往用药史和过敏反应史及临床查体、各种辅助检查等因素，根据阳性史推测有可能诱发药物不良反应的病理因素，评估用药风险，预防在先。

5.年龄因素也是影响药物疗效和不良反应的因素。虽然与年龄相关的药物治疗风险具有可预期性，但实现临床可操作的个体化的预防和风险防控措施仍然很难。

6.掌握可能导致神经精神系统不良反应和药源性疾病的药物因素。包括：

①药理毒理特点和药物间相互作用；②药物质量一致性评价，即同一种药物的疗效和不良反应可因质量、工艺、储存条件等的差异而出现差异，临床主张患者长期服用某一种药物时，如抗癫痫药、洋地黄类，不宜频繁更换厂牌。

三、及时有效的专科处理

停药、恢复用药和对症治疗时机选择得当。患者接受药物治疗后，出现神经精神不良反应，如头痛、头晕、睡眠障碍，应注意区别是属于药源性神经精神系统疾病，还是一般的不良反应。前者应考虑停用可疑药物，并给以对症治疗。后者则根据不良反应的严重程度，考虑暂维持目前治疗剂量、适当减少治疗剂量、调整原定逐渐增量计划、停药、更换药物，并给予对症治疗。如果不良反应发生在停药以后或撤药过程中，则应考虑恢复用药，并重新制订撤药计划。

第7章
呼吸系统的药源性疾病

第一节　概　　述

一、老年人呼吸系统功能特点

呼吸系统的结构和功能会随年龄增长发生改变。肺部是直接与外界相通的器官，本身容易发生感染及肺损伤，而老年人呼吸道防御功能、呼吸功能均减弱，肺损伤发生的风险会成倍增加。首先，老年人上呼吸道黏膜通常有不同程度的萎缩，加温、湿化空气的能力差，喉黏膜感觉衰减，喉反射减弱，咽部肌群活动迟钝，容易发生误吸。其次，老年人支气管纤毛柱状上皮细胞萎缩，出现纤毛倒伏、粘连、排列紊乱、脱失情况，纤毛运动明显减弱，使得有害尘粒进入肺部的阻挡力变差，同时排痰能力差。并且，随着年龄的增长，肺组织发生退行性病变，肺泡及周围环绕的弹力纤维均老化，肺泡、肺泡囊、肺泡管扩大，弹性显著减小，回缩力降低，使得有效呼吸面积缩小，换气能力也明显下降。另外，年龄因素也会导致呼吸肌力下降，以及胸廓顺应性降低。上述多种因素，使得肺容积、肺活量、肺泡通气量及用力呼气容积等肺功能指标明显降低。总之，增龄使得呼吸系统抗损伤的能力降低，老年人呼吸系统对有害刺激更具易感性。

老年人对肺损伤更具易感性，其机制包括以下几个方面。

1.端粒缩短　研究表明，端粒缩短及细胞衰老构成人类“老化”表型。有研究最早发现家族性特发性肺纤维化（IPF）人群的端粒长度显著短于年龄相近的对照人群。其后的学者通过单核苷酸多态性的方法，证实端粒酶存在突变。端粒酶活性下降将促进成纤维细胞向肌成纤维细胞转化。再后来，研究进一步发现散发性IPF患者外周淋巴细胞及肺泡上皮细胞同样存在端粒缩短的现象。所有这些揭示IPF的发生至少与端粒缩短部分有关，同时提示老年人群IPF高发的机制。

2.氧化应激　随着年龄的增长，机体内氧化与抗氧化失衡，导致过量活性氧自由基的生成。活性氧直接损伤DNA、氧化细胞膜上的不饱和脂肪酸，并导致各种酶的灭活。研究发现，线粒体生成的活性氧与肺泡上皮细胞的凋亡和氧化应激相关。而且有证据表明，活性氧增加肺泡上皮细胞转化生长因子（TGF-β）的释放并可在无细胞体系中打断与其隐形相关肽的相互作用而直接激活TGF-β。

3.表观遗传学机制　在增龄，以及肿瘤、自身免疫病等与增龄相关的多种疾病中均存在表观遗传学方面的失调。近年来的研究证实在IPF患者肺组织成纤维细胞灶内存在因DNA过度甲基化导致的Thy-1基因沉默，而Thy-1的缺乏使得成纤维细胞向更为活跃的促纤维化表型转化。同样，组蛋白乙酰化的缺陷使得环氧化酶-2表达下降，进而具有抗纤维化作用的前列腺素E_2合成减少。

4.细胞内稳态的失调　老化导致细胞通过自噬修复损伤的细胞器的能力下降；同时，老化也导致细胞内稳态失调，从而对肺损伤更具易感性。

二、药物引起的呼吸系统不良反应和药源性疾病

1.发生在呼吸系统的药物不良反应和药源性疾病　呼吸系统的药物不良反应可发生在呼吸系统的各个器官，包括咽喉、气管、支气管、肺等。由于药物直接刺激性、损害性、致敏性，或作为抗原抗体引发速发型过敏反应，诱发咳嗽、哮喘、胸闷、胸痛、呼吸困难、肺水肿、间质性肺炎等。血管紧张素转化酶抑制剂所致咳嗽，与其刺激激肽释放酶-激肽系统，使降压物质缓激肽增多有关；麦角类多巴胺受体激动剂与纤维化反应（肺、腹膜后、心包纤维化反应）有关，使用麦角类衍生物应注意监测患者有无呼吸困难、持续咳嗽、胸痛、腹痛等不良反应。

发生在呼吸系统的药源性疾病是呼吸系统药物不良反应的严重表现，常见药源性咳嗽、药源性间质性肺疾病、药源性肺水肿、药源性肺血栓-栓塞性疾病、药源性肺动脉高压、药源性呼吸抑制等。

2.药源性肺部疾病　1880年，奥斯勒在尸检中报告了海洛因引起的肺水肿，这是人们首次认识到药物相关的肺损伤。随着新药的开发与应用，越来越多的药物应用于临床，特别是近年来肿瘤靶向治疗及免疫治疗的进展，药物引起的肺部疾病也日渐增多，人们对药物相关的肺损伤认识也越来越深刻。

发生在肺部的药源性疾病即药源性肺部疾病（drug-induced lung diseases，DILD），也称药源性肺疾病，是指药物进行诊断、治疗、预防疾病时，由所用药物直接或间接引起的肺部疾病，是发生在肺部的药物不良反应的严重表现。药源性肺部疾病有多种病理组织学类型，包括间质性肺炎、肺纤维化、肺水肿、肺栓塞、肺出血、肺癌、肺动脉高压、肺血管炎等疾病，其中最常见的是间质性肺炎。

（1）药源性肺部疾病的临床特点：药源性肺部疾病的发生率目前尚无确切数字。综合大多数研究报道，药源性肺部疾病的发生率占全身药物不良反应的5%～8%。由于有关药物不良反应发生率的资料都是某一地区、某一医院中某一有限人群的非精确统计，而且这种统计受许多因素的影响，包括患者提供的病史和用药史是否完整精确，医生的临床观察是否认真细致，对药物不良反应或不良事件的警觉性，临床判断和确诊的困难及上报是否及时等诸多因素，各文献的统计数据相差甚远，加之确诊比较困难，漏诊、漏报不在少数，实际的发生率可能

高于文献报道的数据。诸多因素直接影响药源性肺部疾病的流行病学数据。

（2）药源性肺部疾病的临床表现：临床表现多样且无特异性，包括发热、咳嗽、呼吸困难及低氧血症等。有的呈急性发病，有的则呈亚急性或慢性发病。有些药物所致病理生理变化为暂时、可逆的，停药后消失；有的则可以造成肺组织的永久性损害，严重者甚至危及生命。部分病例可能迅速进展至呼吸衰竭甚至急性呼吸窘迫综合征。症状的发作时间因个体和药物而异，可分为急性期（药物暴露后数小时至数天内）、早期（药物暴露后6个月内）和晚期（暴露后6个月或更长时间）。药源性肺部疾病可表现为多种疾病形式，彭莉蓉等统计1979～2015年国内医药期刊公开报道的病例，表现为哮喘（38.34%）、间质性肺炎（25.17%）、肺水肿（12.24%）、肺纤维化（8.55%）、过敏性肺炎（7.39%）、急性肺损伤（3.23%）、肺血管炎（1.39%）、肺脓肿（0.69%）、肺栓塞（0.69%）、急性呼吸窘迫综合征（0.69%）、肺动脉高压（0.46%）、肺结核（0.46%）、胸腔积液（0.46%）、肺出血（0.23%）。

（3）药源性肺部疾病的发病机制：引起药源性肺部疾病药物有很多，目前已知有超过350种药物可引起各种类型的肺损伤，包括细胞毒性抗肿瘤药物、靶向抗肿瘤药物、免疫检查点抑制剂、抗菌药物、心血管药物、中枢神经系统药物、神经阻滞剂、非甾体抗炎药、口服降糖药及其他药物。

药源性肺部疾病的发病机制十分复杂，可为全身性不良反应的一部分，也可为单独的肺损伤。为何单独对肺而不是其他器官造成损伤，还难以解释，可能与药物在肺中的差异性代谢有关，也可能肺组织有较多特定药物的受体有关。发病机制，可归纳为药物的细胞毒性作用及免疫损伤两种情况，细胞毒性作用和免疫反应可能独立或一起参与到不同形式的肺损伤。

1）细胞毒性作用：多种机制可能参与药物引起肺上皮细胞及血管内皮细胞的毒性损伤，包括活性氧（ROS）增加、肺代谢产物增加、细胞内磷脂沉积、肺泡修复机制破坏及药物相互作用等。许多药物都存在肺毒性，这些药物包括细胞毒性药物（如博来霉素、甲氨蝶呤及环磷酰胺等）及非细胞毒性药物（如呋喃妥因、柳氮磺吡啶和胺碘酮等）。化疗肺是细胞毒性肺损伤的一个典型例子。化疗肺是一种在使用化疗药物治疗期间或治疗后不久发生严重的肺部反应。同时进行放疗或高浓度氧疗会增加化疗肺的发生风险。

2）免疫损伤作用：特定的药物可以在少数个体中诱发异常免疫反应，主要是Ⅲ型或者Ⅳ型变态反应。虽然其机制目前并不清楚，但有几个因素可能参与调控这一过程：药物的分子化学结构（抗原决定因素）；遗传因素，包括编码药物代谢酶和免疫反应的基因多态性；环境因素（压力、污染、并发感染等）；以及药物暴露的性质（剂量、持续时间、频率和给药途径）。

关于T细胞如何识别药物，对肺造成免疫损伤，有以下3个理论。

①半抗原理论：半抗原是能与对应抗体结合出现抗原-抗体反应、又不能单

独激发人或动物体产生抗体的抗原，它只有免疫反应性，不具有免疫原性，又称不完全抗原。B细胞和T细胞对小分子药物的识别可以用半抗原理论来解释。绝大多数药物分子量较低（＜1000kDa），不具有免疫原性，必须与高分子量载体的蛋白共价结合才能成为有效的免疫原。人体形成免疫原性复合物并对这些复合物产生免疫反应的能力因个体而异。

②P-I理论：Pichler等阐述了另一种可能性，即药物与免疫受体之间的药理相互作用，后来称为P-I理论。研究发现，部分化学药物不能与肽或蛋白质共价结合，但如果它们恰好携带能被T细胞识别的特殊结构时，则可以直接激活某些T细胞。根据P-I理论，药物的特殊结构特征会引起免疫应答。

③危险信号理论：免疫系统的主要功能之一是区分“自我”和“非自我”。如果免疫系统遇到自身蛋白，就会产生耐受性。相反，遇到“非自我”或外来的蛋白质会导致免疫反应。Matzinger提出了另一种关于药物诱导免疫反应的解释，称为危险信号理论。根据Matzinger的观点，树突状细胞可以由内源性危险信号（应激损伤或异常坏死组织）及病原体相关的外源性危险信号诱导激活。某些药物可能通过引起细胞损伤引发免疫反应。

药源性肺部疾病的发病机制汇总示意见图7-1。

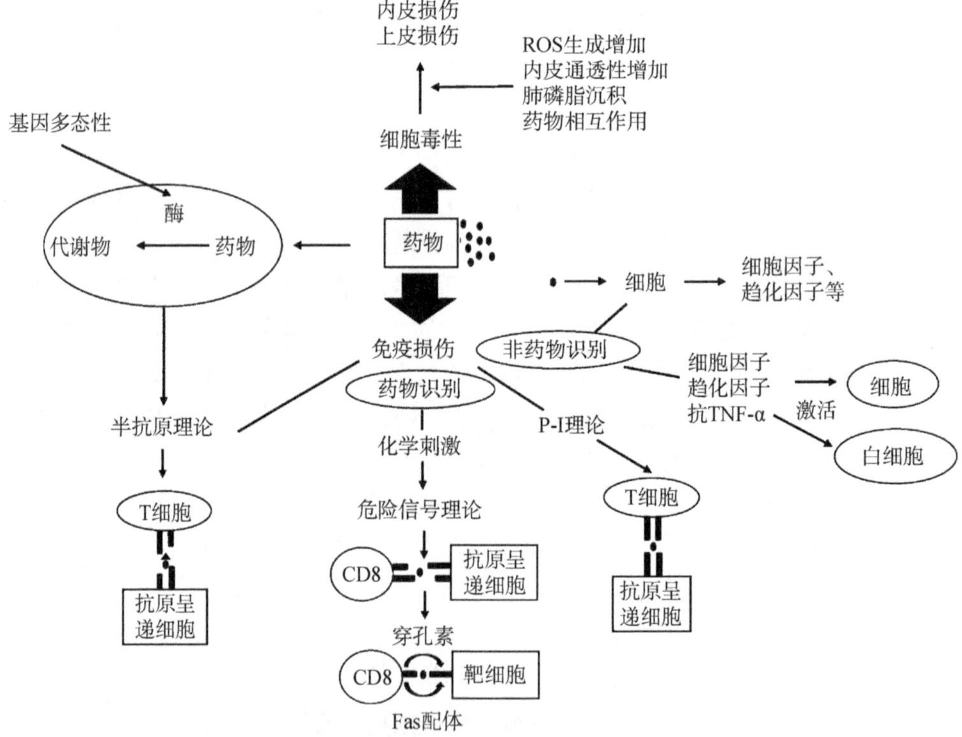

图7-1　药源性肺部疾病的发病机制

第二节　老年人常见的药源性肺部疾病

一、常见药源性肺部疾病类型

1.药源性间质性肺疾病　是指由药物引起的以肺泡壁损伤为主要病变，也可波及细支气管、肺泡腔、肺小血管，导致肺间质纤维化，从而引起一系列病理生理变化的一组疾病。药源性间质性肺疾病是药源性肺部疾病的主要表现形式，并且是间质性肺疾病的重要原因之一。

引起间质性肺疾病的药物众多。自从20世纪60年代报道的首例马利兰引起肺纤维化报道以来，有关病例报道逐渐增多；随着近年来抗肿瘤靶向药物及免疫治疗的广泛应用，这类药物所致药源性间质性肺疾病的病例也并不少见。常见的致病药物有细胞毒性抗肿瘤药物（博来霉素、他莫昔芬、吉西他滨、卡莫司汀、苯丁酸氮芥、丝裂霉素、紫杉醇、环磷酰胺、异环磷酰胺）、靶向抗肿瘤药物（吉非替尼、厄洛替尼、伊马替尼、利妥昔单抗等）、免疫检查点抑制剂（PD-1和PD-L1抑制剂）、抗菌药物（青霉素类、头孢菌素类、喹诺酮类、大环内酯类、四环素类、磺胺类、克林霉素）、抗结核药物、抗真菌药物（两性霉素B）、抗病毒药物（阿昔洛韦）、心血管药物（胺碘酮、血管紧张素转化酶抑制剂）、抗风湿药物（甲氨蝶呤、来氟米特、柳氮磺吡啶、青霉胺等）、解热镇痛抗炎药、干扰素、集落刺激因子、人免疫球蛋白、抗胸腺细胞球蛋白、肿瘤坏死因子-α拮抗剂、苯妥英钠等。根据最新的研究报道，抗肿瘤药物是导致间质性肺疾病的主要原因，占23%～51%，其次是抗风湿药物（6%～72%）、抗菌药物（6%～26%）、解热镇痛抗炎药（0～23%）、精神药物（0～9%）和抗心律失常药物（0～9%）。

（1）药源性间质性肺疾病的危险因素

1）年龄：高龄患者抗氧化应激能力下降，药物代谢酶的活性、抗炎症反应及修复能力等都降低，药源性间质性肺疾病的可能性增加，且肺损伤一旦发生则预后不良。文献报道，博来霉素引起肺纤维化的发生率随年龄增长而增加，＞70岁老年人的发生率约为15%，推测主要与抗氧化应激能力降低有关。

2）基础疾病：有呼吸系统基础疾病如慢性阻塞性肺疾病、间质性肺疾病患者，肺功能差，药物可能加重肺损伤。另外有肾脏疾病的患者，一些药物如博来霉素的排泄时间延长，引起肺纤维化的风险可能也较高。

3）剂量和疗程：药物在组织中的沉积和蓄积是发病机制之一，并增加发病的危险。许多药物剂量和疗程与肺毒性的发生具有正相关性。研究显示，胺碘酮引起肺毒性的危险性与药物日剂量＞400mg/d和疗程（累积剂量）有关。博来霉素的毒性作用与累积剂量＞400mg有关。卡莫司汀引起肺毒性，并且不显示剂量临界点，但是危险性和剂量呈线性增加关系。也有一些药物（如环磷酰胺、甲氨蝶呤等）肺毒性的危险性与剂量和疗程并无相关性，肺毒性的发生具有不可预测性，低剂量药物也会引起肺纤维化。

4）联合治疗：联合治疗也可增加肺毒性发生率，特别是细胞毒药物的联合使用。目前对肿瘤多采用多药联合化疗的方案，多种细胞损害性药物合用不仅增加肺损伤的发生率，而且较小剂量也可引起发病。如吉西他滨与博来霉素、多西他赛、紫杉醇合用，紫杉醇与卡铂合用，博来霉素与环磷酰胺合用。另外联合治疗可能影响细胞色素P450代谢途径或改变所用药物的药动学，从而增加毒性风险。

5）放射治疗和高浓度氧疗：放射治疗通过在局部生成活性氧损害肺而引起放射性肺炎。放射治疗与细胞毒性药物有协同作用，引起并加重间质性肺疾病的发生。高浓度氧疗增加危险的机制相似，因为较高浓度的氧产生了活性氧，氧化和抗氧化机制失衡。例如，使用博来霉素之前或过程中是否联合应用胸部放疗，以及使用期间是否吸入高浓度氧，均与肺毒性有关。

6）其他：环境和遗传因素也可能增加药源性间质性肺疾病的风险。如暴露于石棉和香烟烟雾可增加风险。先前发生过某种特定药物或相关化合物相关的肺部不良反应是否会增加肺毒性的风险，这方面的资料较少。乙酰化过程或人类白细胞抗原表型与药物活化和解毒途径之间可能有基因学联系，从而引起个体差异。

（2）药源性间质性肺疾病的发病机制：药源性间质性肺疾病发生的确切机制不清，该病有多种因素参与，各种药物并不相同，具体包括：肺的损伤与修复、上皮细胞凋亡、肺上皮细胞干细胞丢失、表皮生长因子受体（EGFR）在正常和损伤组织中的差异表达、药物相关的细胞损伤机制、生物转化、肺细胞色素P450系统等。

1）肺的损伤与修复：药物可以通过血液循环或者以直接吸入的方式损伤肺泡和支气管上皮细胞。急性损伤可以在T淋巴细胞和巨噬细胞的参与下进展为慢性炎症。持续暴露于抗原或肺部炎症-抗炎机制失衡是导致慢性炎症的主要原因。无论什么原因，慢性炎症可能会导致肺部纤维化改变，肺泡内会充满脂蛋白、嗜酸性粒细胞、原因不明的平滑肌细胞增生及肺泡和肺泡毛细血管基底膜中的淀粉样沉积，最终影响气体交换。为了应对支气管上皮的损伤，损伤区域附近的上皮细胞迁移到损伤区域，形成由低分化细胞组成的临时屏障，以启动组织修复和恢复屏障功能。然而，由于这些细胞不具备正常分化的上皮细胞的功能，需经历一段时间的细胞分裂和重新分化，才能恢复正常上皮屏障功能。

2）上皮细胞凋亡：细胞凋亡是正常和损伤的肺泡上皮细胞死亡的主要方式。

大量文献证实，细胞凋亡通过清除病变区域损伤修复后多余的上皮细胞和间充质细胞，在急性肺损伤后肺组织重建中发挥重要的作用。细胞凋亡可由表面受体与可溶性蛋白或Fas配体（FasL）结合所激活。FasL是一种细胞表面分子，主要在活化的T淋巴细胞和自然杀伤细胞中表达，参与下调免疫反应。死亡受体的激活，如Fas通过与死亡结构域的相互作用会募集并激活下游的caspase-8。细胞外刺激（例如抗肿瘤药物和活性氧）除了可以通过死亡受体通路激活细胞凋亡以外，还可以通过激活线粒体依赖的凋亡途径、促进细胞色素c从线粒体释放到胞质中，并与三磷酸腺苷结合到Apaf1上，导致caspase-9的激活。caspase-8或caspase-9的激活会导致caspase级联反应。FasL在组织炎症部位表达上调，具有启动中性粒细胞、上皮细胞和其他实质细胞凋亡的能力。Fas、FasL、p53、p21等凋亡调节蛋白可能在肺损伤和纤维化的病理生理过程中起重要作用。动物实验表明，Fas-FasL通路在肺纤维化的发展过程中起着重要作用，抑制该通路可能减轻肺损伤和细胞凋亡。在特发性肺纤维化患者的支气管和肺泡上皮细胞中也发现存在细胞凋亡。

虽然肺纤维化发生的机制尚不完全清楚，但最近的研究结果表明氧化应激可能在纤维化的发病机制中起重要作用，通过结构细胞和炎症细胞的凋亡影响细胞因子微环境平衡。事实上，一项关于特发性肺纤维化肺上皮细胞氧化应激和线粒体损伤的研究表明，氧化应激可能参与特发性间质性肺炎的上皮细胞损伤。在特发性肺纤维化中，转化生长因子β_1（TGF-β_1）在终末气道和肺泡上皮细胞中的表达上调。除了对纤维化过程的多重影响外，TGF-β_1还可以诱导各种细胞凋亡。TGF-β_1介导的凋亡机制可能因细胞类型而异。TGF-β_1是通过激活caspase-3和下调p21诱导细胞凋亡。同时，它还可以促进Fas介导的肺上皮细胞凋亡。p21通过与procaspase-3形成procaspase-3-p21复合物，抑制caspase-3的激活，并保护细胞免受Fas介导的细胞凋亡。TGF-β_1、p53、p21和Fas主要定位于终末气道和肺泡的上皮细胞。因此有学者推测，这些蛋白可能作用于Fas-FasL通路，调节支气管和肺泡上皮细胞的增殖和凋亡。

3）肺上皮细胞干细胞丢失：急性肺损伤通常以肺泡上皮屏障的严重损伤为特征，上皮细胞的有效再生能力对于恢复这种屏障的正常功能至关重要。Ⅱ型肺泡细胞是肺泡上皮的干细胞，主要负责正常肺泡结构的功能恢复。在正常细胞周期或肺损伤期间，Ⅱ型肺泡细胞可以分化为Ⅰ型肺泡细胞。大量的Ⅰ型和Ⅱ型肺泡细胞丧失是导致弥漫性肺泡损伤的主要原因，而弥漫性肺泡损伤是急性间质性肺炎的特征。

4）表皮生长因子受体在正常和损伤组织中的差异表达：表皮生长因子（EGF）通过结合和激活表皮生长因子受体（EGFR）发挥其生物学效应。EGF和EGFR在上皮组织的修复中起着关键作用。然而，人们对人支气管上皮细胞中

EGF和EGFR的作用了解很少。许多关于肺中EGFR的研究都是在肿瘤背景下进行的，目前已经证实在肺肿瘤组织中EGFR表达升高。因此，EGFR靶向药物，如EGFR酪氨酸激酶抑制剂吉非替尼已经被用于治疗非小细胞肺癌。有研究使用免疫组化等方法观察EGF和EGFR在正常成人肺组织中的分布，结果发现，EGF和EGFR在支气管上皮的基底细胞层中有表达，在Ⅱ型肺泡细胞中偶有表达。由于EGFR信号通路可能是协调肺损伤修复过程的重要信号通路，抑制EGFR有可能降低部分Ⅱ型肺泡细胞对肺损伤的反应能力。目前，已有不少关于吉非替尼和埃罗替尼引起肺损伤报道。

5）药物相关的细胞损伤机制：药物相关细胞损伤通常是通过药物代谢物的参与，要么直接影响细胞的功能和存活，要么通过引起免疫反应促进细胞损伤。也有少数药物不是通过其代谢产物发挥损伤作用，其自身可以直接诱发细胞损伤。经过生物转化产生的药物代谢产物可与多种细胞损伤事件有关，如氧化应激和脂质过氧化。此外，也有一部分药物可以和DNA反应形成共价结合物，这些结合物可能导致原癌基因或抑癌基因的突变有关，最终引发癌症。

6）生物转化：药物最常见的代谢方式是通过氧化进行，但是这一过程还可以产生能够导致细胞损伤的活性氧基团（ROS）。在机体内部包含有几种对抗ROS的防御系统，其中包括酶系统（它含有能使ROS失活的酶）或者非酶系统（它能清除这些ROS）。如果防御系统不能对抗ROS，细胞就会出现氧化应激。氧化应激的结果之一是脂质过氧化，这可能导致细胞功能障碍或死亡。此外，氧化应激也可能激活炎症和细胞修复受损。药物相关氧化应激的经典例子就是百草枯，百草枯是杂环类除草剂，是一种剧毒化合物，通过产生ROS导致细胞内氧化应激。此外，烟酰胺腺苷二核苷酸的大量消耗也会引起抗氧化防御系统和ROS失衡；呋喃妥因和博来霉素可能通过此类机制发挥损伤作用。这也解释了为什么高氧会增加肺伤害，因为高氧也会增加ROS的产生，消耗ROS清除系统。此外ROS还可以通过Fe^{3+}依赖的损伤通路诱导细胞损伤。

7）肺细胞色素P450系统：细胞色素P450（CYP450）是包括对多种化合物（包括大多数治疗药物和环境污染物，如内生素、胆汁酸、脂肪酸、前列腺素、白三烯和异生物）进行氧化、过氧化和还原性代谢至关重要的酶超家族。这些酶主要存在于肝脏中，但在肺中也存在较低水平。据研究报道，人类至少有53个不同的CYP基因，CYP1A1（在吸烟者中），2B6蛋白、2E1蛋白、2J2蛋白和3A5蛋白在人类肺组织中存在表达。单个CYP酶在肺中的细胞特异性定位尚不清楚。然而，根据免疫组化的结果显示分析，CYP酶在支气管和细支气管上皮、Clara细胞和肺泡巨噬细胞的中均有表达。在吸烟患者的肺组织中，可以观察到CYP1A1主要表达于外周气道上皮（细支气管，终末支气管上皮和肺泡上皮）。CYP3A5被证实是正常肺组织中表达的最重要的CYP酶，主要表达于支气管、细支气管和肺泡上皮细胞及肺泡巨噬细胞。对乙酰氨基酚是一种临床常用药物，在肝脏中可以与硫酸盐或葡萄糖醛酸结合；在过量用药的情况下，血药浓度过高会导致大量的结合物被CYP或前列腺素合成酶过氧化；随后相关代谢产物可与蛋白质发生共价结合，导致氧化应激。对乙酰氨基酚等药物也可以在肺部代谢，其对肺组织的损伤作用或与抗氧化防御能力降低有关。

（3）药源性间质性肺疾病的病理学分类：药源性间质性肺疾病的组织学表现无特异性，几乎所有间质性肺疾病的组织病理学亚型都可以观察到弥漫性肺泡损伤、普通间质性肺炎、非特异性间质性肺炎、机化性肺炎、脱屑性间质性肺炎、嗜酸粒细胞性肺炎、过敏性肺炎和肉芽肿性肺疾病。重点介绍以下几种类型。

1）弥漫性肺泡损伤：是以水肿、肺泡内透明膜形成及急性间质炎症为特征性改变，随后可见成纤维细胞增生和胶原沉着所引起的进行性纤维化病变。

常见致病药物有胺碘酮、博来霉素、环磷酰胺、苯妥英钠、卡马西平、柳氮磺吡啶、呋喃妥因、青霉胺等。各类药物的致病机制各不相同。例如，环磷酰胺和呋喃妥因可释放氧自由基，从而造成组织损伤；博来霉素可导致成纤维细胞的增生；青霉胺可破坏胶原的形成。

主要临床表现为咳嗽和气短。影像学检查可见双肺弥漫分布的磨玻璃渗出，早期病灶仅分布在肺外周，但迅速蔓延。若早期及时治疗，病灶可完全消退，否则可进展成急性呼吸窘迫综合征，最终发展为纤维化。肺功能检查可有限制性通气功能障碍。

2）普通间质性肺炎：组织病理学表现为斑片状纤维化，分布不一致，常位于双肺周边部或胸膜下；病变间有正常肺组织；致密的纤维化引起肺结构的重建常伴有“蜂窝肺”形成；病变时相不一，新老病变并存，既可见大量的胶原纤维沉积，又可见成纤维细胞灶。影像学表现为双下肺胸膜下的网格影及蜂窝改变，有典型的普通间质性肺炎影像学特征情况下不需要外科肺活检就能确诊。各种药源性间质性肺疾病的慢性表现皆可表现为普通间质性肺炎。

3）非特异性间质性肺炎：病理特征为肺泡间隔增宽及间质纤维化，病变特征一致，缺乏普通间质性肺炎的新老病变并存特征，有轻度、中度炎细胞浸润，主要为淋巴细胞、浆细胞，约20%病例可以找到成纤维细胞灶，但数量较少。干咳和进行性呼吸困难为主要临床特征，这些症状通常在接触药物数周至数月后缓慢进展。影像学特征为弥漫性磨玻璃影和网状结构伴有支气管血管周围为主的纤维增生。所涉及的药物包括细胞毒性抗生素（博来霉素、米托霉素）、亚硝基脲（卡氮芥、环己亚硝脲），以及其他烷化剂如环磷酰胺、抗代谢药物（甲氨蝶呤、吉西他滨、普鲁卡巴嗪、胞嘧啶、阿拉伯糖苷）、鬼臼毒素（依托泊苷）、紫杉醇及抗血管生成剂（沙利度胺、聚马来度胺、来那度胺）。在分子靶向治疗中，西妥昔单抗、厄洛替尼、吉非替尼、帕尼图单抗、奥比努珠单抗、达沙替尼、布赖卡汀尼和mTOR抑制剂（依维莫司和西罗莫司）最常受到牵连。PD-1/PD-L1免疫检查抑制剂也可以激活轻度非特异性间质性肺炎，确诊需要进行肺活检。

4）机化性肺炎：形态特征为纤维结缔组织堵塞填充远端气腔，特别是肺泡腔和肺泡管，以及终末或呼吸性细支气管。间质慢性炎症通常轻至中度。机化性肺炎是一种非特异性的组织学反应，见于药物毒性并与多种原因有关，影像学表现为单侧或双侧靠外周的斑片状实变影，可呈"反晕征"，部分病灶游走性。支气管肺泡灌洗液提示以淋巴细胞增多为主。所涉及药物包括胺碘酮、博来霉素、氯霉素、可卡因、克罗莫林钠、环磷酰胺、金盐、血红素、干扰素、甲氨蝶呤、丝裂霉素、尼鲁特胺、呋喃妥因、青霉胺、苯妥英钠、柳氮磺吡啶等。大多数研究支持糖皮质激素治疗并缓慢减量（4～6周），可以避免疾病复发。

5）过敏性肺炎：是药物引起的由T淋巴细胞和细胞因子介导的肺部免疫反应。肺活检可见肺泡腔内有多核白细胞或单核细胞浸润。常见引起该疾病的药物有甲氨蝶呤、呋喃妥因、卡马西平、多西紫杉醇、金制剂等。通常在使用药物后1～8周起病，临床表现为咳嗽、发热、呼吸困难、皮疹，同时还伴有全身乏力、肌肉酸痛和关节疼痛等。影像学特征包括上肺为主的弥漫性磨玻璃影、马赛克征，呼气相空气潴留。肺功能检测呈不同程度的限制性通气功能障碍和低氧血症。停药后病情可明显缓解，部分病例可能需要服用糖皮质激素。

6）嗜酸粒细胞性肺炎：特征是肺泡内嗜酸粒细胞和巨噬细胞数量增加，导致肺泡充血水肿。临床表现为进行性呼吸困难、干咳和偶尔发热。外周嗜酸性粒细胞增多和IgE水平升高及伴有外周和上叶分布不均一的斑片影（又称反肺水肿征）是重要的临床线索。致病药物包括青霉素类、头孢菌素类、他汀类、紫杉醇、甲氨蝶呤、吉西他滨等。停药和使用糖皮质激素治疗可以显著改善药物相关的嗜酸粒细胞性肺炎。

（4）药源性间质性肺疾病的临床表现

主要症状：进行性呼吸困难，最初只发生于运动时，进一步加重可发生于静息时，表现为气促，喘息，无端坐呼吸。另外，可有发热及咳嗽，干咳为主，继发感染时有脓痰，少数有血痰；偶有胸痛。肺部听诊可闻及表浅、细小、高调的吸气相为主的湿啰音，称为爆裂音或Velcro啰音，分布广泛，以中下肺和双肺底居多。长期缺氧可见杵状指及口唇发绀。晚期合并明显的肺动脉高压时，肺动脉听诊区可闻及第二心音亢进。胸部高分辨CT可见双肺散在磨玻璃影、斑片状实变影、小结节影、网格影，晚期表现为蜂窝肺。肺功能检查提示限制型通气障碍（肺活量减少，肺总量明显降低，功能残气量和残气量也减少），以及弥散功能障碍，表现为一氧化碳弥散量（DL_{CO}）下降。动脉血气可表现为低氧血症。

支气管肺泡灌洗液可作细胞成分分析，有助于结合病理推断具体组织学类型。机化性肺炎、非特异性间质性肺炎、过敏性肺炎时淋巴细胞比例明显增多；

嗜酸性粒细胞性肺炎时嗜酸性粒细胞比例增加。

确诊诊断及排除其他可能原因有赖于肺组织活检，多数可经支气管肺活检，也可选择CT引导下穿刺肺活检、电视引导下的胸腔镜、外科开胸肺活检。

（5）诊断及鉴别诊断：药源性间质性肺疾病病情由轻到重可有不同的临床表现，从良性浸润到危及生命的急性呼吸窘迫综合征，由于这类肺疾病可呈进行性加重并且危及患者生命安全，早期诊断十分重要。使用有肺毒性高风险药物后，一旦出现早期呼吸道症状，而用感染等原因难以解释，需要警觉药源性间质性肺疾病，进一步积极行胸部CT等检查，以期早发现、早诊断。

药源性间质性肺疾病临床表现多为咳嗽和呼吸困难，与其他原因所致呼吸系统疾病无异；同一种药物可引起不同的影像学及病理改变，不同药物又可表现为类似的影像学及病理改变，因此诊断相对困难。临床上需根据病史（用药史）、临床特点、影像学表现、组织病理学及治疗效果综合考虑，可遵循与其他原因所致间质性肺疾病相同的诊断路径。

目前药源性间质性肺疾病尚缺乏客观统一的诊断标准。Camus等提出的诊断标准可供临床参考。①明确药物因素：应详细询问用药史，包括正在使用或已停用的处方药、非处方药及放射治疗史；②识别可疑药物：当患者使用多种药物时，应根据每种药物的肺损害发生率及常见肺损害类型来评析其致病的可能性；③相关入选条件：使用特定药物后出现症状及影像学表现（应明确使用该药物前无间质性肺疾病），停用特定药物后症状改善（肺纤维化除外），再次使用特定药物后病情再发（有发生不可逆损伤甚至致死风险）；④具有与使用特定药物相关的典型临床、影像学及组织病理学特征等；⑤除外其他原因导致的间质性肺疾病。

研究发现药源性间质性肺疾病患者血清乳酸脱氢酶、再生Ⅱ型肺泡上皮细胞分泌的一种高分子量糖蛋白（KL-6）、可溶性IL-2受体及血清表面活性蛋白（SP-A、SP-D）水平升高。此外，也可通过药物淋巴细胞刺激试验体外检测药物引起的Ⅳ型变态反应。以上检查可辅助诊断。

本病为排除性诊断，临床上首先需除外肺部感染，同时需要除外原发间质性肺疾病、放射性肺炎、心功能不全、肺栓塞、肺出血等常见疾病。由于其临床、病理和影像学缺乏特异性特征，有时很难与其他间质性肺疾病区分。

（6）治疗：关于药源性间质性肺疾病的治疗，目前尚无确切的指南可循，大多是基于临床经验的治疗。一旦疑诊，首先应停用可疑药物及同类药物，同时应避免其他能引起间质性肺疾病的因素，如停止使用可能导致间质性肺疾病的其他药物、高浓度吸氧、放射性治疗等。糖皮质激素是有效的治疗药物，可根据患者病情严重程度选择初始治疗剂量。出现呼吸衰竭的患者应给予甲泼尼龙500～1000mg/d冲击治疗几天，若治疗有反应则口服甲泼尼龙0.5～1.0mg/（kg·d）

数周，然后逐渐减量；有呼吸窘迫症状者可给予甲泼尼龙1.0mg/（kg·d）或60mg/d治疗；仅有胸部影像学或肺功能异常的轻症患者可给予甲泼尼龙10～20mg/d，待病情稳定后将糖皮质激素逐渐减量直至停药。对于糖皮质激素治疗效果不佳或不能耐受者，可考虑加用免疫抑制剂治疗，常用的药物有硫唑嘌呤、环孢素等。

药源性间质性肺疾病的预后因致病药物及是否及时干预而异。如能及时减量停药并根据情况适当服用糖皮质激素，患者可逐渐恢复，预后较好。但部分发展为重度肺纤维化患者预后差。

（7）预防

1）慎用药物，密切随访：谨慎选用有潜在致病可能的药物及剂量，并对使用可能引起肺纤维化药物的患者密切随访，加强用药监护。具体措施有使用最低有效剂量；避免联合使用已知增加肺毒性风险的药物；密切随访监测是否有劳累性呼吸困难和干咳的症状；每2周一次到每2～4个月1次监测肺一氧化碳弥散量（DLCO）；对接受高风险的药物如胺碘酮和细胞毒性药物的患者，每3～6个月随访胸部高分辨CT；对接受卡莫司汀治疗的患者预防性使用抗菌药物（复方磺胺甲噁唑）和吸入糖皮质激素治疗。

2）早期诊断：在预防或减少风险的策略方面，早期诊断很重要。如对使用博来霉素的患者，如果能够早期发现博来霉素引起的肺部病变并及时停药，给予激素治疗，可最大限度地减少肺毒性，病变可以恢复。但是如果已经出现明显间质纤维化，停药或者应用激素都不能阻止病情发展。对于肺纤维化的患者，肺功能检查可能对肺毒性的发展有预测性，但是通常只有在发病后才能起到明显作用。服用有潜在药源性肺纤维化风险的药物者监测频率应个体化，并根据所用药物而决定，推荐的监测频率是每2周一次到每2～4个月1次。必要时进一步检测肺功能。如果肺功能检查正常并且患者的临床表现没有相关肺纤维化症状，药物治疗可继续并继续监测。

关于早期识别药源性间质性肺疾病，有研究采用循环血浆中人Ⅱ型肺泡细胞表面抗原KL-6的浓度。KL-6是一种糖蛋白，已发现在各种间质性肺病中有表达。有一些个案报道，胺碘酮、米索前列醇和甲氨蝶呤引起的肺毒性患者血清KL-6浓度增加。然而，KL-6检测药源性间质性肺疾病的灵敏度只有53.3%，比检测非药源性间质性肺疾病的灵敏度低。

3）预防用药：对于卡莫司汀治疗乳腺癌期间是否有必要使用糖皮质激素预防肺毒性已建立了一套临床评分系统，包括肺部听诊湿啰音（2分）；校正的DLCO比基线减少＞10%（3分）；2分钟步行脉氧饱和度下降＞4%（3分）；胸部X线显示肺间质纤维化（3分）。评分＞6分的患者对泼尼松反应好，而评分＜6分的患者需根据临床指标继续每周监测1次。泼尼松的剂量是60mg/d，服用

10天，接着30mg/d，服用1周，然后20mg/d服用1周，接着逐渐减量，每周减量5mg，直至停药。治疗开始后的72小时内出现临床改善。卡莫司汀治疗期间，泼尼松的另一种推荐剂量为1mg/（kg·d）治疗1～2周，接着8周的减量期。也有使用吸入糖皮质激素预防卡莫司汀肺毒性的研究，吸入氟替卡松880μg，每12小时1次，已显示能明显保护肺功能并减少肺毒性的发生。在使用卡莫司汀治疗期间，肺孢子菌肺炎发生率高，有推荐预防性使用复方磺胺甲噁唑。

（8）药源性间质性肺疾病的高风险致病药物

1）抗肿瘤药物

①博来霉素：主要用于治疗霍奇金淋巴瘤和生殖细胞肿瘤，可以通过免疫介导和直接毒性作用导致肺损伤。有研究报道使用博来霉素治疗的患者发生药源性间质性肺疾病风险为6.8%～21%，死亡率高达48%。博来霉素肺损伤的临床表现是高度变异的，也可以没有任何症状。高达39%的病例仅是通过影像学检查发现的。患者经常表现为肺功能下降，包括早期肺弥散功能（DL_{CO}）下降，随后用力肺活量（FVC）发生变化。在使用博来霉素治疗过程中可随时发生。一项以高剂量博来霉素治疗生殖细胞肿瘤的研究表明，从使用博来霉素治疗到出现间质性肺疾病平均时间为4.2个月；累计剂量大于30万U时间质性肺疾病风险增加3.5倍。

②吉西他滨：用于治疗包括非小细胞肺癌、胰腺癌和乳腺癌等。吉西他滨与其他药物联合使用发生风险最高，报道发生率为1%～20%。吉西他滨相关的药源性间质性肺疾病患者死亡率一般较低，但需要住院治疗的严重病例死亡率高达20%。与博来霉素相反，吉西他滨的使用剂量和发作时间没有相关性。在一项全国性的回顾性研究中，25 924例吉西他滨治疗的患者中发现了428例药源性间质性肺疾病。发病中位时间为65天，3、6、12个月累计发病1.1%、1.5%、1.9%，单纯治疗组和联合治疗组的发生率相似。

③靶向药物：包括酪氨酸激酶抑制剂（TKI）和经批准用于治疗小细胞肺癌、乳腺癌和结直肠癌的单克隆抗体，有报道吉非替尼和厄洛替尼等的间质性肺疾病发生率为1.2～1.6%，相关死亡率为22.8%。有研究表明，药源性间质性肺疾病常在吉非替尼和厄洛替尼治疗后的早期出现，在开始治疗的4周内发病率最高。日本的药物监测发现，使用EGFR单克隆抗体如帕尼单抗和西妥昔单抗后，发生率分别为1.3%和1.2%，发病时间为17～431天，中位数101天。日本的另一项研究显示，西妥昔单抗和帕尼单抗相关药源性间质性肺疾病的死亡率分别为41.6%和51.3%。

④西罗莫司和依维莫司：主要用于治疗肾细胞癌和神经内分泌肿瘤，并在实体器官移植中作为排斥反应抑制剂使用。西罗莫司和依维莫司都与肺损伤有关。在对五项临床试验共2233例使用依维莫司治疗的癌症患者进行的Meta分析显示，药源性间质性肺疾病的发生率为10.4%。通过分析西罗莫司和依维莫司临

床试验的CT数据发现，若依据影像学诊断，发生率更高（西罗莫司：影像29%vs临床6%；依维莫司：影像53.9%vs临床13.5%）。根据一项观察性研究的报道，在接受mTOR抑制剂治疗的器官移植受者中，药源性间质性肺疾病的发生率在2.8%～12.7%。

⑤免疫检查点抑制剂：包括程序性细胞死亡受体1（PD-1）及其配体（PD-L1和PD-L2）及细胞毒性淋巴细胞抗原蛋白4（CTLA-4）抑制剂，是目前批准用于转移性黑素瘤、非小细胞肺癌和霍奇金淋巴瘤的一类新兴药物。对PD-1和PD-L1抑制剂临床试验的Meta分析显示，PD-1抑制剂（nivolumab，pembrolizumab）的药源性间质性肺疾病发生率为3.6%，而PD-L1抑制剂（avelumab和durvalumab）的发生率为1.1%。PD-1抑制剂的发生率、严重程度和死亡率均高于PD-L1抑制剂，死亡率为8%。未观察到药源性间质性肺疾病的发生率与剂量或治疗时间相关。另一项对1826名接受免疫检查点抑制剂治疗的癌症患者的观察性研究报告显示，药源性间质性肺疾病的发生率为3.5%，死亡率为9.4%，与临床试验数据相似。发病时间为0.2～27.4个月，其中42%发生在开始治疗后2个月内。与单药相比，联合治疗的发生率明显提高。

2）风湿免疫性疾病治疗药物

①甲氨蝶呤：是治疗风湿病、淋巴瘤肉瘤的主要药物。据报道，接受低剂量甲氨蝶呤治疗的类风湿关节炎（RA）患者中药源性间质性肺疾病的发生率为0.3%～2.1%。两项荟萃分析比较了甲氨蝶呤和其他风湿病治疗药物在治疗类风湿关节炎和非类风湿关节炎疾病后药源性间质性肺疾病的发生率，在类风湿关节炎患者中，甲氨蝶呤相关的间质性肺疾病发生率为0.28%（13/4544），而其他风湿病治疗药物为0/4040；而在非类风湿关节炎人群中，未见甲氨蝶呤治疗增加药源性间质性肺疾病的风险。甲氨蝶呤相关的间质性肺疾病的发病时间和发生率不定，且无剂量依赖性。据报道，约1/3的药源性间质性肺疾病患者会出现复发，并伴有高死亡率（10%～30%）。

②来氟米特：相关间质性肺疾病的大多数研究来自日本。在一项对5045名服用来氟米特的患者进行的研究中，1.2%的患者出现新的间质性肺疾病，5.7%的患者出现原有的间质性肺疾病恶化。大多数患者在开始治疗后20周内出现。在另外两项研究中，来氟米特相关死亡率分别为19%和41%。来氟米特治疗的负荷剂量和低体重与间质性肺疾病显著相关。已有报道，间质性肺疾病、吸烟和既往使用甲氨蝶呤增加了来氟米特引起间质性肺疾病的发生率。根据建议，调整低体重或已存在间质性肺疾病患者的来氟米特的负荷剂量，目前的发生率已从1.46%降至0.63%。也有研究认为，来氟米特不会增加肺部不良反应的发生率。

③金制剂：类风湿关节炎患者使用金制剂引起的肺毒性相关不良反应发生率较低，通常于用药后2～6个月起病。主要病理类型为弥漫性肺泡损伤和机化性

肺炎。口服及肌内注射金制剂均可能引起。通常预后良好，患者经激素治疗后呼吸道症状可迅速改善。

尽管已发表大量疑似药源性间质性肺疾病与抗肿瘤坏死因子（TNF-α）药物相关的病例，但是两者的因果关系仍缺乏确凿证据，存在争议。来自日本的上市后监测数据显示，接受TNF-α治疗的患者新发或进展性间质性肺疾病的概率为0.6%，但这项研究缺乏对照组。队列研究尚未证实使用TNF-α药物的患者与使用其他类型的风湿病治疗药物之间药源性间质性肺疾病的发生率有差异。

3）抗菌药物

①呋喃妥因：通常用于治疗和预防尿路感染。在注册研究报道的呋喃妥因相关不良事件中，药源性间质性肺疾病占16%～48%。在瑞典一项对447例呋喃妥因相关间质性肺疾病的注册研究中，近90%为急性反应。呋喃妥因相关的急性肺损伤和慢性间质性肺炎的住院率为75%，死亡率分别为8%和0.5%。急性肺损伤可在起始数天内发生，如既往有呋喃妥因使用史，则可在数小时内发生，可能是一种急性过敏反应，且大多数病例可迅速消退。慢性间质性肺炎是一种罕见的肺间质纤维化的表现，在长期用药患者中更为常见。

②达托霉素：是一种用于危及生命的革兰阳性菌感染的抗菌药物。与嗜酸性粒细胞药源性间质性肺疾病有关。在一项回顾性研究中，3/102达托霉素治疗的患者有嗜酸性粒细胞增多。美国食品药品监督管理局（FDA）药物警戒数据库的一项审查中发现，2004～2010年达托霉素诱发嗜酸性粒细胞性肺炎的确切病例为7例，可能病例为23例，所有患者均痊愈。

4）心血管药物

①胺碘酮：是最常见的导致间质性肺疾病的心血管药物，有报道显示其发生率为1.2%～8.8%，死亡率为3%～37%。胺碘酮导致间质性肺疾病的机制较为复杂，可能是通过自由基的直接毒性损伤肺泡细胞，或间接通过炎症机制产生肺损伤。通常与长期累积用药相关，一般于200～400mg/d连续服药2～4年后发生。临床表现主要包括咳嗽、气促、体重减轻，胸部X线主要表现为斑片状浸润影，胸部CT多数为实变影和磨玻璃影，肺部活组织检查结果均显示机化性肺炎，少数伴肺纤维化。多数患者预后较好，在糖皮质激素治疗后病情缓解，约1/3患者对激素治疗反应较差，最终死于呼吸衰竭。因呼吸衰竭而死亡的患者通常还伴有进行性的肺纤维化。

②他汀类药物：近来研究显示，除肌病及肝功能损伤等常见的不良反应外，他汀类药物还可引起某些肺部疾病。2004年首次报道了一例因服用氟伐他汀（60mg/d，1年）引起间质性肺疾病的案例，口服泼尼松1mg/（kg·d）治疗后患者病情逐渐好转，1年后又因激素减量引起肺部症状复发，最终被病理确诊为普通间质性肺炎。他汀类药物引起间质性肺疾病的发病机制可能与其导致的免疫异

常相关。可引起间质性肺疾病的他汀类药物还包括辛伐他汀、普伐他汀及洛伐他汀。他汀类药物引起的间质性肺疾病的发生率远低于肌病，且预后较好，但如基础存在间质性肺疾病，则预后较差。

5）神经和精神系统药物

①卡马西平：是治疗癫痫的常规用药。1997年首次报道该药可能引起间质性肺疾病。卡马西平引起的间质性肺疾病除典型的呼吸道症状外。通常还伴皮疹或狼疮等皮肤症状。Tamada等研究显示，卡马西平可能通过干扰免疫球蛋白的合成导致除IgE外的所有免疫球蛋白数量显著减少，而低丙种球蛋白血症引起的呼吸道反复感染将进一步继发间质性肺疾病。约2/3的患者对激素治疗反应较好，相关症状一般可在几周内完全消退。少数患者对单用激素反应欠佳，该类患者在激素的基础上联用环磷酰胺治疗后病情即可迅速缓解。

②苯妥英钠：也可引起间质性肺疾病，1997年首次报道了一名患者在服用苯妥英钠（300mg/d）4周后引起了严重的苯妥英钠过敏综合征，症状主要表现为发热、咳嗽、气促、皮疹，经肺活检被诊断为机化性肺炎。经激素治疗后，症状得以迅速好转。

2. 药源性哮喘　支气管哮喘是一种常见的气道慢性炎症性疾病。这种慢性炎症导致气道高反应性，通常出现广泛多变的可逆性气流受限，引起反复发作性的喘息、气急、胸闷或咳嗽等症状，多数患者可自行缓解或经治疗缓解。最常见的药源性呼吸系统疾病是支气管哮喘。

药源性哮喘是指既往无哮喘史的患者应用某些药物后诱发哮喘，或既往有哮喘史的患者用药后出现哮喘或哮喘加剧。近年来，药源性哮喘不断增多，引起哮喘发作的常见药物包括解热镇痛抗炎剂、抗菌药物、麻醉剂、辅助用药、心血管系统药物、呼吸系统药物、消化系统药物等。症状发作与给药途径、剂量、剂型、用药次数等无直接关联，口服、静脉、雾化、皮下注射等给药途径皆可发病，口服、静脉给药相对于其他给药途径发病率较高，可能与临床最常通过这两种给药途径有关。

（1）药源性哮喘的危险因素：年龄、性别、吸烟史、既往有哮喘及其他慢性肺部基础疾病等因素对药源性哮喘均有一定影响，但并未发现这些危险因素中某一种可作为所有药源性哮喘主要风险因素。

1）年龄：增龄是药源性哮喘的重要易感因素。阿司匹林哮喘主要发生于成人，随着年龄的增长，发病率也相应增加，60岁及以上的发病率是20岁及以下的4倍。

2）性别：女性在某些药物（如阿司匹林）比男性表现出更高的易感性，并且疾病进展更严重。

3）吸烟史：吸烟患者存在慢性气道炎症，易表现出气道高反应性。

4）基础疾病：过敏体质或者有药物过敏史的患者是药源性哮喘的高危人群。既往哮喘病史是药源性哮喘明确的危险因素，哮喘越严重，发生药源性哮喘风险更高。有气道高反应性的患者使用β受体拮抗剂易引起哮喘。有鼻息肉、鼻窦炎的患者容易发生阿司匹林哮喘。

（2）药源性哮喘的发病机制：药物所致哮喘的机制多样，包括气道炎症引起气道高反应性、气道重构机制、免疫和变态反应机制、气道神经-受体调节机制及神经源性炎症。气道炎症反应涉及众多炎症细胞、炎症介质和细胞因子的相互作用；气道重构机制主要与持续存在的气道炎症和反复的气道上皮损伤/修复有关；免疫和变态反应机制主要与IgE抗体介导的Ⅰ型变态反应有关；气道神经-受体调节机制包括肾上腺素能神经-受体失衡、胆碱能神经-受体失衡、非肾上腺素能非胆碱能神经功能失调与神经源性炎症3类。不同药物导致的药源性哮喘机制不同，可由一种机制主导，也可几种机制同时参与其中。

药源性哮喘的病理生理机制是支气管黏膜的充血水肿、平滑肌的痉挛性收缩，使气管支气管的管腔变窄，气道阻力增加，表现为呼气性呼吸困难，病情进一步加重会导致缺氧和二氧化碳潴留，严重时引起血流动力学变化。

（3）药源性哮喘的临床表现：因药物种类不同而表现各异，某些患者的表现相对轻微，但也有致命性哮喘大发作。在有明确用药史的前提下，5～30分钟出现咽部瘙痒、咳嗽、胸闷、气促、端坐呼吸、口唇发绀等，伴呼吸心率加快、双肺布满哮鸣音等，且再次给药后发作时间提前。既往有哮喘史的患者，发作较先前严重，甚至出现哮喘持续状态，个别出现意识丧失、大小便失禁、大汗淋漓、手足冰冷，呈濒死状态。应用原先的平喘药物，治疗效果不明显。

1）实验室检查：血常规嗜酸性粒细胞可增加，约有50%患者血清免疫球蛋白E（IgE）增高，动脉血气分析常表现为过度通气，动脉血二氧化碳分压（$PaCO_2$）下降，PH上升，呼吸性酸中毒，严重发作时有缺氧，PaO_2下降，病情进一步发展可出现气道严重阻塞，$PaCO_2$上升，表现为呼吸性酸中毒。缺氧明显，可合并代谢性酸中毒。

2）胸部X线检查：在哮喘发作时可见双肺透光度增加，呈过度通气状态；缓解期多无明显异常。

3）肺功能检查：发作时呈阻塞性通气功能障碍，1秒钟用力呼气容积（FEV_1）、1秒钟用力呼气容积占用力肺活量比值（FEV_1/FVC）以及最大呼气流速（PEF）均减少。肺容量指标可见用力肺活量减少、残气量及肺总量增加、残气量占肺总量比值增加。

4）支气管舒张试验：用来检测气道可逆性，常用吸入型支气管舒张剂如沙丁胺醇、特布他林等，舒张试验阳性的标准为FEV_1较用药前增加12%以上，且绝对值增加200ml。

（4）诊断与鉴别诊断：药源性哮喘的症状、体征、影像学及实验室检查不具有特异性，与其他原因引起的哮喘或支气管痉挛的患者相同，诊断主要依据以下几点。①典型哮喘的临床表现：发作性喘息、气促、咳嗽，严重时端坐呼吸、口唇发绀，伴呼吸心率加快，呼气相哮鸣音；②排除其他已知原因的喘息；③有明确的相关药物用药史，停药后症状可缓解，再次用药后症状再现；④确诊需要支气管舒张试验阳性或者药物的支气管激发试验阳性。

药源性哮喘需与下列疾病进行鉴别诊断，包括哮喘、慢性阻塞性肺疾病、气管或支气管异物、声带功能障碍、支气管狭窄、肿瘤所致机械性梗阻、喉头水肿、误吸、反流性食管炎、心力衰竭、肺栓塞、过敏性支气管肺曲霉菌病、嗜酸细胞性肉芽肿性多血管炎等。

当患者出现以下情况时应高度怀疑阿司匹林哮喘的可能：①典型的由阿司匹林诱发的呼吸道症状；②伴有慢性鼻窦炎；③反复出现鼻息肉；④需收住ICU病房的严重发作的哮喘。

阿司匹林哮喘确诊需要通过阿司匹林支气管激发试验来进行，支气管激发试验用于测定气道反应性，应在患者的哮喘缓解期进行激发试验。如果患者就诊时 FEV_1 在正常范围内，即 FEV_1 ＞70%预计值且＞1200ml；并且停止使用抗哮喘维持治疗药物24～48小时，无其他禁忌证时，可在有抢救条件的医院谨慎地行支气管激发试验。使用激发剂后，FEV_1 的下降＞20%，即可确定为支气管激发试验阳性。阿司匹林激发试验包括口服、鼻腔、吸入、静脉途径几种方式。

口服阿司匹林激发试验方法是3天口服阿司匹林法，具体步骤如下。

第1天给患者口服3次安慰剂，每次间隔3小时（如上午8：00、上午11：00、下午2：00），每次服药后1小时进行1次肺功能，并记录喘息、胸闷、哮鸣音、流鼻涕、结膜充血等可能症状，对于 FEV_1 变化不超过15%以上者方可进入第2天的试验。

第2天阿司匹林的口服剂量从30mg开始，按以下顺序进行。上午8：00口服阿司匹林30mg，上午11：00口服阿司匹林60mg，下午2：00口服阿司匹林100mg。

第3天上午8：00口服阿司匹林150mg，上午11：00口服阿司匹林325mg，下午2：00口服阿司匹林650mg。在上述过程中 FEV_1 下降＞20%，即可确定为支气管激发试验阳性，若最后650mg后仍未出现 FEV_1 下降＞20%，则视为支气管激发试验阴性。

鼻腔激发试验是给每个鼻孔8mg赖氨酸阿司匹林（总剂量16mg），给药后2～3小时每10分钟进行1次鼻腔测压检查，至少2次检查测得的单侧或双侧鼻气流相比基线下降超过40%，并伴有临床症状超过30分钟，可视为阳性反应。

吸入激发试验是给予患者生理盐水，如果 FEV_1 下降＜10%，则每30分钟赖氨酸阿司匹林，浓度逐渐增加，每剂吸入给药后10分钟、20分钟和30分钟各进行1次肺活量测试，相比基线FEV_1，下降＞20%或出现明显的支气管外症状可视为阳性反应。最大累积剂量达到182mg仍未出现FEV_1下降＞20%，则视为激发试验阴性。

（5）治疗

治疗原则：无论是何种药物引起的药源性哮喘，最重要的是首先立即避免接触和停用引起哮喘发作的药物或化学物质。

保持呼吸道通畅，吸氧，同时根据病情选用合适的支气管扩张剂和（或）抗组胺药进行平喘、抗过敏、抗炎及其他对症治疗，一般初发的药源性哮喘可逐渐缓解。症状严重需立即建立静脉通路，并予静脉糖皮质激素治疗。糖皮质激素具有抑制气道炎症反应、黏膜分泌及活性介质释放的作用，通过降低支气管的反应性来减少支气管痉挛发生或减轻其症状。哮喘发作呈持续状态时，宜保持卧位且不宜过多移动，避免加重缺氧窒息。对于哮喘持续不能缓解甚至出现CO_2潴留、意识障碍者，应当给予气管插管并有创机械通气治疗。

哮喘的药物分为控制类药物和缓解类药物：①控制类药物，即需要每天使用并长时间维持应用的药物，主要通过其抗炎作用使哮喘患者维持在临床控制状态，包括吸入性糖皮质激素（ICS）、ICS/长效β受体激动剂（ICS/LABA）、全身性激素、白三烯调节剂（LTRA）、缓释茶碱、抗IgE抗体。②缓解类药物，急性发作时可按需使用，主要通过迅速解除支气管痉挛从而缓解患者哮喘症状，包括速效吸入和短效口服β受体激动剂（SABA）、ICS/福莫特罗、全身性激素、吸入型抗胆碱能药物、短效茶碱。

不同药物引起的哮喘有不同的用药选择。基于阿司匹林哮喘的发生机制，白三烯调节剂孟鲁司特钠及5-脂氧合酶抑制剂（如齐留通）可用于治疗。吸入型抗胆碱药异丙托溴铵对β受体拮抗剂引起的支气管哮喘有效，为治疗β受体拮抗剂引起的支气管痉挛的首选，其他可逆转β受体拮抗剂引起支气管痉挛的药物包括ICS/福莫特罗、全身性激素、短效茶碱。

（6）预防

1）医务人员需熟悉常见的呼吸系统药物不良反应和药源性肺疾病，了解患者既往病史及过敏史，重点关注既往有哮喘病史或过敏体质的药源性哮喘高风险患者和高风险致病药物。

2）既往有阿司匹林哮喘史者应禁用阿司匹林、含有阿司匹林的复方制剂，以及相关的其他解热镇痛抗炎药。可使用选择性镇痛药物替代，如对乙酰氨基酚、双水杨酯、倾向性COX-2抑制剂美洛昔康和特异性COX-2抑制剂塞来昔布。对乙酰氨基酚和双水杨酯是弱COX-2抑制剂，通常只有服用大剂量时才会出现反应。

阿司匹林哮喘患者不得不使用阿司匹林和含有阿司匹林的复方制剂或解热镇痛抗炎药的另一种选择是阿司匹林脱敏疗法。患者每间隔一定时间依次服用剂量逐渐提高的阿司匹林水溶液以消除其不良反应，脱敏期间可预防性或在出现过敏症状时服用抗组胺药、白三烯调节剂或糖皮质激素，患者完成脱敏治疗后每日可安全服用阿司匹林或其他解热镇痛抗炎药，如果漏服药物超过48小时则需再次脱敏。

既往有青霉素类或头孢菌素类等药物诱发哮喘的患者，应避免再次使用同类药物。

对于有心脏基础病不得不使用β受体拮抗剂的患者，应选择对$β_1$受体有高选择性的β受体拮抗剂如比索洛尔、阿替洛尔，并从最低剂量开始缓慢逐渐增量使用。尽管高选择性的β受体拮抗剂引起哮喘或支气管痉挛的发生率比低选择性的β受体拮抗剂低，但重度哮喘患者两者都禁用，轻度哮喘患者可以酌情谨慎使用。

3）雾化吸入疗法时应注意：不选用对呼吸道有刺激性或者有过敏性的药物，静脉药物不宜雾化吸入；开始吸入时雾化吸入量不宜调至最大，吸入不宜过快过猛，应逐步提高雾化吸入量和速度；吸入时间不宜过长，防止水分吸入过多；哮喘患者禁用超声雾化。

（7）药源性哮喘的高风险致病药物

1）解热镇痛抗炎药：阿司匹林是临床最易诱发药源性哮喘和支气管痉挛的药物之一，早在1902年就报道了第一例阿司匹林哮喘。有统计显示，临床诊断为哮喘的患者中，阿司匹林哮喘占2.4%～20%。阿司匹林和部分不同结构的解热镇痛抗炎药（如吲哚美辛、布洛芬、保泰松、萘普生、吡罗昔康、双氯芬酸、甲芬那酸、氟芬那酸、氨基比林）在引起药源性哮喘方面存在交叉过敏性，因此解热镇痛抗炎药所诱发的哮喘也包含在内。阿司匹林哮喘的特征是进行性的气道炎症和高反应性。阿司匹林只是引起急性反应的"触发器"，气道炎症和高反应性并不依赖于阿司匹林的暴露。

阿司匹林哮喘最典型的临床表现为阿司匹林三联征，即阿司匹林不耐受引起的特异性反应、鼻息肉和支气管哮喘，其中哮喘伴发症状主要表现为流鼻涕、结膜充血，偶有脸部和颈部潮红、荨麻疹、眶周水肿等。严重者可出现端坐呼吸，大汗、说话不成句，甚至出现短暂性呼吸停止的哮喘危象，比一般哮喘发展迅速且预后不良，可能威胁生命。敏感患者可在服用阿司匹林及其他解热镇痛抗炎药后数分钟至数小时（一般为0.5～3小时）出现以上症状中的一种或多种。

阿司匹林哮喘的发生机制尚未完全明确。目前认为阿司匹林和其他解热镇痛抗炎药通过抑制环氧化酶（COX）活性，使花生四烯酸经白三烯代谢途径增强。COX有3种异构体，分别为COX-1、COX-2和COX-3。COX-1在大多数组织中表达，生成具有生理活性的保护性抗炎前列腺素；COX-2通过炎症介质诱导过敏反应生成引起疼痛和发热的病理性促炎前列腺素；COX-3是COX-1的异构体，功能尚不清楚。长期研究显示，气道炎症细胞的COX将花生四烯酸代谢为病理性促炎介质前列腺素D2（PGD2）前列腺素F2a（PGF2a）和血栓素A2（TXA2），而气道上皮及平滑肌细胞的COX将花生四烯酸代谢为保护性抗炎介质前列腺素E2（PGE2）。促炎介质使支气管收缩和痉挛，抗炎介质使支气管松弛。在正常情况下，两者处于平衡状态，不会引起哮喘发作。使用阿司匹林和其他解热镇痛抗炎药将减少COX-1代谢产物如PGE2，而通常PGE2可以减少白三烯的生物合成。患者吸入或口服PGE2及其类似物可以避免阿司匹林导致的支气管痉挛，阿司匹林哮喘患者的PGD2和PGF2a血浆浓度比阿司匹林耐受的哮喘患者更高，而PGE2和血栓素B（TXB2）血浆浓度更低。另外，阿司匹林哮喘患者脂氧素的合成可能减少，脂氧素A4能减轻白三烯C4导致的支气管狭窄，而阿司匹林的抗炎作用可能与其生成的脂氧素有关。被阿司匹林抑制时，COX-2能生成1β-羟基二十碳四烯酸，后者进一步转化为脂氧素差向异构体，这种选择性的COX-2调控功能可能和脂氧素与PGE2合成的减少有关。因此PGE2与脂氧素合成的减少及白三烯生物合成的增多，可能导致此类患者的支气管痉挛。所以阿司匹林哮喘的发病机制似乎与类花生酸（类二十烷酸）类介质的促炎和抗炎作用相互之间的失衡有关。

简而言之，阿司匹林哮喘的发病机制可能与阿司匹林抑制呼吸道花生四烯酸的COX代谢途径，减少PGE2（松弛支气管平滑肌）的合成，同时增强花生四烯酸的脂氧酶代谢途径，产生过多的白三烯（收缩支气管平滑肌），导致高敏感性个体的呼吸道内前列腺素和白三烯之间的平衡失调有关，从而导致支气管痉挛，诱发哮喘。

2）抗感染药物

①青霉素类：如青霉素钠、氨苄西林、哌拉西林等，是临床导致药源性哮喘常见药物之一，常伴发皮疹、瘙痒、血管神经性水肿，严重可致低血压及过敏性休克。气道痉挛和呼吸困难的发生率为1/10 000 ～ 1/1000。青霉素类诱发哮喘的机制为过敏反应，主要与抗原-抗体反应和多种炎症细胞、炎症介质和细胞因子参与有关。抗原激发后的哮喘分为速发型哮喘反应和迟发型哮喘反应或两者兼具。速发型哮喘反应几乎在接触变应原的同时立即发生反应，多于10分钟内发生，15 ～ 30分钟达高峰，2 ～ 3小时后逐渐恢复正常，除了气道平滑肌收缩引起气道狭窄和哮喘发作外，可同时有炎症反应的临床表现。迟发型哮喘反应常在接触变应原后数小时发病，持续时间长，甚至可达数天，且临床症状较重，常呈持续性、顽固性哮喘表现，严重的气道过敏性炎症和气道高反应性很难恢复，肺功能损害严重而持久。速发型哮喘反应主要以支气管平滑肌痉挛为特征，炎症反应相对较轻；迟发型哮喘反应则以各种炎症反应为特征，如支气管纤毛上皮脱落、上皮组织内神经末梢暴露、炎症细胞（如嗜酸性粒细胞、中性粒细胞、淋巴细胞、

肺泡巨噬细胞等）浸润、黏膜水肿、黏液腺分泌增加、黏膜下血管扩张和渗出、组织水肿等。青霉素类之间存在交叉过敏反应，对某种青霉素过敏的患者很可能也对其他青霉素类药物过敏，尤其是在既往有哮喘或其他过敏性疾病和过敏体质的患者中容易发生。

②头孢菌素类：研究显示青霉素类与头孢菌素类存在交叉过敏反应，发生交叉过敏的反应率为18%～20%。头孢菌素类（如头孢呋辛、头孢哌酮、头孢曲松、头孢噻肟、头孢吡肟、头孢美唑等）导致药源性支气管痉挛和哮喘的作用机制与青霉素类相似。头孢菌素或其降解产物与组织蛋白结合后获得免疫原性，可刺激机体产生特异性抗体与靶细胞结合，使机体呈致敏状态，当再次接触此类抗原与免疫球蛋白（IgG）结合导致肥大细胞或粒细胞脱颗粒，释放内源性活性物质（如组胺、缓激肽、5-羟色胺、前列腺素、白三烯等），引起支气管反应性增高，平滑肌收缩而导致支气管痉挛。

③喹诺酮类：如环丙沙星、左氧氟沙星、莫西沙星等均可导致药源性哮喘，临床表现为突发胸闷、气喘、痰多、口唇发绀、双肺布满哮鸣音等症状。这可能与喹诺酮类偶有促使组胺释放作用有关。组胺是Ⅰ型变态反应中产生的主要活性物质之一，可使支气管平滑肌收缩，支气管黏膜充血水肿，腺体分泌增多，从而导致哮喘。

④其他抗感染药物：大环内酯类（红霉素、阿奇霉素等）、氨基糖苷类（阿米卡星、依替米星、庆大霉素等）、磷霉素、四环素类（多西环素、米诺环素等）、糖肽类和多黏菌素类（替考拉宁、万古霉素、多黏菌素B等）、克林霉素、磺胺类、抗真菌药（两性霉素B）、抗病毒药（阿昔洛韦、利巴韦林等）、抗结核药（利福平、异烟肼、乙胺丁醇等）均有报道可导致胸闷、气喘、气促、口唇发绀、双肺哮鸣音等临床症状。

3）心血管系统药物

①β受体拮抗剂：目前国内常用的有阿替洛尔、比索洛尔、美托洛尔等。β受体在心脏、肺、骨骼肌均有分布，β_1受体主要分布在心脏，β_2受体主要分布在肺部和支气管。对于健康人群，使用β受体拮抗剂不会导致支气管痉挛，但对于哮喘或慢性阻塞性肺疾病患者，这类药物可干扰内源性儿茶酚胺和肾上腺素对支气管平滑肌的舒张作用，使患者支气管收缩，导致进一步支气管痉挛和气道狭窄，引起哮喘或加重原有呼吸困难，重者可引起猝死。发生情况个体差异大，有些患者小剂量应用即可诱发严重哮喘；有些患者较大剂量应用时才产生症状；有些患者仅有气道阻力增加、肺功能降低而无临床症状；有些患者则无任何反应。这主要取决于两方面因素：一是β受体拮抗剂的选择性，只有对β_2受体有活性的药物才引起支气管痉挛；二是机体的气道反应性、基础肺功能状态及内在交感活性。因此，对β_1受体具有高度选择性的药物如阿替洛尔、比索洛尔在理论上是安全

的。美托洛尔也对β_1受体具有较高选择性，但大剂量时对β_2受体也有作用。对心脏β受体选择性较差的普萘洛尔可能激发支气管痉挛，目前临床上已经很少使用。哮喘或慢性阻塞性肺疾病患者应尽量避免使用β受体拮抗剂，不得不使用的患者可以选择阿替洛尔或者比索洛尔，因其具有β_1受体高度选择性，使用时从小剂量开始应用，并注意监测不良反应。β受体拮抗剂通过眼部给药也可能导致支气管痉挛，其通过眼部局部给药进入鼻泪管，被鼻黏膜吸收，绕过首关效应，0.5%噻吗洛尔滴眼液2滴与口服噻吗洛尔10mg的血清浓度相近，因此眼科局部外用β受体拮抗剂时，哮喘或慢阻肺患者也应严密监测支气管痉挛的可能。

②血管紧张素转化酶抑制剂（ACEI）：目前国内常用有卡托普利、依那普利、贝那普利、培哚普利、雷米普利等。普通人群ACEI导致咳嗽的发病率为10%～20%，服用ACEI的高血压患者中10%～30%可能发生咳嗽，2.6%可能发生哮喘。ACEI所致咳嗽占慢性咳嗽病因的1%～3%。ACEI所致咳嗽可能在服用首剂后数小时内出现，也可能在初始治疗后1年才出现，但多于1周内发生。主要症状有咽喉发痒感、口干、咽痛、声音嘶哑、无痰或少痰的阵发性或持续性刺激性咳嗽，也可能引起呕吐、睡眠障碍和压力性尿失禁，夜间和患者仰卧位时咳嗽可加重。出现咳嗽与用药剂量无关，而与敏感体质有关，肺功能一般不受影响，胸部X线检查或CT检查无器质性病变。通常在停止服用ACEI的1周内咳嗽可以得到缓解，但有些患者可能需要1～3个月才会明显减轻或消失，再次服用同种或其他ACEI，咳嗽通常会复现。

③血管紧张素受体拮抗剂（ARB）：导致咳嗽和支气管痉挛的发生率较低，经常用于ACEI导致咳嗽的患者。

ACEI所致咳嗽的机制尚未不明确，一般认为与炎症介质、气道反应性及基因多态性有关。血管紧张素转化酶在促进血管紧张素Ⅰ向血管紧张素Ⅱ转化的同时也参与缓激肽、P物质、神经激肽等炎症介质的分解，因此认为ACEI所致咳嗽可能与这些炎症介质在肺部的蓄积致浓度升高，增强咳嗽反射有关。缓激肽和P物质激活肥大细胞，释放炎症介质。此外，缓激肽也是血管扩张剂，可以提高血管通透性。吸入性缓激肽引起支气管痉挛，可能与缓激肽介导的血栓素A2（TX2）、前列腺素-12（PGI-2）和PGE2合成增加有关，而这些物质不仅可以迅速激活传入神经通路上的受体，刺激咳嗽反射，还直接激活参与咳嗽反射的无髓鞘感觉神经纤维。P物质作为传入神经元的神经递质，其蓄积可能导致支气管狭窄，也参与ACEI所致的咳嗽。

缓激肽与咳嗽的发生有关，给服药后咳嗽组患者进行缓激肽皮内注射试验，出现的皮下硬结较不咳嗽组明显增大，并可诱发不咳嗽组患者咳嗽。P物质与咳嗽的关系尚不确定，一项研究显示，咳嗽组患者的痰液中P物质水平比不咳嗽组明显升高，但有的研究又发现两组患者并无显著差异，所以P物质与咳嗽的关系还需要进一步研究。

文献报道，ACE的基因多态性也与ACEI所致咳嗽具有相关性。纯合子缺失型患者发生咳嗽的概率明显高于纯合子插入型患者。另外，缓激肽β_2受体基因第一外显子的缺陷可能与咳嗽有关，TT基因型在ACEI所致咳嗽患者中比无咳嗽者显著增高。

4）麻醉药及麻醉辅助用药

①全身麻醉药：作用于中枢神经系统，使机体功能受到广泛抑制，引起意识、感觉和反射消失及骨骼肌松弛。氯胺酮、丙泊酚等静脉注射给药，一般适用于吸入性麻醉的诱导和复合全身麻醉。麻醉期间支气管痉挛发生率为0.6%～0.8%，尤其是气道高反应性患者易发，可为一过性，表现为支气管平滑肌痉挛性收缩、气道阻力骤增、呼气性呼吸困难，也可导致严重后果，表现为二氧化碳蓄积、低氧血症甚至心搏骤停。有文献报道静脉注射氯胺酮后可立即发生哮喘、肢端和口唇发绀。术后以1∶1000氯胺酮做皮试，结果为阳性。其发生机制与组胺等介质的释放或特异性抗体的形成有关。丙泊酚本身可直接舒张支气管平滑肌，降低气道阻力，改善通气作用，但其中辅料成分含有的大豆油、卵磷脂等可使过敏性疾病患者气道阻力增加，导致支气管痉挛。

②局部麻醉药：利多卡因主要用于阻滞麻醉、硬膜外麻醉和室性心律失常，本身具有较强的抑制反射性支气管痉挛的作用，用于气管内喷雾可减少或降低气管插管反应。但利多卡因在局部注射反而可发生喘息、胸闷、口唇发绀的少见表现。

③肌松药：作用于神经肌肉接头处，使骨骼肌完全松弛以便进行外科手术，主要分为去极化型肌松药和非去极化型肌松药。无论是去极化型（氯化琥珀胆碱）还是非去极化型（泮库溴铵、维库溴铵、罗库溴铵、哌库溴铵、米库氯铵等）均可引起气道阻塞或痉挛。50%的患者对不同的肌松药存在交叉过敏性。女性、有特应性变态反应和哮喘史的患者、既往麻醉期间出现过并发症的患者易发。肝、肾功能损害者对肌松药呈特殊的敏感性。肌松药引起支气管痉挛的机制仍未有定论，主要有两种可能：一是肌松药本身不释放组胺，但可抑制组胺*N*-甲基转换酶，影响组胺分解代谢，引起组胺样反应；二是与具有肌肉松弛潜在效应的药物可引起呼吸肌麻痹有关。既往麻醉期间曾发生过敏的患者应查清原因，再次使用同种药品时应做皮试。

④镇痛药：吗啡由非胃肠道给药途径可引起支气管痉挛，研究显示皮下注射时能释放组胺，兴奋支气管平滑肌，导致支气管痉挛。哌替啶或二氢埃托啡静脉注射或肌内注射也可引起气管哮喘。

5）其他

①碘造影剂：碘造影剂是为增强影像观察效果而注射进入到人体组织器官

的化学制品，目前在国内常用的有碘海醇、碘佛醇、碘帕醇、碘克沙醇、碘化油等。碘造影剂可导致支气管痉挛或气道阻塞，通常作为全身性过敏反应的一部分，据统计发生率约为12%，非哮喘患者发生率为4%，在过敏体质患者中更易发生，有哮喘病史患者发生率可达15%。一般给药后4～5分钟哮喘或支气管痉挛发作，30分钟左右可恢复，与炎症介质释放时间一致。

②药用辅料：也能导致敏感个体发生典型的过敏性支气管痉挛，包括苯甲酸盐类、苯基汞盐类、对羟基苯甲酸酯类、亚硫酸盐类、苯扎氯铵和乙二胺四乙酸（EDTA）等。药用辅料引起的过敏反应几乎都发生于既往有哮喘史的患者。

③酒石酸/柠檬黄：于1967年被发现可引起支气管哮喘。但一项双盲、安慰剂对照的肺功能试验研究发现对柠檬黄过敏的患者较少。部分对阿司匹林过敏的患者与柠檬黄存在交叉过敏性。

④定量吸入支气管扩张剂的气雾剂和喷雾剂：引起反常支气管痉挛的报道非常少见，原因仍未知，多数认为可能与抛射剂、防腐剂和其他添加剂有关。添加剂为惰性成分，包括氟氯烃类、山梨糖醇三油酸酯、油酸、卵磷脂、亚硫酸盐、EDTA等。哮喘患者使用定量吸入安慰剂的气雾剂（仅含惰性成分），其支气管痉挛的发生率最高可达6.9%。而使用添加活性药物的气雾剂，支气管痉挛发生率下降至1.55%～4%。吸入给药导致的矛盾性支气管治疗反应还可能由其他机制引起，包括吸入方法不当导致湍流、吸入给药时吸气过深、高渗或酸性雾化吸入溶液。

⑤抗肿瘤药物：环磷酰胺、甲氨蝶呤、丝裂霉素、铂类（顺铂、卡铂）、长春碱类等均有个案报道可引起支气管痉挛和呼吸困难，尤其是丝裂霉素与长春碱类合用时更易发生。

3.药源性肺血栓栓塞症　肺血栓栓塞症是指肺外的血栓栓子经静脉系统回流到右心，在肺动脉中堵塞而引起的以肺循环障碍为基础的一系列临床病理生理综合征。急性肺血栓栓塞导致肺动脉管腔阻塞，血流减少或中断，引起不同程度的血流动力学和气体交换障碍。轻者几乎无任何症状，重者因肺血管阻力突然增加，肺动脉压升高，压力超负荷导致急性右心室衰竭，可导致死亡。血栓栓子多源于外周的深静脉血栓，以下肢静脉血栓多见。

肺血栓栓塞症在世界范围内发病率和病死率都很高，临床上漏诊及误诊情况严重。国外尸解资料表明，肺栓塞的总发生率为5%～14%，老年人中可达25%，心脏病患者中高达30%～50%。引起肺血栓栓塞症的原因很多，药物引起的肺血栓栓塞症称为药源性肺血栓栓塞症。

（1）药源性肺血栓栓塞症的危险因素：任何可以导致静脉血液淤滞、静脉内皮损伤和血液高凝状态的因素都是肺血栓栓塞症的危险因素。这些因素单独存在或者相互作用，对于深静脉血栓和肺血栓栓塞症的发生具有非常重要的意义。

药源性肺血栓栓塞症的危险因素包括原发性和继发性两大类。

1）原发性危险因素：由遗传变异引起，包括凝血、抗凝、纤溶在内的各种遗传缺陷、抗凝血酶缺乏、先天性异常纤维蛋白原血症、血栓调节因子异常、高同型半胱氨酸血症、抗心脂抗体综合征、纤溶酶原激活物抑制因子过量、纤溶酶原缺乏、纤溶酶原不良血症、蛋白S缺乏、蛋白C缺乏等。

2）继发性危险因素：由后天获得的多种病理生理异常所引起，包括骨折、创伤、手术、激素替代治疗、恶性肿瘤和抗磷脂综合征等，其他重要的危险因素还包括高龄、心脏基础病、神经系统病变或脑卒中后的肢体瘫痪、长期卧床、制动等。

（2）药源性肺血栓栓塞症的发病机制：导致血栓形成的三要素是血液高凝状态、血管内膜损伤和血流淤滞。任何药物导致其中某一因素形成，容易引起血栓形成，即导致药源性肺血栓栓塞症。

1）血液高凝状态：一般由血液成分改变引起，如人工雌激素及其雌激素受体拮抗剂可增加纤维蛋白原、凝血酶原，以及凝血因子Ⅶ浓度、凝血因子Ⅷ浓度、凝血因子X浓度和活性增加；肝素可与血小板因子4发生一系列抗原-抗体反应导致血小板微颗粒的释放；使用华法林初期会导致抗凝血蛋白C、抗凝血蛋白S的水平下降等。

2）血管内膜损伤：许多抗肿瘤药物可对血管内皮细胞产生破坏作用，如沙利度胺使内皮细胞层处于血管内皮生长因子饥饿状态，无法从损伤恢复，从而促使血小板黏附、血栓形成。

3）血流淤滞：如孕激素能增加静脉容积和扩张性，降低血流量。

（3）临床特征

1）临床表现：药源性肺血栓栓塞症的临床表现无特异性，呼吸困难、胸痛、咯血、心动过速是最常见的症状和体征，在所有患者中均单独或并存。肺栓塞受累的动脉数目、栓塞程度、有无造成肺组织坏死决定了患者的病情。只有少部分患者表现为典型的呼吸困难、胸痛、咯血三联征。如果患者表现为极度呼吸困难时并存晕厥或休克，多提示大块肺栓塞导致肺梗死的存在。大约1/3老年患者有胸膜渗出，通常是单侧的。栓子源于下肢可见相应下肢肿胀。不少老年肺栓塞患者的临床表现是非特异性症状，包括持续低热、精神状态变化、无呼吸道症状或类似呼吸道感染表现。老年人对症状的反应常迟钝，可能是导致老年人肺血栓栓塞症误诊漏诊率高的原因。

2）实验室检查：D-二聚体是血栓形成的良好标记物，以＞500μg/L作为诊断阈值，其判断肺栓塞的敏感性为95%～98%，但特异性高低，D-二聚体阴性对排除诊断有较大价值。动脉血气常表现为低氧血症、低碳酸血症和肺泡-动脉血氧分压差增大。心肌标记物包括肌钙蛋白I（cTNI）及肌钙蛋白T（cTNT），以及

N-末端脑钠肽前体（NT-proBNP）是否增高是区分中高危和中低危肺血栓栓塞症的指标。

3）胸部X线：常规胸部X线检查常不能确定诊断，约10%肺栓塞的患者有阳性表现，但缺乏特异性。主要表现为区域性肺血管纹理纤细、心脏扩大、肺动脉高压、胸腔积液、间质水肿、肺不张、肺浸润性改变、半侧膈升高。

4）超声心动图：异常表现为右心室扩大、肺动脉高压、室壁运动障碍、室间隔向左心室移位。

肺血栓栓塞症的确诊检查包括肺动脉增强CT（CTPA）、核素肺通气/灌注（V/Q）显像、肺动脉磁共振、肺动脉造影。

（4）诊断与鉴别诊断

1）诊断：药源性肺血栓栓塞症诊断的关键是提高诊断意识，对有疑似表现、特别是高危人群中出现疑似表现者，应积极安排检查。诊断程序包括三个步骤：①根据临床情况疑诊肺血栓栓塞症；②对疑诊病例，合理安排进一步检查，以明确诊断；③病因诊断，排除其他可能引起肺血栓栓塞症的原因，结合用药史，确定药源性肺血栓栓塞症的诊断。

2）鉴别诊断：与非药源性肺血栓栓塞症的鉴别，以及其他类似症状的疾病如肺炎、冠心病及急性心肌梗死、主动脉夹层、急性左心衰竭、气胸等。

（5）治疗与预防

1）治疗原则：及时去除病因，停用可疑药物，后续治疗和普通肺血栓栓塞症一致。

2）一般支持治疗：严密监测呼吸、心率、血压、心电图及血气的变化，并给予积极的呼吸与循环支持；对于高危患者，如合并低氧血症，应使用经鼻导管或面罩吸氧，必要时可采用无创机械通气或经气管插管行机械通气；合并休克或低血压的患者，给予血管活性药物维持有效的血流动力学。

3）药物治疗：①抗凝治疗。一旦明确急性肺血栓栓塞症，宜尽早启动抗凝治疗。目前应用的抗凝药物主要分为胃肠外抗凝药物和口服抗凝药物。胃肠外抗凝药物主要包括普通肝素、低分子肝素、磺达肝癸钠、阿加曲班、比伐卢定。口服抗凝药物主要包括华法林及新型口服抗凝血药（利伐沙班、达比加群等）。②溶栓治疗。急性高危肺血栓栓塞症，如无溶栓禁忌，推荐溶栓治疗。急性中高危肺血栓栓塞症，建议先给予抗凝治疗，并密切观察病情变化，一旦出现临床恶化，且无溶栓禁忌，建议给予溶栓治疗。中低危及低危患者不建议溶栓治疗。常用的溶栓药物有尿激酶、链激酶和重组组织型纤溶酶原激活剂。＞75岁以上老年患者，是溶栓治疗的相对禁忌证。

4）急性肺血栓栓塞症的介入治疗：包括经导管碎解和抽吸血栓，或同时进行局部小剂量溶栓。对于有抗凝禁忌的急性患者，为防止下肢深静脉血栓再次脱落阻塞肺动脉，可考虑放置下腔静脉滤器。

5）急性肺血栓栓塞症的手术治疗：适用于急性高危患者，如存在溶栓禁忌、溶栓治疗或介入治疗失败、其他内科治疗无效，在具备外科专业技术和条件的情况下，可考虑行肺动脉血栓切除术。

6）预防：掌握和了解可能引起药源性肺血栓栓塞症的高风险药物，严格掌握用药适应证，权衡用药获益与风险，尽量避免使用该种药物；用药期间多饮水、加强活动，穿弹力袜；高危人群应加强物理预防，在弹力袜的基础上可给予加压式充气泵；酌情给予低分子肝素药物预防；一旦出现肺血栓栓塞症疑似症状及表现，应当尽快完善检查明确诊断，及时干预处理。

（6）药源性肺血栓栓塞症的高风险致病药物

1）激素替代治疗：绝经后的激素替代治疗指以雌激素为基础的、添加或不添加孕激素的药物治疗，用于控制更年期综合征潮热、出汗等症状。因循证医学依据显示单雌激素疗法会增加子宫内膜癌风险，所以目前的制剂包含雌、孕两种激素，单雌激素疗法一般只用于子宫切除术后的女性。使用激素替代治疗的女性比不使用者发生静脉血栓的风险高2～5倍。在治疗的第一年，静脉血栓发生的风险最高。雌孕激素复合制剂相对于单雌激素制剂引起静脉血栓的风险更高。雌激素的用量越高，风险越高。

2）抗肿瘤药：恶性肿瘤本身就是深静脉血栓或肺血栓栓塞症强有力的危险因素之一，涉及的肿瘤包括胰腺癌、胃癌和食管癌、肺癌和脑癌等。这与其自身高凝状态有关。恶性肿瘤患者多有凝血机制异常，表现为纤维蛋白降解产物增高、血小板增多、血小板聚集功能亢进、纤维蛋白溶解低下和高纤维蛋白原血症等。据统计，与普通人相比，肿瘤患者罹患深静脉栓塞风险是4～7.5倍。另一项关于转移性乳腺癌的统计发现，在多种药物联合治疗（环磷酰胺、甲氨蝶呤、氟尿嘧啶、长春新碱和泼尼松）的患者中，有17.6%在治疗时发生血栓，而非治疗组是2%。可见除了疾病本身，药物也起到了促进静脉血栓形成的作用，以下分类列举。

①顺铂：早在1978年被FDA批准用于睾丸和卵巢肿瘤治疗后不久，人们就注意到含顺铂治疗方案所增加的血管毒性和血栓事件。在一项随机试验中，ECF组（表柔比星-顺铂-氟尿嘧啶）治疗期间发生血栓事件的比例是15.1%，而EOX组（表柔比星-奥沙利铂-氟尿嘧啶）则为7.6%。顺铂导致高凝的确切机制至今未明，有学者推测可能与升高血管假性血友病因子有关。

②门冬酰胺酶：参与成人急性淋巴细胞白血病的诱导治疗，发现可引发血栓或出血的不良反应。尽管典型的门冬酰胺酶所致血栓表现为颅内静脉窦血栓，以及肢体末端静脉血栓，但它与凝血途径的关键蛋白耗尽相关，有研究显示，治疗开始后蛋白C和蛋白S显著下降，严重影响了纤溶酶原和抗凝血酶的合成，因此

也可能导致肺栓塞，需警惕。

③他莫昔芬与雷洛昔芬：一项为高危患者预防乳腺癌的研究中，他莫昔芬组肺栓塞的发生率是0.75/（1000人·年），而安慰剂组0.25/（1000人·年）。另一项研究中，绝经前女性同时接受他莫昔芬和化疗将升高静脉血栓的风险，与单独使用化疗的女性相比分别为2.8%和0.8%。雷洛昔芬与他莫昔芬同属雌激素拮抗剂，但不用于肿瘤而用于绝经后女性骨质疏松症的预防，而在诱发静脉血栓的表现上与他莫昔芬类似。雷洛昔芬所致深静脉血栓形成和肺栓塞病例发生于用药后数天至8个月，大多数发生于用药几个月以后，有患者因血栓导致死亡。应特别注意服用含有雷洛昔芬的雌激素复合物增加静脉血栓栓塞的危险性。

④沙利度胺：人们发现这种用于肿瘤患者的免疫调节剂单独使用时并不会增加静脉血栓的比例，而和其他药物联合应用时才提升静脉血栓的发生率，如和蒽环类或糖皮质激素合用时。第二代药物来那度胺也具有相似的特性，而泊马度胺则缺乏数据。沙利度胺类药物致血栓的机制尚未明了，有学者认为它使内皮细胞层处于血管内皮生长因子饥饿状态，无法从损伤恢复，从而促使血小板黏附、血栓形成，也有学者认为这与它增加了蛋白酶激活受体1的表达有关，还有学者发现与它能够导致糖蛋白Ⅰb/Ⅱa的构型改变有关。

⑤博来霉素：该药也具有血管毒性，对内皮细胞的增长抑制和诱导细胞凋亡具有剂量依赖性的作用，同时会导致动静脉血栓。

3）抗精神病药物：20世纪90年代后期，研究发现，当前使用氯氮平的患者比曾经使用者发生肺栓塞的死亡率增加。之后有关氯氮平和静脉血栓有关的报道和研究不断出现。有大型对照试验发现使用第一代抗精神病药物（氯丙嗪、硫利达嗪、氟哌啶醇、奋乃静、舒必利）的患者发生静脉血栓的风险是非使用者的7倍，静脉栓塞事件大多出现在治疗开始前3个月。特别值得警惕的是氯氮平和第一代低效能抗精神病药（氯丙嗪、硫利达嗪），而风险较小的药物是奥氮平、利培酮和第一代高效能抗精神病药（氟哌啶醇），其他第二代抗精神病药（如喹硫平、阿立哌唑、齐拉西酮）只有个案报道或缺乏数据。

目前没有任何单独机制能够完整解释使用抗精神病药物相关的静脉栓塞风险。有学者提出，相关致病因素有抗精神病药引发的镇静作用、肥胖、抗磷脂抗体升高、血小板凝聚增加、高同型半胱氨酸血症和高催乳素血症。同时患者本身的精神紊乱状态和被物理束缚也是造成静脉血栓的原因之一，因此很难将疾病因素和药物因素剥离开来。

4）解热镇痛抗炎药：不同的解热镇痛抗炎药对环氧化酶（COX）两种构型的亲和性各不相同，选择性COX-2抑制剂有罗非昔布、塞来昔布、帕瑞昔布、依托考昔等，其中罗非昔布因可增加心血管事件而于2004年退市。

据文献报道，解热镇痛抗炎药相关肺栓塞的相对危险度是2.39，并在用药中的前30天内风险最高，呈剂量相关性，高剂量人群更易发生。另有荟萃分析，解热镇痛抗炎药相关静脉血栓风险与非使用者相比升高了1.8倍，其中使用选择性COX-2抑制剂的患者，风险则升高到1.99倍。鉴于解热镇痛抗炎药的使用非常广泛，而且部分品种为非处方药，这些数据对公众健康可能有一定意义。

选择性COX-2抑制剂可影响血栓素A2（TXA2）和前列环素的平衡，前列环素能够抑制血小板聚集，血管平滑肌细胞增殖，血管收缩，并且前列腺素还能刺激人类平滑肌细胞内的凝血调节蛋白的表达，该蛋白能够有力抑制血液凝固。而选择性COX-2抑制剂阻止前列环素的合成，导致血栓形成倾向。同时，阿司匹林是COX-1的不可逆抑制剂，可用于预防静脉血栓，进一步为选择性COX-2抑制剂可能导致血栓提供证据。但是，至今尚无法确定解热镇痛抗炎药是否直接导致静脉血栓及其确切机制。

5）糖皮质激素：与血栓的关系早被发现，如库欣综合征的患者具有相对高的肺栓塞发生率。近来的研究显示，使用糖皮质激素的患者（包含肿瘤患者）深静脉血栓或肺血栓栓塞症的相对发病风险为2.31。从机制上来说，糖皮质激素能够升高健康者循环凝血因子Ⅶ、循环凝血因子Ⅷ、循环凝血因子Ⅺ和纤维蛋白原。

6）促红细胞生成素：一项Cochrane的综述显示，促红细胞生成素诱发静脉血栓形成的相对危险度是1.52。其机制并不是因为血红蛋白的升高，而是多因素的，研究显示该药能降低蛋白C和S，升高组织型纤溶酶原激活物抑制剂和血小板活力。

7）抗凝血药

①肝素：用于治疗静脉血栓的同时，可导致肝素相关性血小板减少症，其中20%～50%的血小板减少症患者会伴血栓形成。普通肝素血小板减少症的发生率是低分子量肝素的10倍，未见有磺达肝癸钠引起血小板减少症的相关报道。

在肝素作用下，血小板释放血小板因子4（PF4），后者与肝素具有高亲和力，与肝素形成H-PF4复合物，引起PF4发生构象改变，暴露出新的抗原决定基，其作为免疫原产生H-PF4抗体。抗体以其Fab段与复合物结合，再以Fc段与血小板表面的受体结合，进一步激活血小板使之发生一系列的变化，包括血小板微颗粒的释放、纤维蛋白原表达受体上调、凝血酶水平增高、血小板之间发生聚集，从而大量血小板被消耗，导致血小板减少或血小板减少症伴血栓形成。另外，抗体也能连接和激活血管内皮细胞、单核细胞和巨噬细胞，使它们表达组织因子，从而启动凝血过程。这一系列的变化最终导致血栓形成，引起重要脏器的栓塞。H-PF4抗体还可以通过Fab段与微血管内皮细胞直接结合，激活大血管内皮细胞，引起内皮细胞的免疫性损伤、组织因子表达和炎症介质释放，促进血管损伤部位血栓形成。

患者一般在用药后5～10天发生，但是若在近期（100天内）使用过肝素并在血液中能检测到H-PF4抗体，则血小板计数下降可立即发生。血小板计数一般在肝素停药后4～14天恢复，而血栓风险在停药后几天乃至几周仍居高不下，即使血小板计数已恢复正常。临床症状可表现为肝素相关性皮肤坏死，肢体静脉坏疽和大剂量肝素进入静脉后的过敏表现。

为防止血小板减少症后血栓形成，发生血小板减少症后应当使用直接凝血酶抑制药物，如重组水蛭素、比伐卢定、阿加曲班或者达那肝素。此时应禁止使用其他肝素类及低分子量肝素类的药物，因为它们与H-PF4抗体有交叉反应性。同时禁忌单独使用华法林治疗，因为有报道其也可导致皮肤坏死和肢体静脉坏疽。当血小板计数恢复后，才可启用华法林口服治疗维持3～6个月，并且在治疗初始需要和静脉药物重叠使用3～5天。

②华法林：可用于治疗先天性或获得性血栓栓塞性疾病，血栓栓塞为罕见但严重的并发症。一项前瞻性研究发现，血栓栓塞事件在停用华法林后复发率高，尤其是初发血栓栓塞事件后的最初几个月。国内报道一名患者初始给予高剂量华法林（15mg，口服，每天1次）以期快速达到抗凝效果，3天后减量至10mg，再3天后减至5mg，患者即发生胸痛、咯血，确诊为肺栓塞。

华法林的抗栓作用有赖于凝血酶原的明显下降，其半衰期约为72小时，因此口服华法林真正起作用至少需要3天，此时体内原有的凝血酶原水平才会明显减低。由于抗凝因子蛋白C、蛋白S的半衰期短（6～8小时），应用华法林会导致蛋白C、蛋白S的水平很快下降，突然停药或逐渐减量都可加剧这一过程，此时凝血酶原未被充分抑制，加剧血液高凝。初始高剂量不能加快华法林的抗凝作用，反而加强凝血倾向，因此急性抗栓应首先使用肝素或低分子量肝素，两者重叠应用至少4天后才可停用肝素，最好维持国际标准化比值（INR）于治疗范围2天以上，以便停用肝素后华法林能达到有效抗栓水平。

4.药源性肺水肿　是药源性肺部疾病中隐性肺损伤的一种类型，常引起气体交换障碍和低氧血症，严重可导致死亡。其临床特征与影像学表现与其他原因导致的肺水肿无明显差别。

药源性肺水肿临床少见，相关文献多为个案报道，可能引起药源性肺水肿的药物涉及种类广泛，可发生于任何年龄，老年患者心肺储备功能差，是药源性肺水肿的高危人群。

（1）药源性肺水肿的发病机制：药物可以通过增加肺血管通透性导致肺水肿，部分药物还可能通过引起心力衰竭导致肺水肿，前者为非心源性肺水肿，后者为心源性肺水肿，两者在某些条件下可相互转化。肺血管通透性增加的机制不清，可能为药物对血管内皮细胞的直接毒性反应，也可能为过敏反应，严重全身感染的情况下可有毛细血管渗漏综合征。心力衰竭导致的肺水肿与高血容量负荷有关。药源性肺水肿的严重程度和预后差异很大，通常情况经有效治疗可迅速逆转，但有时也可快速进展造成严重肺损伤，甚至呼吸窘迫综合征。

（2）临床特征

1）临床表现：药源性肺水肿的临床表现与普通心源性肺水肿相似，其典型表现包括在用药后数分钟至数天出现严重呼吸困难、胸部不适、呼吸急促、低氧血症、发绀、咳大量白色或粉红色泡沫痰、心动过速，双肺可闻及湿啰音和哮鸣音。

2）实验室检查：部分患者血NT-proBNP可增高，肺部CT常表现为双肺的浸润性磨玻璃影。不同于心源性肺水肿，药源性肺水肿多无心脏异常体征，并不出现心脏肥大及肺部血流重分布。

（3）诊断与鉴别诊断：药源性肺水肿容易被忽略，造成漏诊。肺水肿诊断容易，诊断的难点在于明确药物相关，需要排除其他可能引起肺水肿的原因，如充血性心力衰竭、弥漫性肺出血、急性呼吸窘迫综合征等。

（4）治疗与预防

1）治疗原则：按照急性肺水肿的治疗原则去除潜在病因和减轻容量负荷。①药源性肺水肿治疗的关键是停止应用可疑相关药物，防止肺水肿进一步加重。②治疗主要是减轻容量负荷，维持适当氧合。

2）具体治疗：①生命体征监护。监测体温、呼吸、心率、血压、意识、脉氧饱和度、出入量等。②维持气道通畅，高浓度氧疗，必要时无创通气，确保脉氧饱和度在92%以上。③适当利尿治疗。④酌情使用糖皮质激素。⑤预防和控制感染。肺部感染是病情发展甚至死亡的重要原因，可预防性全身应用抗菌药物。

3）预防：用药前应详细询问患者药物过敏史及心肺疾病史；高度重视老年人静脉摄入钠盐对其心功能的影响，避免输液速度过快，控制好液体入量；在用高风险药物过程中严密观察患者反应，争取早发现，早处理。

（5）药源性肺水肿的高风险致病药物

1）抗肿瘤药物

①阿糖胞苷：是一种影响DNA合成的抗肿瘤药物，用于多种淋巴瘤的治疗，如急性非淋巴细胞白血病。阿糖胞苷引起肺水肿的机制可能是阿糖胞苷增加了肺泡毛细血管通透性。Haupt等回顾了霍普金斯医院确诊淋巴瘤并使用阿糖胞苷的181例患者后，发现43例患者（24%）出现了严重肺水肿，59例（32%）出现了中度肺水肿，79例（44%）出现了轻度或没有出现肺水肿。值得注意的是，有51例患者在接受阿糖胞苷治疗后的30天内死亡，在这些患者中，肺水肿的发生率大幅度升高。

②丝裂霉素：是一种可以通过阻碍DNA合成的抗肿瘤抗生素。文献报道，

有两位非小细胞肺癌患者在接受了长春碱和丝裂霉素治疗后，产生肺水肿进而出现致死性急性肺衰竭。另一例病例报道一位49岁女性患者在使用长春碱和丝裂霉素治疗转移性乳腺癌后，出现急性肺水肿。

③白介素-2（IL-2）：是一种用于治疗转移性肾癌及黑素瘤的抗肿瘤药物。IL-2的不良反应有液体潴留、水肿、咳嗽、呼吸困难及胸腔积液。IL-2相关性肺水肿可能是由于毛细血管渗漏综合征及IL-2的心脏毒性导致的。文献报道，在接受静脉注射重组IL-2治疗的8名患者中，5名患者出现了轻到重度的肺水肿，肺水肿的严重程度并不与药物剂量相关。

④甲氨蝶呤：是一种免疫抑制剂且具有抗肿瘤作用。一例患有急性淋巴细胞白血病的女孩在使用甲氨蝶呤及环磷酰胺10小时后死于肺水肿，一周前接受过鞘内注射甲氨蝶呤。推测上一周的鞘内注射激发了患者对甲氨蝶呤产生变态反应，当再次用甲氨蝶呤后诱发了神经性的肺水肿。

2）心血管药物

①钙通道阻滞剂：包括氨氯地平、尼非地平等。有文献报道，一位患有原发性肺高压的患者，接受了口服尼非地平初始治疗后出现了致死性肺水肿。一项临床试验中，1153例射血分数＜30%的严重慢性心力衰竭患者使用氨氯地平或安慰剂治疗6～33个月，肺水肿在氨氯地平组内发生率高于对照组。还有个案报道在使用维拉帕米治疗中出现肺水肿，原因可能是非心源性的因素，因为该患者心脏超声、射血分数、NT-proBNP均为正常。

②去氧肾上腺素：是一种强效的拟交感神经药物，具有潜在的血管收缩作用，且较少影响心脏的β受体。在一篇报道中，术中局部使用去氧肾上腺素或黏膜下注射肾上腺素的12例患者中，10例出现了严重的肺水肿以及高血压。这可能是由于血管收缩作用引起了高血压，增加了左心室后负荷，从而引起心源性肺水肿。

③普萘洛尔：是一种非选择性β受体拮抗剂。有报道两例使用普萘洛尔治疗嗜铬细胞瘤的患者，在用药后出现肺水肿。患有代偿性充血性心力衰竭患者，使用普萘洛尔或其他β受体拮抗剂时，具有出现肺水肿的较高风险。

3）呼吸系统药物

①前列环素：有报道一例肺动脉高压合并局限性硬皮病患者在使用了前列环素后出现了致死性的肺水肿。患有肺静脉阻塞性疾病的患者在使用前列环素时应谨慎注意。

②一氧化氮：是一种选择性扩张肺血管的吸入性气体，用于肺高压患者提高氧合能力。Preston等报道了9例患有肺动脉高压及CREST综合征（钙质沉着、雷诺现象、食管运动功能障碍、指端硬化、毛细血管扩张）的患者，在接受急性一氧化氮吸入试验后，2例患者出现肺水肿。与此不同的是，46例患有其他不同类

型肺动脉高压的患者，在接受一氧化氮吸入试验后无一例出现肺水肿。

4）精神药物

①吩噻嗪：有报道3例精神分裂症患者在服用大剂量吩噻嗪后出现急性肺水肿。在所有的病例中，肺水肿出现18～40小时后缓解。有报道称肺毒性可能是神经源性的，与下丘脑-垂体-性腺功能紊乱有关。

②三环类抗抑郁药：有研究前瞻性地纳入了56名使用三环类抗抑郁药物患者，其中17名患者（30%）出现了胸部影像学异常改变，包括8例肺水肿。在急诊就诊时所表现出的低血压征象是唯一与肺水肿相关的因素。推测三环类抗抑郁药引起的肺水肿可能是因为其低血压作用导致的。

国内也有较多精神药物所致药源性肺水肿的文献报道。有文献汇总分析1990～2010年21年内有关药物引起肺水肿病例181例，涉及神经系统药物占27%，包括氯氮平、氯丙嗪、地西泮、阿普唑仑、艾司唑仑、氯硝西泮、卡马西平等品种。

5）镇痛药

①吗啡：是一种阿片类镇痛药。使用麻醉剂的患者，尤其是大剂量使用的患者，会出现非心源性肺水肿。这种现象可能是因为免疫球蛋白和补体介导的肺毛细血管渗透增多导致的，也可能是与脑干神经源性反射有关。

②右丙氧芬：是一种阿片类药物，大剂量口服或静脉注射时会导致肺水肿。

6）造影剂：静脉注射造影剂造成的肺水肿可伴有或不伴有过敏症状。肺毒性的表现可能依据药物种类、给药剂量、注射速率不同而不同。

7）其他药物：国内外有文献报道使用可卡因、海洛因后出现致死性或非致死性肺水肿。其他也可见美沙酮、纳洛酮、鱼精蛋白、链激酶、复方磺胺甲噁唑等药物引起肺水肿的病例报道。

5. 药源性肺动脉高压　肺动脉高压是不同病因导致的、以肺动脉压力和肺血管阻力升高为特点的一组病理生理综合征。引起肺动脉高压的原因很多，由药物引起的肺动脉高压称为药源性肺动脉高压。

肺动脉高压主要病理生理改变是血管收缩、血管重塑和原位血栓形成，最终导致右心负荷增加，右心衰竭。超声心动图为无创性检查常用的方法，右心漂浮导管检查是确诊“金标准”。临床诊断标准为：静息肺动脉平均压≥25mmHg，同时肺毛细血管楔压≤15mmHg。

大规模流行病学资料显示，部分药物与肺动脉高压的发病有关，其中在服用食欲抑制剂的人群中，发病率比普通人群要高25～50倍。目前已经明确和肺动脉高压具有相关性的药物包括食欲抑制剂、酪氨酸酶抑制剂、干扰素、部分抗肿瘤化疗药、抗病毒药物等。

药源性肺动脉高压仍然是一个临床难题。在全世界敲响食欲抑制剂的警钟后，许多药物被怀疑是肺动脉高压的风险因子。证实药物对肺动脉高压的影响仍然是一个难题，因为肺动脉高压只是在一小部分患者（1%）中发生的罕见综合征。

（1）药源性肺动脉高压的危险因素

1）特殊人群：老年人、服用减肥药患者、化疗的肿瘤患者、复合用药患者，及接受干扰素治疗的肝炎患者可能是药源性肺动脉高压高危人群。

2）基础疾病：有慢性阻塞性肺疾病、间质性肺疾病、结缔组织病、HIV感染可能是药源性肺动脉高压的危险因素。

3）特殊药物：重点关注国内外药物不良反应监测机构或相关信息监测平台发布的药物相关肺动脉高压警示，对相关的可疑致病药物应谨慎使用。

（2）药源性肺动脉高压的发病机制：肺动脉高压是一个复杂过程，伴有进行性血管病变和血管扩张剂（如一氧化氮和前列环素）与血管收缩剂（如内皮素-1和血栓素A2）之间的广泛失衡。药源性肺动脉高压确切机制尚不清楚，但这些药物与肺血管系统中5-羟色胺（5-HT）转运体的相互作用似乎起着重要作用，5-HT表达增加，导致肺动脉平滑肌细胞增殖/抗增殖平衡改变。升高的5-HT水平可作为肺动脉平滑肌细胞中的一种生长因子，促进了肺动脉平滑肌细胞的增殖，并导致肺血管收缩，从而促进肺动脉重塑。肺动脉平滑肌细胞异常增殖是血管重塑的最早病理生理特征，导致肺动脉肌化和中膜肥厚。此外，平滑肌在内皮和内弹力板之间的迁移导致管腔闭塞。在晚期不可逆阶段，肺动脉平滑肌细胞、成纤维细胞和巨噬细胞的无序增殖导致形成复杂的管腔闭塞型网状病变，这在严重肺动脉高压患者中很常见。此外，多种药物引起的成纤维细胞的异常增殖和分化可加重肺动脉闭塞并导致肺动脉高压的进展。

（3）临床特征

1）临床表现：药源性肺动脉高压没有特异性临床表现，患者就诊时最常见的症状有活动后气短和乏力、胸痛、晕厥、咯血、雷诺现象等，出现右心衰竭表现为下肢水肿、腹胀、厌食等；当发生晕厥时，则通常标志患者心排血量已经明显下降。体征包括肺动脉瓣第二心音亢进，舒张期反流性杂音。右心衰竭患者可见颈静脉充盈、肝大、外周水肿及肢端发冷。

2）实验室检查：血浆NT-proBNP可增高。心电图可见电轴右偏、右心室肥大及右心房扩大改变，为肺动脉高压的间接证据。胸部X线检查可见肺动脉段突出，右下肺动脉增粗等表现。动脉血气分析可见低氧血症。其他如血流动力学检查、6分钟步行试验和心肺运动试验也有临床表现。

（4）诊断与鉴别诊断：药源性肺动脉高压诊断包括四个方面。①结合特殊用药史、临床表现、影像学和实验室检查识别可疑的药源性肺动脉高压患者；②对高危及疑诊患者行血流动力学检查，明确肺动脉高压；③对证实存在肺动脉高压的患者进行其他病因学的排除；④进行临床评估及功能评估。

诊断是排除性诊断，需与慢性阻塞性肺疾病、间质性肺疾病、结缔组织病、HIV感染、睡眠呼吸暂停、甲状腺疾病、慢性肺血栓栓塞等相关的肺动脉高压相鉴别。相关化验及检查有自身抗体谱检测、甲功、肝炎标记物、HIV抗体、抗心磷脂抗体、肺CT、肺功能、多导睡眠图、肺通气灌注扫描、肺动脉造影等。

停服可疑药物后如果症状缓解，诊断药源性肺动脉高压基本成立。再次使用该药物需谨慎，仅在收益大于风险，并经患者同意后方能使用。

（5）治疗与预防

1）治疗原则：去除病因，纠正肺血管改变，改善活动耐力。药源性肺动脉高压首先应停用相关药物。

2）一般治疗：包括运动和康复训练、避免飞机旅行、氧疗、预防感染、心理治疗等多方面。

3）药物治疗：主要是降肺动脉压力，纠正肺血管结构和功能改变。相关药物有：①钙通道阻滞剂：如地尔硫䓬、氨氯地平、长效硝苯地平；②前列环素类似物：如静脉用依前列醇、口服贝前列素、吸入伊诺前列素；③内皮素受体拮抗剂：如波生坦；④磷酸二酯酶抑制剂：如西地那非。

对药物相关性肺动脉高压，应选择腺苷或伊诺前列素进行急性肺血管扩张试验，以判断是否能从钙通道阻滞剂中受益。当急性肺血管扩张试验为阳性时，选择长期使用钙通道阻滞剂；当急性肺血管扩张试验为阴性时，需用内皮素受体拮抗剂、前列环素类似物以及磷酸二酯酶抑制剂的一种。

由于肺动脉高压是一种慢性致死性疾病，建议对药源性肺动脉高压患者进行病情严重程度的评估，病情稳定的患者应每3～6个月随访一次，制定以目标为导向的治疗策略。

4）预防：了解可能引起药源性肺动脉高压的相关药物，严格掌握用药适应证，尽量避免使用该种药物；服用减肥药人群是危险人群，在开始服用这类药物之前，应当告知患者此类药物可导致肺动脉高压的风险，用药期间严密监测，一旦出现相应症状，应当尽早完善超声心动图等检查，并及时停药干预。

（6）药源性肺动脉高压的高风险致病药物

1）食欲抑制剂：通过抑制食欲从而导致体重减轻。食欲抑制剂会破坏5-HT转运系统，导致肺动脉血管细胞生长失衡，刺激内皮素分泌增加而导致肺动脉高压。最早出现的氨基瑞司、芬氟拉明、安非他明和苯氟雷斯等药物已被证实与肺动脉高压相关。早在1967年，这些药物就与欧洲首次暴发的肺动脉高压有关。在这次暴发期间，几乎60%的患者被发现有服用氨基瑞司的历史。据报道，它与丛源性肺动脉病有关，进而导致毛细血管前血管阻塞，并最终导致50%的患者在10年随访中发生右心衰竭。患者通常在症状出现1年内就诊，并在最初诊断后血流动力学逐渐恶化，平均生存时间约为3.5年。

芬氟拉明是一种与苯乙胺联合使用的减肥药，于1973年在美国上市，并于1997年因报道与肺动脉高压相关而被撤回。右芬氟拉明是一种外消旋形式，可能通过影响5-HT能途径而对肺血管系统产生血管增殖效应。右芬氟拉明的活性代谢物是5-HT2B受体激动剂，可以激活肺动脉高压发展所需的5-HT2B受体。芬氟拉明也被证明能抑制肺动脉平滑肌细胞的电压门控K^+通道，导致血管收缩；还可以抑制5-HT再摄取，从而导致使用后血浆5-HT水平升高；还被认为与肺中的5-HT转运体相互作用，从而增加细胞外的5-HT。

2）选择性5-HT再摄取抑制剂：抑郁症在世界各地广泛流行，影响着6.7%的美国成年人。选择性5-HT再摄取抑制剂（SSRI）被认为是抑郁症药物治疗的一线疗法，可抑制肺血管系统中5-HT的再摄取，并在使用后导致5-HT水平升高，从而在肺动脉高压的发展中起作用。加拿大的研究发现使用SSRI与肺动脉高压需要药物治疗的风险增加有关。母亲妊娠期间使用SSRI与新生儿持续性肺动脉高压的风险增加有关。

3）达沙替尼：BCR/ABL酪氨酸激酶抑制剂（TKI）是慢性粒细胞白血病（CML）的主要治疗方法，包括第一代伊马替尼和第二代达沙替尼和尼洛替尼。伊马替尼还可以通过抑制血小板衍生生长因子（PDGF）参与肺动脉高压的发展。达沙替尼是第二代TKI，对BCR/ABL激酶具有更高的亲和力，用于伊马替尼耐药的CML患者。目前已有多个达沙替尼相关肺动脉高压病例报道。达沙替尼的剂量通常为20～150mg/d。达沙替尼诱导的肺动脉高压病例大部分为女性（62%），中位年龄为52岁（17～74岁）。在这些病例中，患者最常见的表现为呼吸困难、疲劳和水钠潴留。达沙替尼诱导的肺动脉高压所独有的是其非典型性和可逆性。停用达沙替尼后，症状似乎有所改善，表明达沙替尼不会引起永久性的血管改变。达沙替尼诱导肺动脉高压的确切机制尚不清楚，可能是由于达沙替尼对绝大多数激酶和非激酶分子缺乏选择性。也有研究表明，达沙替尼可能通过触发持续的肺动脉平滑肌细胞去极化来促进肺动脉平滑肌细胞的增殖。

4）抗肿瘤化疗药物：烷化剂常用于联合治疗各种类型的癌症，包括血液病和实体恶性肿瘤，包括氮芥（苯丁酸氮芥、环磷酰胺和异环磷酰胺）、氮丙啶（硫噻哌）、烷基磺酸盐（白消安）、环氧化物、亚硝基脲（卡莫司汀）和三氮烯化合物（达卡巴嗪和替莫唑胺）。间质性肺炎和肺纤维化是与烷化剂相关的最常见的肺损伤。烷化剂也是肺静脉闭塞性疾病（PVOD）发展的危险因素，这种情况比较少见。肺静脉闭塞性疾病是一种不常见的肺动脉高压形式，约占肺动脉高压病例的10%。烷化剂的特点是进行性小肺静脉阻塞，预后不良。可能是化疗药物的毒性代谢产物损伤肺小静脉内皮细胞的结果。报道的病例绝大多数是骨髓移植患者。2004～2013年法国肺动脉高压报告中心共发现27例化疗诱导的肺静脉闭塞性疾病，其中10例为严重的肺动脉高压，83.3%的病例暴露于烷化剂，主要为环磷酰胺（43.3%），其次为丝裂霉素（24.3%）和顺铂（21.6%）。

5）干扰素（INF）：是一个高度保守的蛋白质家族，作为细胞外信使参与多种反应，包括抗病毒、抗增殖、免疫调节，起到维持内环境稳定和宿主防御的作用。Ⅰ型INF包括INF-α和INF-β，在病毒感染后由许多类型细胞合成，Ⅱ型INF包括INF-γ，是由活化的NK细胞产生。INF-α已经被用于治疗肝炎及肾细胞癌和黑素瘤等。已经有多个个案报道使用INF-α治疗病毒性肝炎的患者出现了肺动脉高压，在这些病例中，停用INF后肺动脉高压症状没有明显改善。肺动脉高压症状在开始INF治疗后8个月至3年开始出现。在治疗初期，INF-α通过诱导局部释放细胞因子和花生四烯酸代谢物，促进平滑肌收缩，导致肺血管阻力明显增加，此时病理进展仍可逆。但随着时间延长，则会出现肺动脉平滑肌肥大，进而导致不可逆性肺动脉高压。有报道称，一名黑素瘤患者在使用INF-α 30个月后出现不可逆性肺动脉高压，用西地那非治疗后成功控制病情。因此，西地那非可能对INF相关的肺动脉高压有效。重组INF-β已经被批准用于治疗复发缓解型多发性硬化症。到目前为止，只有2例多发性硬化症患者在IFN-β治疗后发展为肺动脉高压，这可能是偶然现象。这2例患者的肺动脉高压症状都很严重，最终通过西地那非治疗得以缓解。

6）来氟米特：可治疗类风湿关节炎，有报道部分患者服用来氟米特时出现肺动脉高压。来氟米特通过直接抑制环氧化酶-2抑制前列腺素E2（PGE2）的产生。PGE2是一种已知的血管扩张剂，可降低肺动脉阻力并介导肺血管重塑。环氧化酶-2和PGE2的缺乏可能进一步恶化缺氧诱导的肺动脉高压。基于这些机制，来氟米特相关的肺动脉高压不容忽视。

6. 药源性呼吸抑制

（1）药物引起的中枢性呼吸抑制：所有镇静药和麻醉药都能抑制通气，特别是给予足够大剂量时。呼吸抑制主要由中枢抑制剂如巴比妥类、氯丙嗪、硝西泮、吗啡、哌替啶、氯胺酮、可卡因、利多卡因、美沙酮、芬太尼和喷他佐辛等引起，尤其是吗啡、哌替啶、巴比妥类和硝西泮最为严重。发生呼吸抑制多与药物用量过大或使用不当有关。原呼吸功能不全（特别是体内二氧化碳潴留）者，即使小剂量用药也可引起呼吸抑制。肝功能减退的患者在使用那些主要由肝脏代谢的药物时更易发生呼吸抑制，如苯二氮䓬类和巴比妥类。肾功能减退患者易受到吗啡的损害，因为吗啡代谢产物吗啡-6-葡萄糖醛苷也有镇静作用且由肾脏排泄。老年人对镇静药通常特别敏感。在有慢性支气管炎、长期持续气道阻塞和慢性代偿的Ⅱ型呼吸衰竭患者，给予标准剂量药物也可能引起呼吸抑制。手术后镇痛药应用及小手术时采用的静脉注射镇静药都可能引起呼吸抑制。母亲麻醉药成瘾能使婴儿的突然死亡率增加4倍。在婴儿一些药物抑制呼吸作用可长达数周。

（2）药物引起的神经肌肉功能紊乱：①氯琥珀胆碱能延长呼吸暂停，是由于假性胆碱酯酶不足。②氨基糖苷类抗生素如链霉素、新霉素、庆大霉素、卡那霉素以及多黏菌素和杆菌肽，可阻断终板膜的N2受体，络合钙离子，抑制运动神经末梢释放的乙酰胆碱而产生肌肉松弛作用，导致呼吸麻痹。一般在给药后1～26小时发生，持续3天左右。特别是有肾功能损害存在或有重症肌无力时，可加重神经肌肉阻断和肌肉麻痹。新霉素可能是最危险的药物。氨基糖苷类与肌松剂合用可发生协同作用，特别是在乙醚全身麻醉下更易发生呼吸麻痹。新斯的明和钙剂可用于解救此类呼吸麻痹，但用药量要注意掌握。③用局麻做脊髓麻醉时，偶可引起严重的呼吸抑制，特别是当颈部脊髓受到麻醉药的影响时。④脑炎后的震颤麻痹患者，给予左旋多巴会引起一种特殊反应。服药2小时内，患者呼吸频率和呼吸深度不规则，出现呼吸困难，这种现象与剂量相关。硫必利是苯扎明的代用品，对左旋多巴引起的运动障碍有效，可消除呼吸困难。⑤大剂量服用水杨酸盐可引起过度通气，并且可能引起强直性痉挛。

二、老年人药源性肺部疾病的危险因素

不同的疾病、药物和接受治疗的人群，会导致药源性肺疾病的危险因素有所不同，某些危险因素在所有药物中都表现突出。临床中应注意识别老年患者发生药源性肺疾病的高危因素，权衡风险和获益，谨慎用药。

1.年龄　高龄是所有呼吸系统药源性疾病的危险因素。老年人各器官功能随着增龄呈现退行性变化，药物敏感性增强；另外，药物的药动学发生变化，某些药物的分布容积增加或者清除减少，药物出现不良反应的可能性增大。目前，年龄增加已被确定为博来霉素、吉西他滨、EGFR靶向药物、来氟米特、甲氨蝶呤、胺碘酮和呋喃妥因相关药源性肺部疾病的重要危险因素。

2.既往肺部疾病　肺长期与外界相通，至老年期存在不同程度的功能损害。如果进一步合并有慢性阻塞性肺疾病、间质性肺疾病、支气管扩张等慢性基础病，对肺功能会施加更大附加损害，肺的局部免疫防御功能相应变弱，会增加药源性肺部疾病的易感性。目前已经明确，既往存在间质性肺疾病或特发性肺间质纤维化是药源性间质性肺疾病的独立危险因素，其致病因素多种多样。例如，在非小细胞肺癌患者中，既往有间质性肺疾病发生药源性间质性肺疾病的风险增加了3.19倍。风险增加也与先前存在的慢性阻塞性肺疾病、支气管扩张和石棉肺有关。

3.吸烟　对人体造成的是系统性损害，对肺是直接损害。吸烟者在使用特定药物如吉西他滨、EGFR靶向药物和甲氨蝶呤时，药源性肺部疾病的风险增加。

4.药物剂量　药物不良反应主要是直接细胞毒性和免疫损伤两种情况，前者与剂量相关，后者与剂量无关。较多研究发现，博来霉素、胺碘酮和呋喃妥因相

关的药源性肺病疾部呈明显剂量依赖关系。然而，部分其他药物肺毒性与剂量的关系，研究结果并不一致。

5.肺的差异性代谢　一部分药物在肺中的生物转化与在肝脏中的生物转化不同。有研究证实部分肺毒性物质是通过在肺中进行特定的代谢，从而选择性的造成肺损伤。相比于肝组织，肺组织中由于缺乏“解毒系统”，在进行药物代谢时就可能会产生大量的有毒代谢产物。

6.多药共用　老年患者有多种基础疾病，多病共存，多药共用，药物的药动学可能发生变化，药物不良反应和不良相互作用的发生率明显升高。服药的种类越多，剂量越大，服药时间越长，罹患药源性肺部疾病的概率就越大。

7.个体易感性　药物损伤作用可能来自“治疗意外”，如药物-药物、药物-饮食或药物-环境相互作用。另外，药物毒性也可能是不可预测的。例如，“治疗意外”导致的生物转化的改变。抗ROS系统的过度消耗会降低细胞在氧化应激下存活的能力。药物代谢酶的遗传缺陷也可能导致对某些药物的敏感性增加。

第三节　用药预警和干预

一、老年人呼吸系统药源性疾病的风险评估

老年人呼吸系统药源性疾病的风险评估包括用药前评估和用药过程中的评估，评估内容包括对患者的评估、对疾病的评估、对药物的评估，以便筛选出危险因素，早期识别高危人群，做好风险防控。

1.用药前评估

（1）患者的评估：年龄、基础疾病尤其是肺部基础疾病、肺功能状况、肝肾功能，患者吸烟史、是否为过敏体质，既往有无食物、药物过敏史或者不良反应史，药物不良反应的表现形式及严重程度。

（2）疾病的评估：评估当前疾病用药治疗的必要性，加强对呼吸系统各个器官相关症状的风险监测，如咳嗽、哮喘、胸闷、呼吸困难、喉头水肿、肺水肿等症状，初步判定是疾病本身症状还是药物相关性反应，从而权衡用药风险与获益。

（3）药物的评估：列出既往用药的准确清单，包括药物主要成分、剂型、规格、用法用量、所用疗程，用药后有无不良反应，尤其是与呼吸系统相关的不良反应或不良事件，是否是药源性肺部疾病的高风险致病药物等。评估当前拟用药物对特定患者的安全性，特别与既往用药是否会有药物间相互反应。选择合适的

剂量和疗程，确定和优化用药方案。

2.用药过程评估　用药过程不仅观察疗效指标，还应关注与呼吸系统相关的不良反应和药源性肺部疾病；应高度警惕高风险人群，如早期出现不明原因的呼吸困难、咳嗽、胸痛等呼吸系统症状，特别是用药前无类似症状，停药后症状可缓解，应及时作进一步检查明确诊断，调整用药剂量或者停药，并积极处置，尽可能使用药风险最小化。

二、老年人呼吸系统药源性疾病的风险防范

1.提高对呼吸系统药源性疾病风险的警觉

（1）相关监管机构要严格药品质量监督和管理，及时捕捉药源性肺部疾病的风险信号并及时预警，杜绝对呼吸系统损害较大的药品流入市场，从源头上防范药源性肺部疾病。

（2）医疗机构、医务人员、患者及公众应加强对呼吸系统药源性疾病的认识，了解有潜在的致呼吸系统损害的药物，关注国内外相关权威机构和药品说明书中给予的的黑框警示、警告，强化用药风险意识，在医疗决策中坚持合理用药的原则，尽可能防范和避免发生在呼吸系统的药物不良反应和药源性疾病。

（3）积极开展老年群体合理用药及安全用药知识普及教育，教育和引导老年患者对使用有潜在肺损害药物时早期出现的呼吸道症状保持警觉，必要时及时就医。

（4）严格适应证用药，精简和优化多药联用方案，减少或避免使用疗效不确定的辅助过药。

（5）注意疗程和随访，对有潜在肺损害的高危人群，密切监测药物不良反应和药源性肺病疾病，使用药风险最小化。

2.加强对老年人药源性肺部疾病的干预

（1）在药物治疗过程中，医务人员应善于观察和捕捉药源性肺损害的风险信号，一旦出现不明原因的呼吸困难、咳嗽等呼吸道症状，用原发肺部基础病难以解释，结合药物特性，应考虑药源性肺损害的可能。

（2）勇于求证药源性肺损害的诊断，结合病史及用药史，查找与异常症状及突发损害可能有关的因素，结合患者现病史和原病史、临床症状、实验室检查、肺功能、胸部CT影像学检查等，必要时建议患者行支气管肺泡灌洗，甚至肺穿刺活检等有创检查，排除其他可能诊断，为临床治疗决策提供充分依据，争取做到早发现、早诊断、早治疗。

（3）一旦确诊为药源性肺损害，应及时停用可疑药物，积极对症处置，确保损害降低到最低程度，避免因药源性肺部损害而出现呼吸衰竭甚至危及生命的严重并发症。

（4）及时上报与药物相关的肺损害不良事件或呼吸系统的药源性疾病，及时有效的信息通报和反馈机制有助于系统性防范该药源性肺损害风险，保障用药安全。

（5）针对有肺损害风险的药物开展临床和实验室研究，根据其临床价值及肺损害发生率或报告例次、损伤程度、预后情况等，结合患者基础状况，阐明损伤机制及影响因素，为临床安全有效地药物治疗提供理论依据。

第8章
循环系统的药源性疾病

第一节　概　　述

一、老年人循环系统特点

1.解剖学特征

（1）心肌：心肌细胞老化，线粒体破坏致脂褐素沉积，可引起细胞内蛋白质合成障碍。心肌间质易发生结缔组织增生、脂肪浸润及淀粉样变。心脏淀粉样变在60岁以前少见，此后发生率逐渐增高，＞70岁的老年人约50%可见心血管系统的淀粉样变。淀粉样变主要累及心房心室肌，传导系统和冠状动脉，易引起房室传导阻滞、心房纤颤及心力衰竭。

（2）心包、心内膜及瓣膜：老年人心包膜下的脂肪沉着增加，分布不均匀，心包增厚僵硬，致使老年人左心室舒张期顺应性降低。老年人心内膜可发生进行性增厚钙化。老年人的心脏瓣膜会随着年龄的增长出现退行性变，最常见的是主动脉瓣和二尖瓣钙化。

（3）心腔：随着年龄的增长，心脏发生几何形状改变，老年人心脏从基底到顶点的长度变短，左心房增大。

（4）心脏传导系统：心脏传导系统的增龄性变化始于40岁左右，随年龄增长，结、束细胞退行性变缓慢进行性加重，细胞逐渐减少，主要原因是结细胞出现自噬。此外，胶原纤维和脂肪组织逐渐增多，间质增生明显，窦房结可出现纤维化。40岁前，窦房结起搏细胞占70%，到70岁后则减少至10%～30%。房室结老化和房室瓣环钙化易引起房室传导阻滞、室内传导阻滞、窦性停搏及心率减慢。

（5）血管：①主动脉根部右移，主动脉周径随增龄而增大；②主动脉弹性及伸展性随增龄而降低；③管壁增厚伴延长屈曲下垂；④主动脉中层细胞数减少，平滑肌变性；⑤间质中基质样沉着物随增龄而增加；⑥硬化的血管内壁所承受的负荷增加易诱发内膜损伤，导致动脉壁内膜脂质沉积；⑦静脉系统的变化主要表现为静脉内膜增厚，弹性减退，管腔增大，静脉瓣萎缩或增厚，使血管床扩大而全身静脉压降低，且易发生静脉曲张；⑧毛细血管的变化，随着年龄的增长，毛细血管内皮细胞减少，基底膜增厚，管腔缩小，单位面积内有功能的毛细血管数目减少，同时毛细血管弹性降低，脆性和通透性增加，易发生局部组织液增多和水肿。心脏毛细血管和小动脉的增龄变化使心脏储备能力降低。

2.心脏功能变化

（1）心脏顺应性降低：20岁以后左心室舒张早期充盈率峰值进行性降低，至80岁下降至50%。老年人心肌肥厚、心肌间质纤维化、淀粉样变、脂肪浸润及心包增厚等原因均可导致心室顺应性降低。

（2）心肌收缩功能降低：①心肌肥大，氧及代谢产物的扩散距离增大；②冠状动脉供氧能力降低；③心肌细胞线粒体老化，ATP生成减少，使心肌收缩功能随增龄而逐渐降低，每年降低1%。

（3）心排血量变化：心排血量是评定心功能的基本指标。老年人心脏内膜和心瓣膜的纤维成分增加，弹性降低，而致心排血量减少，易出现心脑供血不足或心律失常。从19～85岁，每年约减少1%，主要是每搏输出量减少。

（4）窦房结功能减退：由于窦房结老化，其自律性降低，表现为最大心率及固有心率随增龄而降低。

3.血管生理变化　年龄的增长使老年人的动脉壁弹力纤维减少、胶原纤维增加导致动脉硬化、外周血管阻力显著增高，血管顺应性及弹性降低。

（1）血压及其调节的变化：静息状态下，血压随增龄有升高趋势，尤其是收缩压。多数人动脉僵硬度随增龄而逐渐增加，老年人动脉扩张度差，反射波在收缩期即迅速回至中心动脉，使收缩压进一步升高，而舒张压降低。

（2）中心静脉压调节的变化：中心静脉压的稳定需要静脉系统对血容量和血流的分布做出及时的代偿性调整。随增龄静脉压调节功能减退，因此老年人易发生直立性低血压。

（3）冠状动脉循环的变化：①冠状动脉流量减少。心肌的血液供应主要发生于舒张期，随增龄心脏舒张功能障碍，必然导致心肌供血不足。②冠状动脉血流灌注速度减慢。冠状动脉血管的血流量60%～80%是舒张期流入的。由于心肌顺应性降低，射血时间延长，舒张期充盈延长，因此充盈速度减慢。当心率加快时，心脏舒张期缩短，会加重冠状动脉灌注不足。③心肌内冠状动脉血管床减少。在正常情况下，心肌内冠状动脉的毛细血管密度非常大，所以冠状动脉的储备能力相当大。由于冠状动脉的动脉和静脉的血氧差已很大，应激时只能靠冠状动脉的扩张提高冠状动脉流量。但老年人由于心肌纤维化、硬化及小冠状动脉硬化致血管床减少，冠脉储备能力降低。因此，当机体突然增加活动量时在短期内心肌耗氧显著增加就会产生明显的缺血缺氧。

二、药物引起的循环系统不良反应和药源性疾病

1.循环系统药物不良反应的特点　药物引起的循环系统不良反应常见有血压

异常、心律失常、心力衰竭、心肌缺血等。发生在循环系统的药源性疾病也称药源性心血管疾病，是由药物不良反应、药物相互作用和（或）用药不当引起的心血管疾病，以药源性心律失常、药源性高血压、药源性冠心病、药源性心肌病变、药源性心力衰竭等较为常见，较为少见的有药源性低血压、药源性心包积液、药源性心脏瓣膜病、药源性血栓栓塞性疾病等。

近年来，循环系统的不良反应和药源性疾病发生率有增高的趋势。据文献报道，因药源性疾病导致死亡的病例在美国约10万例/年，其中药源性心血管病是主要致死原因之一。

2.*循环系统药源性疾病的危险因素*　原有循环系统功能异常的患者更容易发生病变。一般情况下，短时间药物暴露对循环系统的不良作用大多可逆，如心肌酶谱变化、心律失常等，但长时间药物暴露对心血管系统可产生不可逆的损害，如心肌细胞死亡（凋亡和坏死）。老年人由于各脏器的组织结构和生理功能出现退行性改变，同时常伴有多种基础疾病，治疗时合并用药多，多重用药和共病等因素，是循环系统药源性疾病的高风险人群。药物的药理毒理特点和用药因素，如选药不当、用法不合理及配伍错误等，也是循环系统药源性疾病的危险因素。

（1）机体因素

1）年龄：老年人与心肌细胞Na^{+}-K^{+}-ATP酶活性降低、肝肾功能退行性变、易伴有器质性心脏病变和（或）多病共存，服用药物种类较多，是高风险人群。

2）性别：一般认为，女性患药源性疾病的总发生率高于男性，但药源性循环系统疾病的性别差异报道不一。可能原因是男性高血压病、冠心病等患病率高于女性，而女性药源性长QT间期，药物过敏反应，某些药物如地高辛、肝素和卡托普利等不良反应发生率较高等。

3）基础疾病：患者所患疾病可改变药动学和药效学性质，当心肌有缺血、损伤、坏死、炎症、重构和（或）肝肾功能减退、电解质紊乱（低钾血症、低镁血症等）时，易发生药源性循环系统疾病。

4）个体差异：遗传因素是个体对药物反应差异的重要因素，较常见的有遗传性心肌细胞离子通道功能异常、葡萄糖6-磷酸脱氢酶缺陷、乙酰化代谢异常、血细胞结构、代谢、功能和凝血因子异常、免疫功能异常（如高敏感性）等，易诱发药源性循环系统疾病。

（2）药物因素

1）与药物的药理毒理性质相关。易引起药源性血管性病变的主要药物：①作用于心血管系统的药物，约占39.6%，其中以抗心律失常药物和拟肾上腺类药物等更易发生；②作用于中枢神经系统的药物，约占17.0%，其中以抗精神病药物和抗抑郁症药更易发生；③抗感染药物，约占10.5%，其中以青霉素类、头孢菌素类、咪唑类等较易发生；④作用于呼吸系统的药物，约占7.1%，其中以平喘药和抗感冒药（含对乙酰氨基酚的复方制剂等）等较易发生；⑤作用于消化系统的药物，约占6.7%，其中以H_2受体拮抗剂（西咪替丁等）和促胃肠动力药（西沙必利等）等较易发生；⑥抗肿瘤药物，约占5.1%，其中以抗肿瘤抗生素（多柔比星等）和抗代谢药（氟尿嘧啶等）较易发生。

2）与药物相互作用相关：①促胃肠动力药西沙必利能显著促进Ⅰ类抗心律失常药物丙吡胺、氟卡尼的吸收而增高血药浓度，诱发促心律失常作用；②抗心律失常药通过增加吸收、减少排泄或竞争性与血浆蛋白结合等作用，可使强心苷血浓度增高和中毒，后者促发快速性和（或）缓慢性心律失常的发生率在80%～90%，增高强心苷浓度程度的药物依次为奎尼丁（90%～300%）、维拉帕米（70%～80%）、胺碘酮（69%～70%）、丙吡胺（10%～15%）、地尔硫䓬（5%～10%）；③β受体阻滞剂与维拉帕米、地尔硫䓬合用时通过增强药效学可诱发或加重心力衰竭、低血压、休克和缓慢性心律失常等，甚至可引起心脏停搏。

3）与药物使用相关。如药物剂量过大、输注速度过快、配伍不当、用药种类过多、疗程过长、误用于禁忌证、用药差错或事故等时，均可使发生在循环系统的药源性疾病风险增大。

第二节　老年人常见的循环系统药源性疾病

一、药源性高血压

药源性高血压是指由于药物的使用导致患者血压升高并超过正常范围，或者高血压患者在使用药物治疗的过程中使血压进一步升高或使本已降至正常的血压出现反跳（再度升高），有的甚至出现高血压危象。药源性高血压属于继发性高血压，一种是由药物本身的药理毒理作用、不良反应、药物相互作用或药物使用不当等因素所致，尤其是老年人群、高血压患者等危险人群。另外一种是由于降压药物使用不当，包括降压药停药综合征和降压药反常效应性高血压。引起药源性高血压的药物种类较多，机制复杂。药源性高血压一般可预见，多数预后良好，但也有导致死亡的不良临床后果。药源性高血压在临床上导致严重后果的如颅内高压导致颅内出血、脑疝或脑水肿，甚至脑出血死亡。

1. 危险因素

（1）机体因素：①对钠敏感人群，原发性高血压患者（约占高血压患者的95%以上）约1/3对钠敏感，高龄、女性、肥胖、有高血压家族史、并发糖尿病或肾病者对钠更敏感，使用含钠药物更容易引起血压升高。②心、肾功能不全患者使用能致药源性高血压的药物发生机会增加，用药前要进行风险评估。③环孢素致高血压与移植器官类型有关，肾移植、骨髓移植、肝移植、心脏移植患者的发生率分别为50%～90%、57%、70%和100%。④有高血压家族史者对致高血压药物比较敏感。

（2）药物因素：①药物本身的药理毒理性质导致。②合并用药和药物相互作用，药物之间药理作用相加可致血压升高，如拟交感药与β受体阻滞剂合用可因β-肾上腺素受体被抑制，而α受体的效应过度增强导致血管强烈收缩引起血压升高。多巴胺、麻黄碱等拟交感药与单胺氧化酶抑制剂合用可使血中去甲肾上腺素水平迅速升高而致高血压。③长期和（或）过量用药：糖皮质激素长期、大剂量使用可引起水钠潴留而导致高血压。④不合理停药：抗高血压药物如果突然停药或减量太快可出现反跳性高血压，如长期可乐定治疗的患者如果突然停用可产生强烈的拟交感反应，甚至出现高血压危象。

2.发病机制

（1）血管收缩：许多药物通过直接或间接作用，收缩血管平滑肌，从而导致血压升高。①拟交感药及麦角胺、麦角新碱、垂体后叶素等直接作用于肾上腺素α受体或β受体而使血压升高。氯胺酮、γ-羟基丁酸等具有阻断迷走神经和兴奋交感神经作用而使血压升高。②阿司匹林、吲哚美辛、布洛芬等非甾体抗炎药物通过抑制前列腺素的合成而使血压升高（因为前列腺素对血管有直接的舒张作用）。

（2）水钠潴留：①含钠药物如抗菌药物钠盐、抑酸药物等可引起细胞内水钠潴留、血管壁增厚，从而对升压药物更为敏感；由于Na^+-K^+-ATP酶活性受到抑制，Na^+-Ca^{2+}交换增加，使细胞内Ca^{2+}浓度升高，血管收缩引起血压升高。②皮质激素长期大剂量使用可使肾素-血管紧张素-醛固酮系统的升压效应增强，使末梢血管对儿茶酚胺敏感性增加，使肾小管对水钠的重吸收增加，钾的排泄也增加，导致水钠潴留和低血钾。③性激素和蛋白质同化激素可引起水钠潴留和心排血量增加，从而导致血压升高。④甘草酸单铵、甘草酸二铵等甘草酸制剂因为化学结构上与皮质激素有相似之处，可升高血浆醛固酮水平，引起水钠潴留、钾排出增加，长期大剂量使用可出现血压升高。⑤非甾体抗炎药物能促进近曲小管对钠的重吸收。

（3）肾脏损害：环磷酰胺、白消安等抗肿瘤药物，磺胺类、头孢菌素类、氨基糖苷类、两性霉素B等直接的肾损害作用可导致急性肾衰竭、肾素水平升高，从而导致继发性肾性高血压。

（4）撤药综合征：临床上几乎所有抗高血压药物如果突然停用，或减量太快，可出现反跳性高血压，此时患者血压可恢复或超过治疗前水平，可同时伴有严重的心律失常、心绞痛，甚至发生心肌梗死、脑卒中、猝死。α-肾上腺素受体阻滞剂如可乐定等在治疗高血压突然停药时可产生强烈的拟交感反应，引起反跳性高血压（甚至比治疗前的血压还高）。

（5）药物的反常作用：β受体阻滞剂治疗嗜铬细胞瘤和原发性高血压时，可因β受体被阻滞、α受体活性相对亢进使周围血管收缩，从而导致反常性的血压升高。

（6）其他：非甾体抗炎药能拮抗利尿剂和血管紧张素转化酶抑制剂的降压作用。某些非甾体抗炎药还可通过不同机制干扰抗高血压药物的降压作用。

有些药物致高血压机制尚不清楚。①重组人红细胞生成素，在血液透析等患者应用时，可使17%～47%患者血压升高，可能与红细胞生长过快、血液黏滞增高、血容量增多、血管舒缩功能异常等相关。②环孢素，在脏器移植和自身免疫性疾病等患者应用时，可使10%～80%患者血压升高，可能与其收缩肾血管、降低肾血流量和肾小球滤过率、增加肾小管钠重吸收等相关。③有报道雷尼替丁、甲氧氯普胺、庆大霉素、链霉素、红霉素、利福平、甲硝唑、长春新碱、溴隐亭、喷他佐辛、抗肿瘤靶向药物（舒尼替尼、索拉非尼、贝伐单抗等）偶可使血压增高，但机制不明。

3.诊断、治疗和预防

（1）临床诊断：原来无高血压的患者出现高血压，或原有高血压患者血压进一步升高，应了解用药史，若停药后血压恢复正常，一般即可诊断。①血压升至正常值范围[（120～130）/（80～90）mmHg]以上。②有头痛、头晕、心悸、失眠、乏力等，或伴有水肿等临床表现。③血压升高和临床症状与所用药物在时间上有因果关系。④从该药药理作用推测有导致高血压的可能。⑤国内外有使用该药或该药与其他药物合用致高血压的报道。⑥撤药后血压恢复至用药前水平，高血压的临床症状消失。⑦进行药物激发试验血压再次升高。

（2）治疗原则：①立即停用可能引起高血压的相关药物。②根据不同药物所致的高血压及不同药源性高血压的发病机制，选用合适的抗高血压药。③由于撤药导致的高血压则应立即恢复原用的抗高血压药物（剂量同前或略高）。④对于抗高血压药物引起的反常性高血压要仔细检查基础疾病并积极治疗，同时可换用其他抗高血压药物。⑤有并发症的药源性高血压患者，应积极处理并发症（如脑出血、脑水肿、心力衰竭等）。

药源性高血压如果能及早发现，及时停药和治疗，大多数患者均可恢复。但对于高血压持续时间较久、已出现重要靶器官损害的患者，预后则取决于靶器官损害的严重程度及是否可逆。

预防：①药源性高血压高危人群使用有致药源性高血压倾向的药物要慎重，在权衡利弊的情况下择药、择机使用。②对于使用任何可引起血压升高药物的患者，在用药最初几周内应监测血压；尤其是对于老年人和有高血压家族史、临界性高血压或正在服用抗高血压药的患者，应及时发现血压异常升高并及时处理。③合并用药时，注意药物相互作用，防止合并用药导致的高血压。避免2种或多种有致药源性高血压倾向的药物同时用于同一患者；避免长期、大剂量用药，增加或减少剂量、撤药应根据药物治疗原则进行，避免用药的盲目性。

4.药源性高血压的高风险致病药物

（1）激素类

1）盐皮质激素：可促进远端小管对钠的重吸收和钾的排泄，导致低钾性高血压。研究发现，如果人体内缺少11β-羟化类固醇脱氢酶来催化氢化可的松转化为可的松，肾脏游离氢化可的松也可增高。过多的氢化可的松结合到醛固酮受体会产生高盐皮质激素状态，导致低血钾、高血压。

2）糖皮质激素：临床常用的糖皮质激素包括可的松、泼尼松、氟泼尼松龙和地塞米松等，长期大剂量使用可使血压升高甚至导致高血压危象。主要由于糖皮质激素可使肾素-血管紧张素-醛固酮系统的升压效应增强，末梢血管对儿茶酚胺的敏感性增强，使水钠潴留和促进脂肪分解，引起高脂血症和动脉硬化等。

3）性激素：口服避孕药是雌激素和孕激素复合制剂，其致高血压主要成分是雌激素。雌激素可通过以下途径升高血压：①增加肾素底物，引起血浆血管紧张素Ⅱ浓度升高，使血管收缩，促进钠进入细胞内，又可使醛固酮分泌增加。②雌二醇有盐皮质激素作用，可直接作用于肾小管细胞引起钠潴留。天然孕激素可拮抗醛固酮水钠潴留，但人工合成的促孕激素却具有盐皮质激素作用，故具有水钠潴留作用。研究证明，连续服用复方口服避孕药1年有4%～5%的女性可发生轻度高血压，但可在停药后3～6个月恢复正常。雌激素还有抗胰岛素作用等。因此，高血压患者应尽量避免口服避孕药，必要时加服螺内酯，无效者可合用其他利尿剂、β受体阻滞剂和血管紧张素转化酶抑制剂等。

（2）解热镇痛抗炎药：可抑制环氧化酶活性、阻碍前列腺素合成，进而抑制前列腺素直接扩张血管作用；促进近端肾小管对钠、水再吸收，引起钠、水潴留，导致水肿及高血压；拮抗β受体阻滞剂、利尿剂和血管紧张素转化酶抑制剂的降压作用，但对钙通道阻滞剂的降压作用无明显影响。这类药物长期或大量应用有引起或加重高血压风险。肾素-血管紧张素-醛固酮系统是体内的升压系统，激肽-前列腺素系统是体内的降压系统，两者相互制约共同调节血压平衡。当前列腺素合成受到抑制时，机体的血压平衡就会失调，导致血压升高。因此，长期大量服用解热镇痛抗炎药期间必须监测血压，且不可骤停。解热镇痛抗炎药也能拮抗β受体阻滞剂、利尿药、血管紧张素转化酶抑制剂等的降压作用，故不宜联用。大多数解热镇痛抗炎药引起的高血压在停药后即可恢复，必要时可以使用降压药。选择性解热镇痛抗炎药的升压作用比非选择性解热镇痛抗炎药强，以罗非昔布升高血压的作用最明显。研究发现，晨起服用阿司匹林可引起血压轻度升高，但睡前服用小剂量阿司匹林可降低血压。睡前阿司匹林引起血压降低可能与对抗夜间肾素-血管紧张素-醛固酮系统活性高峰有关，但由于水杨酸半衰期仅为

3小时，所以阿司匹林引起血压持续下降的机制仍不清楚。

（3）抗菌药物：近年来，抗菌药物引起的高血压病例不断增多。可引起高血压的抗菌药物较多，主要有青霉素类、头孢菌素类、喹诺酮类等，不同抗菌药物导致的高血压机制可能不同，尚不明确。磺胺类、氨基糖苷类、两性霉素B等药物可因直接的肾损害作用导致急性肾衰竭、肾素水平升高，从而导致继发性肾性高血压。

（4）抗肿瘤药物：多靶点抗肿瘤药索拉非尼临床疗效确切，但需要长期持续用药，容易发生不良反应，最常见的心血管系统不良反应是高血压。多项临床试验都观察到索拉非尼治疗相关的高血压不良反应发生，多为轻中度（Ⅰ～Ⅱ级），一般在治疗后3～4周出现。高血压不良反应与抑制心脏组织中血管内皮生长因子（VEGF）相关，VEGF既可以通过上调eNOS酶活性，增加一氧化氮合成，诱导一氧化氮依赖性的冠状动脉松弛和血管平滑肌张力改变影响血压，也可以通过与血管内皮生长因子受体2(VEGFR2）结合，导致前列环素释放增加而影响血压。

（5）重组人促红细胞生成素：用于治疗肾性贫血和恶性肿瘤相关贫血等难治性贫血，30%接受治疗的患者可并发高血压，甚至出现高血压脑病和脑血管意外。除疾病本身病理机制（如肾衰竭时水钠潴留）可引起血压升高外，促红细胞生成素本身也可导致高血压。据报道，导致高血压的主要机制为外周血管阻力增加，而其增加血细胞比容和血液黏滞度并非致高血压主要原因。重组人促红细胞生成素可促进内皮素1释放、血栓烷素B_2合成增加，血管内皮细胞一氧化氮合成下降，并使末梢血管异常反应性收缩，引起外周血管阻力增加，导致高血压。

（6）免疫抑制剂：环孢素在脏器移植和自身免疫性疾病等患者应用时，可使10%～80%的患者血压升高，可能与其收缩肾血管、降低肾血流量和肾小球滤过率、增加肾小管钠重吸收、水钠潴留、交感神经兴奋增强等相关，停药后血压可逐渐恢复正常。环孢素所致高血压的发生率为40%～90%，用钙通道阻滞剂和利尿剂治疗效果良好。另外，环孢素的直接肾毒性也与高血压发生相关。环孢素相关高血压的特点是血压昼夜节律紊乱，失去正常夜间血压下降规律或出现夜间血压升高。脏器移植后早期，环孢素一定程度地抑制肾素-血管紧张素-醛固酮系统活性，因此高血压患者在移植后早期单独使用血管紧张素转化酶抑制剂的降压效果欠佳。

（7）甘草及其制剂：甘草所含甘草酸可进一步水解为甘草次酸，甘草次酸在化学结构上类似皮质酮，可引起醛固酮样作用即水钠潴留，增加钾的排出，同时还能使健康人血中的游离型氢化可的松作用增加8倍，长期大量使用可致血压升高，一般停药后可自行恢复。因此，用药时应监测血压，必要时加用螺内酯。若出现严重水钠潴留或高血压且对症处理无效时，建议停药观察。目前，这类制剂常用的有复方甘草酸单胺、甘草酸二铵、复方甘草酸苷等。

（8）抗抑郁药：三环类抗抑郁药、单胺氧化酶抑制剂、5-羟色胺及去甲肾上腺素再摄取抑制剂均可引起血压升高。单胺氧化酶抑制剂抑制单胺氧化酶活性，使儿茶酚胺类物质和5-羟色胺蓄积，引起血压升高。三环类抗抑郁药物如丙米嗪、阿米替林和多塞平等，属于非选择性单胺摄取抑制剂，主要抑制去甲肾上腺素和，5-羟色胺的再摄取，增加突触间隙二者的浓度，产生拟交感效应，使血压升高。

（9）其他

1）拟交感胺类药物如肾上腺素、去甲肾上腺素、多巴胺等使心肌收缩力增强，心率加快，心排血量增加，血管收缩，外周阻力增高。此外还可激活肾素-血管紧张素-醛固酮系统，促使肾素释放，影响血压。

2）中枢兴奋药如咖啡因、尼可刹米、哌甲酯，特别是注射给药易致高血药，可能与较大剂量兴奋血管运动中枢有关。具有收缩血管作用的药物如麦角新碱、垂体后叶素可使血压升高。减轻鼻充血剂如盐酸麻黄碱、伪麻黄碱、萘甲唑啉，羟甲唑啉，抗感冒药（新康泰克等含伪麻黄碱），可促使鼻黏膜血管收缩，缓解鼻塞，但在滴鼻时过量，易发生心动过速、血压升高，甚至出血。

一些药物可致血压短暂升高，如丙米嗪、胺碘酮、普鲁卡因、雷尼替丁、溴隐停、左旋多巴、胰高血糖素、甲状腺素等，以及甲氧氯普胺和顺铂合用、哌甲酯与安非他明合用。使用这些药物出现血压升高时应停药或调整药物剂量，多数患者的血压可于停药后恢复。

（10）易致降压药物应用不当性高血压的药物

1）易致停药综合征的降压药物：可乐定和β受体阻滞剂发生率较高，可达5%～50%，多在停药2～7天发生过度反弹性高血压，甚至诱发急性冠脉综合征、严重心律失常和猝死。胍乙啶、甲基多巴、血管紧张素转化酶抑制剂、α受体拮抗剂、钙通道阻滞剂等也有引起停药综合征的报道。

2）易致反常性高血压的降压药物：包括甲基多巴、可乐定、利血平、胍乙啶等，静脉应用时可导致短暂性血压升高，故忌用于高血压危象和嗜铬细胞瘤患者；普萘洛尔在嗜铬细胞瘤、低肾素性高血压、精神病患者或与可乐定、甲基多巴合用时可使患者血压升高；可乐定在糖尿病伴自主神经病变或使用三环类抗抑郁药患者应用时可使血压升高；肼屈嗪、米诺地尔应用于肾血管性高血压患者可使患者血压更高。

二、药源性低血压

应用某些药物后引起患者血压下降，成年人肱动脉压等于或低于90/60mmHg，并且出现头晕、乏力、嗜睡、精神不振、心慌、胸闷、四肢麻木、眩晕甚至晕厥等表现，称为药源性低血压。某些高血压患者用药后血压下降速度过快或下降幅度过大，出现上述不适症状，血压虽未降至90/60mmHg也可归于药源性低血压范围。药源性低血压占药源性心血管疾病的2.6%～3.7%。

在应用药物时，因药物不良反应、剂量过大或注射过快等原因，可导致血压下降，甚至因血压骤降而导致死亡，药源性低血压的危害性应引起重视。

1.危险因素　包括两大类。①药物：如快速大量应用血管扩张药如硝普钠、硝酸酯类；过量应用降压药物、镇静催眠药（如地西泮、苯巴比妥等）、利尿剂（如呋塞米、布美他尼等）或解热镇痛抗炎药（如阿司匹林、吲哚美辛等）；使用致心律失常药物。②人群：老年人、特异体质患者等，对某些致敏药物可发生低血压，甚至休克、死亡。

2.发病机制

（1）血管扩张：血管扩张药可使血压下降，导致低血压；解热镇痛抗炎药可使体表血管扩张，出汗增多，老年和体弱患者容易引起虚脱和血压骤降。

（2）某些药物长期大剂量使用，或静脉注射速度过快，抑制延髓血管中枢或抑制心肌收缩，或直接松弛血管平滑肌等作用，降低周围血管阻力引起低血压。

（3）某些药物可致直立性低血压，可能为中枢性降压作用所致。

3.诊断、治疗和预防

（1）临床诊断：患者在应用某些药物治疗时，出现头晕、乏力、面色苍白、大汗等或在体位改变为直立体位时突然出现上述表现，检查血压低，即可诊断为药源性低血压。需与低血糖、脑血管疾病及其他原因引起的休克鉴别。

（2）治疗：①一旦发生药源性低血压，应立即停药或减量，大部分患者血压可逐渐回升至正常水平。②应用静脉注射药物时，需稀释后缓慢静脉滴注，注射时注意观察患者反应、心率、心律及血压变化。老年患者应注意调整用药剂量。③一旦发生药源性低血压且有明显症状者，给予对症治疗，如补液，必要时可应用升压药、拮抗剂等。药物导致的低血容量所引起的低血压给予补液、纠正水、电解质平衡紊乱，必要时输血浆或代血浆、人血白蛋白等。对吗啡引起的心率减慢、血压下降可用纳洛酮拮抗。④应用可引起体位低血压的药物时，患者勿突然改变体位，症状严重者停用。⑤药物过敏反应所致低血压应及时给予肾上腺素、肾上腺皮质激素和抗过敏药物，肌内或静脉给药。抢救治疗力求及时迅速，避免向过敏性休克发展。

（3）预防：①临床需用易导致低血压的药物时，应慎重选择，严格掌握适应证，并注意从小剂量开始，逐渐增加剂量。严密观察血压变化，发现低血压倾向应及时减量或停药。②对于易发生过敏反应的药物和特异质人群，应了解药物过敏史，对有过敏体质的患者应避免使用或接触有可能致敏的药物，必要时行药物过敏试验。用药时应避免用药剂量过大、速度过快、浓度过高和持续时间过长给药。③联合用药配伍合理，避免增加药物不良相互作用而导致的低血压。

4.药源性低血压的高风险致病药物

（1）血管扩张药：硝普钠和硝酸酯类药物可使周围血管扩张，导致血压降低。硝普钠主要不良反应为低血压，由于其半衰期短，出现低血压后如能及时发现，立即停止静脉注射，症状可以在3～5分钟迅速缓解，一般不会造成严重后果。硝酸酯类药如硝酸甘油、硝酸异山梨醇可致血压剧降，尤其在静脉滴注时，应从小剂量开始逐渐加量。

（2）抗心律失常药：如普萘洛尔、胺碘酮、奎尼丁、利多卡因等药物可抑制心肌收缩力，减缓心率，诱发心律失常，使心脏排血量减少，动脉血管充盈不足，导致血压降低。

（3）利尿剂：如呋塞米、氢氯噻嗪等大剂量或长时间应用，可使有效循环血量减少，导致血压降低。

（4）神经和精神系统用药：地西泮、硝西泮、苯巴比妥类、苯妥英钠等药物在治疗量对血压无明显影响，但剂量过大或静脉滴注速度过快可导致血压下降。硫酸镁大剂量静脉滴注可引起心搏骤停。

（5）中枢性镇痛药：这类药物阻滞中枢神经系统，或导致自主神经系统功能紊乱，交感神经张力降低，周围小动脉扩张，引起低血压。

（6）易致过敏药物：抗菌药物如青霉素类、头孢菌素类、喹诺酮类、抗真菌及抗寄生虫药物，以及生物化学制剂及血清制品如糜蛋白酶、胰蛋白酶、破伤风抗毒素等，发生药物过敏反应导致血压降低。

（7）其他：氨茶碱、维生素K_1静脉滴注过快可使血压剧降，严重者可致死亡。大剂量奎宁可导致低血压。干扰素、白介素-2等可致血压下降等。

三、药源性心肌缺血

心肌缺血是指心脏的血液灌注量减少，导致心脏供氧减少，心肌能量代谢不正常，不能支持心脏正常工作的一种病理状态。药物引起的心肌缺血是指由于药物引起心肌耗氧量增加或冠状动脉供血减少，导致心肌缺血，引起心绞痛，表现为发作性胸骨后或心前区压榨、窒息性疼痛，可放射至左肩、左上臂、颈或下颌部，也可向下放射到上腹部，心电图显示ST段压低或升高，以及T波改变，心肌缺血严重及持续时间较长者可出现心肌坏死，心肌酶升高等症状。

1.危险因素　心肌缺血是中老年人群的常见病和多发病，心肌缺血多发生在40岁以后，劳累或精神紧张、运动等易诱发；有些药物可以增加心肌氧耗，导致心肌缺血。老年人是药源性心肌缺血的高风险人群。

2.诊断、治疗和预防

（1）诊断：在应用某些药物之后，出现心前区疼痛，压榨或紧缩感，多向左肩放射，持续数分钟，心电图示典型缺血性改变。或原有心绞痛，在应用某些药物后，心绞痛发作次数增加或程度明显加重，停药后症状缓解，心电图可恢复正常；重复用药后心绞痛症状及心电图缺血改变再次出现，可以确诊。

（2）治疗：心肌缺血有发生心肌梗死和猝死风险，因此一旦发现心肌缺血，应及早治疗。发生药源性心肌缺血应立即停药；但撤药所致心绞痛应恢复原来用药剂量。休息，镇静，必要时吸氧；按心绞痛给予治疗。

（3）预防：①长期使用硝酸酯类、β受体阻滞剂及硝苯地平等钙通道阻滞剂，不宜突然停药；应逐渐减量到停药，减药过程以2周为宜。②用药剂量不宜过大，硝酸酯类尤其是硝酸甘油静脉给药应从小剂量开始。首次用药应监测血压和心率，避免血压下降太快、过低及心率过速。③提倡合理联合用药，如硝酸酯类制剂与β受体阻滞剂或血管紧张素转化酶抑制剂合用，钙通道阻滞剂与β受体阻滞剂合用等，起协同作用，即可减少用药剂量，又可减轻或避免不良反应。

3.药源性心肌缺血的高风险致病药物

（1）抗心绞痛药：硝酸甘油能扩张冠状动脉，改善心肌氧供，扩张静脉，减少回心血量，减少心肌氧耗，用于治疗心绞痛。长期或大量使用硝酸甘油，当骤然减量或停药后可引起血流动力学的“反跳现象”，常诱发心肌缺血，反而导致心绞痛发作。其机制可能为血管受体对硝酸甘油具有耐药性和依赖性，使其不能有效地扩张血管或不能解除其痉挛，从而诱发或加剧心绞痛。使用硝酸甘油时，可采用间歇疗法给药，即提供一个给药间歇使硝酸酯类药物作用得以恢复，避免因药物耐药性而影响疗效。静脉滴注硝酸甘油尽可能不连续使用，每天需有一个6小时无药作用间歇。口服用药连续2～3周后，宜停药1～2周，耐药性可消失，药效可恢复。

（2）钙离子拮抗剂：首先长期应用钙离子拮抗剂，如尼群地平、维拉帕米，可使细胞内钙离子耗竭而细胞外钙正常，从而增加钙跨膜的梯度，突然停药时能使钙离子进入细胞内增加，引起冠状血管痉挛。其次，钙通道阻滞剂能反射性引起交感神经兴奋性增加，加快窦性节律，减少心排血量，引起心肌灌注不足，诱发心绞痛。硝苯地平为二氢吡啶类钙离子拮抗剂，能够有效扩张冠状小动脉，增加心肌血流量和改善心肌供血，从而也是治疗心绞痛常用药物。然而，硝苯地平也有诱发心绞痛风险，特别在开始用药剂量偏大时，可反射性引起心动过速，增加心肌耗氧量而诱发心绞痛。因此，硝苯地平初始用药剂量务必要小。短效硝苯地平起效快，降压作用强，但可导致血压骤降，回心血量、心排血量减少；同时心率加快，心肌收缩力加强，心脏耗氧量增加，从而引起心肌灌注不足，使已经缺血的心肌更加缺血，诱发心绞痛。

（3）β受体阻滞剂：普萘洛尔、美托洛尔等β受体阻滞剂突然停药会出现“药物戒断综合征”，可诱发或导致心绞痛加重。同时突然停药可引起β受体对内源性儿茶酚胺的敏感性增高，使儿茶酚胺从血浆中清除减慢，血浆中儿茶酚胺浓度增高，停药后儿茶酚胺对β受体的激动作用得以恢复，交感神经张力增加，诱发或导致心绞痛加重恶化。

（4）抗高血压药及血管扩张剂：血管活性药物如双嘧达莫、氨茶碱、罂粟碱等，可扩张小动脉包括小的冠状动脉，引起血压下降和局部血流重新分配。由于正常小动脉的扩张比已硬化狭窄的小动脉明显，故可引起周围非缺血区的血流明显增加，而缺血区的血流会相应减少，因此服用这些药物后可出现症状加重或心电图的ST段下降更明显。

（5）拟肾上腺素药：如肾上腺素、去甲肾上腺素、异丙肾上腺素、麻黄碱、苯丙胺等药物，用量过大增加心肌耗氧，可引起心肌缺血和心律失常，血压骤升。冠状动脉含有丰富的β-肾上腺素受体，刺激这些受体可引起冠状动脉收缩。各种拟交感神经药物均可诱发冠状动脉痉挛。

（6）强心药：地高辛、毛花苷C等强心苷类可增加心肌耗氧，导致心肌缺血。心肌耗氧量增加一般与心肌收缩速度成正比，增加肌力的药物如强心药，可导致心肌耗氧量的增加。洋地黄类药物在足够浓度时既有直接又有间接的冠状动脉收缩作用，从而产生低氧血症、心肌缺血，尤其是对心脏储备功能的损害尤为显著，故对有冠状动脉病变的患者，应慎用洋地黄制剂。

（7）可卡因：可通过阻断突触对去甲肾上腺素及多巴胺的再摄取而产生中枢及外周的肾上腺素样作用，导致心动过速及血压升高，增加心肌耗氧量。同时，可卡因的拟肾上腺素作用可使冠状动脉痉挛，导致心肌缺血。研究证实可卡因可增加内皮细胞组织因子（TF）的表达，同时减少组织因子通道抑制剂的表达，而TF作为血栓形成的主要启动者，在急性冠状动脉综合征的病理生理过程中扮演着十分重要的角色。

（8）抗血小板药物：阿司匹林是非选择性环氧化酶抑制剂，常规剂量阿司匹林对前列腺素影响较小，但大剂量使用阿司匹林可抑制前列腺素的合成，可使冠状动脉痉挛而诱发心绞痛发作。大剂量用阿司匹林对环氧化酶的灭活作用增强，显著抑制前列腺素合成，导致冠状动脉易感性增加，易受激惹而引起冠状动脉痉挛，减少心肌供血、供氧，从而诱导心绞痛发作。冠心病、高血压等心血管病患者使用阿司匹林时，应当小剂量用药，长期服用以每天75～150mg为宜。

（9）抗肿瘤药物：氟尿嘧啶（5-FU）所致心脏毒性通常表现为胸痛，其机制是药物所致的冠状动脉痉挛和内皮损伤。所致心脏毒性的死亡率为2.2%～13.3%，故应在密切监测下使用，当出现心血管症状时应及时停药。索拉非尼可以引起冠状动脉痉挛，常表现为胸痛并伴随心电图ST-T的异常改变。

（10）血管收缩药：如垂体后叶素、麦角、麦角新碱等，可直接作用于冠状动脉，引起冠状动脉收缩而诱发心肌缺血。

四、药源性心功能不全

心功能不全又称心力衰竭，是心脏泵血功能不全的综合征。药源性心力衰竭占药源性心血管病的4.5% ～ 5.4%。由于药物对心脏的直接或间接作用，引起心肌收缩力减弱、心室负荷过重或心室舒张期顺应性降低，导致心功能减退、心排血量减少、周围组织灌注不足，从而产生充血性心力衰竭的一系列综合征，即称为药源性心功能不全。由于心脏受损的原因、部位、程度和功能不同，药源性心力衰竭可分为多种类型。

近年来随着各类新的化学药品的不断问世，罹患者与日俱增，药源性心功能不全已成为严重威胁人类健康的疾病之一。

1.危险因素　主要包括以下内容。①药物：易致药源性心律失常、药源性高血压、药源性冠心病、药源性心肌炎、心肌病等高风险药物；②短期内快速输入大量液体、血容量扩充剂或高渗高钠药物（如右旋糖酐、甘露醇、碳酸氢钠等）；③特异体质患者对某些敏感药物产生急性全身性变态反应，可致急性心力衰竭。

2.诊断、治疗和预防

（1）诊断：药源性心功能不全的临床特点为发病急骤，进展较快，死亡率高，必须尽早诊断，停用可疑致病药物和（或）有禁忌证的药物。诊断依据：①原无心脏病，心功能正常，在应用某种药物后引起心功能减退，出现急性左心衰竭或慢性充血性心力衰竭症状和体征，而且这些症状和体征不能用药物以外的原因或诱因解释。②原有心脏病，心功能正常或减退。在应用某些药物后出现心力衰竭或心力衰竭加重，而又无法用药物以外的原因或诱因解释。上述两种情况，若停用某些药物，对症治疗心力衰竭好转或消失，在用该种药物后心力衰竭又发作，则可做出诊断。

（2）治疗：诊断确立后，应立即停用引起心力衰竭的有关药物。如果病情需要，也可缓慢停药或减量，同时立即开始抗心力衰竭治疗。

（3）预防：①应用具有心脏毒性药物时，要注意监测心电图QRS波幅大小，心脏收缩时间间期、心脏放射血分数等。必要时进行超声心动图监测和放射性核素检查，及早发现心功能受损。如有改变，应及时处理。②用药严格掌握剂量，特别是对心脏毒性较大的药物，不宜超过规定剂量。③对病情重、体质差或老年患者，用药剂量应酌减，尤其慎用对心肌收缩力具有抑制作用的药物。④必须应用某些有心脏毒性的药物时，可同时应用预防心脏损害的药物。如应用多柔比星时配用抗组胺药、抗肾上腺素药、维生素E、辅酶Q_{10}等。

3.药源性心功能不全的高风险致病药物

（1）抗心律失常药：有负性肌力作用的抗心律失常药物，如β受体阻滞剂、维拉帕米、地尔硫䓬、利多卡因、胺碘酮等，当短期内大剂量给药或长期服用常用量时，因其降低心肌收缩力的作用，可导致心动过缓，房室传导延缓、严重心律失常而诱发或加重心功能不全。抗心律失常药引起的心力衰竭发生率相对较低，多发生在原有心脏病的患者。

（2）强心药：洋地黄类中毒时，可诱发或加重心力衰竭，这与其诱导心律失常、增强交感活性相关。

（3）拟交感神经药：肾上腺素、去甲肾上腺素、多巴胺、间羟胺等大剂量或长期应用时，可致心肌灶状坏死、炎性渗出甚至心包脏层出血，从而导致急性左心衰竭。

（4）降血压药：利血平大剂量注射时可发生低血压及休克，诱发心力衰竭或使心力衰竭加重。胍乙啶有时可引起心动过缓及心排血量减少，并诱发充血性心力衰竭。长期应用哌唑嗪后突然撤药，可显现原有心力衰竭而致病情恶化。长期口服卡托普利时也不可骤然停药，否则可因血管紧张素转化酶大量复活，外周血管收缩，血容量增加超过心脏代偿能力而诱发心力衰竭。

（5）抗肿瘤药：在细胞水平，抗肿瘤药物导致的心脏毒性可分为两种类型。第一种为蒽环等化疗药物相关的心脏毒性，其发生程度较为严重且不可逆转。风险因素包括放疗史或正在接受放疗，合并使用其他化疗药物，老年，高血压和已知心脏疾病等。第二种为与单克隆抗体相关的心脏毒性，其通常可逆转且发生程度较轻。风险因素包括先前或正在接受蒽环或紫杉类药物的化疗、年龄、心脏病史和肥胖等。

蒽环类药物是由链霉素菌属产生的具有抗肿瘤活性的化学物质，主要包括多柔比星、表柔比星、柔红霉素、吡柔比星、去甲氧柔红霉素、米托蒽醌等，具有抗瘤谱广、抗瘤作用强、疗效高的特点，主要用于治疗血液系统恶性肿瘤和实体肿瘤，是肿瘤化疗的基础用药，但容易引起骨髓抑制和心脏毒性等不良反应。蒽环类所致心脏毒性具有剂量依赖性，可表现为心力衰竭、心肌病及心律失常等。

蒽环类药物产生心脏毒性的机制：①氧化应激。氧化应激是蒽环类致心脏毒性的经典发病机制。蒽环类具有亲心肌特性，其蒽醌基团在代谢过程中可循环生成大量活性氧类（ROS）和活性氮类（RNS），而ROS或RNS可以在线粒体、肌浆网状细胞和细胞质中引起氧化还原反应，导致心肌细胞膜脂质过氧化和心肌线粒体DNA的损伤。心肌细胞的线粒体主要提供能量，维持着细胞内钙和氧化还原反应的稳态，因此线粒体损伤会影响心肌细胞的正常功能。有研究表明，浓度依赖性的多柔比星可诱导细胞毒作用和线粒体毒性效应，包括线粒体超氧化物的积聚，线粒体膜电位的降低和线粒体DNA复制数量的减少及线粒体超微结构的改变。②钙超载。Ca^{2+}的变化与氧化应激学说的发生密切相关。蒽环类药物在心肌细胞通过氧化应激产生活性氧类，一方面形成细胞内外电位差使钙池内Ca^{2+}的释放增加，另一方面可抑制Ca^{2+}转运酶的活性，从而Ca^{2+}聚集于心肌细胞内浓度升高，形成钙超载。心肌细胞电活动的形成有Ca^{2+}参与，因此钙超载可以诱发心律失常，同时使三磷酸腺苷（ATP）合成障碍，导致心肌毒性。③拓扑异构酶。拓扑异构酶2（Top2）是蒽环类药物导致心脏毒性的另一重要介质。Top2α和Top2β

是蒽环类药物的2个靶点，与之结合之后形成的复合物被认为是抗癌活性的分子基础。生理条件下，心肌细胞表达的大量Top2β可与蒽环类药物相结合形成的复合物，一方面使心肌细胞DNA双链裂解，引起心肌细胞凋亡；另一方面激活细胞凋亡信号通路，抑制心肌细胞线粒体功能，使其氧化磷酸化障碍，同时使其的生物合成受抑，引起心肌细胞凋亡。④神经调节蛋白生长因子1（NRG-1）/ErbB通路。NRG-1/ErbB信号通路对心肌细胞有保护作用，而蒽环类药物可抑制其信号传导。⑤心肌营养素-1/白血病抑制因子/gp130通路。在心肌组织中，白血病抑制因子（LIF）和心肌营养素-1（CT-1）通过糖蛋白130（gp130）通路，保护心肌细胞。⑥Toll样受体（TLRs）。TLRs是另一种与蒽环类药物心脏毒性联系较为紧密的膜受体。它主要表达于白细胞（如巨噬细胞和树突状细胞），TLR2和TLR4受体表达于心肌细胞表面，同时与蒽环类药物介导的细胞应激与损伤密切相关。⑦腺苷酸活化蛋白激酶（AMPK）通路。AMPK信号通路对于心肌细胞有保护性作用，而蒽环类药物可抑制AMPK导致心肌死亡，可能与自噬被阻断有关，其具体作用机制尚未明确。其他一些抗肿瘤药物如氟尿嘧啶、环磷酰胺、三尖杉碱等对心肌也有毒性作用，可引起心肌细胞出现水肿、线粒体变性和细胞核固缩、心肌细胞凋亡、细胞数目减少，使心肌收缩力受到抑制而导致心力衰竭。

曲妥珠单抗是治疗乳腺癌的生物靶向药物，其相关心脏毒性是临床使用中的主要不良反应，包括无症状性的左心室射血分数降低、心动过速、心悸、呼吸困难、胸痛及充血性心力衰竭。美国的心脏评估委员会对曲妥珠单抗7项临床试验的1219例患者进行了回顾性研究。结果显示，曲妥珠单抗诱发充血性心力衰竭的比例为4%，75%的心功能障碍患者有症状。此外，北美大样本的NSABPB-31临床试验（1834例）显示，曲妥珠单抗治疗组（962 例）中30.5%的患者因左心室射血分数降低而停用1次剂量，15.6%的患者在1年疗程结束之前，因出现左心室射血分数降低或其他心脏毒性症状而停用曲妥珠单抗。

曲妥珠单抗是靶向人类表皮生长因子受体2（HER2，又称ErbB2）的人源化单克隆抗体。ErbB2/HER2是原癌基因*ErbB-2*编码的185kDa的细胞膜受体，表皮生长因子受体家族成员之一。研究发现，HER2对于形成胚胎期的心脏具有关键作用，小鼠的*ErbB2*基因缺失模型表明会导致该类动物早亡。HER2调控着心脏对于应激的反应，在*ErbB2*基因敲除小鼠中显示心脏容量超负荷激活了心脏应激通路，并促进了扩张型心肌病的发病。曲妥珠单抗介导心脏损害的二次打击模型也显示了曲妥珠单抗导致ErbB2介导的信号通路受阻，从而干扰了心脏对于应激的反应。*ErbB2*缺失的心脏容易导致应激引发的毒性，并导致不可逆转的心肌细胞的减少。临床研究发现，应用β受体阻滞剂可减少曲妥珠单抗所致的心功能不全。

（6）精神药物：氯丙嗪对心脏有直接的抑制作用，长期应用氯丙嗪可出现心电图异常、脉搏加快、血压下降，严重者可因心力衰竭致死。锂离子可抑制心肌去极化，长期使用锂盐治疗的精神病患者，偶尔出现右心衰竭，患者早期常出现各种可逆性心律失常。甲丙氨酯过量服用中毒亦可因钠水潴留、血容量增加而诱发心力衰竭。三环类抗抑郁药可阻止单胺类递质的摄取，使心肌去甲肾上腺素浓度升高，并有奎尼丁样的心肌直接抑制作用，可影响心率、心律及心肌收缩力，治疗剂量即可使原有心力衰竭加剧。

（7）短期内快速输入高渗性利尿药和（或）液体：可使血容量骤增，心脏容量负荷过重而导致心排血量下降，诱发急性心功能不全。另外，某些药物可引起水、钠潴留，形成水肿，加重心功能不全。

五、药源性心律失常

没有或原有心律失常者在应用某种药物过程中出现心律失常，或心律失常加重及诱发新的心律失常，称为药源性心律失常。

1.发病原因和危险因素

（1）发病原因：①影响心肌电生理特性。主要作用是动作电位延长，复极延缓，QT间期延长，或抑制传导功能而导致心率、心律和传导异常，这类心律失常停药后常可消失而不遗留心肌损害。②直接或间接的心肌毒性作用。这可造成心肌损害，使心电不稳而发生心律失常，与用药剂量和时间长短有关，如三环类抗抑郁药、抗肿瘤药等导致药源性心肌病的发生。③影响心脏自主神经系统。

（2）危险因素：主要有以下几方面。①特殊人群：具有严重心肌缺血或其他心肌病变的人群是药源性心律失常的高发人群；合并有以下情况的老年患者，药源性心律失常发生率也比较高，包括潜在的心律失常、心功能不全、电解质紊乱、抗心律失常药物血浆水平过高、心肌缺血、患有肝肾疾病等。②药物因素：抗菌药物如大环内酯类、喹诺酮类，以及抗过敏药物如阿司咪唑、特非那定等，以及抗心律失常药、抗疟药、抗抑郁药物和西沙必利等是药源性心律失常的高风险药物。③药物相互作用：阿司咪唑、特非那定等抗过敏药物和西沙必利主要依赖CYP3A4代谢，与红霉素等大环内酯类、咪唑类抗真菌药、蛋白酶抑制剂合用时，由于血药浓度升高，可引起可引起尖端扭转性室性心律失常，甚至导致死亡。

2.诊断、治疗和预防

（1）诊断：如患者在用药前心律正常，而在药物治疗过程中出现心律失常，或在药物治疗过程中原有心律失常加重，或出现新的心律失常，而无其他原因可解释者，即可诊断为药源性心律失常。药源性心律失常不同于药物中毒，不一定呈剂量依赖性。可通过动态心电图及电生理检查预测和诊断抗心律失常药所致心律失常。

（2）治疗：确诊后应尽快停用相关致病药物。缓慢型心律失常伴有症状者，可给予阿托品、异丙肾上腺素治疗，必要时应用起搏器治疗。对药物引起的室速无QT间期延长者，可用不增加QT间期的药物，如美西律和利多卡因。QT延长型的扭转型室速，可静脉滴注异丙肾上腺素或阿托品，在试用其他药物前应尽早增加其心率，也可用起搏器。洋地黄中毒者应补钾、补镁，给予地高辛抗体，室性心律失常者给予苯妥英钠或利多卡因。对快速型心律失常，可给予电复律或电除颤治疗。

（3）预防：主要有以下几方面。①合理用药：临床用药中采用合理的给药剂量、方法和途径，有条件者进行血药浓度监测，使其保持在治疗范围或最低有效浓度。②及时发现和处理危险因素：如低血钾、心动过缓、心肌缺血、心功能不全及肝肾功能不全等、原有心脏病者使用可致心律失常药物时应谨慎，并严密监测。③严密观察：很多药源性心律失常均发生于用药初期或增加剂量时，故在用药初期或增量时应严密观察心电图改变，有些药源性心律失常可有心电图改变先兆，如QT延长间期、QRS波增宽等。

3.药源性心律失常的高风险致病药物

（1）抗心律失常药物：所有的抗心律失常药物（AAD）都有潜在的致心律失常作用。在AAD治疗过程中，引起原有心律失常加重或诱发新的心律失常称为AAD的致心律失常作用。人们真正认识到AAD致心律失常作用所造成的临床危害源于1989年CAST结果的发表。文献报道的AAD致心律失常发生率，与检测方法及药物特性有关。用Holter检测的致心律失常发生率大约10%，而用电生理检查方法，该发生率可达20%以上。

AAD致心律失常作用可分为快速性心律失常与缓慢性心律失常两大类。不同药物致心律失常的作用亦有不同。ⅠA类药物奎尼丁与Ⅲ类药物索他洛尔、胺碘酮多引起多形性室性心动过速（简称室速）伴QT间期延长（尖端扭转性室速，TdP），尤其是具有运动时QTc延长的特点。ⅠA类药物还可引起连续发作性单形性室速，该室速可被起搏短暂终止；ⅠB类药物美西律亦有引起尖端扭转性室速的报道，但比较少见；ⅠC类药物如恩卡尼、氯卡尼、普罗帕酮等多引起单形性室速，室速形态常呈正弦波形及伴有血流动力学障碍，不易转复。近年以钾通道为作用靶点的Ⅲ类药物如依布利特与多非利特等亦可引起尖端扭转性室速。Ⅱ类β受体阻滞剂如普萘洛尔与Ⅳ类钙离子通道阻断剂如维拉帕米多引起窦性停搏、窦房阻滞、房室传导阻滞或希浦阻滞，严重时可使心脏停搏。Ⅲ类抗心律失常药胺碘酮能有效治疗心房颤动和室性心动过速，但可加重窦性心动过缓，应慎用于老年患者。

AAD致心律失常作用的确切机制并不十分明了。Brugada等以WPW（预激综合征或房室旁路传导综合征）患者为例阐述了AAD致心律失常作用的三种机制。①某一自发心律失常的易化：如旨在用于预防WPW患者房室折返性心过速（AVRT）发作的某种AAD，若该AAD使房室旁道（AP）不应期延长，房性期前兴奋更易阻滞在AP，此时房性期前兴奋从正常房室传导系统缓慢下传，当该兴奋经过心室逆传至AP时，AP已从不应期中恢复，兴奋便可经AP逆传激动心房，如此反复便引发了AVRT。此为自发心律失常易化的典型例证。②某一潜在心律失常基质的显露：如某一WPW患者，存在AP但并不发作AVRT，若患者有房性期前收缩（此与WPW无关），且接受AAD治疗。若AAD的治疗使AP与正常房室系统的传导速度与不应期匹配关系达到某一契合点时，便可引发AVRT。此谓AAD显露了原先存在但为潜在的心律失常基质。③某一新的心律失常基质的产生：如某一WPW患者因AVRT发作，而给予Ⅰ类AAD治疗，在治疗期间因早期后除级机制导致了尖端扭转性室性心动过速，此与受治心律失常AVRT无关，代表了一种新的心律失常机制。在上述以WPW为例证的三种情形中，易化机制是由于AAD改变了折返环的传导与不应期特性所致；潜在基质的显露虽亦因改变了折返环的传导与不应期特性；但此可发生于非折返机制所致的其他心律失常情形中；新基质的产生则可能因为某一特定的患者存在某种特殊的易感性，而这些患者可能患有某种已知的、导致长QT间期综合征的基因缺陷，AAD的应用使这些原先存在、基因决定的心律失常基质得以显露。此外，AAD的致心律失常作用还可能与某些患者基因变异所致的药效学与药动学在不同个体间存在较大差异有关。

（2）抗肿瘤药物：多柔比星、柔红霉素等抗肿瘤药物具有心脏毒性，诱发心肌损害，可导致心律失常。主要表现为短暂的心电图异常，包括室上性心动过速、室性期前收缩等。环磷酰胺相关心脏毒性常表现为QRS波群波幅降低，非特异性T波或ST段异常、快速型心律失常和完全性房室传导阻滞。顺铂相关的心脏毒性常表现为室上性心动过速、心动过缓、ST-T改变、左束支传导阻碍等，发生机制是由于顺铂所致的内皮损伤及体内激素与代谢的改变。紫杉醇和多西他赛可导致心动过缓，传导阻滞和心室异位等心律失常。

（3）抗菌药物：可引起严重的心律失常，尖端扭转型室性心动过速（TdP）。TdP是一种在延长的心电图QT间期基础上发生多形性室性心动过速，可导致心搏骤停。药物能延长QT间期，是临床上获得性长QT综合征的最常见原因。由药物诱导的尖端扭转型室性心动过速可被不同药理作用机制的药物所诱发，但几乎仅发生在基础心脏病理导致负极依赖性心律失常易损性增高的患者中，这种发作通常有自限性，但发作频繁也会导致严重血流动力学障碍，甚至进展为心室颤动而致死。

大环内酯类导致QT间期延长及TdP的能力较强，包括红霉素（静脉滴注或口服）、克拉霉素、阿奇霉素、罗红霉素、螺旋霉素、特立霉素等。动物实验证实，致心律失常能力依次为：红霉素＞克拉霉素＞阿奇霉素。

潜在的QT间期延长被认为是喹诺酮类药物的典型不良反应。研究表明，在健康人群中，喹诺酮类可使QT间期延长2.2 ～ 16.3毫秒。喹诺酮类药物较少引起QT间期显著延长和Tdp的发生，发生概率大约是每1000万使用者中发生0.3 ～ 27例。但是对于有先天性或获得性QT间期延长病史的患者来说，使用喹诺酮类药物诱发QT间期延长和Tdp发生的危险性大大增加。据美国FDA收到的个案报道，诱发QT间期延长及TdP的喹诺酮类按发生率高低依次为司帕沙星、格帕沙星、加替沙星、左氧氟沙星、氧氟沙星、环丙沙星。

可直接或间接延长QT间期的药物还有：①磺胺类；②硝基咪唑类，如甲硝唑，对细胞色素P4503A4酶（CYP3A4）有强效抑制作用，因而可以影响大环内酯类和抗心律失常药胺碘酮的代谢，合并应用时可以使QT间期延长；③唑类抗真菌药，如酮康唑、氟康唑、伊曲康唑均可诱发QT间期延长及TdP。

心肌细胞膜上存在多种离子通道，分别调控内向及外向离子流，在心肌电活动及机械收缩中发挥重要作用。其中，一种电压依赖性钾离子流-快速激活的延迟整流钾电流（Ikr）是心室肌动作电位3相中的重要外向电流，它的存在促使动作电位2相（平台相）结束。某些抗菌药物具有阻滞心肌细胞膜上Ikr的电生理特性，使心肌复极明显延缓，动作电位时间延长，在此基础上诱发早期后除极（EAD）及其触发活动，导致TdP。由抗菌药物诱发的QT间期延长及TdP多属这一机制。

（4）钙通道阻滞剂：尤其是非二氢吡啶类钙通道阻滞剂如维拉帕米，能够抑制窦房结和房室结功能，可引起严重窦性心动过缓、窦房传导阻滞、房室传导阻滞，尤其是在老年人或原有窦房结功能不全及房室传导阻滞者。

（5）拟肾上腺素药：肾上腺素静脉注射速度过快或剂量过大，可导致心律失常甚至心室颤动；去甲肾上腺素静脉滴注速度过快可引起心律失常，如室性和室上性期前收缩，但较肾上腺素少见；多巴胺、间羟胺、异丙肾上腺素剂量过大均可导致心律失常。

（6）精神药物：抗精神病药物如氟哌啶醇、碳酸锂、氯丙嗪、氯氮平等，大剂量长期应用可致心律失常，停药后可逐渐恢复正常。三环类抗抑郁药（包括阿米替林、多塞平、丙米嗪和氯米帕明等）通过阻断钾通道和延长心脏复极，使QT间期延长，增加尖端扭转性心律失常的风险，还有心脏钠通道阻滞作用，可干扰正常的心率、心律及传导，可致房室或束支传导阻滞，也可引起室性期前收缩、室性心动过速或心室颤动。

（7）其他药物：促胃肠动力药西沙必利可使QT间期延长，尤其与肝酶CYP3A4抑制剂联合用药时，其代谢受阻而使血药浓度升高产生尖端扭转性心律失常，严重者可致死。抗疟药如氯喹、甲氟喹可引起窦房结抑制，导致心律失常或尖端扭转性心动过速。

（8）中药：临床上较常见的能够导致心律失常的中药制剂有乌头碱、大剂量的石菖蒲和决明子、洋地黄等。乌头碱是乌头类植物主要成分，主要包括附子、铁棒锤、狼毒等。提纯的乌头碱毒性强，乌头碱导致的心律失常多在服药的0.5～2小时，症状逐渐由轻到重。所致心律失常类型多为缓慢型，主要表现为心动过缓或者窦性停搏，病情发展为迁徙性，随着病情进展症状逐渐加重，治疗也更加困难，必须及时进行有效救治。乌头碱的中毒机制主要为兴奋迷走神经，通过兴奋迷走神经而降低窦房结的自律性，引起易位起搏点的自律性增高而引起各心律失常，损害心肌。因此，使用含有乌头碱的中草药时，一定要注意用法用量，不可用冷水煎服，或泡酒饮用，而需用开水久煎方能解其毒，取其治疗作用。

石菖蒲具有开窍豁痰、醒神益智、化湿开胃之功效，常用于治痰厥、热病神昏、气闭耳聋、心胸烦闷、腹痛、风寒湿痹、跌打损伤等。石菖蒲的主要毒性表现为先呈阵挛性惊厥，而后出现强直性惊厥、死亡。研究发现其毒性作用机制：石菖蒲挥发油主要含有辛醚成分，能够主动兴奋脊髓神经，交感神经和部分副交感神经，继而上传至心脏部位导致心脏搏动障碍，表现为心动过缓，同时降低了心脏窦房结的自律性，导致异位搏动，直至引起心律失常。

洋地黄常用于治疗各种原因引起的急慢性心功能不全、阵发性室上性心动过速和心房颤动、心房扑动等。洋地黄排泄缓慢，易于蓄积中毒，治疗量和中毒量之间相差很小，患者对其耐受性和消除速度有很大差异，而所列各种洋地黄剂量大都是平均剂量，需根据病情、制剂、疗效、血药浓度及其他因素调整剂量。地高辛主要由肾脏消除，老年患者肾小球滤过率降低，清除率减慢，易引起蓄积中毒。洋地黄中毒一般有恶心、呕吐、厌食、头痛、眩晕等反应，首先应鉴别是由于心功能不全加重还是过量所致，因前者需加量，后者则宜停药。洋地黄心脏毒性表现为自律性增加和传导阻滞，可导致伴有房室传导阻滞的房性心动过速和室性心律失常。引发地高辛心脏毒性的其他因素包括电解质紊乱（如低血钾、低血镁）、甲状腺功能减退、肺源性心脏病及药物的相互作用。

人参水浸剂有类似强心苷的作用，过量服用可导致心律失常甚至导致死亡。

六、药源性血栓栓塞疾病

药源性血栓栓塞是指因某些药物使血管内血栓形成和（或）栓塞并导致组织和器官功能受损的疾病。血栓栓塞疾病多由于药物的化学刺激或对机体凝血功能的影响，以静脉栓塞最常见，死亡率为1%～2%。深部静脉血栓常见下肢和骨盆静脉；肺循环中静脉血栓破裂沉积可致肺栓塞。动脉血栓较为少见。

药物诱发的血栓形成主要与3个因素有关：①血管内皮细胞损伤；②血液成分改变，包括血小板活化，凝血因子激活与纤溶机制异常；③血流动力学异常。3个因素可同时存在或彼此互为因果。

1.诊断、治疗和预防

（1）诊断：药源性血栓栓塞症可在患者应用高风险药物数日、数周或数月后发生，发病时间因药物及其作用机制不同而异，其中用药后30天内发病者约占70%。药物诱发的血栓性疾病以深静脉血栓最为常见，临床表现为局部肿胀、疼痛；远端血液回流障碍如腹水等。药物还可诱发肺栓塞，临床表现为呼吸困难和气促、胸痛、咯血、晕厥等。

（2）治疗：对于深静脉血栓形成或肺血栓栓塞症，可采用普通肝素、低分子肝素、磺达肝癸钠、华法林等进行抗凝治疗。对于有血流动力学障碍的急性肺栓塞患者，排除禁忌证后可进行溶栓治疗。

（3）预防：存在血栓高危风险的患者应尽量选用不易引起血栓事件的药物，必须应用时，须尽量缩短疗程，减少给药剂量，减少联合用药，并定期监测D-二聚体水平。一旦发生药源性血栓栓塞事件，应立即停用致病药物。

2.药源性血栓栓塞疾病的高风险致病药物

（1）造影剂：泛影葡胺等造影剂可导致血管内皮细胞损伤和血小板黏附性增加，作用强度取决于造影剂的种类，以及给药剂量和速度。高渗性造影剂更容易诱导内皮细胞形态和功能改变，导致血栓形成。快速注射造影剂可导致血管壁剪切力增加，加速血栓形成。

（2）抗肿瘤化疗药：氟尿嘧啶、博来霉素、顺铂、丝裂霉素、紫杉醇、贝伐珠单抗等药物均可导致血栓形成。机制为诱导肿瘤及内皮细胞凋亡、细胞因子释放，诱导血小板激活，增加促凝血物质水平，减少内源性抗凝物质水平。氟尿嘧啶可促进内皮细胞溶解，导致内皮下层内弹力膜暴露。顺铂可损伤血管内皮细胞并诱导血管痉挛。多柔比星可使自由基产生过量，导致内皮细胞表面蛋白C受体表达减少，血栓调节蛋白表达增加，从而抑制抗凝。丝裂霉素可抑制前列腺素的产生，导致血小板聚集和局部血管内凝血。

（3）免疫抑制剂和免疫增强剂：环孢素可促进内皮细胞分离和内皮下暴露，从而激活内源性凝血途径，还可促进血小板聚集，导致静脉血栓形成。α干扰素可引起微循环障碍，导致血栓形成和血栓性微血管病。静脉注射用人免疫球蛋白可与激活的凝血因子Ⅺ结合，诱导大量凝血酶生成。免疫球蛋白含有高浓度的抗磷脂抗体或抗心磷脂抗体，导致动静脉血栓形成。

（4）选择性环氧化酶（COX）抑制剂：是一类新型解热镇痛抗炎药，因其选择性地抑制COX-2活性，对COX-1影响较小，其严重消化系统不良反应较少，目前广泛用于类风湿关节炎和骨关节炎的抗炎、镇痛治疗。由于其仅抑制前列环素合成，而并不抑制血小板产生血栓素A2，导致血小板聚集和血管收缩之间的平衡被打破，从而促进血栓形成。近年来COX-2抑制剂的安全性受到越来越多的关注。2004年9月30日，罗非昔布撤出市场。目前为止，尚无明确证据证明心血管血栓事件是COX-2抑制剂的共同效应，不同COX-2抑制剂心血管安全性不同的原因可能在于药物的分子结构、药代学和药效学特征不同。目前，COX-2抑制剂的心血管安全性仍是争论的焦点，还有待更多的生物学和临床试验来证明。目前临床应用较多的药物为美洛昔康及塞来昔布。

（5）选择性磷酸二酯酶-5抑制剂：研究表明，枸橼酸西地那非可增加血管平滑肌的环磷酸鸟苷水平，干扰内皮细胞的正常功能，轻度抑制抗凝血酶Ⅲ和蛋白S活性，舒张外周动静脉，导致血液淤滞和静脉血栓事件。

（6）精神药物：第一代抗精神病药（氯丙嗪、氟哌啶醇、奋乃静）可诱发动脉张力降低和周围血管扩张，导致血液淤滞。第二代抗精神病药（奥氮平、富马酸喹硫平）可增加血清5-羟色胺和催乳素水平，诱导血小板聚集，促进血栓形成。选择性5-羟色胺再摄取抑制剂类抗抑郁药（西酞普兰）可快速升高5-羟色胺水平，导致血小板激活和血管收缩，使血液处于高凝状态而增加血栓形成风险。

（7）激素类：促红细胞生成素可增加外周血红细胞数量，增加血小板反应性，促进血小板生长因子的合成，活化血小板，增加血液黏滞度，从而导致血栓栓塞症。

去氧孕烯炔雌醇等口服避孕药可打破凝血平衡，导致凝血因子生成增加，增加血细胞比容和血液黏滞度，促进红细胞聚集和凝结，增加血栓风险。

（8）纤溶酶原激活剂和抗纤溶药：组织型纤溶酶原激活剂阿替普酶可溶解新鲜血栓，但同时影响内皮细胞抗血栓能力，促进血栓形成。抗纤溶药氨甲环酸和氨基己酸可直接抑制纤维蛋白溶解，增加心肌梗死和脑卒中等血栓事件的发生率。

（9）抗凝血药：肝素用于治疗静脉血栓的同时可导致血小板减少症伴血栓形成。作用机制：在肝素作用下，血小板释放血小板因子Ⅳ（PF_4），与肝素形成复合物，此复合物对部分患者具有免疫原性，可形成H-PF_4抗体，抗体以其Fab段与复合物结合，再以Fc段与血小板表面的受体结合，进一步激活血小板释放大量血小板因子，并促使血小板微粒释放和凝血酶水平增高，引起血小板减少或血栓形成。

七、药源性血管炎

药源性血管炎是由药物诱发的一种血管炎症，会引起血管壁增厚、管腔狭窄、管壁变脆并出现瘢痕损伤等病理性变化。严重情况下，药源性血管炎会导致组织器官缺血损伤，甚至引起死亡。全身性的药源性血管炎综合征仅发生在少数长期连续使用某种药物的患者身上，用药后局部皮下组织中的血管炎更为常见。到目前为止，很多研究表明药源性血管炎可能是一个多因素导致的复杂过程，伴随着早期的某种药物使用。

1.*发病机制*　药源性血管炎的发病机制尚不清楚，可能由多因素导致。多种药物可能会引发相似的自身免疫物质表达，这一现象提示药源性血管炎可能有共同的发病机制。目前认为发病机制可能有：①在病理环境下过氧化氢酶被激活，进而激活中性粒细胞释放髓过氧化物酶（MPO），MPO可将诱发药物转化为细胞毒性物质，这些物质对T细胞产生免疫原性，进而激活B淋巴细胞产生抗中性粒细胞质抗体（ANCA）。如果药物本身结构与MPO作用底物的结构相似，那么这类药物有可能引发血管炎。②诱发药物及其代谢产物可能在中性粒细胞中蓄积，结合到MPO改变其结构，进而激活了自身免疫反应，并将这种分子间形成的抗原决定簇传递给起其他的自身抗原，同时激活了中性粒细胞蛋白（包括弹性蛋白酶、乳铁蛋白、核抗原等）的免疫原性。③某些药物可能会引起中性粒细胞凋亡。这类药物可以使中性粒细胞在没有吞噬有害物质的情况下，将ANCA抗原转移到细胞膜表面而启动凋亡程序。转移到胞膜表面的抗原导致ANCA表达，而ANCA能够结合到细胞膜的抗原位点上，通过交联蛋白酶或MPO及免疫球蛋白FCγ的受体，使蛋白质不断地自动改变结构，进而激活一系列的免疫应答。

2.诊断、治疗和预防

（1）诊断：药物源性血管炎的诊断是一个复杂的过程，其临床表现与原发性血管炎相似，如果不及时停用诱发药物，原本仅出现轻度症状的患者很有可能病情继续加重，以致出现特异性器官损伤等严重症状，如肾功能受损（表现为血尿、蛋白尿及血清肌酐升高）、弥漫性肺泡出血（表现为咳嗽、咯血及呼吸困难）等。在诊断过程中，临床医生必须全面了解患者用药史，应该询问患者至少6个月之内的用药情况。以下几点可有助于诊断：①症状与用药之间存在时间因果关系，停药之后症状有所缓解；②可检测到血清ANCA表达，尤其是多抗原性的ANCA表达；③能够排除其他病理状态引发的症状相似的血管炎，如感染或恶性肿瘤导致的血管炎等。

（2）治疗与预防：治疗药源性血管炎目前没有特定方法。由于原发性血管炎与药物引起的血管炎发病机制不同，因此治疗原发性ANCA相关血管炎的主要手段不完全适用于治疗药源性血管炎。治疗时，应评估患者的临床表现及组织损伤的严重程度情况，采取个体化治疗方案。首先要停用诱发药物，并避免再次使用同类药物。对于症状较轻的患者，停用诱发药物即可；对于累及器官的患者，可应用类固醇药物和（或）免疫抑制剂；对于器官严重受损的患者（如肾小球坏死、弥漫性肺泡出血），应给予激素冲击疗法联合类固醇药物及免疫抑制剂；对于大量肺出血患者，应给予血浆置换。在治疗中，应密切监测患者血清ANCA浓度，预防慢性潜在性血管炎急性暴发。

3.药源性血管炎的高风险致病药物

（1）抗甲状腺药物：诱发的血管炎病例中，有80%～90%涉及丙硫氧嘧啶，这可能与该药物在临床使用较多有关，而其他抗甲状腺药物如甲巯咪唑、卡比马唑、苄硫尿嘧啶等诱发血管炎病例数相对较少。研究发现，长期使用抗甲状腺药物（如丙硫氧嘧啶）诱发的血管炎伴随着髓过氧化物酶阳性的抗中性粒细胞胞质抗体分泌增多。

（2）抗肿瘤坏死因子（TNF）α药物：如阿达木单抗、依那西普、英夫利昔单抗，用于治疗风湿性关节炎、银屑病、强直性脊柱炎等慢性炎症相关疾病，反复使用这类药物会导致大约10%的患者产生自身抗体，包括抗核抗体（ANA）、抗双链DNA及抗心磷脂抗体等，这些自身抗体的表达与使用药物剂量累积存在相关性。这些生物制剂虽然靶向性地针对某个特异性免疫机制起作用，但也可能意外地激活了其他免疫应答。

（3）其他药物：抗菌药物如β内酰胺类、抗精神病药物如氯氮平、硫利达嗪，以及别嘌醇、青霉胺、肼屈嗪、左旋咪唑、苯妥英钠、柳氮磺吡啶等药物均有发生血管炎的报道。

八、其他类型的循环系统药源性疾病

1.药源性心肌损伤　可致血清肌酸激酶同工酶、肌钙蛋白升高等，严重者可致特异性心肌病样病变。

中毒及各种药物反应均可导致心肌损伤。药物诱发的心肌炎以嗜酸性心肌炎为主，与机体高敏状态有关，其临床症状缺乏典型性，且患病率、病死率均较高，确诊需依靠心内膜心肌活检。卡马西平的罕见致命不良反应为诱发坏死性嗜酸性心肌炎。有报道1例41岁男性患者因患癫痫服用卡马西平，1周后出现嗜酸性粒细胞明显增高，并出现进行性呼吸困难、心动过速及血压下降等心力衰竭表现，治疗无效死亡，经尸解确诊为坏死性嗜酸性心肌炎。巴柳氮、砷均有报道可诱发嗜酸性心肌炎。

药源性心肌损伤以抗肿瘤抗生素引起的心肌病报道最多见，且可发生于抗肿瘤治疗中晚期或结束后。有报道多柔比星等化疗结束后1年内，可出现心脏增大、左心室射血分数降低，此后可迅速出现全心衰竭，其中30%～60%患者多于8周内死亡。据报道，多柔比星等药物化疗导致药源性心肌病的发生率在化疗开始2年内约为2%，5年后可上升至约5%。

据文献报道，可引起心肌损伤的药物如下。

1）抗菌药物：磺胺类、四环素、青霉素、两性霉素B等，可引起过敏性心肌炎。

2）抗肿瘤药物：包括抗肿瘤抗生素（多柔比星、柔红霉素、博来霉素等）、烷化剂（环磷酰胺、司莫司汀等）、抗代谢药（氟尿嘧啶、卡莫氟等）、抗肿瘤植物成分（高三尖杉脂碱、紫杉醇等）。抗肿瘤药物可对心肌和微血管产生直接毒性作用，导致心肌细胞炎症变性、坏死、间质水肿等，其毒性作用与药物剂量、用药时间相关。抗程序细胞死亡蛋白-1及配体（PD-1/PD-L1）抑制剂相关心肌炎的报道也逐渐增多，一项8家多中心注册研究显示，使用PD-1/PD-L1抑制剂心肌炎发生率为1.14%，中位时间为34天，患者年龄为（65±13）岁，一部分患者无症状；另一部分进展为急性心力衰竭、心肌病，甚至突发死亡。接受联合免疫检查点抑制剂治疗患者的心肌炎发生率较单用免疫检查点抑制剂更高（34% vs 2%），合并糖尿病的患者发生率更高（34% vs 13%）。

3）精神药物：包括抗精神病药（氯丙嗪、氟哌啶醇等）、抗抑郁症药（阿米替林、多塞平等）。这类药物可直接抑制心肌，导致心肌收缩力减低。

4）心血管药物：包括奎尼丁、异丙肾上腺素、洋地黄、甲基多巴等。

5）抗寄生虫药物：依米丁、去氧依米丁、锑剂等抗寄生虫药物可通过抑制心肌细胞氧化磷酸化过程，引起线粒体损坏，导致心肌炎症。

2.*心包炎与心包积液*　有些药物可以导致心包炎症，易致病药物有普鲁卡因胺、肼屈嗪、米诺地尔、异烟肼、依米丁、二甲麦角新碱等。青霉素过敏可并发心包炎，保泰松可致急性心包炎。二甲麦角新碱也可引起心包炎。

一些个案报道提示有些药物可导致心包积液，如氨氯地平、吡格列酮、伊马替尼、氯氮平。

3.*瓣膜病变*　易致病药物有甲基麦角胺、食欲抑制剂芬氟拉明、多巴胺受体激动剂甲磺酸培高利特。研究发现，芬氟拉明可致二尖瓣、主动脉瓣和三尖瓣疾病，如服用芬氟拉明、芬特明的患者可出现二尖瓣拉长、增厚、变白和发亮。

4.*血脂代谢紊乱*　血脂代谢紊乱主要包括血清总胆固醇（TC）水平过高、血清三酰甘油（TG）水平过高、血清高密度脂蛋白胆固醇（HDL-C）水平过低、血清低密度脂蛋白胆固醇（LDL-C）水平过高。研究表明非典型抗精神病药物会引起患者血脂代谢紊乱，但具体的机制尚不明确。目前研究认为非典型抗精神病药物引起的血脂代谢紊乱与患者体重指数增加及胰岛素抵抗有关，腹部脂肪，尤其是内脏脂肪的增加与胰岛素抵抗密切相关。研究表明，许多非典型抗精神病药物在治疗急性期便会导致腹部脂肪呈腹型分布并伴有血脂增高，增加精神分裂症患者代谢综合征及心血管疾病的患病风险。其中，氯氮平和奥氮平导致LDL-C水平升高最为显著。另外，在麻醉过程中使用丙泊酚，可导致高三酰甘油血症。

第三节　用药预警和干预

一、老年人循环系统药源性疾病的风险评估

1.*老年人循环系统药源性疾病的危险因素*　循环系统的药源性疾病发病原因是多方面的，既有机体方面的原因，包括性别、年龄、既往疾病史和药物不良反

应史、病理状态等，也有药物方面的原因。

（1）年龄：随着年龄增长，药物不良反应发生率也增加。高龄、组织器官功能功能减退是循环系统药源性疾病的风险因素之一。同时，生理性衰老伴随着机体形态结构退行性变和器官功能逐渐减退，也是发生多种疾病的基础。多病共存是老年人疾病的特点，而共病和多重用药极大增加了用药风险。

（2）性别：女性是药物引起长QT间期和心律失常的风险因素。Hancox等分析12例阿奇霉素导致长QT间期和尖端扭转型室性心动过速的案例中，女性7例，其中老年女性4例，认为老年女性较容易发生与药物相关的长QT间期和尖端扭转型室性心动过速。

（3）病理生理状态：老年患者常合并肝肾功能障碍，药物容易蓄积产生不良反应。老年人群由于各器官系统随着增龄的变化，以及药物吸收、分布、代谢和排泄的改变，对药物敏感性增强，某些药物分布容积增加或清除减少，导致老年患者血浆药物浓度高于年轻患者。心血管系统衰老时，心脏组织胶原和淀粉样蛋白沉积增多，舒张功能减低，大血管弹性减弱，外周血管阻力增加，心脏传导系统和起搏细胞退行性变，窦房结自律性降低，应用β受体阻滞剂等对心脏传导有抑制作用的药物应减量。由于老年人压力感受器敏感性及自主神经调节功能降低，血压下降时调节能力减弱，应用降压药和利尿剂时易造成直立性低血压。若患者本身有心肌肥大、心力衰竭等心脏疾病，则易导致心肌传导时间延长或心肌复极不同步，使心肌电不稳定，从而极易发生心律失常。

（4）药物因素：药源性循环系统疾病有非剂量依赖性和剂量依赖性之分，前者与患者特异质有关，属免疫介导引起，与用药剂量无关，因此具有罕见、严重和难以预测的特点；后者则与用药品种、药理毒理特点、用药时间、累计剂量等因素相关。

发生在循环系统的药物不良反应和药源性疾病既与药物的药理毒理特点有关，也与其他因素如选药不当、用法不合理及配伍不当有关等，此外还与制剂质量如注射剂微粒、有效成分的溶解性、稳定性等因素有关。

2.循环系统药源性疾病的评估

（1）临床和实验室检查

1）心电图检查：心电图可记录心脏动作电流在体表的电位差，反映心肌细胞的电活动，具有简便、实用、经济、无创等优点。24小时动态心电图可以很好地监测心率、各种心律失常及心肌缺血。

2）超声心动图：显示心脏形态结构和心内血流动力学状态，具有无创、无痛苦、无射线污染、重复性好和准确度高等优点。

3）心脏磁共振成像：是指用磁共振成像技术诊断心脏及大血管疾病的方法。可以用于诊断心肌病变、各种大血管疾病、心包疾病及心脏肿瘤等。心脏磁共振成像具有良好的软组织对比分辨率，扫描视野大，可获各个方位及不同角度的斜断面图像，已成为无创性评估心脏结构和功能的金标准。

4）监测血压、心率，检查心肌酶谱和肝肾功能及电解质等。

（2）危险因素评估

1）重要脏器功能评估：肝肾功能减退是老年人用药的危险因素，可以根据肌酐清除率调整药物剂量。电解质紊乱也可能产生严重后果，如腹泻或应用利尿剂致低血钾，可以引起强心苷中毒；肾功能不全、醛固酮不足等导致的高血钾可以加重传导阻滞，引起严重的心律失常。

2）药物治疗风险评估：老年患者多病共存多重用药，需评估联合治疗方案、药物相互作用及可能引起的药源性疾病，如抗心律失常药物胺碘酮与地高辛合用时，血药浓度增加，心率减慢，可致恶性心律失常；胺碘酮与利尿剂合用时，常见低钾血症及心律失常；抗凝药物与抗血小板药物合用时易导致出血倾向等。

3. 风险评估模型　由于心血管疾病、糖尿病、感染、肿瘤等在老年人群中高发，老年人群用药种类多集中在以上几类疾病。目前，国际上已经有研究建立老年人群常见药源性疾病风险评估模型，主要针对药源性疾病频率较高的药物如华法林、胰岛素、口服降糖药、口服抗血小板聚集药物、阿片类镇痛药和抗肿瘤药物。

（1）华法林：作为抗凝血药，常用于预防血栓栓塞疾病，尤其在心房颤动患者预防血栓治疗中更为常用。华法林用于老年人的出血风险评估十分重要。目前已找到多种导致服用华法林后并出血的风险因素，并且建立了多种风险评估模型。

（2）口服降糖药和胰岛素：二甲双胍导致的乳酸酸中毒虽然罕见（发生率＜1/100 000），但其致死率达30%～50%。胰岛素在糖尿病治疗中可能导致低血糖，需要明确胰岛素治疗在2型糖尿病中导致低血糖的风险因素，并建立风险评估模型。目前，与胰岛素治疗相关的2型糖尿病低血糖风险因素包括既往低血糖发生史、饮食摄入改变、更多的剧烈运动、胰岛素治疗持续时间、胰岛素剂量、口服降糖药物剂量和认知功能障碍等。

（3）口服抗血小板聚集药：阿司匹林作为临床上最常用的抗血小板聚集药，广泛用于心血管疾病的长期预防治疗，常见不良反应是消化道出血。有研究表明，长期服用阿司匹林具有明显降低心血管疾病发生的作用，同时可致消化道出血概率增加。因此，权衡阿司匹林对于老年患者的利弊关系已成为其预防心血管疾病效果的重要内容。LANAS等建立了计算心血管风险和患者服用阿司匹林后消化道出血风险的工具。此工具通过患者年龄、性别、血胆固醇、高密度脂蛋白、高血压等数据和指标，预估患者心血管疾病的风险。同时，通过患者是否有消化道溃疡史、发生过何种溃疡以及是否同时服用其他非甾体抗炎药物来预估患者服用阿司匹林后发生消化道出血的风险，了解患者服用阿司匹林、华法林及氯吡格雷等药物后的情况。最后通过算法得出患者是否需要服用阿司匹林，以及服用阿司匹林后发生消化道出血的危险性。

（4）阿片类镇痛药：吗啡、哌替啶等常用于癌性疼痛患者的姑息治疗，在使用中常出现呼吸衰竭、认知功能下降、药物依赖等不良反应。发生呼吸衰竭的风险因素为：年龄＞55岁、肥胖、未经控制或控制不足的睡眠呼吸暂停综合征、颈围大于44.5cm、既往心肺功能不全史、心脏衰竭、合用中枢抑制性药物和刚接受阿片类药物治疗的患者。发生认知功能下降从而发生摔倒受伤等的风险因素有：痴呆、年龄＞60岁、酗酒、合用中枢抑制性药物及步态不稳。发生药物依赖的风险因素有：药物、烟草成瘾史、药物、烟草成瘾家族史、被虐待史、精神创伤史、应激障碍及精神病史。相关风险评估模型仍在研究中。

（5）抗肿瘤药物：抗肿瘤药物的心肌毒性可影响患者长期用药，传统的抗肿瘤药物如蒽环类和烷化剂等，使用中会出现心力衰竭等心肌毒性。一些新型靶向治疗药物如曲妥珠单抗等也有上述作用。避免抗肿瘤药物心肌毒性引发的心力衰竭和左心室功能不全，已成为改善肿瘤合并心功能下降的老年患者预后效果关键因素之一。

有学者针对药物因素及用药人群因素，提出了抗肿瘤药物心肌毒性风险评估模型，此模型将药物因素根据其风险等级分层：①高危药物如蒽环类、环磷酰胺、异环磷酰胺、氯法拉滨和曲妥珠单抗，得分为4分；②中危药物如多西他赛、帕妥珠单抗、苏尼替尼和索拉非尼，得分为2分；③低危药物如贝伐单抗、达沙替尼、伊马替尼和拉帕替尼，得分为1分。用药人群因素得分均为1分，包括心肌病或心力衰竭病史、冠状动脉综合征或外周血管疾病病史、高血压病史、糖尿病病史、既往或目前服用蒽环类药物、既往或目前进行过胸部放疗、年龄＜15岁或＞65岁、女性。最终将药物因素得分和人群因素得分相加，＞6分为非常高危，5～6分为高危，3～4分为中危，1～2分为低危。从此模型可得出，蒽环类具有较强心肌毒性，在合并其他化疗药物治疗时可增强心肌毒性。同时，患者的心血管疾病病史及老年等因素也是增加抗肿瘤药物心肌毒性致的心衰风险的一个重要因素。

心血管疾病、糖尿病、感染及肿瘤等疾病在老年人群中高发已成为共识，针对发生药源性疾病频率较高的药物，国际上对老年人药源性疾病的流行病学、风险评估及风险评估模型建立等已有大量研究，并且一些药物的模型能为临床工作提供指导，但我国老年人群药源性疾病的相关研究罕见，针对高风险药物的风险评估及预警模型还有待开发和建立。

二、老年人循环系统药源性疾病的干预

1.提高用药风险防范意识　加强对循环系统药物不良反应和药源性疾病危险

因素的认识，根据老年人疾病特点和用药特点合理用药和个体化治疗。如老年高血压患者选择降压药时应选平稳降压、效果温和、不良反应较少的药物，避免使血压下降过快过低；用药方案尽量简单，避免误服及漏服，提高老年患者的依从性。需联合用药时，目的性要明确，注意药物之间的相互作用。

2.加强用药安全性监测　临床用药中要仔细观察药物治疗效果、不良反应/不良事件和药源性疾病，必要时进行治疗药物监测，根据药效学、药动学特点及患者肝肾功能及时调整给药方案，使药物治疗达到预期结果。对治疗窗窄、毒性强的药物，如强心苷、氨茶碱、环孢素等药物应进行血药浓度监测。密切观察病情，及时发现和识别药物不良反应和药源性疾病，并进行及时有效的处理。

3.加强循环系统药源性疾病的精确诊断和治疗

（1）诊断策略：①详细询问用药情况，包括既往用药史、现用药情况、药物过敏史和家族有无出现药物不良反应史。②详细询问和观察所用药物与新发生疾病史或疾病恶化的关系，如药源性心律失常多在用药后或剂量加大后1小时出现，或原有的心律失常恶化（如期前收缩增加3～10倍），且持续时间＞1小时。③认真分析有无药源性心血管疾病的易患因素，加强对心血管疾病患者的用药监护。④监测可疑药物剂量、疗程和累积量等，必要时测定血药浓度。如多柔比星致药源性心力衰竭的发生率在累积量＜500mg/m^{2}时为1%，501～600mg/m^{2}时为10%，在1000mg/m^{2}时高达50%，其中约60%可致死亡。普罗帕酮有效血浆浓度高值为0.3μg/ml。⑤观察患者有无皮疹、血管神经性水肿等药物过敏反应。⑥必要时停用可疑药物，密切观察患者病情是否好转或缓解。

（2）治疗原则：①停用可疑致病药物。②密切观察病情，维持血流动力学稳定，进行生命体征监护，及时选用心肺脑复苏和（或）维持心肺脑功能疗法。③积极对症治疗，如抗心律失常、降压或改善心肌供血等治疗。④尽快消除致病药物作用，包括选用特异性拮抗剂（如洋地黄致病者可补钾和镁，应用地高辛抗体等）、促进致病药物排泄（如洗胃、导泻、输液、利尿或施行透析疗法等）、应用糖皮质激素对抗变态反应等。⑤加强支持疗法，包括确保患者安静休息、选用营养心肌药物、维持水和电解质平衡等。

第9章
内分泌及骨和软组织系统的药源性疾病

第一节 内分泌系统的药源性疾病

一、老年人内分泌系统特点

内分泌系统含分泌腺（垂体、胰岛、甲状腺、生殖腺）和分散在人体各组织的内分泌细胞，主要功能是产生和分泌各种活性物质（介质、激素），从而发挥促进生长及分化、维持内环境平衡、生殖等作用。随年龄增长，各个组织器官在结构和功能上会相继出现衰退征象，内分泌腺也会发生结构和功能的改变，出现激素在合成、转运、代谢、活性及组织对激素的敏感性等方面的变化。

老年内分泌系统变化的特点：①某些激素的分泌随着增龄而改变，如醛固酮，但具有不可预测性，缺乏年龄相关的参考范围。②与生长、生殖功能有关的激素水平下降，比如生长激素/胰岛素样生长因子I（GH/IGF-I）、性激素的前体物质脱氢表雄酮（肾上腺皮质合成）水平下降。其中IGF-I、睾酮、脱氢表雄酮有年龄相关的参考范围。尽管这些参考值的临床意义尚不清楚。③某些激素对靶组织的敏感性下降，如胰岛素。这些激素的变化正是人体对于衰老做出的适应性的改变。

1. 下丘脑-垂体相关激素　垂体促肾上腺皮质激素（ACTH）、促甲状腺激素（TSH）、生长激素（GH）分泌的昼夜节律、幅度随增龄有所改变，通常这些改变较小，而生长激素的改变可能具有临床意义。

（1）生长激素：由垂体前叶分泌，刺激肝脏产生胰岛素样生长因子I（IGF-I），IGF-I促进肌肉和骨骼的生长。生长激素受到生长激素释放激素（GHRH）、生长抑素和胃促生长素的调控。老年人基础或者激发后的生长激素、IGF-I水平都以每10年14%的速度逐渐下降。生长激素分泌减少与GHRH下降、垂体对GHRH的反应降低、胃促生长素的降低有关。体力活动减少和脂肪组织（特别是内脏脂肪）增多也与生长激素减少有关，但其因果关系尚不清楚。

（2）抗利尿激素：由下丘脑室上核分泌，储存于垂体后叶。老年人抗利尿激素的调节作用下降，表现为在低血压或者低血容量的情况下，抗利尿激素不能足够释放。此外，抗利尿激素对肾脏的作用减弱、醛固酮水平降低、心房利尿钠肽增加、渴感减弱，都使得老年人容易发生脱水。老年人也可能出现抗利尿激素相对过多。表现为基础或渗透压刺激（盐水输注）后抗利尿激素分泌增加，加之老年人肾脏对水的清除减少，容易发生低钠血症。

（3）催乳素：老年人催乳素的分泌频率没有变化，但脉冲分泌的幅度减小，夜间分泌高峰下降。高催乳素血症可以引起继发性性腺功能减退及骨质疏松。老年人催乳素水平升高应注意其病理因素，如应激、剧烈运动、下丘脑和垂体肿瘤、原发性甲状腺功能减退症、慢性肾衰竭、药物因素（雌激素、阿片类、西咪替丁）等。

2. 肾上腺相关激素

（1）皮质醇：由肾上腺皮质束状带合成。老年人皮质醇节律的改变特点：①基础血皮质醇及促肾上腺皮质激素水平不变（由于皮质醇的产生及清除均下降）。②皮质醇脉冲分泌的幅度下降。③夜间皮质醇浓度最低点提前，皮质醇水平较年轻人高。④也有研究显示老年人平均血清皮质醇浓度升高20%～50%。波动较年轻人更大。

（2）醛固酮：由肾上腺皮质球状带合成。醛固酮水平在基础和激发状态（低钠、直立体位）均下降。醛固酮水平下降的主要原因为老年人肾素活性的下降。在合并肾功能不全的老年人中容易发生尿钠增多、低钠血症、高钾血症。由于醛固酮水平生理性下降，因此原发性醛固酮增多症的老年患者血、尿醛固酮水平可能在正常范围内。

（3）脱氢表雄酮：由肾上腺皮质网状带合成，是雄激素和雌激素的前体物质。脱氢表雄酮水平随年龄增长而下降，脱氢表雄酮水平与寿命、健康状况佳相关，但给予外源性脱氢表雄酮及安慰剂对照的试验没有发现其对体质组成、耗氧量、肌肉力量、胰岛素敏感性、认知功能等有任何影响。因此目前认为脱氢表雄酮不足更可能是一种衰老的标志物，没有直接的临床意义。

（4）去甲肾上腺素和肾上腺素：去甲肾上腺素在老年人中水平升高。肾上腺素基本不变或轻度降低。

3. 甲状腺相关激素　老年人甲状腺体积轻度增大，可能与发生甲状腺结节有关。促甲状腺激素释放激素（TRH）水平没有变化，甲状腺激素的生成率和降解率均下降，甲状腺素结合球蛋白水平轻微下降，外周组织需求量减少，因而血清总的或游离的甲状腺素（T_4）水平仍可维持正常水平，可能由于T_4向游离甲状腺素（FT_4）转化减少，因而总的或游离的FT_4可下降10%～20%（多数位于健康老年群体的正常范围内），反三碘甲状腺原氨酸（rT_3）水平升高。血清甲状腺素水平正常的老年人其促甲状腺激素（TSH）的变化范围较年轻人大。由于降解速率下降，老年人甲状腺素替代治疗的剂量可能会下降。起始剂量宜偏小，长期替代者应至少每年评估甲状腺功能。总体而言，衰老过程可调节甲状腺激素的浓度。

这些改变在个体中变化很大，但总体甲状腺激素轴活动似乎随着年龄增长而下降，并且这种活性的下降通过TSH的增加和三碘甲状腺原氨酸（T_3）浓度的降低来反映。然而，这些与年龄相关的变化可能是有益的。因此，年龄特异性的激素参考范围对于避免错误分类和过度使用替代药物是有用的，尽管到目前为止，这些年龄特异性甲状腺功能参考范围仍然缺乏。

4.性腺及相关激素 老年相关的内分泌改变以性腺最明显。

（1）女性：绝经后女性卵巢分泌雌激素和雄激素迅速下降，而促卵泡素（FSH）和黄体生成素（LH）升高，至75岁后FSH和LH才开始下降。激素替代治疗仅被推荐用于缓解女性更年期症状，由于潜在的心血管系统和肿瘤等不良反应，干预时间的早晚、持续时间的长短、雌孕激素的种类、组合和途径、获益人群的选择还需要进一步研究。

（2）男性：下丘脑-垂体-性腺轴的改变在男性中比较缓慢。LH和FSH水平正常或轻度升高。尽管睾酮的清除率下降，但老年人总睾酮水平仍逐渐下降，而性激素结合球蛋白升高（正常高值），故游离睾酮也降低。睾酮下降可能与脂肪增加、肌肉减少、乏力、抑郁、贫血、勃起障碍等症状有关，因而睾酮替代治疗使得骨密度、肌肉量和力量轻度增加，也可能改善向心性肥胖、胰岛素抵抗、勃起功能障碍及认知功能。因为睾酮替代的不良反应有诸如红细胞增多症、睡眠呼吸暂停加重、前列腺癌等，故目前睾酮替代治疗仅推荐用于有雄激素缺乏的症状和体征并且游离睾酮或生物可利用睾酮降低的患者。睾酮长期治疗的风险效益比尚不确定。

5.甲状旁腺素 老年人甲状旁腺素水平升高，其原因为低钙/高磷与维生素D缺乏。低钙的原因为老年人钙的摄入和肠道吸收都减少。维生素D缺乏的原因为维生素D摄入、皮肤合成、肾脏羟化减少有关。甲状旁腺素升高可以增加骨钙的释放，加重骨质疏松。维生素D缺乏也是骨质疏松、跌倒、骨折的原因之一，近年来还发现维生素D缺乏与心血管事件、乳腺癌、结肠癌、抑郁等有关。美国内分泌学会建议25羟维生素D水平应在40～60ng/ml。美国国家医学研究所（IOM）建议70岁以上老年人的补充剂量为800U/d。如果考虑到维生素D的骨骼外获益，是否应该补充更高剂量尚无统一意见。

6.胰腺 糖尿病患病率随着年龄增长而增加，60岁以上者葡萄糖耐量异常的发生率约60%，可能与胰岛素抵抗、胰岛素受体和（或）受体后的作用缺陷及胰岛素细胞对葡萄糖的敏感性降低有关。在没有糖尿病或糖耐量受损的老年人中，空腹血糖随着年龄的增长而轻微增加，口服葡萄糖后血糖恢复正常的时间减慢。高胰岛素正糖钳夹试验显示，在校正了肥胖程度和体力活动后，老年人的胰岛素敏感性随着增龄而下降。肌肉葡萄糖转运体4下降是胰岛素敏感性下降的原因之一。老年人的胰岛素分泌功能亦有所改变，表现为老年人在空腹及人为的高血糖状态下，胰岛素快速脉冲分泌幅度减小，慢速脉冲分泌的频率下降。部分老年人前胰岛素原增加。当进展为2型糖尿病时（包括老年糖尿病患者），表现为在高糖钳夹试验中早期胰岛素分泌减少或缺失，晚期胰岛素分泌减少。

7.其他　老年人松果体（褪黑素）水平下降，可能与睡眠障碍有关。瘦素主要由脂肪组织分泌，随着年龄的增长女性瘦素水平下降。有研究发现女性脂联素水平与年龄关系不大，70岁以上男性的脂联素水平较年轻男性为高。

随年龄增长，激素的产生和降解、靶器官对于激素的敏感性都发生着不同程度的变化。老年人血液中水平下降的激素有醛固酮、生长激素、肾素、雌激素和催乳素（女性）、睾酮（男性）、降钙素；水平没有明显变化的激素有皮质醇、肾上腺素、胰岛素、甲状腺素；水平增加的激素有促卵泡素、黄体生成素、去甲肾上腺素、甲状旁腺激素。老年人生理改变如睡眠障碍、体力活动减少、脂肪增加和内分泌系统改变的因果关系尚不清楚。内环境紊乱、衰弱、认知障碍、跌倒等老年综合征是在多种激素的共同作用下发生的。

二、药物引起的内分泌系统不良反应和药源性疾病

发生在内分泌系统的药物不良反应包括低钾血症、高钾血症、低镁血症、低钙或高钙血症、代谢性酸中毒、血糖异常及新发糖尿病、血尿酸升高、血脂异常等。

不同药物可干扰各种介质和激素的合成与分泌，引起人体血糖、血脂、血尿酸、激素水平的变化，同时也可导致水、电解质、酸碱平衡失调，发生电解质紊乱及代谢性酸、碱中毒等，严重者可危及生命。涉及药物包括利尿剂、强心苷、激素类、抗酸剂、非甾体抗炎药、心脑血管系统用药、抗菌药物、精神药物等。

内分泌疾病多为自身免疫性或继发于内分泌腺体肿瘤，许多药物能对内分泌腺体合成和释放激素产生干扰，从而对其功能产生影响。此外，药物还可能干扰内分泌疾病诊断试验结果，影响内分泌疾病的诊断，而诊断错误可能导致不恰当的治疗。

临床常见的药源性内分泌系统疾病分为药源性甲状腺疾病、药源性肾上腺疾病、药源性性腺疾病、药源性糖代谢疾病及药源性抗利尿激素分泌紊乱综合征。

三、老年人常见内分泌系统的药源性疾病

（一）药源性甲状腺疾病

甲状腺是人体内最重要的内分泌腺体，主要负责甲状腺激素的合成和分泌。甲状腺激素调控机体的新陈代谢，调节机体的生长、发育。多种内、外因素可影响甲状腺组织、干扰甲状腺功能，引发各种甲状腺疾病，导致甲状腺功能亢进或

减退。药物干扰甲状腺激素的合成引发的甲状腺疾病，或药物引发的甲状腺自身免疫性疾病，称为药源性甲状腺疾病。

药物通过干扰甲状腺激素合成、分泌、代谢、下丘脑-垂体-甲状腺轴或甲状腺免疫等多个环节引发甲状腺疾病。多种药物，如贝沙罗汀、利福平、阿仑单抗、干扰素-α、胺碘酮和酪氨酸激酶抑制剂均可引发多种药源性甲状腺疾病，包括中枢性甲状腺功能减退症、原发性临床和亚临床甲状腺功能减退症、甲状腺功能亢进症及自身免疫性和损伤性甲状腺炎。药源性甲状腺疾病表现多样，有些药物引起的甲状腺改变为一过性的，停药后可自行恢复正常，有些药物引起的甲状腺改变是持久性的，需要针对性的治疗。

饮食中的碘经过胃肠道吸收并与甲状腺球蛋白的酪氨酸结合，形成单碘酪氨酸和双碘酪氨酸。在脑垂体分泌的促甲状腺素的作用下，甲状腺合成总甲状腺素（T_4）和总三碘甲状腺原氨酸（T_3），然后释放入血。T_3和T_4与甲状腺素结合球蛋白（TBG）结合而被运输。大多数甲状腺疾病由于甲状腺激素的合成释放受到影响，从而导致甲状腺功能障碍。碘在甲状腺激素的合成和影响甲状腺功能方面起重要作用，有学者认为碘是引起甲状腺功能减退或亢进的原因。

（1）药源性甲状腺疾病类型：药源性甲状腺疾病可分为药源性甲状腺毒症和药源性甲状腺功能减退症。

1）药源性甲状腺毒症：甲状腺毒症是指任何原因引起的血循环中甲状腺激素过多，引起甲状腺功能亢进的表现。药物引起的甲状腺毒症称为药源性甲状腺毒症。

①临床表现：体重减轻，肌肉退化，甲状腺肿，震颤，原有的心律失常加重。药源性甲状腺毒症的一些典型症状如甲状腺功能亢进、怕热和多汗可能被药物（如胺碘酮）的药理作用所掩盖，具有隐匿性。

②实验室检查：主要包括甲状腺相关激素水平和免疫学的检查。a.甲状腺相关激素水平检测：包括总三碘甲状腺原氨酸（T_3）、游离三碘甲状腺原氨酸（FT_3）、总甲状腺素（T_4）、游离甲状腺素（FT_4）和促甲状腺激素（TSH）的检测。若T_3、T_4、FT_3、FT_4中至少1项升高，而TSH降低或正常，可诊断为甲状腺功能亢进症。b.甲状腺免疫学检查：包括促甲状腺激素受体抗体（TRAb）、甲状腺球蛋白抗体（TGAb）、甲状腺微粒体抗体（TMAb）或抗甲状腺过氧化物酶抗体（TPOAb）的检测。其中，尤以TRAb在甲状腺功能亢进患者中的阳性率最高（60%～90%），其对甲状腺功能亢进症的诊断及疗效的随访均有重要的参考价值。

③其他检查：甲状腺B型超声及甲状腺放射性核素显影检查可了解甲状腺肿大情况、占位是囊性或实性、结节的大小及查看对超声检查敏感但临床难以摸到的小结节。甲状腺核素静态显像主要用于对可触及的甲状腺结节性质的判定，对多结节性甲状腺肿伴甲状腺功能亢进症和自主高功能腺瘤的诊断意义较大。

④心脏评估：可包含超声心动图、心电图、24小时动态心电图或心肌灌注等方面的检查。老年人由于其疾病较多，共病和多重用药常见，所以对其心脏功能的评估十分必要。

⑤治疗原则：a.停用可疑致病药物。b.药物治疗。对于不能停药的患者，如严重的心律失常患者不能停用胺碘酮，可以给予抗甲状腺药物如甲巯咪唑或丙硫氧嘧啶，对于自身免疫原因引起的药源性甲状腺疾病使用糖皮质激素有良好的效果。

⑥高风险致病药物：主要有以下几个。a.胺碘酮：用于治疗室性心律失常，长期使用可引起甲状腺毒症，与本药的疗程与用量有关。胺碘酮含碘丰富，有机碘占分子量的37%，其中的10%经脱碘可产生游离碘化物，服用200～600mg的胺碘酮相当于服碘75～225mg，加上由饮食中摄入的碘，极易致体内碘池的迅速扩大，血浆和尿液的碘浓度可升高40倍左右，而甲状腺的碘廓清能力明显下降。胺碘酮不仅可致甲状腺功能亢进症，也可导致甲状腺功能减退症。b.锂剂：罕见引起甲状腺毒症。大多数病例在药物治疗几年后发生，偶尔在药物停止应用后，出现甲状腺功能亢进症状。其可能机制是自身免疫性或锂剂对于碘药动学扰乱后的超量补偿。当立即停用后，解除了锂对甲状腺素合成的抑制，而出现反弹性甲状腺功能亢进症。c.干扰素-α：本药引起甲状腺毒症的发生率约为4.4%。慢性丙型肝炎患者的发生率最高，而有甲状腺自身抗体的患者应用此药时发生甲状腺毒症的危险性显著增加，但机制尚不清楚。

2）药源性甲状腺功能减退：是由于使用药物治疗而引起的甲状腺活性降低的现象。甲状腺功能减退可引起全身的一系列症状，表现为身体功能减慢，行动迟缓，思维迟钝，症状可逐渐加重。药源性甲状腺功能减退可由敏感人群服用锂剂或碘剂而致。接受治疗甲状腺功能亢进的药物如丙硫氧嘧啶和甲巯咪唑可致甲状腺功能减退。此外，高氯酸盐、磺脲类药物也偶可致甲状腺功能减退，甲状腺功能减退最严重的形式是黏液性水肿昏迷，但严重的甲状腺功能减退通常不是药物诱发的。

①临床表现：早期症状有虚弱、疲劳、不耐受冷、便秘、体重增加、抑郁、指甲脆裂、头发变粗变稀、皮肤干燥,、眼睑水肿。晚期症状有语速减慢，皮肤粗糙，以及脸、手、足水肿，听力降低，眉毛变稀，声音嘶哑，月经紊乱。另外，还可出现关节僵硬。体检可发现甲状腺肿大及迟发型深部腱松弛，生命体征评估（体温、脉搏、呼吸频率、血压）可显示心率降低、血压下降、体温下降，X线胸透可见心脏肥大。药源性甲状腺功能减退患者的典型甲状腺功能减退症状（如怕冷和体质量增加）可能较为少见。

②并发症：甲状腺功能减退最为严重的并发症为黏液性水肿昏迷，很少见。此病可由感染、患病、受冷或某些药物而诱发。黏液性水肿昏迷的症状与体征包

括对刺激无反应（意识下降），呼吸下降，血压下降，血糖下降，体温低于正常值。其他并发症有心脏疾病、不育、流产、垂体肿瘤（极少见）。

③实验室检查：血清TSH和FT_4是临床上诊断甲状腺功能减退的一线指标。FT_4降低、TSH升高为原发性甲状腺功能减退；FT_4正常、TSH升高为亚临床甲状腺功能减退。甲状腺自身抗体的检测也有助于病因的诊断。甲状腺超声检查可以观察甲状腺形态。典型的自身免疫甲状腺炎的超声表现是网格状弥漫回声不均。非甲状腺疾病的甲状腺功能异常常见于机体严重的疾病状态，实验室化验显示FT_3减低、FT_4正常或减低，TSH正常或减低，应注意与中枢性甲状腺功能减退鉴别。中枢性甲状腺功能减退患者常伴有垂体前叶其他激素的缺乏，如皮质醇和促性腺激素缺乏。还可发现以下异常，如胆固醇升高、肝酶升高、血钠水平降低、血糖降低、贫血等。

④治疗与预防：a.停用可疑致病药物。可能的话可以停用导致甲状腺功能减退的药物，但是在咨询医生之前不要停用处方药物，如果不是逐渐缓慢减量或以适当药物替代的话，贸然停药可能导致不良后果甚至危及生命。b.甲状腺素替代疗法。甲状腺素的开始剂量为25～50μg，4～6周剂量增加到维持甲状腺素达到正常范围的上限水平，调整剂量使促甲状腺素水平恢复正常。左甲状腺素是甲状腺素的替代物。开始替代治疗之后，甲状腺功能亢进症的各种症状如坐立不安、体重下降、出汗等可能会出现。用药同时，应进食高纤维低热量食物，辅以适当运动，可有助于减轻便秘，促进体重降低。能引起甲状腺功能减退的药物应谨慎应用。应用这些药物时应严密监测患者体征，定期检查患者的甲状腺功能。

⑤预后：甲状腺功能减退如能得到早期治疗，通常可以恢复正常状态。不继续用药会使病情恶化，可能发生黏液性水肿昏迷而致死。

⑥高风险致病药物如下。a.胺碘酮：此药引起甲状腺功能减退的发生率为1%～32%，主要发生于长期使用此药的患者。在摄入高碘饮食的美国，其发病率非常高，具有甲状腺自身抗体的女性易发生。有自身抗体的女性继发于胺碘酮甲状腺功能减退的发生率是无自身抗体男性的14倍。胺碘酮性甲状腺功能减退可能是由于过量的碘引起。高浓度的碘可抑制甲状腺激素的生物合成，这种现象被称为Wolff Chaikoff作用。b.锂剂：锂治疗引起甲状腺功能减退的发生率为5%～15%，30%的患者有甲状腺功能减退的亚临床症状。与胺碘酮相同的是主要发生于具有甲状腺自身抗体的女性。其机制为抑制碘甲状腺原氨酸和碘酪氨酸的生物合成或抑制甲状腺释放甲状腺激素。c.干扰素-α：引起甲状腺功能减退的发生率为7.3%。具有甲状腺自身抗体或患丙型肝炎的患者使用干扰素-α时，发生甲状腺功能减退的概率较高，其机制为此药可抑制甲状腺中碘化合物的有机结合，从而抑制甲状腺激素的生物合成而导致甲状腺功能减退。

（2）药源性甲状腺疾病的高风险致病药物：根据药物作用的部位，可分为以下几类。①主要干扰垂体TSH分泌的药物：有些药物干扰垂体TSH的分泌，不仅可抑制TSH的分泌，甚至可导致中枢性甲状腺功能减退症发生。药物包括多巴胺及其激动剂、糖皮质激素、生长抑素类似物和维生素A药物。②影响甲状腺激素合成、分泌、转运和代谢的药物：多种药物通过干扰甲状腺激素的合成和分泌影响甲状腺功能。典型药物包括碘剂、含碘造影剂、次氯酸盐、锂剂、甲巯咪唑和丙硫氧嘧啶。③影响甲状腺内自身免疫的药物：有些药物能引发甲状腺自身免疫性疾病，引起桥本甲状腺炎或格雷夫斯病。典型药物包括阿仑单抗、干扰素-α和白介素-2等免疫调节剂。④影响甲状腺多个环节的药物：有些药物通过多个环节影响甲状腺及其功能，导致药源性甲状腺疾病，代表药物为胺碘酮、酪氨酸激酶抑制剂。

1）干扰垂体TSH分泌的药物：有些药物干扰垂体TSH的分泌，不仅可抑制TSH的分泌，甚至可导致中枢性甲状腺功能减退症发生。这些药物主要包括多巴胺及其激动剂、糖皮质激素、生长抑素类似物和类维生素A药物。①多巴胺及其激动剂：通过活化多巴胺受体抑制垂体TSH的分泌，导致血清TSH水平降低，伴有血清游离甲状腺素（FT_4）水平下降，但这种作用随着多巴胺及其类似物的停止应用而消失，一般不会出现临床型中枢性甲状腺功能减退症，不需要补充甲状腺素。②糖皮质激素：包括氢化可的松、泼尼松、地塞米松等，影响下丘脑促甲状腺素释放激素（TRH）和垂体TSH的分泌，导致血清TSH水平降低，甚至血清TSH水平低于正常，但极少能引起中枢性甲状腺功能减退症，不需要补充甲状腺激素。糖皮质激素类药物以地塞米松对TSH的抑制作用最强。③生长抑素类似物：包括奥曲肽、生长抑素，可抑制下丘脑TRH的释放，也可直接作用于垂体TSH细胞抑制TSH的分泌和脉冲频率，导致血清TSH和血清FT_4水平下降。生长抑素类似物对TSH分泌的这种抑制作用可见于正常人、垂体生长激素分泌瘤和TSH分泌瘤患者。这种抑制作用对正常人和生长激素分泌瘤患者多为一过性的，极少出现中枢性甲状腺功能减退，停药后可快速恢复。对TSH分泌瘤患者，可抑制垂体TSH分泌，控制中枢性甲状腺功能亢进，治疗垂体TSH分泌瘤。④类维生素A药物：是维生素A衍生物，通过与维生素A受体和甲状腺激素受体在内的多种核受体结合，调节多种靶基因功能，调控细胞的生长和增殖。目前临床上批准使用的类维生素A药物为贝沙罗汀，用于皮肤型T淋巴瘤等肿瘤的治疗。贝沙罗汀可直接作用于垂体TSH细胞上的TSHβ亚单位基因，抑制该基因启动子活性实现抑制垂体TSH的分泌。它对垂体TSH分泌抑制性强，临床使用中发现贝沙罗汀治疗2周，40%以上的患者出现血清T_4和T_3水平低于正常，血清TSH水平降低，伴有临床甲状腺功能减退表现，需要补充甲状腺素治疗。

2）干扰甲状腺激素合成、分泌、转运和代谢的药物：多种药物通过干扰甲状腺激素的合成和分泌影响甲状腺的功能。其中最典型的药物包括碘剂、含碘造影剂、次氯酸盐、锂剂、甲巯咪唑和丙硫氧嘧啶。①碘剂、含碘造影剂、次氯酸：通过抑制碘摄取和甲状腺激素的分泌，引起甲状腺素水平降低，甚至出现原发性甲状腺功能减退表现。原有桥本甲状腺炎患者更易发生原发性甲状腺功能减退症。②甲巯咪唑和丙硫氧嘧啶：通过抑制甲状腺过氧化物酶活性，减少甲状腺激素的合成，导致血清T_4和T_3水平下降，血清TSH水平升高。正常人使用可导致原发性甲状腺功能减退症，停药后甲状腺功能减退症消失，不会产生永久性甲状腺功能减退，不需要补充甲状腺素治疗。而甲状腺功能亢进症患者使用甲巯咪唑和丙硫氧嘧啶，可使甲状腺功能亢进症得到纠正，目前临床上用于甲状腺功能亢进的治疗。③性激素及其类似物：通过影响甲状腺结合球蛋白水平，干扰甲状腺激素转运，进而影响血清中总T_4和总T_3水平，但不会影响FT_4和FT_3水平，临床上也不会出现甲状腺功能亢进或减退的表现。这些药物包括雌二醇、炔雌醇环丙孕酮片。④苯巴比妥钠：影响甲状腺激素的代谢，增加甲状腺激素的代谢率和清除率，直至引发原发性甲状腺功能减退症。利福平：结核病患者或正常志愿者服用利福平后，出现血清甲状腺素水平降低，重者出现血清TSH水平升高，停药后甲状腺功能恢复正常，如需持续使用利福平，则需要甲状腺素替代治疗。利福平导致甲状腺功能减退的原因是由于增加肝脏对甲状腺激素的代谢和胆汁中的分泌所致。

3）影响甲状腺自身免疫的药物：有些药物能引发甲状腺自身免疫性疾病，引起桥本甲状腺炎或格雷夫斯病。这些药物包括阿仑单抗、干扰素-α和白介素-2等免疫调节剂。①阿仑单抗：是抗CD52人源性、非结合型单克隆抗体，用于治疗B细胞和T细胞来源的恶性肿瘤，也可作免疫抑制剂用于系统性硬化症、类风湿关节炎和干细胞移植免疫重塑中。阿仑单抗治疗随诊中位时间57.3个月期间，33%的患者发生甲状腺异常，其中22%表现为格雷夫斯病，7%表现为甲状腺功能减退，4%表现为亚急性甲状腺炎。阿仑单抗引起格雷夫斯病，好发于系统性硬化症治疗的患者。格雷夫斯病的临床表现与普通格雷夫斯病的临床表现无显著差异。需要抗甲状腺药物治疗，少数患者需要手术或放射碘治疗。导致格雷夫斯病发生的机制未完全阐明，可能与遗传易感性有关。②干扰素-α：是人重组细胞因子，通过与细胞表面的干扰素受体结合，诱导细胞合成多种抗病毒蛋白，实现抗增殖、免疫调节、抗病毒和诱导分化等多种生理作用，临床上用于治疗丙型肝炎和肿瘤放化疗的辅助治疗。干扰素-α治疗期间可对甲状腺产生广泛的影响。新近发表的有关干扰素-α治疗中甲状腺功能异常发生频率的系统综述分析显示：单用干扰素-α治疗16 149例丙型肝炎期间，总体新发甲状腺功能异常率为2.7%（2.5%～34.6%），新发甲状腺自身抗体阳性率为20.6%（1.9%～40.0%）；干扰素-α联合利巴韦林等药物联合治疗3442例患者，新发甲状腺功能异常达12.8%（4.6%～100%），新发甲状腺自身抗体阳性率5.0%（0.9%～11.3%）。甲状腺异常表现包括以下5个方面：甲状腺自身抗体的产生；甲状腺自身免疫炎症；格雷夫斯病的发生；导致甲状腺功能减退症；非自身免疫性、损伤性甲状腺炎。干扰素-α治疗期间，当出现甲状腺功能减退时需要补充甲状腺素治疗；当出现格雷夫斯病时，需要给予抗甲状腺药物治疗或放射碘治疗；甲状腺损伤性炎症者予以β受体阻断剂治疗。

4）影响甲状腺多个环节的药物：有些药物通过多个环节影响甲状腺及其功能，导致药源性甲状腺疾病，其中最具代表性的药物为胺碘酮、酪氨酸激酶抑制剂。

①胺碘酮：是含碘苯呋喃衍生物，为抗心律失常药物，用于心房纤颤及器质性心脏病的治疗。胺碘酮为含碘的脂溶性药物，每100mg胺碘酮含有37.3mg碘。胺碘酮通过多种途径引发多种甲状腺异常和疾病：a.大量碘可抑制碘摄取和甲状腺激素的释放，引发甲状腺功能减退症，或服用碘过量，引发甲状腺功能亢进症；b.引发自身免疫性甲状腺疾病；c.引发甲状腺损伤性疾病。使用胺碘酮者1/5会出现甲状腺功能异常，分为胺碘酮引起的甲状腺功能减退症（AIH）和甲状腺毒症（AIT）。胺碘酮引起甲状腺毒症又分为Ⅰ型和Ⅱ型。Ⅰ型是胺碘酮导致碘过量，引起甲状腺合成甲状腺激素增加所致的甲状腺功能亢进症。Ⅱ型是胺碘酮导致甲状腺损伤，引起损伤性甲状腺炎。不同品牌胺碘酮对甲状腺功能的影响没有差异。胺碘酮引发甲状腺疾病的治疗依类型而定。Ⅰ型甲状腺毒症患者需要停用胺碘酮；也可使用大剂量硫脲类药物控制甲状腺毒症，但治疗效果不好，必要时需要行甲状腺切除或放射碘治疗。Ⅱ型甲状腺毒症者需要使用糖皮质激素治疗。有些患者呈两种类型的混合型状态或临床上难于区分两者时，需要硫脲类和糖皮质激素联合治疗。而胺碘酮引起甲状腺功能减退需用左甲状腺素替代治疗。建议在使用胺碘酮前和治疗中需要监测甲状腺功能，以及时发现甲状腺疾病。

②酪氨酸激酶抑制剂：是指小分子激酶抑制剂，通过阻断与ATP的结合抑制激酶的活性，用于多种肿瘤的靶向治疗。常用药物包括索拉非尼、舒尼替尼、阿西替尼、伊马替尼、尼罗替尼和达沙替尼。多种酪氨酸激酶抑制剂可引起甲状腺功能异常，甚至引发药源性甲状腺疾病。其表现为新发甲状腺功能减退症或原有甲状腺功能减退症状加重、一过性甲状腺毒症和持续性甲状腺功能亢进症。荟萃分析显示，临床性甲状腺功能减退发生率为32%～85%，亚临床甲状腺功能减退达100%，一过性甲状腺毒症达24%，持续性甲状腺功能亢进达5%。不同药物之间诱导甲状腺功能减退的发生率差异不大，如索拉非尼诱导甲状腺功能减退症的发生率是18%，舒尼替尼是20%～85%，阿西替尼是19%，伊马替尼、尼罗替尼和达沙替尼是25%～75%。酪氨酸激酶抑制剂引起甲状腺功能异常的原因：a.药物引发损伤性甲状腺炎；b.药物对甲状腺细胞的直接毒性作用；c.抑制甲状腺对碘主动摄取；d.抑制甲状腺过氧化物酶的活性；e.抑制甲状腺内血管生成，通过与血

管表皮生长因子受体1～3、血小板衍生生长因子受体结合，引发甲状腺血管床退缩，毛细血管改变，导致甲状腺内血流量减少，出现缺血性甲状腺炎。f.影响垂体细胞MCT8介导的碘化甲状腺素转导，抑制了下丘脑-垂体对甲状腺素的反馈调节。有关酪氨酸激酶引起甲状腺疾病的防治目前尚无统一的方案。因为甲状腺功能异常多发生在最初的几个治疗周期中，故有建议分别在头4个治疗周期的第1天和第28天监测甲状腺功能，当出现甲状腺功能减退时，需要补充甲状腺素替代治疗，当出现格雷夫斯病时，给予甲状腺功能亢进的治疗。

（二）药源性肾上腺疾病

许多药物用于治疗肾上腺或非肾上腺疾病时，通过作用于下丘脑-垂体-肾上腺轴，影响皮质醇的合成、分泌及代谢，引起药源性肾上腺疾病。由于不同药物引起肾上腺疾病的发生机制不同，其临床表现可有差异。主要包括药源性皮质醇增多症、药源性急性肾上腺皮质功能减退症及药源性慢性肾上腺皮质功能减退症。

1.*药源性皮质醇增多症* 是指长期应用外源性糖皮质激素所致的以向心性肥胖、满月脸、高血压、继发性糖尿病、骨质疏松等为临床表现的综合征，又称医源性库欣综合征。皮质醇增多症相对特异性的表现包括多血质貌、皮肤瘀斑、宽大的紫纹（＞1cm）、近端肌病及儿童生长发育迟缓。

药源性皮质醇增多症可分为长时间大剂量糖皮质激素和长时间小剂量糖皮质激素两种类型。对于病情较轻者，通过调整给药方案，症状可逐渐缓解，下丘脑-垂体-肾上腺轴（简称HPA轴）也可逐渐恢复正常；而长期大剂量应用糖皮质激素会导致严重的系统性不良反应，包括高血压、糖代谢紊乱、血脂异常、骨质疏松、生长发育迟缓、青光眼、白内障、皮肤萎缩、危及生命的严重感染等。文献报道，药源性皮质醇增多症在婴幼儿更易发生。

（1）临床表现：向心性肥胖、满月脸、水牛背、体重增加、皮肤变薄、精神症状，以及高血压、继发性糖尿病、骨质疏松等综合征。

（2）引起皮质醇增多症的高风险致病药物：糖皮质激素类药物如地塞米松、泼尼松、氢化可的松、倍氯米松等。全身或局部使用糖皮质激素广泛用于各种炎症性或自身免疫性疾病的治疗，如系统性红斑狼疮、肾病综合征、银屑病、神经根痛、过敏性鼻炎等。据报道，在美国有高达0.5%的人群长期使用糖皮质激素。糖皮质激素影响着每一个器官系统的功能，其诱导的不良反应与使用激素的剂型、剂量、给药方式及给药时间相关。

（3）发病机制：正常情况下，下丘脑释放促肾上腺皮质素释放激素（CRH），CRH作用于下丘脑-垂体-肾上腺轴，引起垂体分泌促肾上腺皮质激素（ACTH），后者作用于肾上腺皮质促进合成和释放皮质醇。当长期给予外源性糖皮质激素时，即可直接引起循环中的糖皮质激素水平增高，从而导致药源性皮质醇增多症。药源性皮质醇增多症一般在氢化可的松每天剂量50mg（相当于泼尼松12.5mg）或超过50mg，治疗开始后的2周后出现。皮质醇增多症是否出现的变异性很大，一些患者在长期给予生理剂量的糖皮质激素时也可能出现药源性皮质醇增多症，这可能主要与下丘脑-垂体-肾上腺轴功能紊乱有关，但目前临床上尚没有有效的检测方法以确定给药剂量。通常氢化可的松每天剂量＜20mg时，症状即可消失。但甲状腺功能减退或肝病患者，由于代谢速度减慢，在口服一半生理剂量的糖皮质激素时即可产生药源性皮质醇增多症，相当剂量的长效糖皮质激素（如地塞米松或倍他米松）更易引起药源性皮质醇增多症。有报道指出，由于洛匹那韦/利托那韦片由肝脏CYP3A代谢，而CYP3A介导的6β-羟基化作用也是糖皮质激素的主要代谢途径，对于合并有巨细胞病毒感染的视网膜炎的HIV感染患者，局部应用糖皮质激素，更容易引起药源性皮质醇增多症。

（4）药源性皮质醇增多症的治疗与预防：为防止长期大量应用糖皮质激素发生皮质醇增多症，应根据治疗目的和疾病本身性质，结合激素的作用特点、不良反应及肾上腺皮质分泌的昼夜节律性，确定适宜的用法、剂量、疗程和制剂。

轻度症状一般不需要特殊治疗，停药后可自行恢复。对于需长期替代治疗的肾上腺皮质功能减退的患者应尽量采用生理剂量或略小于生理剂量的短效糖皮质激素进行治疗，在应激时，糖皮质激素应比原先增加2～3倍，应激过后逐渐减至原来的基础量。对于需要应用药理剂量的糖皮质激素来控制炎症和免疫排斥反应的患者，若病情较重（如感染性休克、恶性突眼等），在大剂量糖皮质激素冲击治疗后，应根据病情需要确定维持剂量的大小，并逐渐减量至停药；若为需长期应用糖皮质激素治疗的慢性疾病（如肾病综合征、系统性红斑狼疮等）患者，每天分次给药改为隔天给药后，多数患者能维持疗效，而且由于下丘脑-垂体-肾上腺轴功能逐渐恢复，所需维持剂量可逐渐减少，以减低药源性皮质醇增多症的发生率。

症状较重的药源性皮质醇增多症可对症治疗，如使用降压药、降血糖药等。限制食盐及糖类的摄入，有助于减轻症状。长期用激素治疗者宜高蛋白饮食，必要时辅以同化激素，如苯丙酸诺龙，以减轻蛋白质分解。用强心苷及利尿药者应注意补钾。儿童、绝经期女性，特别是老年人，长期使用易造成骨质疏松，严重时可引起自发性骨折，应补充活性维生素D及钙。

为避免药源性皮质醇增多症的发生，使用糖皮质激素应遵循以下原则：应使用最小的有效剂量；采用隔日疗法；若非甾体抗炎药有效，尽量不用或减量使用糖皮质激素；可用局部给药代替全身用药；短期冲击用药；对用药患者加强教育。

2. 药源性急性肾上腺皮质功能减退症　也称撤药综合征。在患有原发或继发的慢性肾上腺皮质功能减退时，机体不能产生正常量的皮质醇，当外源性糖皮质激素供给不足或处于创伤、感染、分娩、手术及劳累等应激状态时，肾上腺分泌相对不足，即可出现急性肾上腺皮质功能减退，甚至肾上腺危象。正常情况下，人体内的皮质醇分泌量为15～30mg/d，在出现应激状态时，其分泌量可达100～300mg/d，以适应机体的需要。

（1）临床表现：可表现为神志淡漠、精神萎靡、躁动不安、谵妄，甚至昏迷、腹痛、发热、脱水、低血压及休克，在体重降低和厌食基础上出现的恶心、呕吐，难以解释的低血糖、发热、休克，常伴有低钠血症、高血钾、氮质血症、高血钙等电解质紊乱。如未能早期诊断和处理将危及患者生命。

（2）药源性急性肾上腺皮质功能减退症的高风险致病药物：可引起急性肾上腺皮质功能不全的药物包括糖皮质激素、肝素、苯妥英钠、巴比妥类、利福平、车前草等。

（3）发病机制

1）糖皮质激素的使用时间超过2周或3周，使用剂量大于生理剂量（泼尼松5 mg/d或氢化可的松20mg/d），即可抑制下丘脑-垂体-肾上腺轴，从而使血液中ACTH分泌减少，导致肾上腺萎缩，不能合成和释放糖皮质激素。如果糖皮质激素的治疗突然停止或减量，就可能出现急性肾上腺皮质功能不全。糖皮质激素治疗的时间越长，其撤药综合征症状就越重，可能引起致命的结果。有研究报道，倍氯米松每天使用量＞1.5mg且长期应用的患者可出现下丘脑-垂体-肾上腺轴抑制的症状。受到抑制下丘脑-垂体-肾上腺轴的恢复时间长短不一。使用糖皮质激素的时间达到18个月或以上者，下丘脑-垂体-肾上腺轴的恢复可能需要1年以上。

在长期高剂量使用糖皮质激素后的撤药治疗中，可用小剂量ACTH（1μg）刺激试验来评估下丘脑-垂体-肾上腺轴的恢复情况。小剂量ACTH（1μg）刺激试验即静脉注射1μg ACTH后测20分钟、30分钟、60分钟、90分钟、120分钟的血皮质醇水平，正常个体的基础峰值或兴奋后血皮质醇峰值水平≥500nmol/L（18μg/dl），继发性肾上腺皮质功能减退症患者则血皮质醇水平不上升。

2）苯妥英钠、巴比妥类、利福平、华法林均可诱导肝酶活性增加，可增加糖皮质激素的代谢，降低其药效导致肾上腺功能不全，对于有肾上腺功能障碍的患者，在未补充糖皮质激素前就使用这些药物可能引起患者发生急性肾上腺功能不全。

3）车前草可能通过干扰胃肠道对糖皮质激素的吸收，对于有肾上腺功能障碍的患者，可诱发急性肾上腺皮质功能不全。

4）肝素可导致双侧肾上腺出血，诱发急性肾上腺皮质功能不全。肝素诱导的肾上腺出血可能与免疫机制有关，部分应用肝素的患者体内可以出现一种特异性抗体IgG，该抗体可以与肝素-PF_4（血小板4因子）复合物结合，PF_4又称“肝素结合阳离子蛋白”，由血小板α颗粒分泌，然后结合于血小板和内皮细胞表面。抗体肝素-PF_4形成1个3分子复合物，再与血小板表面的FcγⅡa受体结合，免疫复合物可以激活血小板，产生促凝物质，导致血小板减少和高凝状态。肾上腺是富血供组织，在出凝血障碍的环境中极易出现双侧肾上腺出血，从而发生急性肾上腺皮质功能不全。

（4）治疗与预防：一是明确糖皮质激素应用的适应证，其剂量增加的应用范围必须是严重疾病或外科手术患者。二是合理选择用药剂量和时间，糖皮质激素的使用应短时间、低剂量、逐渐减量和撤药。一般每天清晨1次。如果症状得到控制，应改为隔天1次，以减少对下丘脑-垂体-肾上腺轴的抑制。三是合理撤药：英国胸腔协会对哮喘患者使用激素治疗的指导意见是，如果使用泼尼松每天40mg，使用周期在3周以下，可以突然停药；使用周期超过3周者，不得突然停药，应逐渐减少剂量，直至停药。

3.药源性慢性肾上腺皮质功能减退症　有些药物可以抑制肾上腺合成和释放激素而导致肾上腺功能减退。临床上一般将肾上腺皮质功能减退症分为原发性和继发性两类，原发性慢性肾上腺皮质功能减退症又称Addison病，是由于自身免疫、结核、肿瘤、药物等破坏双侧绝大部分肾上腺组织所致；继发性慢性肾上腺皮质功能减退症则指垂体、下丘脑等病变引起的ACTH不足。

（1）临床表现：慢性肾上腺皮质功能减退症通常起病隐匿，病情逐渐加重，主要表现为易疲劳、乏力、体重减轻、厌食、恶心、呕吐、腹痛、直立性低血压等。Addison病最有特征的表现是皮肤黏膜色素沉着，呈棕褐色，分布全身，在暴露及易摩擦的部位（面部、手部、掌纹、乳晕、甲床、足背、瘢痕和束腰带的部位）更明显，牙龈、舌表面和颊黏膜也常有色素沉着。而继发性肾上腺皮质功能减退症患者的肤色苍白。药源性慢性肾上腺皮质功能减退可见昏睡、厌食、体重减轻、低钠血症和高钾血症等。

（2）药源性慢性肾上腺皮质功能不全的高风险致病药物：糖皮质激素、氨鲁米特、酮康唑、利福平、甲吡酮（美替拉酮）、曲洛司坦、依托咪酯、米非司酮、赛庚啶、溴隐亭、米托坦、醋酸甲地孕酮等。

（3）发病机制

1）糖皮质激素：对下丘脑-垂体-肾上腺轴起反馈抑制作用，长期大剂量应用糖皮质激素可造成肾上腺皮质功能减退症，甚至引起肾上腺萎缩。糖皮质激素剂量越大，疗程越长，对肾上腺皮质的抑制作用越严重。通常外源性给予糖皮质激素可起到明显抑制作用的最短疗程为5天，最小剂量为每天20mg泼尼松。若糖皮质激素剂量再小，接近或略高于生理剂量时，则起明显抑制作用的最短时间约为1个月。长期大剂量应用糖皮质激素引起的下丘脑-垂体-肾上腺轴的抑制，在停药后至少12个月才能完全恢复；而小剂量短期使用糖皮质激素，只需5天的时间，下丘脑-垂体-肾上腺轴的功能即可恢复。

由于糖皮质激素作用广泛，在系统性红斑狼疮、肾病综合征、银屑病、不明原因关节肿痛等疾病的患者中，存在严重的激素滥用现象，各种原因导致的长期不合理应用糖皮质激素是慢性肾上腺皮质功能不全的主要原因之一。

2）类固醇合成抑制剂：酮康唑和氟康唑为咪唑类衍生物，主要抑制线粒体细胞色素P450依赖酶，包括胆固醇碳链酶、17α-羟化酶、11β-羟化酶，从而阻断皮质醇合成。此外还可干预ACTH诱导的cAMP的生成，并且与糖皮质激素受体有弱竞争作用。酮康唑和氟康唑在临床中常用于真菌感染，应用酮康唑200～600mg/d，即为性腺和肾上腺类固醇合成的抑制剂。该药的毒性呈剂量依赖性，采用适量酮康唑时不一定需要做糖皮质激素替代补充，可通过调整剂量使皮质醇水平维持在正常范围，尽量避免出现肾上腺皮质功能不全，但仍需观察临床症状及血、尿皮质醇水平，一旦出现肾上腺皮质功能减退可适量给予补充糖皮质激素，必要时需减少酮康唑用药剂量。

甲吡酮：又称美替拉酮，为吡啶类衍生物，此药抑制11β-羟化酶，后者为皮质醇生物合成最后一个步骤所需的酶，并兼有轻度抑制18-羟化酶、19-羟化酶、17α-羟化酶的作用，此外还能抑制ACTH受体MCR-2在肾上腺的表达。此药降皮质醇效果甚为迅速，在服药后2小时即可奏效，且不出现明显的ACTH因反馈抑制减弱而升高。

氨鲁米特：是一种抗惊厥药，并有镇静作用，对P450侧链裂解酶有强烈的抑制作用，对其他P450类固醇合成酶、芳香化酶也有轻度的抑制作用，有明显的降皮质醇作用，对60%的肾上腺癌患者有效。用药过程中若出现肾上腺皮质功能不全，需加以注意，并适量补充氢化可的松。需要注意的是，由于氨鲁米特能使地塞米松的肝脏清除率加快，更重要的是地塞米松以抗炎作用为主，其无明显的盐皮质激素活性，对水盐代谢几乎没有作用，因此，不宜进行替代治疗。由于该药作用在类固醇合成的最初几个步骤，故对于可能同时分泌多种激素如皮质醇、醛固酮和雄激素的肾上腺皮质癌较为有效。自2007年这类药物已经停止生产。

曲洛司坦：为雄烷-碳腈衍生物，可选择性抑制3β-类固醇脱氢酶，并加强2型11β-羟类固醇脱氢酶活性，故可使可的松/皮质醇值升高，通常需用到较大剂量（980mg），才有可能引起肾上腺皮质功能不全。

依托咪酯：是一种新的中枢神经镇静与抗惊厥药，该药可显著抑制11β-羟化酶活性，也有较轻的抑制17α-羟化酶、17，20-裂合酶，此外还能显著抑制肾上腺皮质细胞的增殖和ACTH受体的表达的效果，在同类药物中，此药阻滞肾上腺皮质激素合成的作用最强，其主要不良反应即是慢性肾上腺皮质功能减退。由于依托咪酯有时也作为一种肌松麻醉药，也可引起急性肾上腺皮质功能不全而增加重症患者的死亡率。有文献报道，给异位ACTH综合征的重症库欣综合征患者，持续静脉输注依托咪酯可有效抑制皮质醇合成长达8周。总体来讲，依托咪酯仅适用于有并发症的重症库欣综合征患者在进行下一步治疗前短期使用。

3）糖皮质激素受体拮抗剂：米非司酮是目前唯一的一种糖皮质激素受体拮抗剂，它是一种黄体酮受体和Ⅱ型糖皮质激素受体拮抗剂，对糖皮质激素的亲和力是地塞米松的3倍，是内源性皮质醇的10倍。米非司酮与蛋白高度结合，多次给药平均半衰期为85小时，停药后约需2周才能从循环中清除。有研究显示，米非司酮在治疗库欣综合征时，患者的临床症状改善率为87%。

4）抑制ACTH分泌的药物：生长抑素类似物（奥曲肽）、溴隐亭（多巴胺受体激动剂）降低皮质醇的效果尚可，而赛庚啶（5-羟色胺拮抗剂）、维A酸（PPARγ激动剂）、丙戊酸钠降皮质醇的作用具有不一致性。

5）米托坦：为杀虫药DDT的衍生物，是唯一既能抑制肾上腺皮质类固醇合成、代谢，又能毁坏肾上腺皮质细胞的药物。米托坦主要抑制类固醇激素生物合成的第一步，即胆固醇转变为孕烯醇酮，同时也有抑制11β-羟化酶、18-羟化酶和3β-类固醇脱氢酶的作用。米托坦影响皮质醇代谢，促进其6β-羟化酶作用胜于5β-还原作用，从而加速类固醇在肝脏的代谢，此外米托坦还可加强皮质醇结合球蛋白的合成。米托坦的抗肾上腺作用主要是通过使细胞内脂质聚集，线粒体肿胀、受损，干扰ATP酶的活性及线粒体电子传递，过氧化物生成及与蛋白质共价结合，从而使肾上腺皮质束状带和网状带的细胞死亡，对球状带的破坏作用较轻。小剂量使用（2～4g/d）时，米托坦很少影响醛固酮的合成，而大剂量使用时可能需要9α-氟氢可的松的替代治疗。米托坦具有亲脂性，可在脂肪组织内蓄积，在停药后可继续由脂肪组织释放长达2年之久。对于出现肾上腺皮质功能减退的患者，替代治疗首选氢化可的松，也可选用泼尼松，而不宜使用地塞米松，因为米托坦可使地塞米松在肝微粒体中降解代谢加速。

6）醋酸甲地孕酮：是天然孕激素的合成衍生物，作为一种人工合成的具有促进蛋白同化作用的孕激素，对激素敏感性肿瘤不仅能改善食欲和增加体重，促进蛋白同化，还能降低化疗药物对骨髓及胃肠道反应，全面提高晚期癌症患者的生活质量及对化疗的耐受性。近来有研究表明，醋酸甲地孕酮具有类似糖皮质激素的活性，可抑制下丘脑-垂体-肾上腺轴的功能，导致内源性皮质醇分泌减少，引起肾上腺皮质功能不全。由于该药常用于改善肿瘤、艾滋病、肾功能不全患者的食欲，尤其是在肾功能不全的患者中，常存在低钠血症，导致服药后出现的肾上腺皮质功能不全的症状被忽视，因此，在服药过程中应观察患者的一般情况，并注意监测血ACTH、皮质醇水平。

7）利福平：对于有肾上腺功能障碍的患者，可能引起患者发生急性肾上腺功能不全。认为利福平可以诱导微粒体酶从而增加糖皮质激素的代谢，导致肾上腺功能不全的发生。

（4）治疗与预防：①在药物治疗过程中，若发现皮质功能不全症状，应停止使用可疑致病药物，及时给予糖皮质激素进行替代治疗。②不要超剂量使用美替拉酮、氨鲁米特、酮康唑等抑制皮质醇合成及分泌的药物，对于存在肾上腺功能障碍患者，在使用利福平、苯妥英钠等药物时，应当同步给予2～3倍的糖皮质激素。③对于需长期使用较大剂量的糖皮质激素进行替代治疗的患者，宜采用隔日疗法。应用糖皮质激素替代治疗过程中，激素的剂量应缓慢、逐步减少。④在停药后1～2年，如发生应激情况，仍需采用糖皮质激素替代治疗以防发生肾上腺皮质功能不全。

治疗中必须包括：①患者教育、加强营养、纠正水电解质紊乱，以及针对病因、去除诱因治疗。②根据患者身高、体重给予起始剂量，同时结合临床症状、血尿皮质醇测定的数值及体力劳动强度等确定合适的长期替代剂量。药物首选短半衰期药物如氢化可的松或者可的松，肝功能不良的患者建议使用氢化可的松。以氢化可的松计算，安静状态下正常人的皮质醇的生理分泌量在每天12～15mg/m^2。③给药模式，尽可能模拟生理性激素分泌周期，一般是晨起后给予全日剂量的2/3，下午2～3时给予全日剂量的1/3，也有学者主张每日3次的给药方式可以更好地改善患者的生活质量。④如失盐症状明显，可加用小剂量盐皮质激素如氟氢可的松0.05～0.20mg/d或每月肌内注射三甲醋酸去氧皮质酮125mg。⑤剂量调整，主要依据患者症状、体征、血压、血电解质水平，而非血皮质醇水平，24小时尿游离皮质醇水平可供参考。小剂量ACTH兴奋试验对于评估下丘脑-垂体-肾上腺轴的功能有一定意义。

4.肾上腺危象　正常情况下，人体内的皮质醇分泌量为15～30mg/d，在出现应激状态时，其分泌量可达100～300mg/d，以适应机体的需要。在患有原发或继发的慢性肾上腺皮质功能减退时，机体不能产生正常量的皮质醇，当外源性糖皮质激素供给不足或处于创伤、感染、分娩、手术及劳累等应激状态时，肾上腺分泌相对不足即可出现急性肾上腺皮质功能减退，即肾上腺危象。

（1）临床表现：神志淡漠、精神萎靡、躁动不安、谵妄，甚至昏迷、腹痛、发热、脱水、低血压及休克，在体重降低和厌食基础上出现的恶心、呕吐，难以解释的低血糖、发热、休克，常伴有低钠血症、高血钾、氮质血症、高血钙等电解质紊乱。如未能早期诊断和处理将危及患者生命。

（2）肾上腺危象的治疗与预防：肾上腺危象常见于已有慢性肾上腺皮质功能减退症的患者，在应激时未及时增加糖皮质激素的剂量而发生，对于这类患者加强教育是防治的关键。在治疗开始后即应该寻找发生肾上腺危象的病因及诱因，并积极去除。

（3）调整剂量：一般情况患者增加运动量前应在日常剂量的基础上增加5～10mg氢化可的松，更强烈的应激如高热时剂量应加倍，在腹泻或呕吐时需肠外给药。在大手术、严重外伤或合并其他严重疾病时，应每日静脉给予100～150mg的氢化可的松，同时严密监护。有学者认为凡是术前一年用过皮质激素的患者，在手术前应进行下丘脑-垂体-肾上腺轴的功能评价，肾上腺皮质功能反应不良，术前应补充皮质激素以防肾上腺危象的发生。临床高度怀疑肾上腺危象时，在采血送检电解质、ACTH、皮质醇的同时应尽快开始治疗，包括静脉补充肾上腺皮质激素，纠正水电解质紊乱和酸碱平衡，并给予抗休克、抗感染等对症支持治疗。糖皮质激素的补充，可先静脉注射100mg氢化可的松，接着在24小时内每6～8小时静脉给予100mg，同时静脉补充大量生理盐水或5%葡萄糖盐水，心功能允许者，可从1L/h开始，第一个24小时可补充2000～3000ml的液体。

（三）药源性性腺疾病

许多药物能影响性腺功能，药物既能影响下丘脑释放促性腺激素，又能影响卵巢和睾丸功能。药物所引起的内分泌紊乱存在个体差异，主要取决于药物的生物利用度，也取决于患者对药物不良反应的敏感程度及药物对患者内分泌激素作用的大小。

1.药源性女性内分泌紊乱　女性药源性内分泌紊乱，也称医源性闭经或避孕药引起的内分泌紊乱，是由神经、精神和性激素等药物直接或间接通过神经递质和受体机制，干扰正常的下丘脑-垂体-卵巢-子宫轴（HPOU轴）神经内分泌功能，引起促性腺激素释放激素-促性腺激素（GnRH-Gn）分泌失调和泌乳素升高导致闭经等。

（1）临床表现：药源性女性性腺疾病多以闭经泌乳为主要临床表现，首先充分解释闭经及其他内分泌不良反应发生的原因，大多数药源性女性内分泌紊乱出现为暂时的、可逆的，不影响躯体健康，也无后遗症，消除其精神负担。继发性月经不调、月经稀发、月经过少和闭经、泌乳和不孕。

口服避孕药、避孕环性闭经发生率为1%～2%，占继发性闭经的42%；闭经泌乳综合征的发生率为15%～22%，多见于初婚、未孕、既往月经不调的女性。有时候雌激素、孕激素、口服避孕药等造成的闭经是医疗需要，如治疗子宫内膜异位症、子宫腺肌症；口服大剂量孕激素的假孕疗法或服用雄激素导致闭经治疗子宫内膜异位症等。

（2）药源性女性内分泌紊乱的高风险致病药物：引起女性内分泌紊乱的常见药物有糖皮质激素、性激素（如雌激素、避孕药和雄激素）；麻醉剂（如吗啡、美沙酮、氮氨酸-脑啡肽等），多巴胺受体阻断剂（吩噻嗪类、氟哌啶醇类、多巴胺重组吸收阻断剂、多巴胺降解剂、单胺氧化酶抑制剂、多巴胺转化抑制剂等），苯二苯氮䓬类衍生物（包括二苯氨甲酰氮䓬、丙米嗪、阿米替林、苯妥英钠、氯硝西泮），组胺和组胺H_1、H_2受体拮抗剂（包括5-羟色胺、苯丙胺、美可洛嗪、吡苄明、西咪替丁等）。

（3）发病机制

1）乳腺癌的内分泌治疗导致女性内分泌紊乱：以三苯氧胺为代表的内分泌治疗药物如来曲唑、阿那曲唑与依西美坦，作为乳腺癌术后辅助治疗疗效显著，广泛用于乳腺癌治疗。三苯氧胺有低的雌激素作用，长期使用，可能导致子宫内膜长期在雌激素刺激下发生非典型增生，甚至子宫内膜癌。尤其是放疗＋TAM（三苯氧胺）组的危险性较一般人群有所增加，建议对接受TAM（三苯氧胺）长期治疗者，应加强随访，定期行诊断性刮宫。对出现阴道不规则出血的患者，应警惕子宫内膜癌发生。长期使用，由于通过负反馈作用，三苯氧胺作用于下丘脑-垂体-卵巢轴，引起内分泌紊乱，导致月经稀发甚至闭经。

2）抗精神病药物引起女性内分泌紊乱：抗精神病药如利培酮、氯丙嗪、奋乃静、三氟拉嗪、氟哌啶醇、氯氮平等，导致的内分泌失调是精神科临床中常见的不良反应。临床表现多为继发性闭经、高泌乳素血症、泌乳、体重增加、血糖升高、血脂代谢异常、性欲改变等，且发生率、停经时限与药物的剂量呈正相关，与药物使用时间呈负相关，多数（75%）在开始用药1～2个月，随着治疗时间的延长，闭经例数明显减少。一般认为不良反应氯丙嗪＞利培酮＞氯氮平＞喹硫平。内分泌紊乱严重影响患者抗精神病药物疗效、依从性及生活质量。有的患者擅自停药，导致原有精神疾病发作或复发。

泌乳素是由脑垂体前叶嗜酸细胞所分泌，其分泌受多种因素影响，如精神压力、剧烈运动、性活动、进食等，泌乳素的分泌受下丘脑垂体调节，多巴胺抑制其分泌，5-羟色胺促进其释放，两者作用处于平衡状态，共同调节泌乳素分泌。多种药物作用可促使泌乳素水平增加，如抑制黑质致密部DA（多巴胺）神经元作用的药物、拮抗DA（多巴胺）受体的药物及增加5-羟色胺活性的药物。其中抗精神病药物是药物性高泌乳素血症最常见的原因。泌乳素有抑制卵巢和垂体促性腺素作用，致使促性腺激素浓度下降，引起卵巢功能低下、子宫内膜萎缩，从而导致闭经。抗精神病药物受体主要为多巴胺受体和5-羟色胺受体，所有有效的抗精神病药都与多巴胺受体（尤其是多巴胺D_2受体）有亲和力。现已知脑内有4条多巴胺通路，其中最重要的一条即漏斗-结节多巴胺通路，它的走向从下丘脑到垂体前叶。抗精神药物正是通过阻断漏斗-结节通路的多巴胺受体，进而引起垂体催乳素分泌增加。抗精神病药物对促卵泡素、黄体生成释放因子和促性腺激素分泌的影响，引起性欲改变。这可能也与药物的抗胆碱能不良反应有关。抗精神疾病药物引起体重增加与组胺受体密切相关，临床观察也支持这一论点，如奥氮平与组胺受体亲和力最高，其体重增加也最为明显，而亲和力较低的齐拉西酮和阿立哌唑引起较轻的体重增加。此外激素水平的改变也可影响下丘脑产生饱腹感，以及抗精神病类药物可降低胰岛素敏感性，产生胰岛素抵抗，间接影响雌、雄激素水平，合成代谢旺盛，最终导致水钠潴留和体重增加。

3）传统抗癫痫药物对性激素水平的影响：多项研究显示传统抗癫痫药物可以改变血浆性激素浓度，包括各种垂体激素水平增高（如促性腺激素和催乳素），并可引起下丘脑垂体-性腺轴的不可逆改变，诱导肝酶增加、增加血浆性激素结合球蛋白的浓度等，使雄性激素和脱氢表雄酮的血浆浓度降低，从而造成内分泌功能的紊乱，月经周期紊乱，以及卵巢功能失常。其中丙戊酸钠的影响比较肯定。内分泌紊乱常发生在复杂部分性发作和全身性发作的癫痫患者，而且患者发生骨质疏松和心血管疾病的危险性明显增加。生育年龄癫痫女性患者服用苯妥英钠、卡马西平、苯巴比妥等细胞色素P450酶诱导性抗癫痫药物时，由于药物可增加性激素与性激素结合球蛋白的结合，从而加速其体内代谢。因此，同时服用甾体激素类避孕药时，避孕失败率增加5倍。而丙戊酸和非氨酯类抗癫痫药能影响抑制性酶系统，可减缓性激素类避孕药在体内的代谢。加巴喷丁和拉莫三嗪则与避孕无相互作用。

4）治疗与预防：①如果患者不能停用致病药物，如精神疾病或化疗患者，应继续应用原有药物，对好转患者，必要时可以谨慎考虑适当减少剂量。②女性体内大量的脂肪组织可延长药物半衰期，因此肥胖女性可以通过减少药物剂量以减少药物不良反应。③用药期间定期检查乳房、骨密度及进行心电图检查。可以根据检测的激素水平变化，进行个体化治疗，以减少不良反应。④孕激素可作为首选方法，在子宫内膜已受雌激素影响的情况下使用。孕激素与催乳素有相互抑制作用，可促进排卵，恢复月经周期，治疗泌乳。人工周期对于体内内源性雌激素水平低的患者，通过周期应用雌激素和孕激素，模拟生理性的激素水平变化，通过正负反馈作用，调整并恢复下丘脑-垂体-卵巢轴的功能，恢复排卵和月经周期。⑤溴隐亭属于抗震颤麻痹药，可激动垂体细胞的多巴胺受体，能选择性的抑制催乳素的分泌，降低血催乳素浓度，恢复月经周期，停止溢乳。起始治疗剂量为2.5mg/d，连续服用6～8周。⑥寻找可替代的不良反应较少的药物，不论是典型抗精神病药物还是非典型抗精神病药物治疗，由于个体对催乳素影响存在差异，对于年轻尚未生育的女性患者，则尽可能选用疗效好、对月经周期影响小的药物，如阿立哌唑、齐拉西酮、奥氮平。阿立哌唑作为多巴胺部分激动剂，对多巴胺自身受体有部分激动作用，同时对突触后膜多巴胺D_2受体有拮抗作用，被称为多巴胺系统“稳定剂”。

2. *药源性男性乳腺发育症*　男性乳腺发育症是指由于生理或病理性因素引起于男性体内雌激素/雄激素比例失调导致体内雌激素水平绝对或相对升高。药源性男性乳腺发育症的体内性激素紊乱主要是雌激素相对增多或绝对增多导致雄激素/雌激素比值降低；雌激素水平增高可促进乳腺发育。男性乳腺发育症可分为生理性、病理性、药物性和特发性四种，非生理性因素导致该疾病的就诊率正逐年上升，其中药物因素占10%～25%。药物尤其是抗雄激素药物引起该疾病的报道越来越多，虽然大部分病例的损害是可逆的，但对患者心理上造成的损害仍不可忽视。

（1）诊断与鉴别诊断：药源性男性乳腺发育症是一种在体格检查时相对容易发现的疾病，通过病史、用药史和体格检查可诊断，但应注意与假性乳腺发育（乳房脂肪堆积）鉴别。药源性男性乳腺发育症患者临床表现与男性乳腺发育症相似。临床表现为乳房增大，乳晕隆起，以乳头为中心，其下可及发育肥大的乳腺组织，边界清楚，直径＞2cm，有胀痛、压痛等不适。若患者出现单侧乳腺包块，表面不光滑、生长不规则和质地坚硬等应考虑乳腺癌。

男性乳腺发育症患者应进行性激素（睾酮、雌二醇、泌乳素、脱氢表雄酮硫酸盐、尿17-酮类固醇）、促性腺激素（LH、FSH）测定，生殖细胞肿瘤的肿瘤标志物、乳腺癌基因等检测，排除其他原发性或继发性睾丸功能减退、肿瘤等。药源性男性乳腺发育症患者可表现为雌二醇升高，睾酮、LH和FSH降低。同时应对肝、肾和甲状腺功能进行实验室检查，乳腺、睾丸行B超检查；排除肝脏、肾脏、甲状腺疾病，乳腺和睾丸肿瘤等。必要时，可行胸部X线或肾上腺CT检查判断有无肿瘤。还应排除先天性遗传性疾病。

（2）药源性男性乳腺发育症的高风险致病药物

1）螺内酯：为甾体类结构的弱效利尿药，可与雄激素受体结合，通过增加睾酮清除和阻止其合成，导致体内睾酮循环量降低；还可与性激素结合蛋白结合，发挥抗雄激素作用，置换出与性激素结合蛋白结合的雌激素；此外，也可加快周边组织中睾酮转化为雌二醇。患者一般停药3～6个月后，体内睾酮可显著增加，雌激素降低，症状可缓解。

2）雄激素受体阻断剂：如比卡鲁胺、氟他胺和尼鲁米特，主要用于晚期前列腺癌治疗。该类药物为睾酮和双氢睾酮胞质受体的竞争性拮抗剂，可抑制睾酮对下丘脑-腺垂体-睾丸轴的负反馈，刺激睾酮合成和释放进而促进雌激素合成，导致雌激素/雄激素值升高，诱发男性乳腺发育症。该不良反应在这类药物中极为常见，常发生于初始治疗的1年之内，发生率为40%～70%。

3）酮康唑：咪唑类抗真菌药，常规剂量下造成体内睾酮和雄烯二酮的合成障碍，可能与阻断参与雄激素合成的细胞色素P450酶有关。若给予更高剂量（800～1200mg/d）对体内雄激素的产生抑制作用更强。酮康唑还可选择性地置换出与性激素结合蛋白结合的雌二醇，导致体内雌激素/雄激素值升高，诱发男性乳腺发育症。

4）5α-还原酶抑制剂：如非那雄胺、度他雄胺。5α-还原酶可以使睾酮转化成活性更强的双氢睾酮，5α-还原酶抑制剂（非那雄胺、度他雄胺）可抑制睾酮向双氢睾酮转化，促进睾酮在肝脏内转化为雌二醇，使体内雌激素/雄激素值增加，诱发男性乳腺发育症。

5）西咪替丁：为H_2受体阻滞剂，通过阻断双氢睾酮与靶器官的受体结合而发挥抗雄激素作用，长期应用可引起男性乳腺发育症。另外，西咪替丁为CYP450酶抑制剂，可减少雌激素在肝脏内的2-羟基化反应致体内雌激素代谢减少。也有报道指出西咪替丁可阻断睾酮合成，且引起体内泌乳素水平升高。

6）抗肿瘤化疗药：如甲氨蝶呤、环磷酰胺、卡莫司汀等，可通过破坏产生睾酮的睾丸间质细胞导致睾酮合成受阻；还可升高血浆中FSH（卵泡生成激素）、LH（黄体生成激素）和雌二醇浓度，诱发男性乳腺发育症。伊马替尼和舒尼替尼为靶向抗肿瘤药物，通过阻断酪氨酸激酶参与的睾酮合成，诱发男性乳腺发育症。

7）利培酮：泌乳素是由脑垂体前叶的泌乳素细胞合成和分泌的，受丘脑下部的多巴胺调节。多巴胺作用于泌乳素细胞表面的多巴胺D_2受体，抑制泌乳素的产生。利培酮可拮抗垂体内多巴胺D_2受体，导致体内多巴胺作用减弱，泌乳素产生增多；高泌乳素可通过负反馈调节下丘脑促性腺激素释放，引起性腺功能低下，睾酮分泌减少。

（3）发病机制：药物引起男性乳腺发育症的机制可概括为减少体内雄激素的合成；增加雄激素代谢；减少雌激素代谢；与性激素结合蛋白结合，置换出雌激素，使游离的雌激素增加；增加芳香酶活性；抑制5α-还原酶，阻断睾酮转化为双氢睾酮；阻断雄激素受体，刺激睾酮合成和释放进而促进雌激素合成；高泌乳素，促进乳腺发育；外源性补充雌激素或其他。

（4）治疗与预防：一旦确诊，应首先停用可能的致病药物。一般在停药1个月内，患者的乳房压痛可缓解和乳腺纤维组织可变软，数月内可自行消失。对于男性乳腺发育症处于快速增殖期患者，临床表现为乳房胀痛和压痛，可尝试药物治疗，其中包括睾酮、双氢睾酮、达那唑、枸橼酸氯米芬、他莫昔芬和睾酮内酯等。若持续时间超过1年的患者，乳腺组织已纤维化，通常药物治疗无效，此时可行皮下乳房切除术、超声辅助吸脂术和抽吸辅助脂肪切除术等治疗。

3. 药源性性激素分泌紊乱　药源性性激素分泌紊乱的临床表现：男性由于睾丸分泌的睾酮减少，引起乳腺发育和其他与睾丸功能障碍有关的症状；女性可见男性化、多毛症，以及与卵巢功能障碍有关的症状。

可能引起性激素分泌紊乱的药物包括糖皮质激素、酮康唑和达那唑等。

发病机制如下。①糖皮质激素：下丘脑释放促性腺激素释放激素（GnRH），后者刺激脑垂体释放卵泡生成激素（FSH）和黄体生成激素（LH）。男性在这两种激素的作用下，睾丸的精子发生和睾酮合成；女性在这两种激素的刺激下，使卵泡成熟、产生雌激素和孕激素。大剂量的糖皮质激素可抑制脑垂体释放促性腺激素，导致卵巢和睾丸的功能障碍。②酮康唑：低剂量如每日400mg时，即可抑制17α-羟化酶，从而直接抑制睾丸合成睾酮，引起男性乳腺发育。③达那唑：睾酮必须与性激素结合球蛋白结合才能被转运。达那唑可以降低这种结合球蛋白的结合能力，导致血液中游离态即有活性的睾酮浓度增加，从而引起女性多毛症和男性化。

4.药源性高催乳素血症　催乳素是由脑垂体前叶合成和释放的一种激素。脑垂体前叶释放催乳素受到下丘脑释放的多巴胺的抑制，受到血清素（5-羟色胺）的激活。催乳素的主要功能是刺激女性产后泌乳。增加催乳素的释放将导致高催乳素血症。

可能引起高催乳素血症的致病药物：①抗高血压药，如利血平、甲基多巴、维拉帕米。②精神药物：抗精神病药如氟哌啶醇和氯丙嗪；抗抑郁药如阿米替林、丙米嗪和氟西汀。③抗酸药，如西咪替丁和雷尼替丁。④镇痛药，如美沙酮、吗啡；雌激素等。

药源性高催乳素血症的临床表现：主要表现为发生乳溢、闭经、阳痿和不孕。在女性产后的哺乳结束后持续6个月后无分娩的情况下，乳房持久地流出乳汁样物质者称为乳溢。

发病机制如下。①利血平和甲基多巴：可干扰下丘脑中多巴胺的产生和释放，主要是在下丘脑内耗尽儿茶酚胺的储存，使可利用的多巴胺释放量减少，导致脑垂体对催乳素释放的增加。②精神药物：抗精神病药主要通过阻断多巴胺受体，引起脑垂体释放催乳素增加。三环类抗抑郁剂主要通过干扰5-羟色胺的再摄取或影响突触后5-羟色胺受体的敏感性，引起高催乳素血症。③西咪替丁和雷尼替丁：主要是抑制组胺而引起高催乳素血症。推测组胺可能影响催乳激素的分泌。④其他：雌激素、吗啡、美沙酮、苯二氮䓬类和维拉帕米也引起高催乳素血症和乳溢，机制尚不清楚。

防治：停用致病药物后，药源性高催乳素血症和乳溢症状可在数周内消失。

（四）药源性糖代谢紊乱

药源性糖代谢紊乱是指药物诱发的糖代谢异常，包括高血糖和低血糖。药源性糖尿病是指药物在治疗非血糖相关性疾病时，引起胰岛β细胞分泌胰岛素功能异常，导致胰岛素分泌绝对/相对不足或靶细胞对胰岛素的敏感性降低，引起糖、蛋白质和脂肪代谢紊乱，进而出现血糖升高、尿糖阳性，达到糖尿病诊断标准。

引起糖代谢紊乱的药物种类繁多，而且具有多种不同的作用机制。一般情况下，由药物所致血糖异常、诱发新发糖尿病的风险率不高且作用可逆，通常在停用诱发药物后血糖可恢复正常或者得到明显改善；但对于糖尿病、慢性阻塞性肺疾病、肿瘤等人群，特别是老年患者，疾病本身可能导致血糖异常，治疗过程又需要使用多种药物，联合用药不当可能导致血糖控制不良，甚至导致严重的糖尿病酮症酸中毒、低血糖昏迷和其他医疗紧急情况。

1. 药源性糖尿病　属A型药物不良反应，大多临床症状轻微，偶可致酮症酸中毒。其临床特征与特发性糖尿病相同。

（1）发病机制：正常情况下，由于胰岛素的分泌与作用，使葡萄糖的产生与利用保持平衡，血糖维持在较窄的正常范围内。其中，肝糖原异生、肝糖原合成与分解、肌肉组织糖原合成与分解、葡萄糖的氧化利用是主要的葡萄糖代谢过程。药物可能通过下列机制诱发糖尿病：①药物毒性直接破坏胰岛β细胞，胰岛β细胞数量减少，导致胰岛素绝对缺乏。②降低胰岛β细胞cAMP水平，或增强儿茶酚胺敏感性，抑制胰岛素的合成、分泌。③拮抗5-羟色胺受体，降低胰岛β细胞的反应性，产生胰岛素抵抗。④降低靶组织对胰岛素的敏感性，影响葡萄糖的氧化利用。⑤促进肝糖原异生，增加葡萄糖的合成。⑥促进胰岛α细胞分泌胰高血糖素。⑦增加肾小管对葡萄糖的重吸收等。有些药物可能具有多种作用机制，作用于糖代谢的多个环节引起糖尿病。

（2）药源性糖尿病的高风险致病药物

1）糖皮质激素：是经典的胰岛素反调节激素。其对糖代谢的干扰作用主要缘于它对胰岛素降糖效应的拮抗。糖皮质激素所致糖尿病又称为类固醇性糖尿病，既往无糖尿病史，在运用糖皮质激素治疗过程中出现血糖升高，同时达到糖尿病标准者即可诊断为。发生主要机制有：①增加葡萄糖异生，抑制葡萄糖摄取。②降低机体对胰岛素的敏感性。③增加胰岛α细胞分泌胰高血糖素。④促进外周脂肪分解，增加蛋白质分解。⑤增加肾小管对葡萄糖的重吸收等。关于使用糖皮质激素人群的类固醇性糖尿病发病率，目前尚缺乏较大规模的研究，一些小样本病例的统计结果有所差异，在8.8%～40%。

糖皮质激素类药物所致类固醇性糖尿病的危险因素如下。①用量：糖皮质激素致血糖升高呈剂量依赖性，全身用药更容易引起高血糖。外用药物也可引起高血糖，尤其见于大面积较长期使用强效糖皮质激素者。②类型：糖皮质激素均可引起高血糖，但是不同类型不同结构的糖皮质激素引起高血糖的程度不同，如11和17位被氧化（如氢化可的松），A环1，2位为双键（如泼尼松、泼尼松龙）的激素具有较强的致高血糖作用。③年龄：类固醇性糖尿病的发生与患者胰岛β细胞的代偿能力有关，随着年龄增加，特别是40岁以后，患者胰岛β细胞的功能下降，糖尿病的发生率明显增加。④糖尿病家族史、肥胖：阳性糖尿病家族史和肥胖也是危险因素。

糖皮质激素类药物所致类固醇性糖尿病的临床特点：①发生的平均时间在糖皮质激素治疗后2～3周。②患者的血糖特点多为餐后高血糖，而且午餐和晚餐后血糖更高，很多患者并没有明显症状，或症状不典型，而是经血糖筛查才得以发现，并发酮症酸中毒的比例低。③肾脏排糖阈值降低，血糖值和尿糖值不成比例。④对胰岛素治疗反应不一，部分患者有拮抗现象，需要较大剂量的胰岛素方可有效控制血糖。⑤停用激素后许多患者的高血糖能够逐渐缓解，但也有部分患者无法恢复正常。这常提示病情不可逆转。因此，应注意监测血糖尤其是餐后血糖，以便及时发现及时治疗。

治疗：首选非药物治疗干预，如停用糖皮质激素类药物或减量，合理运用饮食、运动等手段；药物干预可选择二甲双胍、噻唑烷二酮类药物等胰岛素增敏剂，严重高血糖可使用胰岛素。

2）生长激素：广泛用于救治严重烧（创）伤，以及生长激素缺乏患者。一般认为肢端肥大症出现糖代谢异常就是由长期高生长激素血症引起的胰岛素抵抗所致；动物实验表明，注射0.10U/kg生长激素，40分钟后即可观察到血糖升高；临床试验也发现烧伤患者应用生长激素前后血糖水平的显著变化；儿童应用生长激素发生2型糖尿病的概率是不用者的6倍。

生长激素引起糖尿病的发病机制：①生长激素可抑制末梢组织（脂肪、肌肉等）摄取葡萄糖，减少细胞对葡萄糖的利用，促进肝糖异生、糖原分解和肝糖输出。②生长激素和胰岛素相互拮抗，长期高剂量应用可使外周组织产生胰岛素抵抗。

3）降压药

噻嗪类利尿剂：能引起糖耐量减低，有报道称噻嗪类利尿剂治疗的高压患者中高血糖的发生率为30%。该类药物诱发高血糖很少在用药后立即发生，且可能与剂量有关，剂量越大发生高血糖的可能性越大。噻嗪类利尿药物致血糖升高的机制：①能引起低血钾，抑制胰岛素分泌，同时引起游离脂肪酸的增加和血脂的升高。②对胰岛β细胞具有直接毒性作用。③药物导致胰岛素敏感性下降，肝糖生成增加，儿茶酚胺分泌与作用增强，抑制磷酸二酯酶的活性。④药物对于胰岛α细胞可能具有直接刺激作用。

二氮嗪：是强效周围血管扩张药，可直接作用于血管平滑肌，用以治疗严重的高血压或高血压危象。短期使用二氮嗪即可引起较严重高血糖。引起糖尿病的机制：①直接作用于胰岛β细胞降低细胞cAMP水平，减少胰岛素的分泌。②增加儿茶酚胺释放。③增加肝脏糖异生及降低外周组织对葡萄糖的利用。近年来有研究显示，二氮嗪是β细胞膜上ATP敏感的钾离子通道开放剂，能保护残存β细胞功能，有利于儿童初发1型糖尿病的血糖控制。

β受体阻断剂：抑制胰岛素分泌与释放，严重时可以诱发糖尿病高渗性昏迷。β受体阻断剂亲脂性越强，对β受体选择性越低，则对胰岛素分泌的抑制作用越强，越易诱发高血糖。β受体阻断剂还可能抑制肝脏和外周组织对葡萄糖的摄取，并直接增加肌肉组织的糖原分解，这些作用均能引起血糖升高。值得注意的是β受体阻断剂能抑制儿茶酚胺对糖原的分解导致低血糖，但同时它掩盖了低血糖时出现的出汗和心率加快等症状，使发生的低血糖不易被察觉，造成严重的后果。

4）抗精神病药物：精神病患者长期服用抗精神病药物，出现明显的血糖、血脂升高，糖尿病发生率比一般人群高。不同化学结构的抗精神病药物其糖代谢、脂代谢异常发生率差异较大。无论是典型抗精神病类药物［第一代包括吩噻嗪类（如氯丙嗪），氟哌啶醇和硫杂蒽类（如氟哌噻吨）］，还是非典型抗精神病类药物（第二代包括氯氮平、奥氮平、利培酮、喹硫平、齐拉西酮和阿立哌唑等），均有诱发糖尿病的危险，严重时可发生糖尿病酮症酸中毒。不同类型抗精神病类药物之间，诱发糖尿病的相对危险度不同。最易诱发糖尿病的药物是氯氮平和奥氮平。其次是喹硫平和吩噻嗪类（如氯丙嗪）。而齐拉西酮、阿立哌唑、利培酮和氟哌啶醇则不易诱发糖尿病。

服用氯氮平治疗1年的精神病患者，发生糖尿病的危险是未用抗精神病药物治疗患者的7.44倍。在氯氮平治疗5年的精神病患者中，30%发生了糖尿病。抗精神病药物诱发的糖尿病通常发生在药物开始治疗的6个月内。

抗精神病药物诱发糖尿病的机制包括：①药物诱导体重增加。文献报道，氯氮平治疗1年后，36%的精神病患者体重增加超过10%。②通过拮抗下丘脑多巴胺受体抑制下丘脑对血糖的调节。③药物诱发胰岛素抵抗。④通过阻断毒蕈碱M3受体活性抑制胆碱能神经诱导的胰岛素分泌。

风险评估：由于抗精神病类药物存在诱发糖尿病风险，美国糖尿病学会（ADA）建议在应用抗精神病类药物前，应对患者的血糖、血脂、血压、体重进行检测，同时对于是否存在糖尿病的高危因素进行评估。药物治疗后12周，上述指标应再次评估，以后每年检测1次。

治疗原则：抗精神病类药物诱发糖尿病的治疗与2型糖尿病相同，但是饮食控制、生活方式的改变，服用降糖药物或注射胰岛素的依从性均为治疗难点。抗精神病类药物诱发的糖尿病在停用相关药物后，血糖可在2～3日较快恢复正常，较慢的在2～3周也恢复正常或明显改善。但在药物重新应用时，血糖会再次升高。一般来说，停用相关的抗精神病类药物不利于原发疾病的控制，可考虑选择换用利培酮等对血糖影响较小的药物治疗精神病。

5）免疫抑制剂：他克莫司和环孢素是广泛用于器官移植术后预防排斥反应的免疫抑制剂，属于钙调蛋白抑制剂。器官移植后使用上述免疫抑制剂，可影响胰岛β细胞功能，使糖耐量减低甚至导致移植后糖尿病。其引起高血糖的机制为：①对胰岛β细胞的直接毒性作用，两种钙调蛋白抑制剂都能通过抑制钙调蛋白信号影响胰岛素基因转录调节，在应用两种钙调蛋白抑制剂的啮齿动物的β细胞中，观察到形态学异常和细胞死亡。②关闭ATP敏感性K^+通道，干扰胰岛β细胞的线粒体功能（环孢素）。③葡萄糖刺激胰岛素分泌下游区的损伤，降低ATP产生和葡糖激酶活性下降引起的糖酵解。④通过下调抗凋亡因子的含量或前细胞凋亡介质的累积降低胰岛细胞活力。

风险评估：较大剂量的他克莫司比环孢素和较小剂量的他克莫司更易诱发糖尿病。器官移植术的患者，均应在术前对患者进行血糖、血脂的检查，对于具有糖尿病高危因素的患者，术后应选择对血糖影响小的免疫抑制剂如环孢素，术后患者应常规监测血糖，术后第4个月应每周查血糖4次，术后第4年应每3个月查血糖4次，以后每年监测血糖。移植术后新发糖尿病的治疗包括控制饮食、生活方式改善、口服降糖药物或使用胰岛素治疗，应避免使用对移植器官有损害的口服降糖药物。

6）抗肿瘤药物：天冬酰胺酶属酰胺基水解酶，用于急性淋巴细胞白血病和Ⅲ、Ⅳ期T细胞性非霍奇金淋巴瘤联合化疗方案。在急性淋巴细胞白血病的化疗中门冬酰胺酶的应用使患儿5年无病生存率达到70%。但不良反应较大，如肝功能异常、过敏性休克、急性胰腺炎、继发性糖尿病、低蛋白血症、凝血功能障碍等。文献报道，门冬酰胺酶联合化疗期间药源性高血糖的发生率为10%～20%。其致糖尿病机制：①天冬酰胺酶使天冬酰胺缺乏，导致胰岛素受体合成减少。②药物的毒性使胰岛β细胞释放胰岛素减少。③药物影响使细胞胰高血糖素分泌增加。

7）其他诱发高血糖的药物：包括苯妥英、甲状腺激素、锂剂、左旋多巴、恩卡尼、茶碱、异烟肼、吗啡、喹诺酮类抗菌药物如加替沙星、利福平、吲哚美辛、多沙普仑、胺碘酮、奥曲肽等。

（3）诊断：非糖尿病或已控制的糖尿病患者出现空腹血糖≥7.0mmol/L，尿糖阳性或伴有糖尿病的症状，即应考虑药源性糖尿病；如果停用可疑药物后血糖和尿糖恢复正常，再用又出现糖尿病表现，则药源性糖尿病可做出诊断。应注意与非药物性糖尿病相鉴别，尤其注意与隐性糖尿病和假性糖尿病相鉴别。如大剂量静脉注射维生素C时，体内维生素C以还原型和脱氢两种形式存在，从尿中排出后可使班氏试剂中的高价铜还原成低价铜，从而出现砖红色沉淀，即尿糖呈阳性，此为假性糖尿病。

（4）治疗与预防：防治原则如下。①应用前述药物时要经常测尿糖，定期测空腹血糖和糖化血红蛋白，以便及时发现糖尿病。②必须应用某些易致糖尿病的药物时，可同时加用降糖药物，如应用二氮嗪时可同时服用磺酰脲类药物预防高血糖。③糖尿病患者应用前述药物要警惕糖尿病恶化，纠正低钾可改善糖耐量，故糖尿病患者最好选用保钾利尿剂如螺内酯或阿米洛利。④一旦诊断药源性糖尿病，应立即停用致病药物，并采用饮食疗法或饮食疗法加口服降糖药，常可奏效，肥胖患者可用双胍类，一般患者可用磺酰脲类。药源性糖尿病患者需用胰岛素者，宜采用小剂量。糖尿病患者应用上述药物后病情加重者，应增加口服降糖药或胰岛素的用量。⑤对症治疗。

2.药源性低血糖　是由于药物的使用导致血糖低于2.8mmol/L所致的交感神经兴奋，以及中枢神经损害的临床综合征。目前糖尿病患者应用药物所导致的低血糖事件非常普遍，其中降糖药物的不当使用较为常见。

临床表现：患者一般先出现饥饿心慌、大汗淋漓、无力手抖、面色苍白等症状，随着血糖的继续降低，出现精神和意识等方面症状，如头痛、头晕，甚至昏迷等。低血糖可引起氧化应激、心律失常，严重时可导致脑缺血性损伤，诱发心肌梗死、心力衰竭及心源性猝死等。

药源性低血糖的高风险致病药物如下。①胰岛素：是控制1型糖尿病患者高血糖的唯一方法，其在2型糖尿病患者中的应用也较为广泛。低血糖的发生与胰岛素的不规范使用密切相关。胰岛素联合用药时，应该考虑到药物相互作用可能增加胰岛素的敏感性从而诱发低血糖。②磺脲类降糖药：属促胰岛素分泌剂，通过刺激胰岛β细胞分泌胰岛素，增加体内胰岛素水平，还可提高周围组织胰岛素的浓度，改善胰岛素敏感性，从而降低血糖。如使用不当易发生低血糖。老年人感知能力低，可能存在无症状低血糖，是药源性低血糖的高风险人群。研究表明，格列美脲、格列本脲及格列吡嗪均能降低血糖，但格列美脲致低血糖发生率比格列本脲低，与格列吡嗪无明显差异。

（五）药源性抗利尿激素分泌紊乱综合征

抗利尿激素是由脑垂体后叶受血液渗透压力变化刺激而释放的激素。当血浆的渗透压增加时，如在脱水期间，脑垂体释放抗利尿激素增加。抗利尿激素主要对肾小管中集合管的抗利尿激素-2（V2）受体起作用，引起肾小管对水的重吸收增加，而形成更浓的尿液。引起抗利尿激素分泌紊乱综合征的主要因素有：①恶性肿瘤如燕麦细胞肺癌引起抗利尿激素的分泌增加；②中枢神经系统功能紊乱如脑血管意外引起的抗利尿激素分泌紊乱；③药物引起。

引起药源性抗利尿激素分泌紊乱综合征的主要药物：①精神药物，如吩噻嗪类、三环类抗抑郁剂、5-羟色胺再摄取抑制剂；②卡马西平；③抗肿瘤细胞毒药物，如环磷酰胺、顺铂、高剂量的苯丙氯酸氮肼、长春新碱等；④降糖药，如氯磺丙脲和甲苯磺丁脲等。抗利尿激素紊乱综合征的症状都是继发于低钠血症。

1.临床表现　药源性抗利尿激素分泌紊乱综合征可表现为虚弱、昏睡、体重增加、头痛、厌食、恶心、呕吐，严重者或者低钠血症持续发展可能导致精神紊乱、惊厥、昏迷，甚至死亡。药源性抗利尿激素紊乱综合征的症状都是继发于低钠血症。

2.发病机制

（1）精神药物：吩噻嗪类、三环类抗抑郁剂和5-羟色胺再摄取抑制剂都与抗利尿激素紊乱综合征的发生有关。一些患者用药后出现仅有烦渴而无临床症状的低钠血症。可以通过给予患者大量饮水，再观察其排尿情况加以诊断。一般在药物开始应用不久就出现低钠血症的症状。主要是药物增加脑垂体释放抗利尿激素引起。有学者认为，一些抗精神病药和抗抑郁剂的抗胆碱作用引起了口干，促进了烦渴。

（2）卡马西平：主要增加脑垂体释放抗利尿激素而引起发病。在患癫痫或三叉神经痛而使用卡马西平的患者中，药源性抗利尿激素紊乱综合征的发生率高达22%。

（3）细胞毒剂：长春新碱是由于其神经毒作用，导致控制抗利尿激素的渗透受体的反应性发生紊乱。其他细胞毒剂引起发病的机制不清楚。

（4）低血糖因素：氯磺丙脲和甲苯磺丁脲可以引起低钠血症而继发药源性抗利尿激素紊乱综合征。高剂量时这种情况更常见，但氯磺丙脲的剂量低于125mg；甲苯磺丁脲剂量低于500mg时，也可发生。其中氯磺丙脲的发生率高于甲苯磺丁脲。氯磺丙脲可能增加脑垂体释放抗利尿激素和提高肾脏抗利尿激素敏感细胞对环腺苷酸-腺苷酸环化酶系统的敏感性。

3.治疗与预防

（1）使用可能引起抗利尿激素紊乱综合征的药物时，尤其是抗精神病药物和卡马西平时，应在治疗之前和治疗1～4周后，进行血浆钠浓度的测定。

（2）出现临床症状停用可疑致病药物。

（3）液体的摄入量每日控制在500～1000ml。

（4）出现严重甚至威胁生命的症状，必须使用高渗的氯化钠溶液，以每小时1～2mmol/L的速率增加血浆内钠的浓度，直到血浆钠浓度增至125mmol/L。应注意：患低钠血症超过2日的患者，如果超速补钠可能引起脱神经鞘综合征，出现延髓麻痹、四肢瘫痪、昏迷，甚至死亡。所以，高渗氯化钠溶液仅用于生命危险的患者。渗透性脱神经鞘综合征通常不发生于急性和严重的低钠血症患者。一般补钠的速率在48小时内不超过24 mmol/L。

（5）去甲金霉素的使用：慢性药源性抗利尿激素紊乱综合征用上述方法无效时，可以使用去甲金霉素。去甲金霉素主要抑制抗利尿激素对肾脏的影响。通常可以在最初的1～2周观察到效果。剂量为每日900～1200mg，剂量应逐步减少到以维持血浆钠浓度为止。

四、老年人内分泌系统药源性疾病的危险因素

老年人发生内分泌系统药源性疾病的危险因素主要包括病理生理因素、遗传因素、多重用药和联合用药、营养、环境等因素。由于老年人各组织、器官的组织形态和生理生化功能发生全面自然衰退，影响药物在体内的吸收、分布和消除过程；同时老年人易患多种内分泌系统疾病，用药种类较多，治疗时间较长，用

药个体差异大，用药依从性差，用药风险增大。

1.机体因素

（1）老年人生理功能逐渐衰退，机体形态结构退行性变，储备功能、器官功能逐渐减退，机体处于应激状态，这种生理性衰老是内分泌疾病高发的基础。老年人某些激素的分泌随着增龄而改变，如醛固酮；与生长、生殖功能有关的激素水平下降，如生长激素/胰岛素样生长因子I（GH/IGF-I）、性激素的前体物质脱氢表雄酮（肾上腺皮质合成）水平下降。老年人某些激素对靶组织的敏感性下降，如胰岛素，因胰岛素抵抗出现糖代谢异常的问题非常常见。同时，增龄本身导致对药物的吸收、分布和消除改变，也使药物的体内过程更复杂。由于老年人的病理生理特点，老年人群在药效学、药动学及药物基因多态性等的差异较大，发生在内分泌系统的药源性疾病风险增大。

（2）老年共病：增龄引起的器官老化与功能衰退决定了老年多重疾病的高患病率，同时罹患多种慢性疾病是老年人罹患疾病的重要特征。老年共病的比例高，老年人群共病患者死亡风险更大、住院时间更长、生活质量及身体功能更差。由于共病的存在，患者治疗用药的种类会相应增加，联合用药品种与用药风险呈正相关。

（3）用药依从性：对于长期用药的老年患者，用药方案的繁复性可影响到用药的依从性，进而影响疗效和不良反应及药源性疾病的发生。医生应全面准确地掌握患者病情，了解可能干扰内分泌系统功能的药物，及时根据患者重要脏器功能和病情进展调整治疗方案，从而减少药源性内分泌系统疾病的发生风险。

2.药物因素　老年患者多重用药普遍，存在药物相互作用、重复用药及用药错误等潜在风险。如老年人糖尿病病程常较长，基础胰岛功能较差，大部分糖尿病需要胰岛素治疗，可由于用药不规范或自行调整胰岛素剂量引起血糖波动，增加低血糖的风险。

对于老年人群，现有的专科诊治模式及依照单病种制定指南的医疗模式下，选择治疗药物以及对疗效、不良反应的评估及决策较为复杂，增大了内分泌系统药源性疾病的风险，也增加了临床治疗不良预后的概率。

五、老年人内分泌系统药源性疾病的风险防范

1.药源性内分泌疾病的风险信号　包括临床症状、生化指标、体征、影像学改变和生物标志物等，用于指示内分泌系统的各项指标变化和临床症状变化。

（1）临床症状与体征：药源性内分泌系统涉及机体所有内分泌腺体，临床表现主要体现为激素水平过多或者减少的相应的症状。例如，常见的药源性糖尿病，典型患者可能有明显的多饮、多尿、多食、消瘦等三多一少等糖尿病症状。非典型患者可能以器官反复感染、视物模糊等症状就诊。病情严重者可合并糖尿

病急性并发症。

（2）主要生化指标：有反映各个不同腺体对应的激素水平的主要相关指标测定，以及各类功能试验的判读。

（3）影像学改变：B超、CT或MRI等影像学检查可作为药源性内分泌系统疾病风险信号收集的辅助手段。例如，药源性甲状腺功能亢进症其甲状腺超声符合格雷夫斯病B超改变。

2.老年人常见药源性内分泌系统疾病的风险防范

（1）明确用药指征合理选药：老年人常罹患糖尿病、甲状腺功能亢进/减退、高血脂等多种内分泌代谢系统疾病，用药品种较多。用药前医生应了解其疾病史、用药史及目前用药情况，在此基础上做出正确诊断，明确用药指征，选择疗效确切、不良反应小、无相互作用、能纠正病理过程或消除病因的药物。药物治疗时应用最少的药物和最小的有效剂量。应注意联合用药的品种，以减少或避免发生不良药物相互作用，或产生严重不良反应，同时也可减少老年人因多药联用而造成漏用或误用现象。

（2）选择合适的治疗方案：老年人因增龄而引起功能退化，给药方法和治疗方案的选择更为重要。一般多采用口服给药，但应考虑老年人吞咽片剂或胶囊的不便，尤其是用量较大时，宜选用颗粒剂、口服液或喷雾剂。吞咽困难或重病患者常采用静脉给药。老年人胃肠功能减退和不稳定，如胃排空及肠道运动减慢，使其释放增加，可能影响缓释、控释药物制剂的释放，应注意由于吸收量提高而产生不良反应。

老年人个体差异较大，选择治疗时应根据药物的药动学、药效学及肝肾功能特点，调节药物剂量，实行个体化给药。用药应从小剂量开始，逐渐增加至个体最合适的治疗量。

（3）密切监测内分泌系统的药物不良反应和药源性疾病：注意观察药物疗效和不良反应，关注多重用药的潜在风险。定期检测肝肾功能、血常规，以及水、电解质平衡和其他内分泌系统的特异性指标。用药过程中一旦出现不良反应或药源性损害，应及时停药或减量，并采取相应措施处置，或更换作用相同或相似的、不良反应较小的药物治疗。

（4）有效评估医疗决策和治疗过程中的潜在风险：密切观察、定期检测内分泌系统相应腺体损害风险指标，既要关注药物的治疗效果，也应了解可能带来的治疗风险。对有引起药源性内分泌疾病潜在风险的药物，根据其治疗价值及内分泌疾病发生率或报告例次、临床分型、损伤程度、预后情况等，结合患者体质、治疗目的、可替代药物等，开展临床和实验室评估，进一步阐明易感人群、风险物质、损伤机制及影响因素，系统考察药物治疗的风险与获益情况，实现药物安全性风险监测与管控。

第二节　发生在骨和软组织系统的药源性疾病

一、老年人骨和软组织功能特点

运动系统由骨、骨连接和骨骼肌三部分组成。骨骼肌附着于骨，受神经系统支配，可收缩和舒张并牵动骨，通过骨连接产生运动。在运动中骨起到杠杆作用，运动的枢纽在关节，而骨骼肌是运动器官。

1.老年人运动系统的生理改变　表现为：①老年人支撑骨质的减少或丢失，骨脱钙并转移到血液中，骨量减少，骨组织的微细结构破坏，导致骨骼的强度降低，骨丢失在女性比男性更突出。②脊椎发生某种程度的变短变弯，使老年人高度下降，与缩短和弯曲的躯干相比，臂和腿可能显得长一些。③随年龄变化肌纤维的直径和数量均减少，肌纤维由脂肪和胶原所替代，肌肉可出现进行性的丧失。④大多数酶的活性随年龄增长而减少，尤其是在肌收缩期时能释放能量的酶。⑤关节的退化，由于胶原细胞形成减少，关节的弹性及伸缩性均减低。变化最多的是关节软骨。随着年龄增长，逐渐发生软骨变性与骨质增生，使关节灵活性和活动度降低，造成明显的关节活动范围减小。⑥韧带弹性丧失，关节更不稳定；由于韧带松弛，膝和肘可能轻微屈曲。

2.老年人肌肉和骨结构的变化　随年龄增长，伴随老年人的骨结构发生变化，使个体更容易发生骨折；有时即使是轻轻地跌倒也可发生骨折。由于骨折导致不活动而带来的并发症更为严重。同时老年人的肌力和活动速度逐渐降低，反应时间延迟（也由于神经系统随年龄增长而改变所致）并发生肌肉疲劳和松弛。受损的肌肉并列在一起还能增加创伤和突发事件的危险性。

骨组织新旧骨质的更新通过骨代谢实现，其机制由破骨细胞主导的骨吸收活动和随后由成骨细胞主导的骨形成活动在偶联机制调控下有序进行的骨重建过程。骨重建进行的这一过程也称为“骨转换”。骨代谢中的骨转换活动到了老龄阶段，由于骨细胞功能的衰老退变及其有关的调控因子影响将出现明显的改变。随着年龄的增长，骨髓干细胞数逐渐减少，70岁以上时骨髓干细胞数是年轻人的50%，且骨髓干细胞中的成骨祖细胞进一步减少。高龄时能分化发育为骨形成细胞的间充质干细胞数明显减少。此外，老年人不仅成骨细胞数量减少，而且出现胞体松散、塌陷、表面粗糙、多空泡、细胞器减少等明显退行性改变。上述因素导致老年人参与骨重建、骨形成的成骨细胞数量和功能明显不足。然而，破骨细胞骨吸收功能仍处于一定的增高状态，老龄时期的骨重建呈现骨形成能力明显降低，而骨吸收功能仍处于一定的较高水平的特点。成骨细胞数量减少、骨形成功能减退可致骨转换反转期延长、骨形成期推迟和骨形成率降低，导致老年人易发“低转换”型骨质疏松症。

二、发生在骨和软组织系统的药物不良反应和药源性疾病

药物不良反应可出现在骨与软组织系统，破坏骨质，影响骨重建和骨组成周期，表现为关节痛、关节炎、肌痛、肌炎、骨坏死、骨质疏松等。

发生在骨和软组织的常见药源性疾病表现为药源性钙磷代谢异常，药源性骨质疏松症，药源性骨折，药源性骨坏死、肌病、横纹肌溶解症等。

有数据表明，因长期、大量应用影响骨代谢的药物导致的药源性骨质疏松所占骨质疏松症的比例可达8.6%～17.3%。药源性骨质疏松一方面导致各种运动功能障碍及病理性骨折，甚至致残，严重降低患者的生活质量，甚至增加死亡率等；另一方面严重降低患者的用药依从性，影响原发疾病的治疗效果。很多药物治疗都可以影响骨代谢，如钙调磷酸酶抑制剂、抗反转录病毒药、选择性5-HT再摄取抑制剂、抗惊厥药、袢利尿药、肝素、口服抗凝血剂，以及质子泵抑制剂等。其中，糖皮质激素是最常见引起药源性骨质疏松的药物，而甲状腺素、噻唑烷二酮类降糖药及质子泵抑制剂在临床中应用也很广泛，随着临床应用可影响骨代谢药物的增多，可能加重药物对骨代谢的损害。

三、老年人药源性骨质疏松症

骨质疏松症是一种以骨矿物质含量低下，骨微结构损坏，骨强度降低，导致骨脆性增加，易发生骨折为主要特征的全身性骨代谢障碍性疾病。

人体正常的骨代谢过程是通过消化道的吸收和排泌、肾脏的滤过和重吸收、骨骼的矿化和再吸收三方面的调节，使体内钙、磷浓度维持动态平衡。当骨吸收大于形成时，即可因骨丢失而导致骨质疏松。骨质疏松症按其病因可分为原发性和继发性两种。

原发性骨质疏松症：分为以下3型。①绝经后骨质疏松症（Ⅰ型），多见于女性绝经后的5～10年；②老年骨质疏松症（Ⅱ型），多见于70岁以上的老年人；③特发性骨质疏松症。

继发性骨质疏松症：指由任何影响骨代谢的疾病和（或）药物所导致的骨质疏松。在导致骨质疏松的诸多因素中，由于长期大量应用影响骨代谢的药物而引发的骨质疏松称为药源性骨质疏松症。常见致病药物包括抗凝血药、强效利尿药、质子泵抑制剂、噻唑烷二酮类降糖药、芳香酶抑制剂、糖皮质激素、抗癫痫药、促性腺激素释放激素类药物、蛋白酶抑制剂、甲状腺激素、甲氨蝶呤等。

骨折：骨质疏松是老年人骨折最主要的原因。但部分骨折患者并非由钙、维生素D缺乏或疾病引起，而是药物因素引起，即药源性骨折。常见致病药物与药

源性骨质疏松症的药物基本类似。

骨坏死：根据病因骨坏死分为创伤性骨坏死和非创伤性骨坏死。后者主要包括药源性骨坏死和酒精性骨坏死。药源性骨坏死以激素为主要致病药物，长期大量应用糖皮质激素引起的骨坏死，以股骨头坏死多见。随着抗骨吸收和抗血管生成药物的不断使用，药物相关性颌骨坏死作为一种较严重的不良反应受到广泛关注。药物相关性颌骨坏死属于多因素影响的疾病，危险因素众多，目前存在多种解释有关发病机制的假说。双膦酸盐和狄诺塞麦能抑制破骨细胞的分化及功能，促进破骨细胞凋亡，使骨吸收及骨重建减少。双膦酸盐的抗血管生成作用降低了颌骨区域血供，同时抑制了机体的免疫功能。口腔局部的菌群还会进一步加重组织损伤和减少血管生成。除此之外，双膦酸盐对口腔黏膜细胞的直接作用和颌骨的解剖结构都对骨坏死的发展有一定的作用。

1.老年人药源性骨质疏松症及药源性骨折的危险因素　常见危险因素包括：①老年人骨关节系统的病理生理特点。②药物因素，如多重用药；用药不规范；未严格监控骨质疏松症的高风险致病药物的品种、给药方式、剂量及疗程等；老年人骨关节炎治疗不及时，达标情况不明确。③不良生活方式，如低钠、高钾、高钙和高非饱和脂肪酸饮食；体育运动减少；烟酒等不良习惯；忽视钙剂和维生素D制剂的适当补充。

在引发骨质疏松症的诸多因素中，药源性因素在早期容易被忽视，当进展为严重的骨骼变形甚至骨质疏松性骨折时，会使病残率与致死率迅速增加，也将使患者原发病的治疗更加困难。因此，在应用可能诱发药源性骨质疏松的药物时，应定期监测患者的骨代谢指标和骨密度，一旦诊断为骨质疏松，应尽量停用致病药物，减少给药剂量，或改为短期或间歇给药，同时加强抗骨质疏松的药物治疗。

2.药源性骨质疏松症的高风险致病药物　药源性骨质疏松的高风险致病药物可按致病机制分为：①促进骨吸收的药物，如口服抗凝血药、钙调磷酸酶抑制剂（环孢素和他克莫司）和促性腺激素释放激素类药物（戈那瑞林、亮丙瑞林和戈舍瑞林等）；②抑制骨矿化药物，如强效利尿药和质子泵抑制剂；③促进骨吸收并抑制骨形成的药物，如噻唑烷二酮类降糖药、肝素、甲状腺激素、甲氨蝶呤、芳香酶抑制剂和蛋白酶抑制剂；④促进骨吸收、抑制骨形成的同时抑制骨矿化，如糖皮质激素和抗癫痫药。

（1）抗凝血药

1）华法林：主要通过拮抗维生素K，阻断γ-羧基谷氨酸（Gla）的形成而发挥抗凝作用，广泛用于血栓栓塞性疾病。维生素K不仅参与凝血因子Ⅱ、Ⅶ、Ⅸ、Ⅹ及抗凝血蛋白（蛋白C、蛋白S）的合成，还可影响骨代谢。骨钙素是一种由成骨细胞合成的含Gla的蛋白质，在其分泌入血前是在成骨细胞中完成的翻译后修饰。羧化的骨钙素可通过促进钙与骨骼中羟磷灰石基质的结合而促进骨骼矿化。华法林可拮抗维生素K，使骨钙素的羧化受到抑制，减少骨钙沉积，抑制骨矿化。长期口服抗凝血药所引起的骨质疏松常发生在脊柱、髋骨和桡骨远端，也见于肋骨。目前，对华法林导致骨质疏松存在分歧，但已有多项涉及不同年龄及性别的临床研究发现，长期口服抗凝血药可以引起骨密度减低，使骨质疏松及骨折发生的风险增加。多项关于老年人的研究均发现长期应用口服抗凝血药与身体不同部位的骨质疏松性骨折存在显著相关。

2）肝素：主要应用于防治静脉血栓，其诱发骨质疏松的机制可能是抑制骨形成，促进骨吸收，或上述两方面的共同作用。肝素引起的骨质疏松常发生在脊柱和肋骨。普通肝素引起骨质疏松的风险高于低分子肝素。有研究发现，妊娠女性使用肝素长期抗凝治疗可使骨密度明显下降。

（2）质子泵抑制剂（PPI）：通过特异性地作用于胃黏膜壁细胞，降低胃黏膜中的质子泵活性而抑制胃酸分泌，是治疗胃十二指肠溃疡、反流性食管炎等胃酸分泌异常及相关疾病的一线药物。PPI诱发骨折风险的相关机制尚不确切且存在争议，其可能机制为：①抑制胃酸分泌，减少肠钙吸收。体外实验结果显示试管内的钙降解需依靠较低的pH，胃酸能促进钙的吸收。②胃壁细胞可能具有潜在的雌激素分泌作用，可直接导致生长激素促分泌物受体的内源性配体ghrelin的表达和产生，通过成骨细胞增加骨形成。③有学者认为，PPI可能对破骨细胞的空泡型质子泵有抑制作用，并增加成骨细胞的活性，干扰骨组织本身的吸收重建平衡，破坏骨骼微观结构，使骨量不减少甚至增多，骨骼脆性增加，因而在外力作用下更容易发生骨折。④胃液pH上升引起反射性高胃泌素血症，动物实验已证明高胃泌素血症和奥美拉唑均会引起甲状旁腺增生及功能亢进，继发性甲状旁腺亢进可导致钙磷代谢紊乱，直接引起骨质疏松。

PPI是一种相对较新发现对骨骼有负性作用的药物，目前学者认为服用PPI的骨折和骨质疏松危险因素为：至少多年的PPI服用史、年龄＞65岁、近期骨折史、骨质疏松、绝经后女性。PPI对破骨细胞的V-ATP酶抑制强度只有其对胃壁作用的1/100，从而削弱了对骨吸收的抑制作用，因此可增加骨质疏松和骨折风险。由PPI引发的骨质疏松常位于椎体和髋部。Roux等对1211名绝经后女性服用奥美拉唑后导致椎骨骨折的风险进行前瞻性研究，结果发现服用奥美拉唑是椎骨骨折显著的独立危险因素。

研究显示，服用PPI 7年或7年以上可以使骨质疏松相关性骨折风险显著性增加。与不服用PPI者相比，服用人群髋骨及髋骨以外各部位发生骨折的风险均有轻度升高，现用者骨折风险升高41%，既往使用者升高38%，但两者之间没有统计学差异。对骨折风险的时间-效应关系及剂量-效应关系分析数据有限，目前还没有发现一致的趋势性改变。

PPI对骨骼的影响有性别差异，且可能依赖于钙的吸收。对于钙剂摄取是否可以消除PPI对骨的负性影响及常规治疗骨质疏松的药物是否适用于PPI引起的骨量丢失，还需要进行更多的研究。鉴于此方面数据的缺乏，临床医生应该评估PPI服用者的骨折风险，权衡药物治疗的持续性，当骨折风险明显增加时，考虑应用H_2受体抑制剂替代治疗，对于需要钙剂补充以满足摄取需求的PPI服用者，建议应用枸橼酸钙。

（3）噻唑烷二酮类降糖药（TZD）：包括罗格列酮和吡格列酮，作为胰岛素增敏剂具有明显改善胰岛素抵抗调节糖代谢紊乱作用，广泛用于2型糖尿病治疗。据2006年《新英格兰杂志》报道，罗格列酮在2型糖尿病的治疗中降血糖作用明显，但也使骨质疏松骨折的风险增加。而同样发挥胰岛素增敏作用的二甲双胍在改善胰岛素抵抗的同时，并不增加骨质疏松性骨折的风险，提示TZD有直接抑制骨形成的可能。

TZD通过以下机制发挥作用：①激活间充质干细胞，减弱其向成骨细胞的分化，增强向脂肪细胞分化；②诱导成骨细胞凋亡，抑制其体外骨形成；③促进破骨细胞分化，增加骨重吸收。

大量数据证明，在动物模型和人群中，TZD可以降低腰椎骨和髋骨骨密度，增加骨折风险。尽管这些数据多来自于队列研究、病例对照研究、横断面研究或者回顾性分析，但是研究人群总数大，结果均支持如下结论：罗格列酮和吡格列酮均可增加骨折风险，且绝经后女性人群及伴随应用利尿剂的男性人群尤其明显，风险升高比例呈剂量相关性。

目前，尚无确切证实的策略用来降低TZD起的骨折风险。服用TZD前，应该使用骨折风险评估算法（FRAX）或双能X线吸收测定法（DXA）测定骨密度进行骨折风险评估。国际骨质疏松基金会（IOF）建议骨质疏松患者应该尽量避免应用TZD，高骨折风险者应该停用TZD。目前还不知道停药后TZD对骨骼的负性作用是否可逆。

（4）利尿药：呋塞米等强效利尿药主要通过抑制肾小管髓袢的Na^+-K^+-Cl^-同向转运体而起利尿作用，其能抑制Na^+和Cl^-吸收，抑制Ca^{2+}的吸收，增加肾脏的Ca^{2+}排泄。长期的负钙平衡可使骨密度减低，甚至增加髋部骨折的风险。由其引起的骨质疏松常累及全身，多见于髋部等非脊柱部位。

（5）芳香酶抑制剂：主要用于治疗激素受体阳性的绝经后乳腺癌患者。阿那曲唑等芳香酶抑制剂引起的骨质疏松常发生在下颌骨和脊柱部位，作用机制可能与药物降低体内雌激素水平有关，雌激素可促进破骨细胞凋亡，抑制骨吸收并促进成骨细胞分化。

芳香酶是一种细胞色素P450酶复合体，广泛存在于卵巢、肝脏、骨、脂肪等组织中，芳香酶抑制剂使雄激素A环芳香化，催化雄烯二酮和睾酮等雄激素转化为雌酮和雌二醇。芳香酶是该生物转化过程中的关键酶和限速酶。而芳香酶抑制剂就是通过抑制芳香酶，降低雌激素的生成。由于雌激素可通过增加护骨素（OPG）和核因子κB受体活化因子配基（RANKL）表达来发挥对骨的保护作用，因此芳香酶抑制剂可对骨代谢产生不良影响，导致骨丢失。

一项评估绝经后早期乳腺癌患者接受阿那曲唑或他莫昔芬治疗5年的Ⅲ期随机对照研究显示，在随诊68个月时，阿那曲唑组骨折发生率高于他莫昔芬组，并具有统计学意义。Edwards等对取自Medline数据库、EMBASE数据库及美国FDA不良事件报告系统中乳腺癌患者骨密度水平进行的临床评估发现，228例应用芳香酶抑制剂的患者中有77例发生髋骨或股骨骨折，另有5例雌激素受体阳性的患者术后行放化疗并接受阿那曲唑治疗，12个月后，患者出现上楼和持重物困难。

（6）抗癫痫药：引起骨质疏松的机制可能为：①酶诱导作用（如苯巴比妥、苯妥英钠等），可诱导肝细胞酶P450功能上调，造成维生素D的分解代谢加速，维生素D羟化受抑使体内25-（OH）D_3的水平下降。②抗癫痫药物可直接作用于骨细胞，抑制细胞生长，降低骨细胞的增殖率。③服用苯巴比妥与苯妥英钠可降低机体对甲状旁腺素的反应，引起肠钙吸收减少。抗癫痫药引起骨密度减低在皮质骨最明显，多见于股骨颈和腰椎。

（7）促性腺激素释放激素类药物（GnRHA）：如戈那瑞林、亮丙瑞林和戈舍瑞林等主要用于治疗女性绝经前期及围绝经期的子宫内膜异位症、乳腺癌及男性前列腺癌。其诱发骨质疏松的主要机制：性激素剥夺后对破骨细胞的抑制减弱，与加速骨转换有关。有学者研究发现应用醋酸亮丙瑞林24周可显著降低骨密度，在停药12个月后骨密度仍明显低于基线值。由GnRHA引起的骨质疏松常发生在脊柱、髋骨和桡骨远端。

（8）糖皮质激素：主要用于抗炎及免疫抑制的治疗，生理剂量的糖皮质激素即可引起骨质疏松，长期治疗（＞1年）骨质疏松发生率高达30%～50%。糖皮质激素所致的骨质疏松症主要以低骨转换和骨折为特点，通过对骨细胞、成骨细胞、破骨细胞的影响，在骨密度下降之前，即可使骨折风险升高。其机制包括：①激活破骨细胞，继而引起如椎骨等富含松质骨的骨骼产生过量的骨吸收；②抑制成骨细胞增殖及Ⅰ型胶原和非胶原蛋白的合成，导致骨细胞凋亡；③抑制成骨细胞前体的聚集，影响成骨细胞的分化及功能，降低骨形成；同时，糖皮质激素可以通过降低钙吸收、增加肾钙排泄、抑制生长激素、引起性腺功能减退、改变甲状旁腺脉冲性、影响肌肉量及肌肉力量等间接作用引起骨质疏松症。此外，患者本身的炎性疾病及合并用药同样可能促进骨质疏松的发生。

糖皮质激素所致的骨质疏松症的风险因素与一般骨质疏松不同，具有以下显著特点：老年人、使用时间长于3个月、骨质疏松家族史、低钙饮食和维生素D缺乏。

研究显示，糖皮质激素对骨骼的作用呈时间和剂量依赖性。糖皮质激素在治疗数周后骨量开始流失，最初数月内丢失迅速，6～12月时最为明显，第一年可达5%～15%，一年之后以2%～3%的速度持续丢失。糖皮质激素没有安全剂量，低至2.5mg/d的泼尼松也会使髋骨和脊柱骨折的风险增加，且没有性别差异。泼尼松剂量增加到＞7.5mg/d时，这种风险增加超过5倍，而10mg/d的剂量连续使用3个月，椎骨骨折风险明显增加17倍。这种升高在长期大量应用糖皮质激素，尤其是绝经后女性、老年男性人群中更加显著。及时停药，在不合并其他致骨丢失原因时，一般骨密度不再继续下降，并可在停药后数月至数年内恢复至基线水平。

（9）甲状腺激素：用于甲状腺功能减退、甲状腺肿大、甲状腺肿瘤切除术后的替代治疗。其引起骨质疏松的机制为：①直接与成骨细胞细胞核受体和膜受体结合，抑制成骨细胞活性；②通过细胞因子的介导作用，促进破骨细胞的形成和分泌。甲状腺激素替代治疗时，骨转换还与促甲状腺激素水平有关，促甲状腺激素水平较高者发生骨质疏松的倾向更高。

研究结果提示，≥150μg/d甲状腺激素治疗可以显著增加骨折风险，并且有明显的剂量依赖性。关于甲状腺激素使用剂量与骨折风险之间确切关系的研究数据尚不充分，对于必须进行甲状腺抑制治疗患者的骨质疏松防治也没有具体的指南作参考。但是钙剂和维生素D补充是被普遍认可的，对于骨折风险增加的人群应该使用抗骨重吸收药物。需要强调的是，长期应用甲状腺激素来进行促甲状腺激素（TSH）抑制治疗可能降低双膦酸盐对于骨密度的益处。

（10）甲氨蝶呤：主要用于治疗白血病和自身免疫性疾病等，由其引起的骨质疏松常发生在下肢，如胫骨远端。其作用机制可能与其减少成骨细胞活性、增加破骨细胞生成有关。甲氨蝶呤长期大剂量用于化疗，可导致甲氨蝶呤骨病，临床表现为三联征，即骨痛、骨质疏松症、压缩性骨折。有报道3例女性关节炎患者，使用低剂量甲氨蝶呤治疗后出现下肢严重疼痛，负重时疼痛加重。1例经X线检查确认骨折，另2例经磁共振成像及放射性核素骨扫描确诊为应力性骨折。怀疑是甲氨蝶呤骨病。停用甲氨蝶呤后，3例患者迅速恢复。

（11）蛋白酶抑制剂：利托那韦、茚地那韦等蛋白酶抑制剂主要用于治疗人类免疫缺陷病毒（HIV）等反转录病毒的感染。由其引起的骨质疏松常发生在髋骨、脊柱和肱骨远端。HIV感染者由于营养不良和慢性感染造成的细胞因子水平升高本身就可能引起骨质疏松，而使用蛋白酶抑制剂治疗的患者发生骨质疏松的比例远高于未用药者，作用机制可能与其诱导破骨细胞分化、抑制成骨细胞活性有关；也可能与蛋白酶抑制剂可抑制介导维生素D活化的细胞色素P450混合功能氧化酶有关。

（12）其他药物

1）喹诺酮类药物：在71例使用喹诺酮的骨折患者中，15例出现骨折延迟愈合，6例出现骨不连，与使用其他抗菌药物的患者相比，应用喹诺酮类药物发生骨折延迟愈合和骨不连的比例差异有统计学意义。其作用机制尚不明确。

2）沙利度胺：常用于治疗麻风结节性红斑和多发性骨髓瘤。其相关的短期或长期骨代谢异常包括骨折和下颌骨骨质疏松等。

3.*药源性骨质疏松症的诊断*　诊断包括骨质疏松性骨折的发生和（或）骨密度低下，骨密度的测定是预测骨质疏松性骨折风险、监测病程、评估药物干预疗效的客观量化指标。骨密度是指单位体积（体积密度）或者单位面积（面积密度）的骨量，绝经后女性和≥50岁男性的骨密度水平通常用T值表示，儿童、绝经前女性及＜50岁男性的骨密度水平通常用标准化的骨密度z值表示［z值＝（测定值－同龄人骨密度均值）/同龄人骨密度标准差］。世界卫生组织将T值≥－1.0定义为骨量正常，－1.0＜T值＜－2.5定义为骨量减少，T值≤－2.5定义为骨质疏松。了解患者的用药史对于诊断药源性骨质疏松十分重要。如果患者用药前骨量正常，而用药后骨量减少，应考虑药源性骨质疏松的可能，同时需排除原发性骨质疏松及其他继发性骨质疏松的可能性，如原发性甲状旁腺功能亢进等内分泌疾病、类风湿关节炎等免疫性疾病及一些消化道与肾脏疾病。

4.*药源性骨质疏松症的治疗*　治疗药源性骨质疏松症最有效的干预措施是立即停用致病药物，改为短期或间歇给药或减少给药剂量，同时给予抗骨质疏松药物治疗。对预防和治疗多数药源性骨质疏松症目前尚无明确治疗指南，其防治策略主要根据原发性骨质疏松相关防治原则制定。骨质疏松症的治疗方法包括药物疗法、营养疗法、运动疗法、物理疗法及手术疗法等，其中药物疗法为主要治疗手段，作用机制包括改善骨矿化、抑制骨吸收和促进骨形成。

（1）改善骨矿化的药物

钙剂：作为促进骨骼健康的基本补充剂参与骨骼的形成与骨组织的再建，减缓骨丢失，改善骨矿化，并能维持神经与肌肉的正常兴奋性，降低毛细血管的通透性。我国营养学会推荐成人钙（元素钙）摄入量为800mg/d，绝经后女性和老年人钙摄入量为1000mg/d。常用钙剂包括碳酸钙、乳酸钙、柠檬酸钙和葡萄糖酸钙等。超大剂量补充钙剂可增加肾结石和心血管疾病的风险。

维生素D：可促进钙吸收，保持骨骼健康与肌力。成人推荐维生素D的摄入量为200U/d，预防骨质疏松时应补充更高剂量。用于治疗骨质疏松症时，剂量可达800～1200U/d。维生素D制剂主要有骨化三醇和阿法骨化醇。骨化三醇是维生素D活性代谢产物，能促进肠道和肾小管对钙的吸收，调节骨质钙化，缓解肌肉骨骼疼痛，有助于恢复异常的血清碱性磷酸酶水平，减少椎体骨折的发生率。阿法骨化醇在体内经肝细胞和成骨细胞中的25-羟化酶羟化，转化为骨化三醇发挥以下作用：①抑制甲状旁腺增生，减少甲状旁腺素合成与释放，抑制骨吸收；②增加转化生长因子β（TGF-β）和胰岛素样生长因子I（IGF-I）合成，促进胶原和骨基质蛋白合成；③调节肌肉钙代谢，促进肌细胞分化，增强肌力，增加神经肌肉协调性，减少跌倒倾向。补充维生素D制剂时应注意患者个体差异，根据血钙与尿钙水平进行剂量调整。

（2）抑制骨吸收的药物

1）双膦酸盐类：可防治糖皮质激素治疗引起的骨流失。阿仑膦酸钠、羟乙膦酸钠、利塞膦酸钠等均被我国食品药品监督管理总局批准用于治疗药物引起的骨质疏松症。该类药物与骨骼羟磷灰石有较强的亲和力，通过抑制过量骨吸收和减少骨结构重塑频率而增加骨量，进而增加骨的矿化；抑制破骨细胞活性和诱导其凋亡，减少骨重吸收和维护骨代谢平衡；减轻骨痛，降低血清碱性磷酸酶和尿羟脯氨酸浓度。双膦酸盐类药物总体安全性较好，但口服本类药物可引发胃肠道反应，故胃十二指肠溃疡和反流性食管炎患者慎用；静脉输注含氮双膦酸盐类药物可引起一过性发热、骨痛、肌痛等流感样症状；肾功能异常的患者，应慎用或酌情减量，肌酐清除率＜35 ml/min的患者不宜使用伊班膦酸钠及唑来膦酸。有病例报道膦酸盐类药物相关的下颌骨坏死，考虑下颌骨坏死可能与药物有关，或与双膦酸盐和放射治疗两者有关。

2）降钙素：由甲状腺滤泡旁细胞分泌的激素，为32个氨基酸组成的多肽，参与钙及骨质代谢。用于临床的降钙素制剂有鲑鱼降钙素、鳗鱼降钙素等。降钙素具有以下作用：①抑制破骨细胞的生物活性并减少其数量，抑制骨吸收，降低骨转换率。②抑制肾小管对钙、磷的重吸收，增加骨钙含量。③抑制疼痛介质释放，增加β-内啡肽释放，对骨质疏松性骨折和骨骼变形引起的疼痛有明显的缓解效果。降钙素常见不良反应有恶心、呕吐，偶见过敏反应，必要时应进行皮肤过敏试验。

3）雌激素类：直接抑制造血干细胞和单核细胞，产生刺激破骨细胞前体增殖的细胞因子，抑制成熟破骨细胞分化，促进破骨细胞凋亡，从而抑制骨吸收，降低骨折风险。代表药物有替勃龙、结合雌激素、雌二醇、依普黄酮等。结合雌激素可促进降钙素分泌，降低骨对甲状旁腺素的反应，提高骨化三醇浓度；抑制白细胞介素-1、白细胞介素-6、肿瘤坏死因子等骨吸收因子的释放；刺激胰岛素样生长因子等局部骨生长因子的分泌；直接与成骨细胞和破骨细胞表面的受体结合，分别起到促进骨胶原形成和抑制骨吸收作用。依普黄酮可增加骨密度，明显降低骨转换指标，并具有良好的镇痛效果。作用机制包括：促进成骨细胞的增殖，促进骨胶原合成和骨基质矿化，增加骨量；减少破骨细胞前体细胞的增殖和分化，抑制骨吸收；通过雌激素样作用增加降钙素的分泌，间接产生抗骨吸收作用。

4）选择性雌激素受体调节剂：如盐酸雷洛昔芬，可抑制骨吸收，保持骨量和增加骨矿密度。国外有文献报道雷洛昔芬可增加静脉栓塞和脑卒中的风险。

（3）促进骨形成的药物

1）氟化物：主要有氟化钠、一氟磷酸二钠、一氟磷酸谷氨酰胺。氟离子可取代骨盐羟磷灰石中的羟基，形成氟磷灰石，增加结晶性，降低骨盐溶解度，从而发挥抗骨吸收作用。由于其毒性较大，临床应用较少。

2）甲状旁腺素：小剂量甲状旁腺素（如特立帕肽）属合成的多肽激素，可促进骨形成，提高骨密度，降低椎体及非椎体骨折发生的风险。

（4）抑制骨吸收、促进骨形成的药物

1）锶盐：雷奈酸锶是人工合成的锶盐，可同时作用于成骨细胞和破骨细胞，具有抑制骨吸收和促进骨形成的双重作用，可显著提高骨密度，改善骨微结构，降低骨折风险。

2）维生素K：维生素K_2可缓解骨痛，增加骨形成和减少骨吸收。常用于双膦酸盐、促性腺激素释放激素类、糖皮质激素引起的骨流失。由于其对凝血功能的影响，临床应用较少。

3）地诺单抗：是一种人源单克隆抗体，为作用机制独特的骨吸收抑制剂，可抑制破骨细胞活化并增加脊柱、髋骨、桡骨骨密度和骨强度，降低骨折风险。常规用法为每6个月注射1次，患者依从性良好。2010年5月，欧盟批准地诺单抗用于绝经后女性骨质疏松症和前列腺癌患者激素相关骨丢失的治疗，也可用于其他疗法无效或不耐受的骨质疏松患者。

药源性骨质疏松的早期症状易被忽略，一旦进展为骨骼变形甚至骨质疏松性骨折，极大增加了患者的病残率与致死率。临床在使用可能引起药源性骨质疏松的药物时，应对个体进行评估，预测风险，用药期间密切监测患者的骨密度，尤其是长疗程用药时。如果诊断为骨质疏松，应停用或减少致病药物剂量，并给予相应治疗，将药源性损害降至最低。

5.*药源性骨质疏松症的预防*　药源性骨质疏松与病理性骨质疏松的监测和预防措施基本相似。药源性骨质疏松的预防措施主要有：干预不良生活方式，如低钠、高钾、高钙和高非饱和脂肪酸饮食，加强体育运动，戒烟限酒；适当补充钙剂和维生素D制剂；严格控制致病药物的使用品种、给药方式、剂量及疗程，降低骨质疏松的风险。

应用可引起骨质疏松药物的患者，应在必要时监测其尿钙、血1,25（OH）$_2D_3$，磷酸，以及骨转换生化标志物的水平，包括骨形成标志物（血清碱性磷酸酶、骨钙素、骨碱性磷酸酶、Ⅰ型前胶原氨基端前肽、Ⅰ型前胶原羧基端前肽）和骨吸收标志物（血清抗酒石酸酸性磷酸酶、血清Ⅰ型胶原交联羧基末端肽等），也可进行骨密度检测。一旦患者出现药源性骨质疏松，最有效的干预措施是立即停用致病药物或减少给药剂量，同时给予抗骨质疏松药物治疗，最大程度减少药源性骨质疏松对患者的危害。

6.老年人药源性骨质疏松症的风险防范

（1）药源性骨质疏松症的风险评估

1）临床症状及体征

①疼痛是原发性骨质疏松症最常见的症状，以腰背痛多见，占疼痛患者的70%～80%。疼痛沿脊柱向两侧扩散，仰卧或坐位时疼痛减轻，直立时后伸或久立、久坐时疼痛加剧，弯腰、咳嗽、大便用力时加重。一般骨量丢失12%以上时即可出现骨痛。老年骨质疏松症时，椎体压缩变形，脊柱前屈，肌肉疲劳甚至痉挛，产生疼痛。新近胸腰椎压缩性骨折，也可产生急性疼痛，相应部位的脊柱棘突可有强烈压痛及叩击痛。若压迫相应的脊神经可产生四肢放射痛、双下肢感觉运动障碍、肋间神经痛、胸骨后疼痛类似心绞痛。若压迫脊髓、马尾神经还影响膀胱、直肠功能。

②身长缩短、驼背多在疼痛后出现。脊椎椎体前部负重量大，尤其第11、12胸椎及第3腰椎，负荷量更大，容易压缩变形，使脊椎前倾，形成驼背，随着年龄增长，骨质疏松加重，驼背曲度加大，老年人骨质疏松时椎体压缩，每椎体缩短2mm左右，身长缩短3～6cm。

③骨折是退行性骨质疏松症最常见和最严重的并发症。胸、腰椎压缩性骨折，脊椎后弯，胸廓畸形，可使肺活量和最大换气量显著减少，患者通常可出现胸闷、气短、呼吸困难等呼吸功能下降症状。

2）主要生化指标：监测尿钙、血1,25（OH）$_2$D$_3$，磷酸，以及骨转换生化标志物的水平，包括骨形成标志物（血清碱性磷酸酶、骨钙素、骨碱性磷酸酶、Ⅰ型前胶原氨基端前肽、Ⅰ型前胶原羧基端前肽）和骨吸收标志物（血清抗酒石酸酸性磷酸酶、血清Ⅰ型胶原交联羧基末端肽等）。

3）骨密度检查：骨密度测定是预测骨质疏松性骨折风险、监测病程、评估药物干预疗效的客观量化指标。骨密度是指单位体积（体积密度）或者单位面积（面积密度）的骨量。

4）骨折风险评估算法（FRAX）：评估的是平均剂量而非个体或累计剂量，可以评估糖皮质激素的骨折风险；糖皮质激素对骨的不良作用并不完全依赖于骨密度的降低，评估骨密度对于药源性骨质疏松症的预测有着一定局限性。目前，各国对药源性骨质疏松症的防治意见尚未统一，但糖皮质激素起始治疗时推荐进行基线骨密度检查和FRAX评分已达成共识，且FRAX评估意义似乎比骨密度测定更为重要，2017年美国风湿协会（ACR）糖皮质激素诱导骨质疏松最新防治指南建议起始治疗时检测维生素D、钙和肝肾功能。国内外相关指南都指出长期服用者需监测骨密度；多数主张应用双膦酸盐作为一线用药，同时补充钙和维生素D，并将钙和维生素D作为一级预防和二级预防的基础用药。

（2）老年人药源性骨质疏松症的预警和干预

1）治疗前评估：药物治疗的目的是有助于得到最好的临床获益，并将用药风险控制在最低限度，同时节约有限的医药资源。在药物治疗之前，应根据老年人病理生理学特点和药物作用和体内过程的特殊性，评估治疗方案和选择药物，了解老年人骨关节及软组织系统的特殊性，认识现有临床证据的局限性，充分考虑危险因素、负担、获益及预后，包括生活质量、功能状态及预期寿命等，选择那些能提高生活质量，获益最大同时损害最少的治疗方案。

2）治疗中监测：在医疗决策和治疗过程中，既要关注药物的治疗效果，也应了解潜在的治疗风险，密切观察和定期检测骨关节系统钙磷指标及骨密度等风险指标，密切监测药物不良反应和不良事件及相关警示信号，重点关注国内外相关权威机构和药品说明书中给予的药物肝毒性的黑框警示、警告，加强用药警戒。

3）药物风险预警：遵循临床指南和循证医学证据合理选用药物，密切观察用药后出现的非预期的与治疗目的无关的反应，并定期进行疗效和治疗风险评估，观察和捕捉药源性骨关节疾病的危害预警信号，并及时处置和上报。

4）用药知情同意：加强用药知情同意管理，教育和提醒患者对药物引起的不良反应和不良事件保持警觉，必要时及时就医。

5）临床和实验室研究：对药源性骨关节疾病的高风险致病药物，根据其临床治疗价值及内分泌疾病发生率或报告例次、临床分型、损伤程度、预后情况等，结合患者体质、治疗目的、可替代药物等，开展临床和实验室评估，进一步阐明易感人群、风险物质、损伤机制及影响因素，系统考察药品风险与获益情况，实现药品安全性风险全生命周期的监测与管控。

综上，药源性骨质疏松症严重影响患者的生活质量，治疗收效慢，容易引起跌倒、骨折甚至危及生命，在应用可能诱发骨质疏松症的药物时，做好骨质疏松相关知识的用药教育，定期监测骨代谢指标，定期测量骨密度，给予必要的抗骨质疏松药物的治疗。

四、老年人药源性肌病

肌病损害全身肌肉组织，其发病机制与内分泌异常、感染、自身免疫性疾病、中毒和遗传因素有关。药物引起的肌病可有多种临床表现，肌痛是最常见症状。按照临床表现，药源性肌病可分为痛性肌病和无痛性肌病。

（一）药源性痛性肌病

1.药源性坏死性肌病　主要表现为肌痛、肌无力及血清肌酸激酶（CK）水平大幅度升高（超过正常范围上限的10倍），症状一般局限于四肢，但也有全身扩散的可能性。早期诊断及停止可疑药物的使用，可避免病情恶化。

（1）药源性坏死性肌病的高风险致病药物：他汀类和贝特类调脂药是引起该类肌病的主要药物。此外，大剂量应用阿片类、水杨酸类、异烟肼、茶碱也可引起坏死性肌病，巴比妥类、组胺H_2拮抗剂大剂量使用也可引起横纹肌溶解症。

1）他汀类药物引起的肌病：①血清CK无征兆大幅升高，通常在停药后可恢复正常；②全身性肌痛，与剧烈运动无关，可伴有血清CK的升高，停药后可完全恢复，但部分病例停药较长时间后仍可有肌痛症状；③运动引起的肌痛与血清CK的升高无相关性；④横纹肌溶解症为他汀类药物引起肌病的急性表现，但其亚急性进程可达数周时间。

他汀类药物引发的肌病严重者可造成横纹肌溶解及急性肾衰竭，其发生率虽然不高，但通常是致命的。故他汀类治疗应从小剂量开始，并避免与CYP3A4酶抑制剂及贝特类药物合用，肾功能不全患者更应谨慎用药，若出现肌肉损害症状时必须立即停药。在无明显临床症状的情况下，一般无须进行血清CK的常规监测，但药物治疗前应检测血清CK的水平。对于用药期间无征兆的血清CK水平升高，目前尚无明确的处理措施。一般认为，在使用他汀类药物治疗期间，患者的血清CK升至正常水平的3～5倍是可以接受的。

2）贝特类药物引起的肌病：可发生于用药后数日至几年，其发生率低于他汀类药物。

3）药源性坏死性肌病的发病机制：他汀类药物的肌毒性可能与抑制泛癸利酮（辅酶Q10）的生物合成有关。泛癸利酮缺乏致使线粒体能量代谢严重不足，是他汀类肌病和横纹肌溶解症的主要病理生理学特征。此外，骨骼肌病理检查结果证实他汀类药物引起肌病的病理学改变与线粒体肌病基本一致。

他汀类药物的肌毒性有所不同，西立伐他汀肌毒性最大，最终被撤出市场；普伐他汀、阿托伐他汀的肌毒性低于洛伐他汀和辛伐他汀，不同药物间的交叉不耐受性也可发生。阿托伐他汀、洛伐他汀和辛伐他汀主要经细胞色素CYP3A4途径代谢，后2个药物更易受CYP3A4抑制剂的影响，可致其血药浓度升高20倍，从而使引起药物毒性反应的潜在可能性显著增加。普伐他汀经由非细胞色素P450代谢。氟伐他汀经CYP2C9途径代谢，其与CYP2C9抑制剂如组胺H_2受体拮抗剂、奥美拉唑、地高辛、环孢素等的药动学相互作用也应予以考虑和重视。

大剂量应用阿片类、水杨酸类、异烟肼、茶碱也可引起坏死性肌病，巴比妥类、苯二氮䓬类、组胺H_2受体拮抗剂大剂量使用也有引起横纹肌溶解症的可能性。锂剂、两性霉素B、导泻药及利尿剂也可引起坏死性肌病，其原因与细胞K^+耗竭有关。

（2）药源性坏死性肌病的危险因素

1）诱发他汀类肌病的危险因素：①大剂量使用，可导致血药浓度的大幅升高；②与贝特类调脂药合用；③与CYP3A4抑制剂合用，如环孢素、红霉素、克拉霉素、酮康唑、地西泮、维拉帕米等合用；④肾功能不全，肾功能不全者慎用用他汀类药物。

2）诱发贝特类肌病的危险因素：大剂量、肾功能不全、低蛋白血症和甲状腺功能减退是诱发肌病的高危因素。

2. *药源性横纹肌溶解症*　人体的肌肉分为心肌、平滑肌和骨骼肌，心肌与骨骼肌属于横纹肌。横纹肌溶解症系横纹肌破坏和崩解，导致肌红蛋白、肌酸激酶等细胞内的成分进入细胞外液及血液循环，引起内环境紊乱和急性肾衰竭，表现为肌痛、肌无力、肌酸激酶升高、血肌酐升高等。横纹肌溶解症通常发生在与肢体运动相关的骨骼肌。

大约80%的横纹肌溶解症是由药物引起的，称为药源性横纹肌溶解症。

（1）药源性横纹肌溶解症的高风险致病药物：可引起横纹肌损害的药物有150余种，他汀类调脂药与核苷类抗病毒药所致的横纹肌溶解症较为常见。

1）他汀类药物：对1990～2009年中国知网中国学术期刊网络出版总库公开报道的使用他汀类药物致药源性肌病52例进行统计分析，结果显示：老年人多发；辛伐他汀引起的药源性肌病报道最为多见；且药源性肌病中横纹肌溶解发病率最高。多数他汀类如洛伐他汀、辛伐他汀、阿托伐他汀均主要通过CYP3A4代谢，普伐他汀、氟伐他汀致肌溶解的报道较少见，可能与前者不依赖细胞色素P450酶系代谢、后者主要经CYP2C9代谢相关，因此存在较少的药物相互作用。

他汀类药物相关性肌病的高危因素如下。①患者因素：高龄患者（＞80岁）、女性、体格瘦小、患有多系统疾病（如慢性肾功能不全，糖尿病肾病，肝功能不全等）、围术期、甲状腺功能减退、严重感染、剧烈运动等。②药物因素：使用高风险药物、用药剂量过大、与其主要代谢酶的抑制剂或底物合用等因素。

已知的CYP3A4抑制剂包括环孢素、酮康唑、伊曲康唑、氟康唑、红霉素、克拉霉素、三环类抗抑郁药、氟西汀、舍曲林、阿立哌唑、硫氮䓬酮、维拉帕米、地尔硫䓬、胺碘酮、蛋白酶抑制剂、咪达唑仑、西咪替丁、葡萄柚汁等，当洛伐他汀、辛伐他汀、阿托伐他汀等与其联用时，应考虑减少剂量。

辛伐他汀、阿托伐他汀因其主要代谢酶为CYP3A4，在合用CYP3A4抑制剂时应考虑减少剂量或延长给药间隔时间。瑞舒伐他汀是细胞色素P450代谢的弱底物，仅约10%发生代谢，参与代谢的同工酶主要是CYP2C9、CYP2C19、CYP3A4与CYP2D6。匹伐他汀因不通过CYP3A4代谢，仅极少部分经过CYP2C9代谢，故与其他药物发生相互作用可能性较小，安全性较好。

糖尿病蛋白尿、肌酸激酶的水平在2～5倍正常上限范围内时、剧烈运动、患者种族等因素不影响他汀类调脂物使用的安全性；合用胆固醇吸收抑制剂依泽替米贝、ω-3脂肪酸、植物固醇、二氢睾酮时，患者出现药源性横纹肌溶解症的危险性不会增加。

2）核苷类抗病毒药：核苷类根据分子结构分为三类：①L-核苷类，以拉米夫定、替比夫定、齐多夫定为代表；②无环磷酸盐类，如阿德福韦酯、替诺福韦酯；③环戊烷/戊烯类，如恩替卡韦。核苷类抗病毒药物最典型的不良反应为线粒体损伤，表现为肌毒性、肾毒性和乳酸酸中毒等。

可引起横纹肌溶解的核苷类药物主要见于替比夫定、拉米夫定与齐多夫定，特别是与聚乙二醇干扰素联合应用时更多见。服用这类药物发生的肌肉不良反应，虽然有时难以区别是药物影响或是HIV感染症状，但药物诱导的肌病在肌肉活检标本中存在异常的线粒体，且停用抗病毒药或对糖皮质激素或其他非甾体抗炎药治疗应答良好。

国家药品不良反应监测中心病例报告数据库显示，2004年1月1日至2010年4月30日，共收到替比夫定相关病例报告329例，涉及严重不良反应报告97例，涉及肌肉骨骼系统损害61例（63%），包括7例横纹肌溶解症。其他可能与横纹肌溶解相关的具体表现为肌酸激酶升高41例次、肌痛10例次、肌病7例次、无力4例次、肢体疼痛4例次、肾功能异常1例次、肌炎1例次。建议使用该药物的医务人员告知患者：在服用替比夫定、拉米夫定期间，应定期监测肌酸激酶水平，警惕不良反应。因服用该类药物的患者肝功不佳，若发现及处理不及时，其诱导的横纹肌溶解症患者的预后不佳。

（2）药源性横纹肌溶解症的诊断：药物引起横纹肌溶解症的早期诊断非常重要，对预后意义重大。

肌肉损害检查项目：①血清肌酸激酶升高至正常值上限10倍以上；②肌肉活检为非特异性炎症改变；③肌电图示肌病变；④肌球蛋白尿。若患者近期有使用引起横纹肌溶解症的药物史，出现横纹肌溶解症的临床症状，如急性肌疼痛、肌肉痉挛、肌肉水肿、恶心、呕吐和酱油色尿、肌无力、跛行等，结合检查项目①，即可考虑可能为药物引起的肌肉损害。当可致药源性肌病的两种药物联用时，横纹肌溶解症的发生率可增加。

（3）药源性横纹肌溶解症的治疗

治疗原则：①药源性横纹肌溶解症一旦确诊，应立即停用可疑药物，并实施有效的治疗。②治疗关键是及早进行水化，尽快恢复血容量及排尿量。碱化尿液（pH＝7.0）可促进肾小管内肌红蛋白的排泄，同时纠正酸中毒与高钾血症，但可能加重低钙血症。甘露醇除有渗透利尿作用外，尚有扩充血容量、清除自由基的作用，但无尿患者慎用。袢利尿剂利尿作用迅速、可靠兼有排钾作用，且使用不受尿量限制，可优先选用，但亦可加重低钙血症。

兼顾上述，可用5%葡萄糖溶液配制成含110mmol/L氯化钠和40mmol/L碳酸氢钠的溶液，如果患者有尿，可在此基础上按10g/L比例加入甘露醇。一般认为，在治疗的头24小时应补充液体6～10L，同时应严密监护患者电解质，随时调整。

已发生急性肾衰竭或难以纠正的电解质紊乱：需血液净化治疗。受损肌组织恢复过程中会释放出大量水分，如此时肾功能尚未恢复，尿量不能相应增加，则可导致充血性心功能不全及肺水肿，在此情况下也只能依靠血液透析排出体内过多水分。腹膜透析不如血液透析疗效可靠，但可作为应急手段。

替比夫定致横纹肌溶解症的治疗：可换用其他核苷类药物，如替诺福韦酯替代替比夫定抗病毒治疗，防止停用核苷类似物导致病毒再次复制。同时，给予还原性谷胱甘肽、多烯磷脂酰胆碱等药物保护肝脏，并采用上述治疗方案对症治疗。

（4）药源性横纹肌溶解症的预防：为减少或避免药源性横纹肌溶解症发生，老年人、肾功能中重度损害（肌酐除率＜50ml/min）、肝功能损害等高危患者使用他汀类调脂药应从小剂量开始服用，不随意增加药物剂量，合并用药时应注意关注药物相互作用。

在应用他汀类药物时，密切观察肌肉症状，定期监测肌酸激酶、肝功能、肾功能等相关生化指标。同时服用两种及两种以上可致药源性肌病的药物，或原有肌病者服用可致药源性肌病的药物，应警惕横纹肌溶解症的发生。若必须应用，应嘱患者随时注意有无肌痛、肌无力、乏力等症状出现，且定期监测血清肌酸激酶。若发现有横纹肌溶解症状或血清肌酸激酶明显升高，及时停药，并给予对症治疗。

3.多发性肌炎和皮肌炎　风湿性关节炎患者应用D-青霉胺治疗可引起多发性肌炎或皮肌炎。其发生率约1%。

临床特征：临床特征、肌电图及病理检查结果与某些特发性疾病非常相似。患者自述肩部疼痛、骨盆或腰部疼痛及肌无力，其中50%病例可表现为吞咽困难，心肌受累较为罕见，但通常是致命的。D-青霉胺可能导致某些抗原暴露并具有免疫调节作用，所引起的多发性肌炎与抗Jol抗体（一种抗tRNA合成酶的自身免疫抗体）和白细胞抗原*HLA-B18*、*B35*、*DR4*基因表达有关，发生率与剂量无关。停药后6周至半年可恢复，糖皮质激素可作为辅助治疗手段。

硫普罗宁、抗甲状腺药、干扰素、白介素-2、非甾体抗炎药、西咪替丁、选择性β受体激动剂、磺胺类等亦有引起多发性肌炎和皮肌炎的报道，但均为个例。

4.线粒体肌病　齐多夫定为核苷类抗病毒药物，主要用于艾滋病治疗，该药可能对线粒体有损伤，长期应用可引起线粒体肌病。

线粒体肌病的临床表现：肌痛、肌无力，多发于近端肌肉组织，血清肌酸激酶（CK）水平正常或中度升高，肌活检可见肌纤维糙化，与HIV感染引起的肌病有所不同。有研究指出，其他核苷类抗病毒药物如拉米夫定、司坦夫定和扎西他滨亦可表现出线粒体毒性。肌病发生后，若及时停药，通常可逆转。

5.神经肌病　长春新碱影响神经轴突微管，胺碘酮在肌肉、施万细胞和小脑浦肯野细胞中蓄积，两种药都具有神经毒性，并可引发神经肌病，可表现为肌疲乏或突发运动障碍，伴有疼痛、肌张力过低、腱反射减弱或消失及低钾血症。

6.纤维肌痛症　西咪替丁、调脂药、抗肿瘤化疗药物及促性腺激素均可引起纤维肌痛症，表现为原因不明的全身肌肉酸痛、僵硬、慢性疲劳和不能施力等，一般停药后可缓解。

（二）药源性无痛性肌病

1.糖皮质激素肌病　糖皮质激素是引起近端肌病的主要原因。其发展进程一般可持续数周或数月，主要取决于药物的性质和使用剂量，地塞米松和曲安西龙的肌毒性较大，且与用药剂量明显相关。一般情况下，小剂量激素引起肌病的发生率非常低。

糖皮质激素肌病的临床表现：为蛋白质异化亢进引起的较为严重的近端肌肉萎缩、纤维化和肌无力，骨盆带肌尤为明显，可造成起立困难甚至卧床不起。因肌无力在风湿性疾病患者中较为常见，而糖皮质激素常用于风湿性疾病如风湿性关节炎、系统性红斑狼疮及多发性肌炎的治疗，这给临床治疗带来一定的难度。此外，糖皮质激素引起的低钾血症、磷酸耗竭及抗风湿药物、抗疟药等相关的肌无力使诊断变得更为复杂。其主要临床特征在于无中枢和周围神经的症状表现、血清肌酸激酶正常或偏低、血清电解质水平正常及激素减量使用或停用后肌病症状显著改善等，肌电图检查将有助于诊断，组织检查可见典型的2B肌纤维萎缩，一般不引起肌坏死或增生。有研究指出，适量的运动可起一定的预防作用，尤其适用于风湿性关节炎患者。

糖皮质激素肌病亦可有其急性表现，称为急性四肢麻痹性肌病，通常在大剂量应用糖皮质激素时发生，其中大部分病例是在合用非去极化神经肌肉阻滞剂时出现的，肌纤维中肌球蛋白选择性丢失是其典型病理特征。临床表现为较严重肌无力，可累及呼吸肌，血清CK水平显著升高等。

2.神经肌病　表现为肌疲乏或突发运动障碍，伴有疼痛、肌张力过低、肌反射减弱或消失及低钾血症。长春新碱、胺碘酮具有神经毒性，可引发神经肌病。大剂量应用氯喹、羟氯喹可引起神经肌病，但无肌痛症状。有研究指出，风湿性疾病患者使用抗疟药引起此类肌病的发生率每年约1%，部分患者可于用药数年后发病。大多数病例因近端肌病隐袭性发作而得到确诊，可见下肢先受累，进而影响上肢及躯干，甚至面部，并发周围神经病变症状。此外，心肌、眼肌和喉肌可受累，分别表现为心力衰竭、复视和吞咽困难。血清CK水平正常或轻微升高，肌电图检查可见肌病特征并伴有神经传导速度减慢，组织学检查表现为典型的空泡性肌病。停药3～6个月后，大多数患者的肌病症状可缓解，但可能不完全，心肌受累预后不佳，通常是致命性的。

秋水仙碱能抑制微管形成，阻止有丝分裂，常规剂量下即可引起空泡性肌病，并伴有周围神经症状，常于用药数月后发生，可表现为亚急性近端肌无力、远端腱反射消失、血清CK水平升高等。停药4～6周后，肌无力症状可好转，但周围神经症状需更长时间方能缓解。肾功能不全、老年患者更具潜在的危险性。

（三）老年人药源性肌病的风险防范

1.药源性肌病的风险评估　药源性肌病的风险信号是用于指示肌病的各项指标，包括临床症状、生化指标、体征、影像学改变和生物标志物等。

2.老年人药源性肌病的预警和干预

（1）治疗前评估：根据老年人病理生理特点和药物作用及体内过程的特殊性，评估治疗方案和选择药物。选择调脂药物时，应了解老年人肌肉软组织系统的病埋生埋特点，充分考虑药源性肌病的危险因素、负担、获益及预后，评估调脂药物长期应用对生活质量、功能状态的影响及预期寿命等，选择能提高生活质量，获益最大同时损害最少的治疗方案。

（2）治疗中监测：治疗中，要关注药物的治疗效果和诱发肌病的不良后果，了解潜在的治疗风险，密切观察并定期检测肌病相关风险指标，密切关注国内外相关权威机构和药品说明书中给予的药物肌毒性的黑框警示、警告，加强用药警戒。

（3）药源性肌病风险预警：遵循临床指南和循证医学证据合理选用药物，密切观察用药后出现的非预期的与治疗目的无关的反应，并定期进行疗效和治疗风险评估，观察和捕捉药源性横纹肌溶解及相关肾损害的危害预警信号，并及时处理和上报。

（4）药源性肌病的基础和临床研究：对药源性肌病的高风险致病药物，根据其临床治疗价值以及药源性肌病的发生率或报告例次、临床分型、损伤程度、预后情况等，结合患者体质、治疗目的、替代药物等，对药源性肌病的易感人群、风险物质、损伤机制及影响因素进行研究，评估药物风险与治疗获益，从而对药源性肌病实现有效的预警。

主要参考文献

《中华内科杂志》编辑委员会,《中华医学杂志》编辑委员会,《中华消化杂志》编辑委员会,等，2019. 急性非静脉曲张性上消化道出血诊治指南（2018年，杭州）[J]. 中华内科杂志，58（3）：173-180.

柏兆方，孟雅坤，贺兰芝，等，2017. 传统无毒中药诱导的免疫特异质型肝损伤及其机制假说 [J]. 中国药学杂志，52（13）：1105-1109.

邓璐，杨烨，殷泽登，2015. 氨基糖苷类抗生素的临床应用及耳毒性预防 [J]. 国际耳鼻咽喉头颈外科杂志，39（4）：200-203.

葛斐林，薛春苗，2018. 我国DILI的药物流行病学研究进展 [J]. 肝脏，23（11）：1032-1034.

国家药品监督管理局,2018. 中药药源性肝损伤临床评价技术指导原则 [J]. 临床肝胆病杂志，34（7）：1403-1409.

海峡两岸医药卫生交流协会老年医学专业委员会,2017. 75岁以上老年抗栓治疗专家共识 [J]. 中国心血管杂志，22（3）：161-168.

抗栓治疗消化道损伤防治专家组，2016. 抗栓治疗消化道损伤防治中国专家建议 [J]. 中华内科杂志，55（7）：564-567.

刘丽萍，万军，2014. 老年人安全用药速查 [M]. 北京：人民军医出版社.

卢学春，迟小华，楼方定，等，2007. 药物靶向调控ID4基因表达的生物信息学预测与分析 [J]. 中国实验血液学杂志，15（3）：594-598.

卢学春，杨波，朱宏丽，等，2009. 生物信息学方法优化依硫磷酸联合方案治疗骨髓增生异常综合征的应用研究 [J]. 中华医学杂志，89（26）：1834-1837.

卢学春，迟小华，杨波，等，2010. 重型再生障碍性贫血发病相关T淋巴细胞基因表达谱的生物信息学分析及作为药物筛选新方法的探索 [J]. 中国实验血液学杂志，18（2）：416-420.

卢学春，杨波，迟小华，等，2012. 含盐酸二甲双胍联合方案治疗再生障碍性贫血的短期疗效观察 [J]. 解放军医学杂志，37（03）：229-233.

沈悌，赵永强. 血液病诊断及疗效标准，2019 [M]. 4版.北京：科学出版社.

石远凯，巴一，冯继锋，等,2018. 中国蒽环类药物特性专家共识 [J]. 中国肿瘤临床,45(3)：110-112.

他汀类药物安全性评价工作组，2014. 他汀类药物安全性评价专家共识 [J]. 中华心血管病杂志，42（11）：890-894.

万军，石卉，2007. 老年人非甾体类抗炎药引起胃肠粘膜损伤的诊断与治疗 [J]. 中华老年医学杂志，26（3）：236-238.

万军，刘丽萍，2017. 老年共病安全用药 [M]. 北京：科学出版社.

王伽伯，崔鹤蓉，柏兆方，等，2016. 精准医学下的中药安全性评价策略和方法：病证毒理学［J］. 药学学报，51（11）：1681-1688.

肖源，王悦，李刚，2018. 癫痫患者认知功能损害的研究进展［J］. 神经病学与神经康复学杂志，14（1）：25-32.

杨波，卢学春，迟小华，等，2009. 基于生物信息学分析人类LRP16基因功能初步研究［J］. 癌症，28（12）：1283-1290.

杨波，卢学春，刘丽宏，等，2009. 靶向上调ID4基因表达药物的生物信息学预测和初步验证［J］. 中华医学杂志，89（24）：1714-1716.

中国老年保健医学研究会老年内分泌与代谢病分会，中国毒理学会临床毒理专业委员会，2018. 老年人多重用药安全管理专家共识［J］. 中国糖尿病杂志，26（9）：705-717.

中华医学会肝病学分会药物性肝病学组，2017. 药物性肝损伤诊治指南［J］. 实用肝脏病杂志，20（2）：1-9.

中华医学会老年医学分会，《中华老年医学杂志》编辑委员会，2019. 肠道微生态制剂老年人临床应用中国专家共识（2019）［J］. 中华老年医学杂志，38（4）：355-361.

中华医学会麻醉学分会骨科麻醉学组，2018. 中国防治恶性高热专家共识［J］. 中华医学杂志，98（38）：3052-3059

中华医学会血液学分会红细胞疾病（贫血）学组，2007. 再生障碍性贫血诊断与治疗中国专家共识（2017年版）. 中华血液学杂志，38（1）：1-5.

庄晓峰，高丽芳，2019. 抗生素导致相关性心律失常的研究进展［J］. 国外医药抗生素分册，40（1）：25-31.

Abo-Salem E，Fowler JC，Attari M，et al，2014. Antibiotic-induced Cardiac Arrhythmias［J］. Cardiovasc Ther，32（1）：19-25.

Akira M，Suganuma N，2014. Acute and subacute chemical-induced lung injuries：HRCT findings［J］. Eur J Radiol，83（8）：1461-1469.

Aster RH，Bougie DW，2007. Drug-induced immune thrombocytopenia［J］. N Engl J Med，357（18）：580-587.

Atzeni F，Boiardi L，Salli S，et al，2013. Lung involvement and drug-induced lung disease in patients with rheumatoid arthritis［J］. Expert Rev Clin Immunol，9（7）：649-657.

Barker AK，Duster M，Valentine S，et al，2017. A randomized controlled trial of probiotics for Clostridium difficile infection in adults（PICO）［J］. J Antimicrob Chemother，72（11）：3177-3180.

Bartal C，Sagy I，Barski L，2018. Drug-induced eosinophilic pneumonia：A review of 196 case reports［J］. Medicine（Baltimore），97（4）：e9688.

Bjornsson ES，2014. Epidemiology and risk factors for idiosyncratic drug-induced liver injury［J］. Semin Liver Dis，34（2）：115-122.

Björnsson ES，Bergmann OM，Björnsson HK，et al，2013. Incidence，presentation，and outcomes in patients with drug-induced liver injury in the general population of Iceland［J］. Gastroenterology，144（7）：1419-1425.

Bolignano D，Mattace-Raso F，Sijbrands EJ，et al，2014. The aging kidney revisited：a systematic review［J］. Ageing Res Rev，14：65-80.

Bonniaud P, Georges M, Favrolt N, et al, 2014. Drug-induced interstitial lung diseases [J]. Rev Prat, 64 (7): 951-956.

Bourgeois FT, Shannon MW, Valim C, et al, 2010. Adverse drug events in the outpatient setting: an 11-year national analysis [J]. Pharmacoepidemiology and Drug Safety, 19 (9): 901-910.

Burgess LD, Drew RH, 2014. Comparison of the Incidence of Vancomycin Induced Nephrotoxicity in Hospitalized Patients with and without Concomitant Piperacillin-Tazobactam [J]. Pharmacotherapy, 34 (7): 670-676.

Cai FF, Luis MAF, Lin XY, et al, 2019. Chemotherapy treatment of breast cancer: Preventive strategies and treatment (Review) [J]. Molecular and Clinical Oncology, 11 (1): 15-23.

Cammarota G, Ianiro G, Tilg H, et al, 2017. European consensus conference on faecal microbiota transplantation in clinical practice [J]. Gut, 66 (4): 569-580.

Campbell KCM, Le Prell CG, 2018. Drug-Induced Ototoxicity: Diagnosis and Monitoring [J]. Drug Saf, 41 (5): 451-464.

Chalasani N P, Hayashi P H, Bonkovsky H L, et al, 2014. ACG Clinical Guideline: the diagnosis and management of idiosyncratic drug-induced liver injury [J]. Am J Gastroenterol, 109 (7): 950-966.

Chen HY, Albertson TE, Olson KR, 2016. Treatment of drug-induced seizures [J]. Br J Clin Pharmacol, 81 (3): 412-419.

Cho TE, Uetrecht J, 2017. How reactive metabolites induce an immune response that sometimes leads to an idiosyncratic drug reaction [J]. Chem Res Toxicol, 30 (1): 295-314.

Clauson KA, 2006. Drug-induced diseases: prevention, detection, and management [J]. Am J Pharm Educ, 70 (16): 148.

Costanzo PR, Pacenza NA, Aszpis SM, et al, 2018. Clinical and Etiological Aspects of Gynecomastia in Adult Males: A Multicenter Study [J]. Biomed Res Int, 2018: 8364824.

Curtis BR, 2014. Drug-induced immune neutropenia/agranulocytosis [J]. Immunohematology, 30 (2): 95.

Czarnywojtek A, Zgorzalewicz-Stachowiak M, Wasko R, et al, 2013. Patients with chronic hepatitis type C and interferon-alpha-induced hyperthyroidism in two-years clinical follow-up [J]. Neuro Endocrinol Lett, 34 (2): 154-161.

Duran I, Goebell PJ, Papazisis K, et al, 2014. Drug-induced pneumonitis in cancer patients treated with mTOR inhibitors: management and insights into possible mechanisms [J]. Expert Opin Drug Saf, 13 (3): 361-372.

Fick DM, Semla TP, Steinman M, et al, 2019. American Geriatrics Society 2019 Updated AGS Beers Criteria® for Potentially Inappropriate Medication Use in Older Adults [J]. Journal of the American Geriatrics Society, 67 (4): 674-694.

Foong AL, Grindrod KA, Patel T, et al, 2018. Demystifying serotonin syndrome (or serotonin toxicity) [J]. Can Fam Physician, 64 (10): 720-727.

Francescangeli J, Karamchandani K, Powell M, et al, 2019. The Serotonin Syndrome: From Molecular Mechanisms to Clinical Practice [J]. Int J Mol Sci, 20 (9): 2288.

Ganesan P，chmiedge J，Manchaiah V，et al，2018．Ototoxicity：A Challenge in Diagnosis and Treatment［J］．J Audiol Otol，22（2）：59-68.

Garg L，Akbar G，Agrawal S，et al，2017．Drug-induced pulmonary arterial hypertension：a review［J］．Heart Fail Rev，22（3）：289-297.

Gomes DM，Smotherman C，Birch A，et al，2014．Comparison of acute kidney injury during treatment with vancomycin in combination with piperacillin-tazobactam or cefepime［J］．Pharmacotherapy，34（7）：662-669.

Gunther S，Behr J and Knoop H，2016．Drug-induced Pulmonary Hypertension-a Current Review［J］．Pneumologie，70（5）：320-327.

Hallowell RW，Horton MR，2014．Interstitial lung disease in patients with rheumatoid arthritis：spontaneous and drug induced［J］．Drugs，74（4）：443-450.

Halter JB，Outlander JG，Tinetti ME，2015．哈兹德老年医学［M］．6版．李小鹰，王建业，译．北京：人民军医出版社．

Hancox JC，Hasnain M，Vieweg WV，et al，2013．Azithromycin，cardiovascular risks，QTc interval prolongation，torsade de pointes，and regulatory issues：A narrative review based on the study of case reports［J］．Ther Adv Infect Dis，1（5）：155-165.

Herrmann J，Lerman A，Sandhu NP，et al，2014．Evaluation and management of patients with heart disease and cancer：cardiooncology［J］．Mayo Clinic Proceedings，89（9）：1287-1306

Horiuchi-Yamamoto Y，Gemma A，Taniguchi H，et al，2013．Drug-induced lung injury associated with sorafenib：analysis of all-patient post-marketing surveillance in Japan［J］．Int J Clin Oncol，18（4）：743-749.

Huang Q，Kuok KI，Zhang X，et al，2018．Inhibition of drug-induced seizure development in both zebrafish and mouse models by a synthetic nanoreceptor［J］．Nanoscale，10（22）：10333-10336.

Hwang Y，Kim W，Kwon SY，et al，2015．Incidence of and risk factors for thyroid dysfunction during peginterferon α and ribavirin treatment in patients with chronic hepatitis C［J］．Korean J Intern Med，30（6）：792-800.

Jessurun NT，Drent M，van Puijenbroek EP，et al，2019．Drug-induced interstitial lung disease：role of pharmacogenetics in predicting cytotoxic mechanisms and risks of side effects［J］．Curr Opin Pulm Med，25（5）：468-477.

Joshi RR，Maresh A，2018．Iatrogenic Cushing’s syndrome and adrenal insufficiency in infants on intranasal dexamethasone drops for nasal obstruction-Case series and literature review［J］．Int J Pediatr Otorhinolaryngol，105：123-126.

Kahaly GJ，Bartalena L，Hegedüs L，2018．European Thyroid Association Guideline for the Management of Graves’Hyperthyroidism［J］．Eur Thyroid J，7（4）：167-186.

Kelly JP，Kaufman DW，Shapiro S，2010．Risks of agranulocytosis and aplastic anemia in relation to the use of cardiovascular drugs：The International Agranulocytosis and Aplastic Anemia Study［J］．Clinical Pharmacology & Therapeutics，2（S7）：S25-S29.

Kenneth Kaushansky，Marshall A，Lichtman，et al，2018．威廉姆斯血液学［M］．9版．陈竺，陈赛娟，译．北京：人民卫生出版社．

Kidd M, Modlin IM, Bodei L, et al, 2015. Decoding the Molecular and Mutational Ambiguities of Gastroenteropancreatic Neuroendocrine Neoplasm Pathobiology [J]. Cell Mol Gastroenterol Hepatol, 1 (2): 131-153.

Koyner JL, Chawla LS, 2017. Use of stress tests in evaluating kidney disease [J]. Curr Opin Nephrol Hypertens, 26 (1): 31-35.

Kurtoğlu S, Özdemir A, Hatipoğlu N, 2019. Neonatal Hypopituitarism: Approaches to Diagnosis and Treatment [J]. J Clin Res Pediatr Endocrinol, 11 (1): 4-12.

Lanvers-Kaminsky C, Zehnhoff-Dinnesen AA, Parfitt R, et al, 2017. Drug-induced ototoxicity: Mechanisms, Pharmacogenetics, and protective strategies [J]. Clin Pharmacol Ther, 101 (4): 491-500.

Li L, Mok H, Jhaveri P, et al, 2018. Anticancer therapy and lung injury: molecular mechanisms [J]. Expert Rev Anticancer Ther, 18 (10): 1041-1057.

Mahmood SS, Fradley MG, Cohen JV, et al, 2018. Myocarditis in patients treated with immune checkpoint inhibitors [J]. J Am Coll Cardiol, 71 (16): 1755-1764.

Makita N, Iiri T, 2013. Tyrosine kinase inhibitor-induced thyroid disorders: a review and hypothesis [J]. Thyroid, 23 (2): 151-159.

Marvanova M, 2016. Drug-induced cognitive impairment: effect of cardiovascular agents [J]. Ment Health Clin, 6 (4): 201-206.

Massimo A, John GRJ, 2016. Models of drug-induced epileptiform synchronization in vitro [J]. J Neurosci Methods, 15, 260: 26-32.

Matsuno O, 2012. Drug-induced interstitial lung disease: mechanisms and best diagnostic approaches [J]. Respir Res, 13: 39.

Meaney CJ, Hynicka LM, Tsoukleris MG, 2014. Vancomycin-Associated Nephrotoxicity in Adult Medicine Patients: Incidence, Outcomes, and Risk Factors [J]. Pharmacotherapy, 34 (7): 653-661.

Misra UK, Kalita J, Chandra S, et al, 2013. Association of antibiotics with status epilepticus [J]. Neurol Sci, 34 (3): 327-331.

Pariani N, Willis M, Muller I, et al, 2018. Alemtuzumab-Induced Thyroid Dysfunction Exhibits Distinctive Clinical and Immunological Features [J]. J Clin Endocrinol Metab, 103 (8): 3010-3018.

Peckham D, Whitaker P, 2013. Drug induced complications; can we do more? [J]. J Cyst Fibros, 12 (6): 547-588.

Peinemann F, Grouven U, Kroger N, et al, 2009. Unrelated donor stem cell transplantation in acquired severe aplastic anemia: A systemic review [J]. Haematologica, 94 (12): 1732-1742.

Piper S, Mcdonagh T, 2015. Heart failure and chemotherapeutic agents [J]. Future Cardiology, 11 (4): 453-470.

Poudel DR, Achary P, Ghimire S, et al, 2017. Burden of hospitalizations related to adverse drug events in the USA: a retrospective analysis from large inpatient database [J]. Pharmacoepidemiology and Drug Safety, 26 (6): 635-641.

Prasad R, Gupta P, Singh A, et al, 2014. Drug induced pulmonary parenchymal disease [J].

Drug Discov Ther, 8（6）: 232-237.

Ronco C, Bellomo R, Kellum J, 2017. Understanding renal functional reserve [J]. Intensive Care Med, 43（6）: 917-920.

Rosenberg H, Pollock N, Schiemann A, et al, 2015. Malignant hyperthermia: a review [J]. Orphanet J Rare Dis, 10: 93.

Rotondi MI, Molteni MI, Leporati PI, et al, 2017. Autoimmune Thyroid Diseases in Patients Treated with Alemtuzumab for Multiple Sclerosis: An Example of Selective Anti-TSH-Receptor Immune Response [J]. Front Endocrinol（Lausanne）, 8: 254.

Russmann S, Jetter A, Kullakublick GA, 2010. Pharmacogenetics of drug-induced liver injury [J]. Hepatology, 52（2）: 748-761.

Rybak LP, Mukherjea D, Ramkumar V, 2019. Mechanisms of Cisplatin-Induced Ototoxicity and Prevention [J]. Semin Hear, 40（2）: 197-204.

Sacarny A, Barnett ML, Le J, et al, 2018. Effect of Peer Comparison Letters for High-Volume Primary Care Prescribers of Quetiapine in Older and Disabled Adults: A Randomized Clinical Trial [J]. JAMA Psychiatry, 75（10）: 1003-1011.

Sardesai VR, Dhamale SS, Hegde SS, et al, 2019. A Case of Iatrogenic Cushing Syndrome Secondary to Application of Topical Corticosteroids [J]. Indian Dermatol Online J, 10（4）: 476-478.

Sargent L, Nalls M, Amella EJ, et al, 2018. Anticholinergic drug induced cognitive and physical impairment: results from the InCHIANTI study [J]. J Gerontol A Biol Sci Med Sci. doi:10.1093/gerona/gly 289.

Sen S, SabrlS, Ozyigit T, et al, 2013. Aliskiren: review of efficacy and safety data with focus on past and recent clinical trials [J]. Ther Adv Chronic Dis, 4（5）: 232-241.

Sharma A, Mucino, Marìa Jimena, et al, 2014. Renal functional reserve and renal recovery after acute kidney injury [J]. Nephron Clin Pract, 127（1/4）: 94-100.

Sharma A, Zaragoza JJ, Villa G, et al, 2016. Optimizing a kidney stress test to evaluate renal functional reserve [J]. Clin Nephrol, 86（7）: 18-26.

Shinohara M, Yamada M, 2016. Drug-induced cognitive impairment [J]. Brain Nerve, 68（4）: 421-428.

Skeoch S, Weatherley N, Swift AJ, et al, 2018. Drug-Induced Interstitial Lung Disease: A Systematic Review [J]. J Clin Med, 7（10）. pii: E356.

Spinelli A, Sharma A, Villa G, et al, 2017. Rationale for the evaluation of renal functional reserve in living kidney donors and recipients: a pilot study [J]. Nephron, 135（4）: 268-276.

Stanley N, Caroff E, Campbell C, 2016. Drug-Induced Extrapyramidal Syndromes: Implications for Contemporary Practice [J]. Psychiatric Clinics of North America, 39（3）, 391-411.

Sung JJ, Chiu PW, Chan FKL, et al, 2018. Asia-Pacific working group consensus on non-variceal upper gastrointestinal bleeding: an update 2018 . Gut, 67（10）: 1757-1768.

Suzuki S, 2016. Sex Specificity in Age-Related Thyroid Hormone Responsiveness [J]. Rinsho Byori, 64（1）: 72-77.

Talarico GP, Crosta ML, Giannico MB, et al, 2017. Cocaine and coronary artery diseases: a systematic review of the literature [J]. Journal of Cardiovascular Medicine, 18 (5): 291-294.

Taylor AC, Verma N, Slater R, et al, 2016. Bad for Breathing: A Pictorial of Drug-Induced Pulmonary Disease [J]. Curr Probl Diagn Radiol, 45 (6): 429-432.

Tereso A, Carreto L, Baptista M, et al, 2019. Interstitial Lung Disease Induced by Crizotinib in Non-Small-Cell Lung Cancer [J]. Acta Med Port, 32 (3): 236-239.

Tocchetti CG, Cadeddu C, Lisi DD, et al, 2019. From Molecular Mechanisms to Clinical Management of Antineoplastic Drug-Induced Cardiovascular Toxicity: A Translational Overview [J]. Antioxid Redox Signal, 30 (18): 2110-2153.

Uetrecht J, Naisbitt DJ, 2013. Idiosyncratic Adverse Drug Reactions: Current Concepts [J]. Pharmacological Reviews, 65 (2): 779-808.

Vallakati A, Chandra PA, Hollander G, et al, 2014. Direct renin inhibitor induced renal failure [J]. Am J Ther, 21 (2): 53-55.

van Staa TP, Boulton F, Cooper C, et al, 2003. Neutropenia and agranulocytosis in England and Wales: Incidence and risk factors [J]. Am J Hematol, 72 (4): 248.

Vijayakumar D, Jankovic J, 2016. Drug-Induced Dyskinesia, Part 1: Treatment of Levodopa-Induced Dyskinesia [J]. Drugs, 76 (7): 759-777.

Vijayakumar D, Jankovic J, 2016. Drug-Induced Dyskinesia, Part 2: Treatment of Tardive Dyskinesia [J]. Drugs, 76 (7): 779-787.

Wang L, Liu H, 2019. Pathogenesis of aplastic anemia [J]. Hematology, 24 (1): 559-566.

Ware MR, Feller DB, Hall KL, 2018. Neuroleptic Malignant Syndrome: Diagnosis and Management [J]. Prim Care Companion CNS Disord, 20 (1): 17r02185.